AF825718

DEUTSCHE DEMOKRATISCHE REPUBLIK
DEUTSCHE AKADEMIE DER LANDWIRTSCHAFTSWISSENSCHAFTEN ZU BERLIN
INSTITUT FÜR LANDWIRTSCHAFTLICHE INFORMATION UND DOKUMENTATION

Landwirtschaftliches Zentralblatt

ABTEILUNG IV

VETERINÄRMEDIZIN

8. JAHRGANG
1963

AKADEMIE-VERLAG · BERLIN

LZ. IV VETERINÄRMEDIZIN · JG. 1963 · NR. 3 · SEITE 449—672 · BERLIN · MÄRZ 1963

LANDWIRTSCHAFTLICHES ZENTRALBLATT

KURATORIUM

Prof. Dr. Gustav Becker — Quedlinburg
Prof. Dr. Johannes Dobberstein — Berlin
Prof. Dr. Ernst Ehwald — Eberswalde
Prof. Dr.-Ing. Heinrich Heyde — Berlin
Prof. Dr. Hermann Meusel — Halle/Saale
Prof. Dr. Kurt Nehring — Rostock
Prof. Dr. Erwin Plachy — Berlin
Prof. Dr. Johannes Reinhold — Berlin
Prof. Dr. Heinz Röhrer — Insel Riems bei Greifswald
Prof. Dr. Otto Rosenkranz — Böblitz-Ehrenberg
Prof. Dr. Rudolf Schick — Groß-Lüsewitz, Krs. Rostock
Prof. Dr. Karl Schmalfuß — Halle/Saale
Prof. Dr. Wilhelm Stahl — Rostock
Prof. Dr. Hans Stubbe — Gatersleben, Bez. Halle

CHEFREDAKTEUR

Dr. Ursula Wittbrodt — Berlin

STELLVERTRETENDER CHEFREDAKTEUR

Dr. Werner Kleeberg — Berlin

ABTEILUNG VETERINÄRMEDIZIN

REDAKTIONSAUSSCHUSS

Dr. Ivan Brauner — Bratislava
Kim Djonchi — Pjöngjang/Nordkorea
Prof. Dr. Johannes Dobberstein — Berlin
Prof. Dr. Gottlieb Flückiger — Bern
Prof. Dr. K. Iwanow — Sofia
Prof. Dr. Rezsö Manninger — Budapest
Prof. Dr. Üveis Maskar — Istanbul
Prof. Dr. Maximilian Pflücke — Potsdam
Prof. Dr. Ilie Popovici — Bukarest
Prof. Dr. Gaston Ramon — Paris
Prof. Dr. Alexander Sotow — Moskau
Prof. Dr. Ushio Tanaka — Tokio
Prof. Dr. Rudolf Wetzel — Gießen
Prof. Dr. Vittorio Zavagli — Rom

REDAKTION

Oberveterinärrat Dr. Kurt Reinhardt — Kleinmachnow
Prof. Dr. habil. Ekkehard Wiesner — Berlin

INHALTSVERZEICHNIS

NAMENVERZEICHNIS

Seitenzahl in [Klammer] bedeutet Bibliographie, mit Stern * bedeutet Buchbesprechung

LANDWIRTSCHAFTLICHES ZENTRALBLATT
ABTEILUNG VETERINÄRMEDIZIN

1963 NR. 3 MÄRZ

I. ALLGEMEINES

Strassmann, F.; Mainz, J.-Gutenberg-Univ. Formazione scientifica del personale destinato alla manipolazione delle sostanze radioattive. **(Wissenschaftliche Ausbildung des für die Handhabung radioaktiver Substanzen vorgesehenen Personals.)** Energia nucleare **7** (1960) Nr. 12. S. 843–844. – Aus: Dok.-Dienst Kernforsch. u. Kerntechn.

Vf. erwähnt einige Besonderheiten des Verhaltens vor allem trägerfreier radioaktiver Substanzen, die alle mit Hilfe der Gesetze der Physik und Chemie einwandfrei erklärt werden können. Unter diesem Gesichtspunkt benötigt also das mit radioaktiven Substanzen umgehende Personal nur eine gute wissenschaftliche Grundausbildung. Es muß jedoch praktisch gut geschult werden, damit unnötige radioaktive Kontaminationen vermieden werden. Für die Sonderausbildung von technischem Personal, das mit radioaktiven Stoffen umzugehen hat, sind vom Bundesministerium für Atomkernenergie und Wasserwirtschaft Zweijahreskurse vorgesehen worden; im ersten Jahr der Ausbildung werden die Arbeitsmethoden in den verschiedenen Laboratorien eines entsprechenden Forschungszentrums unter Anleitung erlernt. Der praktische Teil der Ausbildung wird durch Vorlesungen usw. ergänzt. Im 2. Ausbildungsjahr erfolgt eine Vertiefung der Erfahrungen durch weitgehend selbständige Ausführung von Laboratoriumsarbeiten.

L. Wiesner. 20.

Hutchinson, L. R. und Sis, R. F. The Veterinarian in civil defence. **(Der Tierarzt in der Zivilverteidigung.)** Iowa State Univ. Veterinarian **24** (1961/62) Nr. 2. S. 95–97. – 2 Lit.

Vff. berichten über die Stellung des Tierarztes in der Zivilverteidigung. Ausgehend von dem Schutz gegen ABC-Waffen wird besonders auf die Blut- und Nervengifte bei den chemischen Kampfstoffen, den Milzbrand, die Afrikanische Pferdesterbe, die Afrikanische Schweinepest, die Psittakose, das Riftalfieber, die Tularämie, die Pest, die Brucellose, den Rotz, die Maul- und Klauenseuche und die Encephalitiden sowie auf die Gefahr des Fallout nach einer Kernwaffendetonation hingewiesen. Bei der Fragestellung nach den Aufgaben der Tierärzte stellen Vff. die Erste Hilfe und Behandlung betroffener Menschen in den Vordergrund. Es werden genannt: Erste Hilfe zur Lebensrettung einschließlich der Notbehandlung von offenen Brustwunden, Schmerzstillung, Schockbehandlung und Vorbereitung der Verletzten für den Transport, Blutstillung, Offenhalten der Luftwege und Tracheotomie, Wundreinigung und -behandlung, Anlegen von Verbänden und Schienen, Applikation von Anaesthetica unter ärztlicher Aufsicht, Assistenz bei Operationen, Einführung der Magensonde zur Spülung und Applikation, Durchführung von Transfusionen und Infusionen, parenterale Applikation von Medikamenten. Nach Überwinden der Anfangsperiode des Notstandes soll eine Anzahl Tierärzte zu ihrer eigentlichen Tätigkeit zurückkehren und folgende Aufgaben lösen: Hilfe bei der Abschätzung der potentiellen Gefahr für den Viehbestand im Gebiet der radioaktiven Kontamination, amtliche Aufsicht über den Viehbestand im betroffenen Gebiet, Messung der Radioaktivität in den Lebensmittellagern und Unterbreitung von Empfehlungen über die Tauglichkeit sowie Verfügung darüber, Unterstützung der Zivilbehörden bei der Schätzung der Kontaminationsgefahr für die Nahrungsmittel, insbesondere für die örtliche Fleisch- und Milchversorgung, Aufsicht über die Ausgabe aller Lebensmittelrationen. Diejenigen Tierärzte, die Erfahrungen in der öffentlichen Gesundheitsfürsorge haben, sollen zusätzlich folgende Aufgaben wahrnehmen: Kontrolle der Quellen, Tanks und Verteilungsstellen auf mögliche Beschädigung und Kontamination des Wassers, Koordinierung der Sicherung der Chlorierung und Filterung mit dem Sanitätsingenieur, Sicherung, daß Aborte außerhalb der Häuser bei Zerstörung des Kanalisationssystems errichtet werden, Verfügung, daß bestimmte Gebiete vom radioaktiven Material gesäubert werden, Überwachung der Ungeziefervernichtung, Entnahme von Umgebungsproben von Boden, Wasser u. a. Materialien nach der Dekontamination und Übermittlung dieser Proben zum nächsten Laboratorium. Es ist das Ziel der Behörde für Zivilverteidigung, alle medizinisch ausgebildeten Personen zu registrieren und auf ihre Tätigkeit für den Notstand vorzubereiten. Die Amerikanische Vet.-Med. Gesellschaft organisiert in Zusammenarbeit mit der Behörde für Zivilverteidigung und dem Roten Kreuz Kurse für die Ausbildung der Tierärzte. G. Mehlhorn. 100.

Krüger, W.; Berlin-Frohnau. **Das schwedische Veterinärwesen.** Prakt. Tierarzt **1962** Nr. 10. S. 384–385. 120.

Straub, O. C.; Blaubeuren. **Landwirtschaft und Tiermedizin in Neuseeland.** Tierärztl. Umschau **17** (1962) Nr. 8. S. 269–273.; Nr. 9. S. 298–302. 140.

II. ANATOMIE, HISTOLOGIE, EMBRYOLOGIE

Basmajian, J. V.; Kingston, Ontario, Canada, Queens Univ., Dep. of Anatomy. The modern anatomy museum as a teaching aid. **(Das moderne anatomische Museum als eine Hilfe im Unterricht.)** Anatom. Rec. **139** (1961) Nr. 3. S. 363–368. — 4 Abb., 1 Lit.

In den letzten Jahren konnte ein Wiedererwachen des Interesses hinsichtlich der Benutzung speziell präparierter und montierter Präparate im anatomischen Unterricht verzeichnet werden. Eine Untersuchung mittels Befragung der anatomischen Institute Nordamerikas zeigte, daß obwohl die Mehrzahl von ihnen anatomische Museen besitzen, viele keinerlei Erfahrungen mit diesen haben. Mit wenigen Ausnahmen billigten die Anatomen den modernen Typ des Museums. Da eine große Anzahl von Anatomen, die in ihren Instituten kein Museum besitzen, vor den Kosten der Einrichtung eines neuen Museums zurückschrecken, wird ein Überblick über die Technologie mit Betonung der Methoden, die vom Vf. angewandt wurden, gegeben. R. Berg. 220.

Vos, N. de und Morcos, M.-B.; Gent, Rijksuniv., Lab. voor Ontleedkunde der Huisdieren. De arteries van de voorvoet bij het rund. **(Die Arterien des Vorderfußes beim Rind.)** Vlaams diergeneeskund. Tijdschr. **31** (1962) Nr. 6. S. 161–170. — 4 Abb., 9 Lit. Zus. in Engl.

Die Arterien des Vorderfußes des Rindes wurden eingehend untersucht und mit denen des Hinterfußes verglichen. Dabei konnten nur wenige unbedeutende Unterschiede im Verlauf der Arterien festgestellt werden.
W. Wittig. 510.

Berg, R.; Berlin, Humboldt-Univ., Inst. für Veterin.-Anatomie. **Untersuchungen über das Verhalten der Coronargefäße beim Hausschwein im Hinblick auf das Herztodproblem. Vorl. Mitt.** Mh. Veterinärmed. **17** (1962) Nr. 11. S. 469–472. — 4 Abb., 9 Lit.

Nach Untersuchungen an 107 Herzen von Schweinen des Deutschen Edelschweines und des Deutschen veredelten Landschweines war in 24,3% der Fälle das Vorkommen von Herzmuskelbrücken zu beobachten. Als Herzmuskelbrücken werden Herzmuskelfaserzüge bezeichnet, die statt unter den Gefäßen über diese hinwegziehen und damit eine Spange bilden. Es wurden 3 verschiedene Varianten derselben beobachtet, je nachdem die A. coronaria dextra allein, die V. media cordis allein oder beide Gefäße gleichzeitig einbezogen waren. Die Herzmuskelbrücken treten in der Regel in der Einzahl auf und schwanken in ihrer Breite bis zu 24 mm und in ihrer Stärke bis zu 5 mm. Die Befunde werden im Hinblick auf ihre Bedeutung für die Ätiologie des Herztodes diskutiert. H. Gürtler. 510.

Červený, Č. und Kaman, J. K inervaci a krvení rohu skotu. **(Zur Innervation und Blutversorgung des Rinderhornes.)** Veterinářství 12 (1962) Nr. 3. S. 73–75.
Zur Präzisierung der Literaturangaben über die Innervation und Blutversorgung des Rinderhorns (Schachtschnabel, Zimmerl, Martin-Schauder, Ellenberger-Baum, Sosson-Grossmann, Klimov-Akaevskij, Montane-Bourdelle, Maubon, Kolda-Najbrt, Popesku) wurde die topographische Anatomie der betreffenden Kopfregion studiert, und die Ergebnisse dieser Untersuchungen werden von Vff. beschrieben. Das Horn wird vom V. Gehirnnerv innerviert, und zwar von den Endigungen des N. lacrimalis (sog. Nn. cornuales). An der Innervation des oromedialen Teils der Hornbasis ist auch der N. frontalis beteiligt. Das Arterienblut wird dem Horn durch zwei Aa. cornus zugeführt, die Endäste der A. temporalis superficialis darstellen. Das Venenblut wird von zwei Venen, die in die V. temporalis superficialis münden, abgeführt. Auf Grund der festgestellten Situation und des Verlaufes des N. lacrimalis wird zu dessen komplexer Ausschaltung bei der Enthornung diejenige Einstichstelle als am besten geeignet angesehen, die unmittelbar am Aboralrand des Jochausläufers des Stirnbeins liegt, wo der äußere Stirnkamm die maximale Biegung aufweist. Der Einstich wird in der Medialrichtung bis zu einer Tiefe von 3 bis 3,5 cm geführt.
F. Nádvorník. 600.

Fleming, H. S.; Washington, Howard Univ., Coll. of Dentistry. A transitional zone of ameloblasts in mice teeth. **(Eine Übergangszone der Ameloblasten in Mäusezähnen.)** Anatom. Anz. **109** (1960/61) Erg.-Bd. Verh. 1. europ. anatom. Kongr. Straßburg 1960 S. 730–735. — 7 Abb., 7 Lit.
Diese ameloblastische Übergangszone — bekannt als Zone B oder Kompressionszone — findet sich in den mandibularen Incisivi und in den Anlagen der Molaren. Bei den letzteren verschwindet sie im Falle der Reife der Zähne, wohingegen sie immer in den Incisivi zu finden ist. Zuweilen sind zwei derartige Bereiche in einem Schneidezahn vorhanden, das ist aber mehr eine Ausnahme als die Regel. Diese Zone variiert hinsichtlich der Größe und ihrer Entfernung vom Wachstumszentrum der Schneidezähne. Wo die Mineralisation gering ist, wie es an Tieren beobachtet werden konnte, denen man destilliertes Wasser verabreichte, dort befindet sich diese Region viel näher der Spitze der Schneidezähne. Bei Tieren jedoch, denen man CaF^2 gab oder bei denen der Blutzucker infolge eines Diabetes angestiegen war, war die Kompressionszone viel größer und näher dem Wachstumszentrum gelegen. Außerdem war die Schmelzmatrix unter diesen experimentellen Bedingungen beträchtlich weiter. Die in dieser „Kompressionszone" gegen die Matrix gerichtete Kraft scheint hydraulischer Natur zu sein und muß im Zusammenhang mit den Mineralisations- und Kristallisationsprozessen, die in der neu gebildeten Matrix stattfinden, gesehen werden. R. Berg. 620.

Midorikawa, O. und Schauer, A.; München, Univ., Pathol. Inst. **Spezifische histochemische Darstellung von Histiocyten und Monocyten mit Diphenylthiocarbazon (Dithizon).** Naturwissenschaften **49** (1962) Nr. 5. S. 118. — 2 Abb., 6 Lit.

Es konnte festgestellt werden, daß Histio- und Monocyten nach Färbung mit einem ammoniakalischen Dithizon-Acetongemisch bei 37–53 °C spezifisch dargestellt werden können. Diese Reaktion ist für klinische Untersuchungen an Ausstrichen geeignet. Darüber hinaus ist sie nicht nur an Nativschnitten durchführbar, sondern auch nach Einbettung in Paraffin, wobei eine Fixierung mit absolutem Alkohol Voraussetzung ist. Dieser spezifische Nachweis stellt eine chemische Reaktion mit einer für dieses Zellsystem weitgehend spezifischen Substanz dar. J. Martin. 710.

Henricson, B. und Rajakoski, E.; Stockholm, Sweden, Roy. Veterin. Coll.; Helsinki, Finland, Veterin. Coll. Miosis in atretic graafian follicles in cattle. **(Reduktionsteilung im atretischen Graafschen Follikel des Rindes.)** Cornell Veterinarian **52** (1962) Nr. 1. S. 78–83. – 10 Abb., 1 Tab., 8 Lit.
An den Eierstöcken von 36 gesunden, geschlechtsreifen Färsen wurde an Hand von Serienschnitten das Chromosomenbild der Oocyten atretischer Follikel untersucht. Dabei konnten in den Kernen der Oocyten atretischer Follikel alle charakteristischen Stadien der Reifeteilungen bis zur Metaphase der 2. Teilung festgestellt werden. Die auf die Metaphase der 2. Teilung folgende Anaphase zeichnet sich dagegen durch eine anormale Trennung der Chromosomen aus. Der Verlauf der Teilungen scheint dabei mit dem Grad der Atresie übereinzustimmen. Die Ergebnisse unterstützen die Meinung, daß die Atresie des Graafschen Follikels in den meisten Fällen nicht in dem Kern der Oocyte ausgelöst wird. G. Michel. 730.

Shehata, H.; Cairo, U.A.R., Kasr el Eini Hospital, Dep. of Anatomy. Innervation of avian striated muscles. **(Die Innervation der quergestreiften Vogelmuskeln.)** Anatom. Anz. **109** (1960/61) Erg.-Bd. Verh. 1. europ. anatom. Kongr. Straßburg 1960 S. 736–738.
Diese Arbeit basiert auf der Untersuchung von Muskeln an 54 Küken im Alter von 2–94 Tagen. Bei den untersuchten Muskeln handelt es sich um den M. biventer cervicis, den oberflächlichen Teil des M. semispinalis cervicis, die Mm. gastrocnemius, tibialis anterior, pectoralis major und pectoralis secundus. Das grobe Innervationsmuster wurde unter der Präparierlupe untersucht. Die Nervenaufzweigungs- und Endplattenverteilung folgt 2 Hauptmustern; Das erste wurde im M. biventer und M. semispinalis beobachtet. Hier zieht der Nerv der Länge nach durch den ganzen Muskel und gibt Seitenzweige ab; die motorischen Endplatten sind diffus verteilt. In den übrigen Muskeln waren die Nervenäste fächerartig verteilt; die motorischen Endplatten zeigten eine zonale Verteilung. Der subneurale Apparat zeigte Veränderungen hinsichtlich der Struktur und der Größe im Alter. Es wurden zahlreiche Muskelspindeln beobachtet. Ihre Innervation unterschied sich nur in Details, jedoch nicht prinzipiell von denen der Säugerspindeln. Paccinische Körperchen wurden nicht gefunden. R. Berg. 815.

Ruska, Carla; Düsseldorf, Med. Akad., Inst. für Biophysik und Elektronenmikroskopie. **Die Zellstrukturen des Dünndarmepithels in ihrer Abhängigkeit von der physikalisch-chemischen Beschaffenheit des Darminhalts. 5. Mitt. Lipoidlösungsmittel verschiedener Wasserlöslichkeit.** Z. Zellforsch. mikroskop. Anatom. **56** (1962) Nr. 6. S. 762–788. – 15 Abb., 34 Lit. 4. Mitt. vgl. LZ. Abt. IV 7 (1962) Nr. 11. S. 2249.
Nach einigen chemischen Vorbemerkungen wurde nach der gleichen Methodik wie in den vorangegangenen Arbeiten an Dünndarmschlingen von weißen Mäusen der Einfluß von Chloroform, Diaethylaether, Aethylalkohol und Aceton auf die Zellstrukturen des Darmepithels untersucht. Die bemerkenswerteste Wirkung des Chloroforms besteht in einer Erweiterung der inneren Zellräume, vor allem des endoplasmatischen Reticulum, und wird als Folge einer Aufhebung des für die Membranen des endoplasmatischen Reticulum postulierten Transportmechanismus gedeutet. Bei Aether sind diese Wirkungen

viel geringer und fallen kaum auf. Bei den mit Lösungen verschiedener Konzentrationen von Aethylalkohol bzw. Aceton durchgeführten Versuchen zeigt sich mit steigender Konzentration eine Abnahme der Osmiophilie, und es kommt schließlich zu einer vollständigen Auflösung der normalen Zellstrukturen. So sind diese nach der Behandlung mit 70%igem Alkohol bzw. mit 70%igem Aceton nicht mehr erkennbar. Die gewonnenen Ergebnisse werden eingehend diskutiert. U. a. wurde dabei auf Fragen des Kern-Plasma-Kreislaufes und seine Beeinflußbarkeit durch ein Narkoticum hingewiesen sowie einige aus den Untersuchungen gewonnene Erfahrungen für die Gewebefixierung erörtert. G. Michel. 830.

Yamashita, Tadayuki; Sapporo, Japan, Hokkaido Univ., Fac. of Veterin. Med., Dep. of Veterin. Anatomy. Histological studies on the ovaries of sows. V. Histological observations of the various Corpora lutea in the ovaries of sows which have definite histories of parturition. **(Histologische Untersuchungen an den Eierstöcken des Schweines. 5. Mitt. Histologische Beobachtungen der verschiedenen Corpora lutea in den Ovarien von Schweinen mit bekannten Trächtigkeitsdaten.)** Jap. J. veterin. Res. **10** (1962) Nr. 1. S. 1–18. – 46 Abb., 5 Tab., 9 Lit. Orig.: engl. 4. Mitt. vgl. LZ. Abt. IV **7** (1962) Nr. 3. S. 487.
Nach Beschreibung und eingehender Typisierung (entsprechend der vorangegangenen Mitteilungen) der einzelnen Strukturen der Eierstöcke von 3 Sauen, deren Daten der bisherigen Trächtigkeiten genau bekannt waren, erörtert Vf. im Vergleich zu den Trächtigkeitsdaten die Frage der Herkunft der gefundenen Strukturen. Anhand der umfangreichen Untersuchungen konnte u. a. festgestellt werden, daß der schon in den vorangegangenen Mitteilungen unterschiedene „vascular body" ein sich zurückbildendes Corpus luteum graviditatis darstellt. Die Zeitdauer, in der das Corpus luteum graviditatis vollständig organisiert wird und verschwindet, d. h. die Dauer der Ausbildung des „vascular body" unterliegt nach Angabe des Vf. verschiedenen Einflüssen und variiert beträchtlich. In vorliegender Untersuchung wird sie mit wenigstens 3 Jahren angenommen. G. Michel. 870.

Chiquoine, A. D.; St. Louis, Mo., Washington Univ., Dep. of Anatomy. An electron microscope study of vitally stained ovaries and ovaries from argyric mice. **(Eine elektronenmikroskopische Untersuchung mit Gold vitalgefärbter Ovarien von Mäusen.)** Anatom. Rec. **139** (1961) Nr. 1. S. 29–35. – 4 Abb., 14 Lit.
Es wurde eine elektronenmikroskopische Untersuchung der kolloidalen Goldverteilung im Ovar der Maus nach einer oder mehreren intraperitonealen Injektionen vorgenommen. Das Alter des Tieres zum Zeitpunkt der Injektion, das Intervall zwischen Injektion und Tötung sowie das Stadium des Brunstzyklus am Tage der Injektion wurden beobachtet, ob sie irgendeinen Einfluß auf die Verteilung des Goldes ausüben. In allen Fällen enthielten die Zellen des Keimepithels Anhäufungen von Goldpartikeln, ohne daß diese Ansammlungen eine besondere Lokalisation in den einzelnen Zellen zeigten. Einige wenige Makrophagen des Stroma enthielten ebenfalls Gold. Es konnten keine Anzeichen von Goldablagerung in den Oocyten oder Follikelzellen beobachtet werden. Nach intravaskulären Goldinjektionen wurde das Metall nur in den Makrophagen beobachtet. Es wird daraus geschlossen, daß die Vitalfärbung des Keimepithels keinen Beweis für eine oogene Funktion des Keimepithels beim postnatalen Tier liefert. Die Silberverteilung in den Ovarien argyrischer Mäuse wurde ebenfalls untersucht. Silber wurde in den Basalmembranen des Keimepithels, der Blutgefäße, der Follikel und der Corpora lutea abgelagert gefunden. Ein derartiges Verteilungsmuster stimmt mit der Verteilung in anderen Organen überein und hat keine Beziehung zur Frage der postnatalen Oogenese. R. Berg. 870.

Rankin, J. J.; Salisbury, Southern Rhodesia, Univ., Coll. of Rhodesia and Nyasaland. The bursa ovarica of the beaked whale, Mesoplodon gervaisi Deslongchamps. **(Die Bursa ovarica des Schnabelwales, Mesoplodon gervaisi Deslongchamps.)** Anatom. Rec. **139** (1961) Nr. 3. S. 379–385. – 5 Abb., 11 Lit.

Die Bursa ovarica wird bei *Mesoplodon gervaisi* Deslongchamps von der Mesosalpinx gebildet und bedeckt das Ovar vollkommen. Der Eileiter und der Eileitertrichter sind in dieser Bursa eingeschlossen, und der Trichtermund ist nicht mit Fimbrien versehen. Die dorsale Wand der Bursa befindet sich eng am Trichter. Es wird angenommen, daß das Erscheinen einer Bursa ovarica bei den Cetaceen auf die Odontoceten beschränkt sein kann.

R. Berg. 870.

Holmes, R. L. und Zuckerman, S.; Birmimgham, England, Univ. of Birmingham, Dep. of Anatomy. The evolution of ideas on the innervation of pituitary gland. **(Entwicklungsgedanken zur Innervation der Hypophyse.)** Anatom. Anz. **109** (1960/61) Erg.-Bd. Verh. 1. europ. anatom. Kongr. Straßburg 1960. S. 836–846. – 91 Lit.

Vff. treffen eine Unterteilung in 5 Phasen. Während der 1. Phase der Entwicklung wird angenommen, daß die Innervation aus 2 Hauptquellen erfolgt: aus den perivasculären sympathischen Plexus, von denen Fasern entlang der Gefäße in die Drüse ziehen, und aus dem Hypothalamus, von dem Fasern dem Stiel entlang ziehen, um im Neurallappen zu enden oder in andere Teile der Drüse weiterzuziehen. Die 2. Phase beschäftigt sich mit der Innervation der Neurohypophyse. Es besteht heute noch Unklarheit über das volle Ausmaß der hypothalamischen Innervation der Neurohypophyse. Die 3. Phase wendet sich der Innervation der Adenohypophyse und dem Mechanismus der Kontrolle ihrer Sekretion zu. Trotz zahlreicher Untersuchungen fehlt bisher eine Klarheit darüber, ob die Nervenelemente in der Adenohypophyse von sympathischen oder extrakraniellen parasympathischen Fasern stammen oder von anderen Fasern, die durch den Hypophysenstiel ziehen. Die 4. Phase hat Arbeiten zum Gegenstand, die sich mit der Frage beschäftigen, ob die Hormone des Neuralfortsatzes in der Tat von den Ganglienzellen der Nuclei supraopticus und paraventricularis im Hypothalamus hervorgebracht werden. Die Schlußphase hat Arbeiten von Holmes hinsichtlich des Bestehens einer Nervenzellansammlung im unteren Teil des Hypophysenstiels des Frettchens zum Inhalt.

R. Berg. 930.

Landsmeer, J. M. F.; Leiden, Univ., Lab. d'Anatomie et d'Embryol. Les recherches actuelles sur la vascularisation de la région hypophysaire. **(Die gegenwärtigen Forschungen über die Gefäßversorgung der Hypophysenregion.)** Anatom. Anz. **109** (1960/61) Erg.-Bd. Verh. 1. europ. anatom. Kongr. Straßburg 1960 S. 609–621. – 26 Lit.

Die regionale Verteilung der Vv. portae in der Pars distalis ist ein erstrangiges Problem. Es scheint, daß die langen Vv. portae, die Kommunikationen mit den Kapillaren des Hypophysenstiels haben, die Pars distalis ohne Infundibularunterstützung versorgen können. Die infundibulare Region zeigt eine bemerkenswert verschiedene Vaskularisation. Es scheinen Relationen zwischen den langen Kapillarschlingen und der Gomori-positiven Zone zu bestehen, während diese Kapillarschlingen gleichzeitig ein Netz unterhalb des Infundibulum bilden, das in enger Beziehung zur Pars infundibularis steht. Zum anderen scheint das System der ependymalen Fasern eine Rolle in der Produktion der neurosekretorischen Substanzen zu spielen. Beachtung verdient der III. Ventrikel, in dem man das Vorhandensein der sekretorischen Substanz feststellen konnte. Die „Zona externa“ oder Gomori-negative Zone steht mit den kurzen Kapillarschlingen in Beziehung.

R. Berg. 930.

Koritke, G. und Duvernoy, H.; Strasbourg, Fac. de Méd., Inst. d'Anatomie Normale; Besançon, École Nat. de Méd. et de Pharmac., Lab. d'Anatomie Normale. Le connexions vasculaires du système porte hypophysaire. **(Die Gefäßverbindungen des Hypophysen-Pfortadersystems.)** Anatom. Anz. **109** (1960/61) Erg.-Bd. Verh. 1. europ.-anatom. Kongr. Straßburg 1960 S. 786–806. — 13 Abb., 33 Lit.

Es wurden Untersuchungen an Katzen, Ratten, Hunden, Füchsen, Meerschweinchen, Kaninchen, Igel und Haselmaus durchgeführt. Die bei diesen Säugerarten studierten Gefäßverbindungen des Hypophysen Pfortadersystems betreffen die Verbindungen einmal mit den Kapillaren des Hinterlappens und zum anderen mit den Kapillaren des Hypothalamus. Die Verbindungen mit den Kapillaren des Hinterlappens sind sowohl oberflächlich als auch tief und bilden zusammen die Anastomosen zwischen den Kapillaren des Vorder- und Hinterlappens. Die Verbindungen mit den Kapillaren des Hypothalamus — alles tiefe — verbinden den vorderen Bereich des Pfortadersystems mit den tubero-hypophysären Kapillaren. R. Berg. 930.

Bugnon, Cl. und Lenys, D.; Besançon, France, École Nat. de Méd., Lab. d'Histol. et Embryol. Recherches sur les relations hypothalamo-hypophysaires chez diverses espèces de poissons. **(Untersuchungen über die hypothalamo-hypophysären Beziehungen bei einigen Fischarten.)** Anatom. Anz. **109** (1960/61) Erg.-Bd. Verh. 1. europ. anatom. Kongr. Straßburg 1960 S. 520–529. — 8 Abb., 21 Lit.

Diese Untersuchungen erstrecken sich auf 35 Fische, die 8 Arten von Meeres- und 7 Arten von Süßwasserfischen angehören. Nach intracardialer Injektion einer formalinisierten Tuschelösung für die Darstellung der Gefäße wurde das Gehirn nach Bouin-Hollande fixiert, in dünne Paraffinschnitte zerlegt und nach verschiedenen Methoden der Hypophysencytologie und der Darstellung des Neurosekretes behandelt. Bei der Untersuchung der Schnitte konnte festgestellt werden, daß neurosekretorische Fasern in den verschiedenen Regionen der Adenohypophyse vorhanden sind. Bei allen Arten konnten Gefäßverbindungen zwischen der Adenohypophyse und der Neurohypophyse festgestellt werden, die vielleicht in der Lage sind, eine Kontrolle über den vasculo-humeralen Weg auszuüben. R. Berg. 930.

Miline, R. und Devečerski, V.; Novi Sad, Yougoslavie, Fac. de Méd., Inst. d'Histol. et d'Embryol. Contribution à l'étude de l'innervation de l'adenohypophyse sous conditions expérimentales. **(Beitrag zum Studium der Innervation der Adenohypophyse unter experimentellen Bedingungen.)** Anatom. Anz. **109** (1960/61) Erg.-Bd. Verh. 1. europ. anatom. Kongr. Straßburg 1960 S. 509–519. — 10 Abb., 1 Tab., 13 Lit.

Die Experimente wurden an Hasen durchgeführt. Der Lobus intermedius der Hypophyse der Hasen ist reich an neurosekretorischen Fasern und Neurosekret. Unter dem Einfluß eines 1 Woche währenden Stresses verlieren die neurosekretorischen Fasern ihre Farbaffinität, und das Neurosekret verschwindet. Das Erscheinen der neurosekretorischen Fasern und des Neurosekrets in der Pars distalis des Hypophysenvorderlappens ist durch die Stress-Reaktivität des Hypothalamo-Hypophysen-Komplexes bedingt. Die Morphokinese der Innervation der Adenohypophyse der Hasen beeinflußt parallel die Dynamik der argyrophilen Zellen des Lobus intermedius.

R. Berg. 930.

Barry, J. und Lenys, D.; Alger, Algerie, Fac. de Méd.; Besançon, École Nat. de Méd., Lab. d'Histol. et Embryol. Recherches sur les relations hypothalamo-préhypophysaires chez quelques mammifères. **(Untersuchungen über die hypothalamo-prähypophysären Verbindungen bei einigen Säugern.)** Anatom. Anz. **109** (1960/61) Erg.-Bd. Verh. 1. europ. anatom. Kongr. Straßburg 1960 S. 456–467. — 10 Abb., 27 Lit.

Es wurden 130 Gehirne von 6 Säugerarten untersucht (große Fledermaus, weiße Ratte, weiße Maus, Maulwurf, Meerschweinchen, Katze, Fuchs). Beim Studium des Tractus hypothalamo-hypophyseos mittels klassischer neurohistologischer Methoden lassen sich mehrere morphologische Typen der Nervenfasern feststellen. Verschiedene Bilder führen zu der Annahme, daß eine gewisse Anzahl neurosekretorischer Fasern im Bereich der Eminentia mediana endet, besonders im Bereich der langen intrainfundibulären Schlingen. Die Untersuchung des Tractus tuberohypophyseos läßt erkennen, daß diese Fasern in der Art perivasculärer Netze, der intrafundibulären Schlingen, eintreten. Die Untersuchung des Tractus infundibulo-hypophyseos mittels der Golgi-Methode zeigt, daß etwa 75% der Axone der Zellen des Infundibulumkerns zur Neurohypophyse führen. R. Berg. 930.

Adams, D.; Edinburgh, Univ., Dep. of Anatomy. Blood vessels of the dental follicle. **(Die Blutgefäße des Zahnfollikels.)** Anatom. Anz. **109** (1960/61) Erg.-Bd. Verh. 1. europ. anatom. Kongr. Straßburg 1960 S. 720–721. — 1 Lit.

Mittels der Tuscheperfusionstechnik wurde das mit dem Zahnfollikel im Zusammenhang stehende Gefäßnetz in den Zähnen junger Katzen untersucht. Es wurde festgestellt, daß zuerst 2 Gefäßnetze im Follikel vorhanden sind, eines auf der Innenfläche zum Schmelz, das andere auf der Außenfläche zum umgebenden Knochen hin. Der innere Plexus über dem Schmelzorgan differiert in seiner Dichte, und zwar ist er dort am stärksten, wo die Schmelzbildung voranschreitet, und am schwächsten, wo das sternförmige Reticulum bereits gut entwickelt ist. Eine Ausnahme von dieser Regel ist der deciduente Caninus, bei dem bereits vom frühen Stadium eine reiche Versorgung über dem oberen Teil der sich entwickelnden Krone verzeichnet werden kann. Die Ernährung der Ameloblasten wird durch 3 Faktoren gefördert: Verlust des sternförmigen Reticulums, die Faltung des äußeren Schmelzepithels zu Kämmen und Papillen sowie das Wachsen der Zahl als auch des Durchmessers der Kapillaren. Der äußere Plexus beteiligt sich wahrscheinlich an der Resorption des Knochens, um dem Zahnkeim eine Expansion zu gewährleisten. Zu einem späteren Stadium, wenn sich die Wurzel zu bilden beginnt, atrophiert das Schmelzorgan, und die Blutversorgung vermindert sich. Bei dem völlig eruptierten Zahn verlaufen die Arterien und Venen longitudinal in Spalten der Periodontalmembran. R. Berg. 970.

Follenius, E.; Strasbourg, Univ., Lab. de Zool. et Embryol. Exp. La vascularisation de l'hypophyse chez quelques Cyprinodontes. **(Die Gefäßversorgung der Hypophyse bei einigen Cyprinodonten.)** Anatom. Anz. **109** (1960/61) Erg.-Bd. Verh. 1. europ. anatom. Kongr. Straßburg 1960 S. 530 bis 538. — 5 Abb., 20 Lit.

Zur Untersuchung gelangten folgende Species: *Panchax lineatus* C. V.; *Xiphophorus helleri* H.; *Mollienisia sphenops* C. V. und *Lebistes reticulatus* R. Die Vascularisation der Hypophyse dieser untersuchten Cyprinodonten zeigten folgende Besonderheiten. Es fehlt der Pfortaderkreislauf; die Versorgung der Hypophyse geschieht direkt und einheitlich durch die Hypophysenarterie. Die verschiedenen Lappen haben ein praktisch autonomes Kapillarsystem. Es vollzieht sich ein Austausch des Granulationsmaterials zwischen der Adenohypophyse und den Kapillaren. Eine Passage der Neurosekretionskörnchen gegen das Innere der Kapillaren konnte mit dem Elektronenmikroskop nicht beobachtet werden. R. Berg. 970.

Horstmann, E.; Hamburg, Univ., Anatom. Inst. **Die Neuroglia und ihre physiologische Bedeutung.** Anatom. Anz. **109** (1960/61) Erg.-Bd. Verh. 1. europ. anatom. Kongr. Straßburg 1960 S. 196–203. — 53 Lit.

Vf. behandelt die Frage nach der Typenspezifität der einzelnen Gliazellformen und die Frage ihrer physiologischen Bedeutung. Vom lichtmikroskopischen

Standpunkt unterscheidet man die Astrocyten und die Oligodendrogliazellen. Die Astrocyten kommen als Faserastrocyten und protoplasmatische Astrocyten vor. Elektronenmikroskopisch zeigen die Faserastrocyten ein dichtes und glattrandig begrenztes Cytoplasma mit Ergastoplasma und Golgi-Apparat in dem verhältnismäßig großen Cytoplasmabereich um den Kern. Das Cytoplasma der protoplasmatischen Astrocyten erscheint unter dem Elektronenmikroskop sowohl im Perikaryon wie in den Zellausläufern hell. Das Perikaryon enthält einen Golgi-Apparat und etwas Ergastoplasma sowie manchmal Vacuolen mit und ohne osmiophiler Substanz. Über das elektronenmikroskopische Bild der Oligodendrogliazellen besteht zur Zeit noch keine Einigkeit. Die ependymale Glia ist bei niederen Wirbeltieren häufiger als bei den höheren. Die Gliazellen nehmen Anteil am nervösen Geschehen. Sie demonstrieren auch eine gewisse Beweglichkeit durch die Varianz der Zellfortsätze bzw. der Zahl der Satelliten, die sich in unmittelbarem Kontakt mit den Nervenzellen befinden. Die Glia übt eine Stoffwechselfunktion aus. Für die Erregungsübertragung von Neuron zu Neuron muß ein Mitwirken der Gliazellen verneint werden. R. Berg. 1010.

Scharf, J.-H.; Halle, Martin-Luther-Univ., Anatom. Inst. **Die Nervenfaser.** Anatom. Anz. **109** (1960/61) Erg.-Bd. Verh. 1. europ. anatom. Kongr. Straßburg 1960 S. 160–195. – 30 Abb., 131 Lit.

Der Achsenzylinder besteht intra vitam aus einem äußerst labilen Gel, das vorwiegend aus Proteinen und Lipoiden zusammengesetzt ist. Das strukturlose Axoplasma enthält keinerlei Granula oder Fibrillen; es enthält mit Sicherheit Mitochondrien. Jeder Achsenzylinder ist von einem maximal 300 Å dicken Axolemma umgeben. Die Schwannsche Scheide ist kein Syncytium, sondern zeigt streng celluläre Gliederung. Die Markscheide baut sich aus abwechselnden Proteinfolien und Lipoidfilmen auf. Materiell liefert die Schwannsche Scheide die einzelnen Marklamellen. Da im Lipiodgehalt kein prinzipieller, sondern nur ein quantitativer Unterschied besteht, ist die Einteilung in „markhaltige" und „marklose" Nervenfasern überholt. Ein qualitativer Gegensatz besteht zwischen Fasern mit und ohne Ranviersche Schnürringe. Man unterscheidet die „segmentierten" (saltatorisch leitende) von den „unsegmentierten" (kontinuierlich leitende) Nervenfasern. R. Berg. 1030.

Snell, R. S.; Newcastle upon Tyne, England, Univ. of Durham, King's Coll., Med. School, Dep. of Anatomy. The innervation of the salivary glands. **(Die Innervation der Speicheldrüsen.)** Anatom. Anz. **109** (1960/61) Erg.-Bd. Verh. 1. europ. anatom. Kongr. Straßburg 1960 S. 815. – 1 Lit.

Der exakte Terminationsmodus der sympathischen und parasympathischen Nervenfasern in der Umgebung der sekretorischen Einheiten der Speicheldrüsen war bisher unbekannt. Das Vorhandensein einer höheren Cholinesterasekonzentration in den cholinergischen Fasern im Gegensatz zu den adrenergischen Fasern ließ vermuten, daß eine histochemische Untersuchung der Cholinesterase in den Nerven der Gl. mandibularis und sublingualis der Ratte, unterstützt durch histologische Schnitte, Licht in dieses Problem bringen könnte. 40 geschlechtsreife Ratten wurden für diese Untersuchungen benutzt. Gefrierschnitte von den Speicheldrüsen, dem Ggl. cervicale craniale, der Chorda tympani und des N. lingualis wurden histochemisch behandelt. Es konnte festgestellt werden, daß die parasympathischen Nervenfasern die Gänge, die Arterien und all die verschiedenen sekretorischen Einheiten der Gl. mandibularis und Gl. sublingualis versorgen. R. Berg. 1050.

Ludwig, K. S.; Basel, Univ., Anatom. Inst. **Zur Feinstruktur der materno-fetalen Verbindung im Placenton des Schafes (Ovis aries L.).** Experientia [Basel] **18** (1962) Nr. 5. S. 212–213. – 2 Abb., 8 Lit. Zus. in Engl.

An 4 trächtigen Schafen (SSL der Feten 36–46 cm) untersuchte Vf. die materno-fetalen Verbindungen. Dabei konnte auch beim Schaf elektronenmikroskopisch festgestellt werden, daß sowohl die Oberfläche des maternen als auch des fetalen Anteils der Placenta mit Microvilli besetzt sind, die alternierend ineinander greifen. Dadurch wird die Meinung bestätigt, daß nur der dem Zottenstroma aufsitzende zellige Anteil dem Trophoblasten zuzuzählen ist, während das Syncytium, welches die Scheidewände der Karunkel überzieht, umgewandeltes Uterusepithel darstellt. Nach der klassischen Einteilung von Grosser ist damit nach Ansicht des Vf. auch die Placenta des Schafes eindeutig als „epithelio-chorial" gekennzeichnet. G. Michel. 1150.

Künzel, E. (unter techn. Mitarb. von Fabian, G. und Burchard, G.); Berlin-Dahlem, Univ., Inst. für Veterin.-Anatomie. **Die Entwicklung des Hühnchens im Ei.** Zbl. Veterinärmed. **9** (1962) Nr. 4. S. 371–396. – 26 Abb. 6 Lit. Zus. in Engl., Franz., Span.
Die Untersuchungen wurden an insgesamt 250 Eiern mit einem Durchschnittsgewicht von 55–60 g durchgeführt. Es wurden nur frische Objekte dargestellt und beschrieben. Die Arbeit stellt einen Atlas der Entwicklungsstadien des Hühnchens dar. Allgemeine Bemerkungen werden der Schilderung der Präparate vorangestellt. Es wird die Entwicklung des Hühnchens im Ei vom 1. Tag bis zum Ausschlüpfen dargestellt und beschrieben. Dabei werden die täglichen Entwicklungsschritte in gleichen Präparationsstufen, die teilweise schematisch erläutert sind, wiedergegeben. Die einheitliche Orientierung der Präparate in den Abbildungen ergibt zwar eine eindrucksvolle Darstellung des Entwicklungsablaufs und ist die Voraussetzung guter Vergleichbarkeit der Entwicklungsstadien, aber man nimmt dabei in Kauf, daß nicht alle geschilderten Einzelheiten auf den Abbildungen sichtbar dargestellt werden können. R. Berg. 1150.

Limborgh, van; Utrecht, Netherlands, Lab. of Anatomy. Transplantation of gonadal primordia in three-days duck embryos. **(Die Transplantation gonadaler Primordien bei 3 Tage alten Entenembryonen.)** Anatom. Anz. **109** (1960/61) Erg.-Bd. Verh. 1. europ. anatom. Kongr. Straßburg 1960. S. 237.
Insgesamt wurden einschließlich Kontrollen 268 Experimente vorgenommen, von denen 49 erfolgreich verliefen. Die Ergebnisse dieser Untersuchungen können nicht die Hypothese bestätigen, daß die Gonaden bereits in sehr frühen Entwicklungsstadien Geschlechtshormone produzieren. Weiterhin konnte festgestellt werden, daß der prospektive Grad der Entwicklung des rechten und linken corticalen Gewebes der Gonaden vom 28-Somiten-Stadium ab vom umgebenden rechten und linken Körpergewebe völlig unabhängig ist. R. Berg. 1150.

III. PHYSIOLOGIE, PHYSIOLOGISCHE CHEMIE

Mohos, St., C.; Brooklyn, N. Y., Downstate Med. Center, Coll. of Med., Dep. of Pathol. Bets as laboratory animals. **(Fledermäuse als Laboratoriumstiere.)** Anatom. Rec. **139** (1961) Nr. 3. S. 369–378. – 2 Abb., 96 Lit.
Es wird die Verwendungsfähigkeit der Fledermäuse als Laboratoriumstiere diskutiert. Fünf insektenfressende Species wurden auf ihre Eignung für die Forschungsarbeit geprüft. Wo die Tiere bei Raumtemperaturen gehalten werden müssen, dort sind die größeren Species, *Eptesicus fuscus* und *Myotis griscescens*, vorzuziehen. Für Experimente, die es erlauben, die Tiere bis zum Gebrauch in Überwinterung zu halten, werden die kleineren Species, *Myotis lucifugus* und *Myotis austroriparius* empfohlen. Probleme des Fangens, Transportes, der Unterbringung, Behandlung und Fütterung der Fledermäuse werden diskutiert. Gesichtspunkte der Überwinterung, Präparation für das Experiment, praktische anatomische Züge und Krankheiten werden behandelt. Die Epidemiologie der Tollwut der Fledermäuse wird aufgezeigt und ihre Gefahr für den Menschen untersucht. R. Berg. 1200.

Post, T. B. und Mixner, J. P.; Sussex, New Jersey Agric. Exp. Stat., Dep. of Dairy Sci. Thyroxine turnover methods for determining thyroid secretion rates in dairy cattle. **(Über die Thyroxin-Turnover-Methoden bei der Bestimmung der Schilddrüsensekretionsrate bei Kühen.)** J. Dairy Sci. **44** (1961) Nr. 12. S. 2265–2277. — 3 Abb., 6 Tab., 24 Lit.
An Kühen wurden verschiedene Radiothyroxin- und normale Thyroxinturnovermethoden zur schnellen Bestimmung der Schilddrüsensekretionsrate untereinander verglichen. Die beste Radiothyroxinmethode war ein Isotopenlösungsverfahren, das auf einer Abwandlung der spezifischen Aktivität von PBI nach der Injektion von ^{131}J-L-Thyroxin beruhte. Die hervorstechendste normale Thyroxinturnovermethode war ein chemisches Verfahren, welches auf einer Änderung des Plasma-PBI nach Injektion von nichtradioaktivem Thyroxin basierte. Auf die verschiedensten Unterschiede, Vor- und Nachteile der einzelnen Methoden wird eingegangen. Einzelheiten dazu sind dem Original zu entnehmen. W. Richter/Kleinmachnow. 1220.

Morgan, Mary C., Barton, H. L., Frickson, Ethel E. und Risser, J. R.; Houston, Tex., Veterans Adm. Hospital. Scintiscanning of dog kidneys using diodrast I^{131}. **(Scintigraphie von Hundenieren mit Hilfe von ^{131}J-markiertem Diodrast.)** Amer. J. Roentgenol. Radium Therapy **85** (1961) Nr. 1. S. 123–127. — 2 Abb., 1 Tab., 6 Lit. Aus: Dok.-Dienst Kernforsch. u. Kerntechn.
Vff. berichten über ihre Erfahrungen der Nierenscintigraphie an 10 Hunden mit ^{131}J-Diodrast. Zur Jodabsättigung vor der Durchführung des Versuches erhielten die Tiere 1 oder 2 Tage lang Kaliumjodid mit dem Trinkwasser. Dann wurden die Tiere narkotisiert und erhielten pro Nierendarstellung 100 bis 200 μc Diodrast-^{131}J i. v. verabfolgt. Für die andere Seite war eine gleiche Injektion nötig. Das Scintigramm wurde 1 Min. post inject. aufgenommen. Die Frage der Strahlenbelastung des Organismus wurde an Hand der Retention der Radioaktivität im Blut und der Ausscheidung erläutert; genauere Daten werden angegeben. Morphologische Alterationen ließen sich sowohl im peripheren Blutbild als auch in anderen Geweben nach Testung mit 400 μc nicht nachweisen. Die Möglichkeit der Anwendung dieser Methode auch am Menschen wird aufgezeigt. G. C. Schubert. 1220.

Mebel, M.; Berlin-Buch, Städt. Hufelandkrankenhaus, Urol. Klin. **Eine neue Methode zur Harnleiterschienung und Harnableitung aus der Niere im Experiment am Hund.** Acta biol. med. german. [Berlin] **9** (1962) Nr. 1. S. 83 bis 86. — 4 Abb., 3 Lit.
Es wird eine Methode zur Ureterenschienung und kontinuierlichen Harnableitung beim Hund beschrieben. Die Ureterenschiene besteht aus einem Kunststoffrohr, dessen proximales Ende in der Niere liegt, mit 2–3 Fenstern versehen ist und nach Ureterostomie auch zur Harnableitung benutzt werden kann. Die Methode hat sich in 48 Harnleiteroperationen bestens bewährt.
H.-A. Ketz. 1220.

Ulfendahl, Hans R. und Vogeler, Ingemar; Uppsala, Sweden, Univ., Inst. of Physiol. An automatic bubble flow meter. **(Ein automatischer Luftblasendurchflußmesser.)** Acta physiol. scand. **55** (1962) Nr. 2/3. S. 286–290. — 4 Abb. 7 Lit.
Zur Messung des arteriellen und venösen Blutflusses wird ein Luftblasendurchflußmesser beschrieben. Das durch ein Plastikröhrchen fließende Blut wird durch einen Wasserthermostaten auf eine konstante Temperatur gebracht. Die Luftblasenbewegungen werden durch Phototransistoren auf die Registriereinrichtung übertragen. Der Fließwiderstand liegt bei 0,03 mm Hg/ml/min. Das Gerät registriert einen Blutfluß von 15–300 ml/min.
H.-A. Ketz. 1220.

Bates, George D. und Oliver jun., Thomas K.; Columbus, Ohio State Univ., Dep. of Pediatrics, Children's Hospital, Pulmonary Lab. A micromodification of the bubble method for direct determination of blood gas tensions. **(Eine Mikromodifikation der „bubble"-Methode zur direkten Bestimmung der Blutgasspannungen.)** J. appl. Physiol. **17** (1962) Nr. 4. S. 743–745. – 3 Abb., 15 Lit.

Es wird eine Mikromethode zur Bestimmung des O_2- und CO_2-Partialdruckes im Blut beschrieben. Für eine Bestimmung werden 0,2 ml Blut benötigt. H.-A. Ketz. 1220.

Bill, Anders; Uppsala, Sweden, Univ., Inst. of Physiol. Quantitative determination of uveal blood flow in rabbits. **(Die quantitative Bestimmung des uvealen Blutflusses bei Kaninchen.)** Acta physiol. scand. **55** (1962) Nr. 2/3. S. 101–110. – 4 Abb., 1 Tab., 2 Lit.

Es wird eine Versuchsanordnung zur kontinuierlichen Registrierung des uvealen Blutflusses beim Kaninchen angegeben. Es werden die Beziehungen zwischen uvealem Blutfluß und dem intraocularen sowie dem extraocularen Druck diskutiert. H.-A. Ketz. 1220.

Post, T. B. und Mixner, J. P. Iodine losses in the alkaline ashing method for determination of plasma protein-bound iodine. **(Jodverluste bei der alkalischen Veraschungsmethode zur Bestimmung von Plasmaeiweiß-gebundenem Jod [PBI].)** J. Dairy Sci. **44** (1961) Nr. 12. S. 2303–2304. – 2 Tab., 7 Lit.

Gegenstand vorliegender Untersuchungen war die Größenbestimmung des Jodverlustes bei der PBI-Methode nach Brown u. a. Zwei verschiedene Isotopenverfahren, die eingehend beschrieben werden, wurden bei der Bestimmung des Jodverlustes angewandt. Bei der ersten Methode wurde radioaktives Jod dem gewaschenen, präzipitierten Eiweiß hinzugefügt. Der Jodverlust dieser Bearbeitungsstufe der Probe bis zur abschließenden Colorimetrie betrug durchschnittlich 3,9%. Im zweiten Versuch wurde radioaktives Thyroxin dem Gesamtplasma hinzugegeben. Der Jodverlust durch das Waschen und Präzipitieren des Eiweißes war unbedeutend (0,3%), betrug aber in der Endbearbeitung 3,3%. W. Richter/Kleinmachnow. 1220.

Gier, J. de, Mulder, E., Mulder, I. und Deenen, L. L. M. van; Utrecht, Univ., Lab. of Org. Chem. ^{32}P incorporation into phosphatides of blood cells of different animal species. **(^{32}P-Einbau in die Phosphatide von Blutzellen verschiedener Tierarten.)** Proc., Kon. nederl. Akad. Wetensch., Ser. B **64** (1961) Nr. 2. S. 274–287. – 4 Abb., 3 Tab., 24 Lit. Aus: Dok.-Dienst Kernforsch. u. Kerntechn.

Isolierte Erythrocyten verschiedener Species (Ratte, Kaninchen, Schwein, Pferd, Schaf, Rind, Rhesus- und Java-Affe, Mensch) wurden bei 37 °C bis zu 20 Std. in phosphatfreier Krebs-Ringer-Lösung unter Zusatz von 100 mg Glukose und 200 μc trägerfreiem $Na_2H^{32}PO_4$ pro ml Erythrocyten incubiert. Anschließend wurden mit der CO_2-Methode (ohne Lyophilisation) die Erythrocytenschatten durch Hämolyse gewonnen und bei 5 °C 3mal mit 10%iger Trichloressigsäure behandelt. Die Isolierung der Lipoide erfolgte durch 3malige Extraktion mit Aethanol-Aether (3:1). Die Extrakte wurden bis zur Trockne eingedampft und Radioaktivität sowie P-Gehalt gemessen. Die Identifizierung der markierten Phosphatide wurde auf papierchromatographischem Wege (SiO_2-Papierchromatographie) durchgeführt. Als Lösungsmittel diente ein Gemisch aus Di-isobutylketon, Essigsäure und Wasser (40:25:5). Als Färbemittel wurden Rhodamin 6E, Ninhydrin, Dragendorff-Reagens und die Trikomplex-Färbung verwendet. Zum Teil wurden die Lipoide einer alkalischen Hydrolyse unterworfen und die Hydrolyseprodukte gleichfalls chromatographiert. Für die Aktivitätsmessungen der Chromatogrammstreifen diente ein Mica-Glockenzählrohr der Fa. Philips (diskontinuierlicher Verschub um je 1 cm, Meßdauer mindestens 2 min). Aus den sehr eingehend dargestellten Ergebnissen ist hervorzuheben: 1) das Ausmaß des ^{32}P-Einbaus ist nicht sehr hoch, 2) wesentliche quantitative Unterschiede zwischen den untersuchten Tierarten bestehen nicht, 3) beim Menschen erscheint die ^{32}P-Aktivität fast ausschließlich in einer Verbindung vom Typ der Phosphatidsäuren, während bei Schaf, Rind, Pferd, Schwein und Ratte die Aktivität vorwiegend als Phosphatid-Aethanolamin vorlag, 4) Vff. nehmen einen Zusammenhang an zwischen der vorzugsweisen ^{32}P-Aufnahme und den Funktionen der betreffenden Phosphatide. E. Spode. 1220.

Winkelman, James W., Wagner, Henry N., McAfee, John G. und Mozley, James M.; Baltimore, Md., Johns Hopkins Hospital, Diagnostic Radioisotope Lab. Visualization of the spleen in man by radioisotope scanning. **(Die Darstellung der Milz im Menschen durch die Scintigraphie.)** Radiology **75** (1960) Nr. 3. S. 465–466. — 2 Abb., 2 Lit. Aus: Dok.-Dienst Kernforsch. u. Kerntechn.

Vff. berichten über die Möglichkeit einer Differentialdiagnose der Milz mittels ^{51}Cr und der Scintigraphie. 2 cm^3 Patientenblut wurden mit 200 μc ^{51}Cr-Natriumchromat bei Zimmertemperatur 15 min incubiert, 50 mg Ascorbinsäure zur Reduktion des Chromats zugegeben und 1 Std. bei 49,5 °C $\pm$ 1° auf dem Wasserbad erwärmt. Nach dem Abkühlen wurde das Blut i.v. injiziert und die Aktivität nach 1–2 Std. über der Milz gemessen (maximale Aktivitätskonzentration). Die Methode ist für die Differentialdiagnose von fraglichen Abdominaltumoren, zur Einschätzung der Splenomegalie gedacht, ferner kann sie bei der Bestimmung von Milzinfarkten, Abszessen und Cysten sowie bei akzessorischen Milzen Anwendung finden. Weiterhin werden Angaben gemacht über die Verweildauer des ^{51}Cr in der Milzgegend, über die Ausscheidung mit dem Harn und über die Strahlenbelastung der behandelten Patienten. F. Gensicke. 1220.

Piiper, Johannes; Göttingen, Max Planck-Ges., Med. Forsch.-Anst. **Die alveolär-arterielle O_2-Druckangleichung in Hyperoxie an der isolierten Hundelunge.** Pflügers Arch. ges. Physiol. Menschen Tiere **275** (1962) Nr. 2. S. 215 bis 227. — 5 Tab., 1 Lit.

Am linken unteren Lungenlappen von 12 kg schweren Hunden wird der O_2-Austausch an Hand alveolär-arterieller O_2-Druckdifferenz im hyperoxischen Bereich (O_2-Druck von 300 Torr) untersucht. Die sowohl bei arteriellem als auch bei venösem Blut gemessene alveolär-arterielle O_2-Druckdifferenz von 4,4 Torr im Mittel spricht für eine weitgehende Konstanz der O_2-Druckdifferenz. H.-A. Ketz. 1260.

Kappey, F., Albers, C. und Schmidt, R.; Bad Nauheim, Max-Planck-Ges., W. G. Kerckhoff-Inst. **Die ventilatorische CO_2-Reaktion des Hundes während der Wärmetachypnoe.** Pflügers Arch. ges. Physiol. Menschen Tiere. **275** (1962) Nr. 3. S. 312–326. — 5 Abb., 6 Tab., 11 Lit.

Bei 12 Hunden wurde in Klimakammern die Reaktion der Atmung in Abhängigkeit vom stationären CO_2-Druck des arteriellen Blutes und des Hirnvenenblutes bei normaler und erhöhter Körpertemperatur untersucht. Die Steilheit der CO_2-Antwortkurven für das Atemminutenvolumen in Abhängigkeit vom arteriellen CO_2-Druck betrug im Mittel 0,758 l min^{-1} Torr^{-1} während der Kontrolle und 0,243 l min^{-1} Torr^{-1} während des Hechelns. Bezogen auf den venösen CO_2-Druck betrugen die Werte 0,819 l min^{-1} Torr^{-1} für die Kontrolle und 0,313 l min^{-1} Torr^{-1} beim Hecheln. Die Unterschiede waren statistisch gesichert. Die Steilheit der CO_2-Antwortkurven für die Atemzugvolumina, bezogen auf den arteriellen CO_2-Druck, betrug 14,28 ml Torr^{-1} (Kontrolle) und 7,39 ml Torr^{-1} (Hecheln), bezogen auf den venösen CO_2-Druck 15,78 ml Torr^{-1} (Kontrolle) und 9,54 ml Torr^{-1} (Hecheln). Die Unterschiede waren ebenfalls statistisch gesichert. Die Steilheit der venösen Antwortkurven war stets höher als die der arteriellen. Der Unterschied war jedoch nur während des Hechelns statistisch zu sichern. Die Beziehung zwischen der arteriovenösen O_2-Differenz des Hirnblutes und dem arteriellen CO_2-Druck war während des Hechelns nicht sicher verändert. W. Seffner. 1290.

Piiper, Johannes; Göttingen, Max-Planck-Ges., Med. Forsch.-Anst. **O_2-Austausch der isolierten Hundelunge im hypoxischen Bereich bei Veränderungen der Erythrocytenkonzentration und der Durchblutung.** Pflügers Arch. ges. Physiol. Menschen Tiere **275** (1962) Nr. 2. S. 193–214. – 4 Abb., 4 Tab., 35 Lit.
Bei konstantem alveolären O_2-Druck wird die Sauerstoffdiffusion in von Spendertieren durchströmten isolierten Lungenlappen von insgesamt 18 Hunden unter verschiedenen experimentellen Bedingungen untersucht. Sowohl bei Durchblutung mit anämischem als auch mit polycytämischem Blut bleibt die alveolär-arterielle O_2-Druckdifferenz nahezu unverändert. Der O_2-Diffusionsfaktor ist der Erythrocytenkonzentration der Durchströmungsflüssigkeit annähernd proportional. Während sich die alvolär-arterielle O_2-Druckdifferenz auch bei Variierung der Lungendurchblutung wenig ändert, verhält, sich der O_2-Diffusionsfaktor der Durchblutung parallel. H.-A. Ketz. 1290.

Stowe, C. M. und Good, A. L.; Minnesota, Univ., Coll. of Veterin. Med., Div. of Veterin. Physiol. and Pharmacol. Estimation of cardiac output by the direct fick technique in domestic animals, with observations on a case of traumatic pericarditis. **(Die Bestimmung des Herzminutenvolumens durch das Ficksche Prinzip bei den Haustieren, mit Beobachtungen über einen Fall von Pericarditis traumatica.)** Amer. J. veterin. Res. **22** (1961) Nr. 91. S. 1093 bis 1096. – 5 Tab., 17 Lit.
Das Herzminutenvolumen von Kalb, Schwein, Schaf, Pferd, Rind und Ziege liegt bei Bestimmung nach dem Fick'schen Prinzip, bei 70–150 ml/kg. Das bei einer Färse mir Pericarditis traumatica bestimmte Herzminutenvolumen liegt bei 46 ml/kg. H.-A. Ketz. 1310.

Jordan, J. und Lochner, W.; Düsseldorf, Med. Akad., Physiol. Inst. **Über den anaëroben und aëroben Stoffwechsel des stillgestellten, künstlich perfundierten Warmblüterherzens.** Pflügers Arch. ges. Physiol. Menschen Tiere **275** (1962) Nr. 2. S. 164–172. – 2 Tab., 30. Lit.
An isolierten, künstlich mit Tyrodelösung durchströmten Herzen von 300–550 g schweren Meerschweinchen werden Untersuchungen über den aëroben und anaëroben Stoffwechsel nach Stillegung mit einer 0,16%igen KCl-Lösung durchgeführt. Der mittlere Sauerstoffverbrauch liegt bei 30 Min. nach der Stillegung bei $3{,}27 \pm 0{,}21$ ml/Min.·100 g Feuchtgewicht. Bis zur 180. Min. nach der Stillegung sinkt der Sauerstoffverbrauch auf $1{,}84 \pm 0{,}09$ ml/min ab. Der Glukoseumsatz der anaëroben, stillgelegten Meerschweinchenherzen beträgt im Mittel $25{,}9 \pm 2{,}6$ mg/min · 100 g. Die mit Tyrodelösung künstlich durchströmten, mit Kalium stillgelegten Herzen überleben bis zu 3 Std.
H.-A. Ketz. 1315.

Frits, T.; Cluj, Rumänien, Inst. für Hyg. **Experimentelle Untersuchungen über die Wirkung einiger eiweißhaltiger Nahrungsmittel und Fette auf intracranialen Blutdruck und intracraniale Blutzufuhr beim Hund.** Acta biol. med. german. [Berlin] 9 (1962) Nr. 2. S. 131–144. – 10 Tab., 13 Lit. Zus. in Russ., Engl.
Die Beeinflussung der Herztätigkeit und der Gehirndurchblutung durch die Nahrungsaufnahme ist bekannt, ohne daß zu letzterem Problem nähere Untersuchungen vorliegen. An Hunden wurde daher das Verhalten des intracranialen Blutdruckes nach Verabreichung verschiedener Futtermittel studiert. Nach Aufnahme von 300 g rohem Fleisch stieg der intracraniale Blutdruck nach Ablauf einer Stunde an, um nach 1½ Std. ein Maximum (Druckanstieg 17,8 mm Hg) zu erreichen; der blutdrucksteigernde Effekt dauerte

45–60 Min. Gekochtes Fleisch war ohne Einfluß, während sich Fleischextrakte als wirksam erwiesen. Eine Drucksteigerung (um durchschnittlich 13,8 mm Hg) erfolgte auch nach Aufnahme von Rindertalg. Kuhmilch (300 ml) bzw. 100 g Weißkäse hatten keinen signifikanten Einfluß auf den intracranialen Kreislauf; es bestand eine gewisse Tendenz zur Senkung der Blutdruck-Werte. Bei gleichzeitiger Verabreichung von 60 g Talg und 100 g Weißkäse war keine deutliche Beeinflussung des Blutdruckes nachweisbar. Auch bei gleichzeitiger Verabreichung von Weißkäse und Fleischextrakt wurde der intracraniale Kreislauf nicht beeinflußt. Der blutdrucksteigernde Effekt des Talges wurde ferner bei gleichzeitiger Gabe von 0,25 g Methionin verhindert. Es wird angenommen, daß bei der Verdauung vasomotorisch aktive Substanzen N-haltiger Natur bzw. Substanzen von Lipoidcharakter vorübergehend wirksam werden.
E. Kolb. 1320.

Turevskij, A. A. (Turewski, A. A.); Lwow, Veterinärmed. und Zootechn. Inst. Naličie glikogena v pečeni v zavisimosti ot fiziologičeskogo sostojanija korov. **(Das Glykogenvorkommen in der Leber, in Abhängigkeit vom physiologischen Zustand der Kühe.)** Vestnik sel'skochozjajstvennoj nauki, Kiev **4** (1961) Nr. 5. S. 117–119. — 3 Abb. Orig.: ukrain., Ausz.: russ.
Die histochemisch durchgeführten Untersuchungen ergaben, daß die Glykogenmenge in den verschiedenen Teilen der Leber praktisch gleich ist. Die bei den verschiedenen Tieren unterschiedliche Verteilung in den Zellen der Leberlappen kann eine diffuse, zentrale oder periphere sein. Die Ablagerung des Glykogens in der Leber verringert sich stark in der Laktationsperiode. Es besteht eine umgekehrte Abhängigkeit zwischen der Glykogenmenge in der Leber der Kühe und ihrer Milchproduktivität. Je höher die Milchproduktivität, desto geringer der Glykogenvorrat. Während der Zeit der Trächtigkeit erhöhen sich bei laktierenden Kühen die Glykogenvorräte der Leber.
K. Tzschachmann. 1366.

Földes, I. und Bot, G.; Debrecen, Hungary, Anatom. Inst. Changes of the epiphyseal cartilage under the influence of different phosphate esters. **(Veränderungen des epiphysealen Knorpels unter dem Einfluß verschiedener Phosphatester.)** Anatom. Anz. **109** (1960/61) Erg.-Bd. Verh. 1. europ. anatom. Kongr. Straßburg 1960. S. 680–681.
Als Versuchtiere dienten junge Ratten. Die Versuche ergaben, daß Phosphatester die chondrale Ossifikation fördern. Der Effekt der Phosphataseester kann auch histochemisch demonstriert werden, und zwar insofern, als die Zellen in der Proliferationszone mehr mit Hale-positiver Substanz angefüllt sind und der Übergang von Hale-positiv zu PAS-positiv in der Reifungszone schneller ist. Die Phosphatester accelerieren den Ossifikationsprozeß durch Zunahme der Mucopolysaccharidbildung in der Proliferationszone (es resultiert eine Zunahme der Knorpelbildung) und wahrscheinlich durch Förderung der Calcifikation. R. Berg. 1374.

Schimmel, D. und Kolb, E.; Leipzig, Karl-Marx-Univ., Veterin.-Physiol.-Chem. Inst. **Untersuchungen über den Eisen- und Kupfergehalt von Organen des Schafes, unter besonderer Berücksichtigung der Verteilung in der Wandung verschiedener Abschnitte des Magen-Darm-Kanals.** Arch. exp. Veterinärmed. **16** (1962) Nr. 3. S. 463–476. — 3 Abb., 9 Tab., 33 Lit.
Die Ergebnisse der Untersuchungen des Eisen- und Kupfergehaltes in verschiedenen Abschnitten der Wandung des Magen-Darm-Kanals sowie in anderen Organen beim Schaf werden mit denen des angeführten Schrifttums verglichen. Die höchsten Eisenwerte liegen in der Wandung des Duodenums (24,08 mg/100 g TS). Von den anderen untersuchten Organen lag die Milz an 1. Stelle, es folgten Lunge, Nierenrinde, Nierenmark, Herz, Leber und Skelettmuskel. Der Kupfergehalt in den verschiedenen Wandungen des Magen-Darm-Kanals war nur geringfügigen Schwankungen unterworfen (0,57 mg/100 g TS

im Colon und 0,98 mg/100 g TS im Labmagen). Von den anderen Organen hat die Leber den höchsten Kupfergehalt. Auch hier sind die Schwankungen vergleichsweise zum Eisen relativ gering. Es wird darauf hingewiesen, daß der Kupfergehalt des Tierkörpers weitgehend altersabhängig ist.

W. Richter/Kleinmachnow. 1378.

Wrba, Heinrich; München. **Wachstumsfördernde Stoffe und Hemmfaktoren in Warmblütergeweben (Unidentifizierte humorale Regulationsstoffe).** Naturwissenschaften **49** (1962) Nr. 5. S. 97–101. — 3 Tab., 48 Lit.
In einer Literaturübersicht wird über die humorale Beeinflussung von Wachstumsvorgängen im Experiment berichtet. Solche Faktoren konnten sowohl im Blutserum als auch aus Organbrei und Organextrakten sowie aus Tumorgewebe im Tierexperiment nachgewiesen werden. Am gründlichsten untersucht wurde bisher die Wirkung des Blutserums von Tieren während der Regeneration der Leber nach teilweiser Hepatektomie. Wichtig ist für die Beurteilung der wachstumsfördernden oder -hemmenden Wirkung, daß solche Experimente an wachsenden oder regenerationsbereiten Organen ausgewertet werden, so daß ein kompetentes Bezugssystem geschaffen wird. Über die Wirkungsweise dieser Faktoren besteht noch keine eindeutige Klarheit, mit konventionellen Hormonen sind die beschriebenen Wirkungen nicht erklärbar.

J. Martin. 1378.

Boďa, K., Tomáš, J. und Kóňa, E.; Košice, Ústav Patol. Fyziol. Veterin. Fak. Clearence močoviny u oviec kŕmených rôznymi diétami. **(Harnstoff-Clearence bei Schafen, die mit verschiedenen Diäten ernährt wurden.)** Veterin. Časopis **11** (1962) Nr. 2. S. 177–180. — 2 Tab., 7 Lit. Zus. in Russ., Engl., Dtsch.
Es wurde die Harnstoffausscheidung im Harn von Schafen verfolgt, die mit verschiedenen Diäten gefüttert wurden. Bei Diäten mit Harnstoff- und Glycidzusatz wurde gegenüber den glycidfreien Diäten eine stärkere Ausscheidung festgestellt. Es wird über die Ursachen und den Mechanismus dieses Prozesses diskutiert, der weiterhin untersucht werden soll.

F. Nádvorník. 1400.

Rosenfeld, Sheldon, Katz, Joseph und Sellers, Alvin (unter techn. Mitarb. von Morales, Jose und Golden, Sybil); Los Angeles, Calif. Effect of nephrectomy on I^{131} albumin turnover in the dog. **(Die Wirkung der Nephrektomie auf den ^{131}Jod-Albumin-turnover beim Hund.)** J. Lab. clin. Med. **59** (1962) Nr. 3. S. 381–386. — 2 Abb., 1 Tab., 18 Lit.
Ausgehend von der Tatsache, daß die Niere eine bedeutende Rolle im Katabolismus des Plasmaalbumins spielt, wurden Untersuchungen an Hunden über den ^{131}J-Albumin-turnover nach Nephrektomie durchgeführt. 3 Gruppen stellten das Untersuchungsmaterial dar: 1) Tiere mit einseitiger Nephrektomie; 2) mit beiderseitiger Nierenentfernung und 3) Hunde mit unilateraler Nephrektomie und gegenüberliegender V. uretralis-cava-Anastomose. Die Albuminhalbwertzeit betrug vor der Operation im Durchschnitt 9,5 (7,0–14,5) Tage. Die Halbwertzeit wurde durch die operativen Maßnahmen nicht beeinflußt. Die Ergebnisse zeigen eindeutig, daß bei normalen Hunden die Entfernung der Niere den Albuminkatabolismus nicht beeinträchtigt.

W. Richter/Kleinmachnow. 1400.

Schück, Ota, Andrysek, O. und Andrysková, Jaroslava; Prague, Charles Univ., First Med. Clin., Inst. of Biophysics. Macro-radioautographic localization of ^{42}K and ^{131}I in the canine kidney. **(Makroautoradiographische Lokalisation von ^{42}K und ^{131}J in der Hundeniere.)** Experientia [Basel] **18** (1962) Nr. 1. S. 8–9. — 2 Abb., 4 Lit. Aus: Dok.-Dienst Kernforsch. u. Kerntechn.
Hunde von ca. 20 kg Kgw. erhielten i.v. Injektionen von 200 μc $K^{131}J$ bzw. 1000 μc ^{42}KCl. 60 Min. danach wurden die Nieren exstirpiert und sofort in

eine Kältemischung aus Kohlensäureschnee und Alkohol gebracht. Röntgenfilme wurden auf Longitudinalschnitte der Nieren gelegt und einige Tage bei −20 °C exponiert. Die Aufnahmen zeigen, daß sich ^{42}K vor allem in der Nierenrinde anreichert, ^{131}J hingegen im Nierenmark. E. Liß. 1400.

Orsini, Margaret Ward; Madison, Univ. of Wisconsin, Dep. of Anatomy. Study of ovo-implantation in the hamster, rat, mouse, guinea-pig and rabbit in cleared uterine tracts. **(Studium der Eiimplantation bei Hamster, Ratte, Maus, Meerschweinchen und Kaninchen im gereinigten Uterus.)** J. Reprod. Fertil. **3** (1962) Nr. 2. S. 288–293. – 12 Abb., 11 Lit.
An Uteruspräparaten von Hamstern, Ratten, Mäusen, Meerschweinchen und Kaninchen, die mit Wasserstoffsuperoxyd gebleicht und mit Benzylbenzoat gereinigt wurden, werden Untersuchungen über Zeitpunkt und Veränderungen während der Eiimplantation durchgeführt. An Hand der Schwellung der Uterusschleimhaut lassen sich die Stadien der Eiimplantation bei den verschiedenen Tierarten gut unterscheiden. Beim Kaninchen kommt es 4 Tage und 6 Std. nach der künstlichen Besamung zur Implantation des Eies in der Uterusschleimhaut. Die verschiedenen Stadien der Uterusschleimhautschwellung werden in den mit Wasserstoffsuperoxyd und Benzylbenzoat behandelten Präparaten durch eine bestimmte Undurchsichtigkeit zum Ausdruck gebracht, deren Entstehung mit der Bildung von Glykogen in Verbindung stehen wird. H.-A. Ketz. 1445.

Avery, T. L., Cole, C. L. und Graham, E. F.; St. Paul, Univ. of Minnesota, Dep. of Dairy Husbandry. Investigations associated with the transplantation of bovine ova. I. Synchronization of oestrus. **(Untersuchungen über die Transplantation von Rindereizellen. 1. Mitt. Synchronisation des Oestrus.)** J. Reprod. Fertil. **3** (1962) Nr. 2. S. 206–211. – 1 Abb., 4 Tab., 3 Lit.
328 Rinder erhielten entweder 50 mg kristallines Progesteron tägl. über 10 Tage vom 14. Zyklustag an injiziert oder 150 mg jeden 3. Tag, oder es wurde das Corpus luteum am 12., 13. oder 14. Zyklustag enucleiert. 262 Tiere zeigten einen vollständigen Oestrus (mit „Stehen"), der 4,97 ± 1,82; 6,25 ± 1,25 bzw. 2,84 ± 0,68 Tage nach Absetzen der Behandlungen eintrat. Der Tag des Behandlungsbeginns, die Behandlungsdauer und eine teilweise vorgenommene Superovulationsbehandlung übten keinen Einfluß auf das Zeitintervall zwischen Injektionen und Oestrus aus. Die Konzeptionsrate unterschied sich bei 59 behandelten Kühen nicht signifikant von der der Kontrollen. F. Döcke. 1450.

Avery, T. L., Fahning, M. L. und Graham, E. F.; St. Paul, Univ. of Minnesota, Dep. of Dairy Husbandry. Investigations associated with the transplantation of bovine ova. II. Superovulation. **(Untersuchungen über die Transplantation von Rindereizellen. 2. Mitt. Superovulation.)** J. Reprod. Fertil. **3** (1962) Nr. 2. S. 212–217. – 2 Abb., 4 Tab., 11 Lit. 1. Mitt. vgl. vorst. Ref.
32 Kühe, bei denen z. T. die Brunst durch Progesteron unterdrückt worden war, wurden über 4 Tage mit hochgereinigtem FSH und ICSH aus Schweinehypophysen im Verhältnis 2:1 behandelt. Die Behandlung setzte entweder am Tag nach der letzten Progesteroninjektion oder am 16. Zyklustag ein. Am Tag des Oestrus erhielten die Tiere dann 100 mg ICSH i.v. appliziert. 43 ♀ Kälber unterschiedlichen Alters wurden über 5 Tage mit FSH behandelt und erhielten anschließend ein- oder zweimalig 100 mg ICSH oder 100 mg ICSH + 650 IE Prolaktin. Insgesamt wurden bei 61 der 75 behandelten Tiere 1716 Ovulationspunkte nach der Schlachtung gezählt. Pro Tier waren es durchschnittlich 28,13 (1 bis 88) Ovulationen, wobei die Kälber im Durchschnitt 12,46 Ovulationen mehr aufweisen als die Kühe. Die einmalige Verabreichung von ICSN hatte den gleichen Effekt wie die zweimalige oder die Kombination mit Prolaktin. Durch die Vorbehandlung mit Progesteron wur-

de die Ovulationsrate um 7,89 Ovulationen verbessert. 60,21% aller superovulierten Kühe zeigten ein Oestrus, wobei sich wiederum die Vorbehandlung mit Progesteron bzw. die Enucleation des Corpus luteum als günstig erwiesen. Die oestrischen Tiere hatten durchschnittlich 3,82 Ovulationen mehr als die nicht oestrischen. F. Döcke. 1450.

Avery, T. L. und Graham, E. F.; St. Paul, Univ. of Minnesota, Dep. of Dairy Husbandry. Investigations associated with the transplantation of bovine ova. III. Recovery and fertilization. **(Untersuchungen über die Transplantation von Rindereizellen. 3. Mitt. Gewinnung und Befruchtung.)** J. Reprod. Fertil. **3** (1962) Nr. 2. S. 218–228. – 2 Abb., 7 Tab., 27 Lit. 2. Mitt. vgl. vorst. Ref.

Durch Schlachtung des Spenders und Durchspülung des Genitaltrakts mit homologem, inaktiviertem Blutserum unter Zusatz von Penicillin und Streptomycin wurden von 89,29% der belegten oder besamten superovulierten Spenderkühe 290 (⌀ 11,60) Eizellen gewonnen. Dies waren 52,92% der festgestellten Ovulationspunkte. 61,49% der Eizellen waren befruchtet. Für die Kälber unterschiedlichen Alters, die intraperitoneal, mittels Speculum- oder mittels Rectalmethode besamt worden waren, betrugen die entsprechenden Werte 90,91%, 340 Eizellen (⌀ 11,34) = 33,07% der Ovulationspunkte und 23,6% Befruchtung. Durch das Vorhandensein eines voll entwickelten Corpus luteum wurde bei den Kühen die Zahl der befruchteten Eizellen signifikant verringert. Wurden diesen Tieren zum Zeitpunkt der Belegung 10–15 mg Stilboestrol verabreicht, stieg der Anteil der befruchteten Eizellen von 14,29 auf 66,6%. Bei den Kälbern hatte diese Behandlung ebenfalls eine günstige Wirkung, und sie gestattete es außerdem, von einer tragenden Kuh eine befruchtete Eizelle zu gewinnen. F. Döcke. 1450.

Avery, T. L., Fahning, M. L., Pursel, V. G. und Graham, E. F.; St-Paul, Univ. of Minnesota, Dep. of Dairy Husbandry. Investigations associated with the transplantation of bovine ova. IV. Transplantation of ova. **(Untersuchungen über die Transplantation von Rindereizellen. 4. Mitt. Transplantation der Eizellen.)** J. Reprod. Fertil. **3** (1962) Nr. 2. S. 229–238. – 1 Abb., 4 Tab., 68 Lit. 3. Mitt. vgl. vorst. Ref.

Es werden 2 nicht operative und 2 operative Methoden der Eitransplantation beim Rind beschrieben. Auf synchronisierte und nicht synchronisierte Empfänger wurden dabei sowohl superovulierte als auch Einzeleier sowie einige Follikeleizellen übertragen. Keine der 14 nicht operativen Übertragungen via cervix oder rectum führte zu einer definitiven Trächtigkeit. Ebenso erfolglos verliefen 12 Transplantationen in die Bauchhöhle. Dagegen resultierte eine von 4 Übertragungen, die mittels Laparatomie intrauterin vorgenommen wurden, in der normalen Geburt eines 42 kg schweren Kalbes. F. Döcke. 1450.

Meyer, Christa von; Berlin-Dahlem, Univ., Veterinärmed. Fak., Inst. für Veterin.-Anatomie. **Rekonstruktion von Uterusdrüsen der Katze.** Zbl. Veterinärmed. **9** (1962) Nr. 3. S. 297–308. – 6 Abb., 40 Lit.

Untersucht wurden die Uteri von 120 geschlechtsreifen Katzen, die sich teils im Oestrum, teils im Posteostrum befanden. Durch Herstellung und Auswertung von Serienschnitten war es möglich, den Verlauf der Uterindrüsen zu rekonstruieren. An mehreren Wachsmodellen werden der ziemlich gerade Verlauf der Drüsen im Oestrum und die starke Schlängelung im Postoestrum dargestellt. Der Grad der Drüsenverzweigung ist nur abhängig vom Alter des Tieres, während die Länge der Drüsenschläuche und ihr davon abhängiger Grad der Schängelung deutliche Beziehungen zur Zyklusphase aufweisen. Sog. Bischoffsche Krypten konnte Vf. bei den untersuchten Katzen nicht feststellen. J. Martin. 1450.

Bertók, L., Pénzes, L. und Széky, A.; Budapest, Ungar. Akad. der Wiss, Veterinärmed. Forsch.-Inst.; Forsch.-Inst. für Tierzucht, Tierphysiol. Abt.;

Staatl. Veterinärhyg. Inst., Pathohistol. Abt. **Einfluß der verschiedenen Proteindiäten auf die Sexualfunktion der weiblichen Ratten.** Mh. Veterinärmed. **17** (1962) Nr. 13. S. 541 – 543. – 5 Lit.
4 Gruppen erhielten eine isokalorische Ration mit ausreichenden Mengen an Mineralien und Vitaminen, eine davon mit etwa 18% verdaulichem Eiweiß, zu 40% tierischen Ursprungs, diente als Kontrolle. Sie wies einen normalen Ablauf der Geschlechtsfunktionen auf. Die Tiere der Gruppe mit Eiweißüberfütterung hatten einen normalen vaginalen Zyklus. Bei den Tieren, welche nur ein Drittel der erforderlichen Eiweißmenge erhielten, verlief der Vaginalzyklus normal, histologisch konnten jedoch an den Geschlechtsorganen pathologische Erscheinungen festgestellt werden (viele atretische Follikel, regressive Veränderungen in den Primordialfollikeln, Dystrophie der Uterusschleimhaut), ebenfalls zeigte die Rindensubstanz der Nebennieren ungleich umrissene Zonen. Es ist also anzunehmen, daß die Tiere trotz normaler vaginaler Zyklen unfruchtbar sind. Die Tiere der Gruppe mit eiweißloser Diät fielen innerhalb von 10–12 Tagen in den Zustand des Anoestrus, sie verloren außerdem 10–20% ihres Körpergewichtes. Die Geschlechtsorgane waren stark atrophisch. Dabei spielte es keine Rolle, wie die Eiweißversorgung vor dem Versuch gewesen war. Durch Injektion von 50 E von Choriongonadotropinen im Zustand des Anoestrus konnte bei den Tieren der Eiweißmangelgruppe Oestrus hervorgerufen werden, der jedoch nach Verschwinden des Hormons aus dem Organismus wieder zusammenfällt. Somit kann bei durch Eiweißmangel bedingter Sterilität eine Hormonbehandlung allein nicht den normalen Zyklus wieder herstellen. Nach 25 Tagen Ernährung mit einer Eiweißmangeldiät konnten durch eine normal eiweißhaltige Diät nach etwa 10 Tagen die Ausfallerscheinungen nur zum Teil rückgängig gemacht werden, der vaginale Zyklus verlief normal. B. Busch. 1450.

Strauss, Fritz; Ithaca, N. Y., Cornell Univ., Dep. of Zool. **Der Brunftzyklus der Haustiere.** Z. Tierzücht. Züchtungsbiol. **76** (1962) Nr. **4.** S. **435–464.** – 41 Abb., 35 Lit. Zus. in Engl.
In der umfangreichen Übersicht werden im allgemeinen Abschnitt die zahlreichen Einzelheiten des Geschlechtszyklus zu einem einheitlichen Bild vom weiblichen und männlichen Brunftzyklus (Brunft = Schrei des nach Paarung verlangenden Wildes, Brunst = Hitze, Brand; nach Ansicht des Vf. ist die Bezeichnung Brunft terminologisch richtiger als Brunst) abgerundet und im speziellen Abschnitt getrennt nach artspezifischen Unterschieden bei Rind, Schaf, Pferd, Schwein, Ziege, Hund, Katze und Kaninchen dargestellt. Im weiblichen Brunftzyklus werden die neurohormonalen Zusammenhänge bei der Steuerung der einzelnen Zyklusphasen und die an den Ovarien und im Genitaltrakt sich abspielenden geweblichen Veränderungen unter Berücksichtigung der nach Zeit und Art unterschiedlich in Erscheinung tretenden Zyklusphänomene beschrieben. Der männliche Brunftzyklus wird vom Standpunkt der saisonal unterschiedlichen Hodenaktivität betrachtet. Die hormonale Steuerung der sekretorischen (Spermien) und inkretorischen (Androgene) Hodenfunktion sowie der Funktion der akzessorischen Geschlechtsdrüsen wird in Zusammenhang mit dem anatomischen und histologischen Bau der männlichen Geschlechtsorgane beschrieben. Zusammensetzung und Biochemie des Spermas werden dabei kurz gestreift. W. Rommmel. 1455.

Stangroom, J. E. und Weevers, R. de.; Cambridge, School of Veterin. Med., Dep. of Veterin. Clin. Studies. Anticoagulant activity of equine follicular fluid. **(Die gerinnungshemmende Aktivität der Follikelflüssigkeit vom Pferd.)** J. Reprod. Fertil. **3** (1962) Nr. 2. S. 269–282. – **4** Abb., 7 Tab., 23 Lit.
Die durch Punktion von Graafschen Follikeln des Pferdes gewonnene Flüssigkeit enthält weniger Fibrinogen als das Blutplasma des Pferdes. Bei Zusatz vom Thrombin kommt es zur Gerinnung der Follikelflüssigkeit. Die gerin-

nungshemmende Aktivität der Follikelflüssigkeit wird auf ihren Gehalt an einer heparinähnlichen Substanz zurückgeführt. Die Bedeutung der Befunde für den physiologischen Ablauf der Ovulation wird diskutiert.
H.-A. Ketz. 1455.

Winkler, H., Theil, S. und Goetze, E.; Jena, Friedrich-Schiller-Univ., Inst. für Pathol. Physiol. **Veränderungen im fetalen Serum und Fruchtwasser nach Natrium- und Kaliumbelastung sowie peritonealer Dialyse mit hypotonischer NaCl-Lösung bei trächtigen Ratten.** Acta biol. med. german. [Berlin] **9** (1962) Nr. 1. S. 39–48. – 4 Abb., 17 Lit. Zus. in Russ., Engl.
Die Versuche wurden mit Wistarratten am 19. Tächtigkeitstag in Aethernarkose durchgeführt. 1. Dialyse: 0,5%ige NaCl-Lösung (1 ml/g Kgw.) wurde i. p. appliziert und nach 10 Min. wieder abgelassen. Sowohl im mütterlichen wie im fetalen Blut ist fast der gleiche Abfall des Natriumspiegels vorhanden, der Tiefpunkt tritt jedoch im fetalen Serum etwas später ein. Nach 5 Std. haben sich beide Werte angeglichen. Die Fruchtwasserveränderungen sind gering. 2. Natriumbelastung: 20%ige NaCl-Lösung (17 m Äq Na^+/kg Kgw.) wurde innerhalb 10 Minuten nach Laparatomie in die V. femoralis appliziert. Beim Muttertier kam es zu kurzfristiger Erholung und raschem Abfall des Serum-Na-Spiegels, beim Fetus wesentlich später, aber lange anhaltend zu hohen Natriumwerten. Der Na-Gehalt im Fruchtwasser stieg langsam und gering an. Die Tiere (Mutter und Feten) dieser beiden Versuchsgruppen zeigten Schäden (Bewegungsarmut und krankhafte Zuckungen). 3. Kaliumbelastung: 10 ml 0,15 M KCl-Lösung wurde i.p. injiziert. Im mütterlichen Serum stieg der K-Gehalt erheblich an und sank nach 4–5 Std. auf den Normalwert ab. Der Anstieg im Fetusserum war gering, hatte jedoch nach 4–5 Std. noch die gleiche Höhe. Die Versuchstiere zeigten Teilnahmslosigkeit, gesträubtes Haarkleid und Zuckungen. 4. Kaliumbelastung nach totaler Nephrektomie: 1 ½ Std. nach der Operation erhielten die Tiere 6 ml 0,15 M KCl-Lösung i.p. Allein die Nephrektomie führte zu leichter Erhöhung des Kaliumspiegels im mütterlichen und im fetalen Blut, der durch Kaliuminjektionen beim Muttertier schnell, beim Fetus langsam noch wesentlich erhöht wurde. Nach etwa 8 Std. hatten sich die fotalen Werte den mütterlichen annähernd angeglichen.
W. Laue. 1460.

Schmidt, G. H. und Hansel, William; Ithaca, N. Y., Cornell Univ., Dep. of Animal Husbandry. Effect of somatotrophin and oxytocin on the mammary gland development of goats treated with oestrogen and progesterone. **(Über die Wirkung von Somatotropin und Oxytocin auf die Milchdrüsenentwicklungvon Ziegen nach einer Oestrogen- und Progesteronbehandlung.)** J. Dairy Sci. **44** (1961) Nr 12. S. 2259–2264. – 1 Abb., 1 Tab., 23 Lit.
Die hormonale Beeinflussung des Milchdrüsenwachstums bei Ziegen war Gegenstand vorliegender Untersuchungen. Das Somatropin, Oxytocin und das Oestrogen und Progesteron standen in ihrer gegenseitigen Beeinflussung im Mittelpunkt der Experimente. Es konnte festgestellt werden, daß weder die Somatotropin- noch die Oxytocingaben nach Oestradiol- und Progesteroninjektionen weder eine Vergrößerung der Euteralveolarfläche noch eine Steigerung der Milchproduktion hervorriefen. Nach der Behandlung mit Wachstumshormonen konnte im Vergleich zu den anderen hormonal behandelten Gruppen eine Steigerung der Milchproduktion erzielt werden. Histologische Untersuchungen ergaben, daß die Versuchsgruppen keinerlei abnorme Veränderungen zeigten. W. Richter/Kleinmachnow. 1470.

Lee, Melvin, Mehta, Rohitkumar und Lucia, S. P.; San Francisco, Univ. of California, School of Med., Dep. of Preventive Med. Amino acid composition and nutritive value of goat milk casein. **(Aminosäuregehalt und Nährwert von Casein aus Ziegenmilch.)** Proc. Soc. exp. Biol. Med. **110** (1962) Nr. 1 S. 115–118. – 5 Tab., 15 Lit.

Durch isolelektrische Ausfällung und Aetherextraktion gewonnenes Casein aus im Handel erhältlicher kondensierter Ziegenmilch wurde fein pulverisiert. Es diente neben ebenso hergestelltem Kuhmilchcasein und handelsüblichem vitaminfreiem Casein als Testfuttermittel zur Nährwertbestimmung in einem Rattenwachstumsversuch. 3 Gruppen zu je 8 Ratten (⌀ Gewicht 50–60 g) bekamen 10 Tage lang Testfutter und Wasser ad libitum. Eine 4. Gruppe diente als Kontrolle. Am 10. Tag wurden die Tiere gewogen, getötet, die Gewichtszunahme und der Futterverbrauch pro Tier festgestellt. Aus den im Vakuum getrockneten Tierkörpern wurden Fett-, Wasser- und Proteingehalt bestimmt. Aus den Versuchsergebnissen geht hervor, daß die beiden mit Casein aus Kuhmilch gefütterten Tiergruppen etwas mehr an Gewicht erreichten als die mit Ziegenmilchcasein gefütterten. Die Gewichtszunahme pro g Futter war bei den mit vitaminfreiem Casein ernährten Ratten erheblich größer als bei den anderen beiden Gruppen. Außerdem geht aus verschiedenen Berechnungen hervor, daß Ziegenmilchcasein eine wachstumsfördernde Wirkung hat und einen biologischen Wert, der dem handelsüblichen Kuhmilchcaseins ähnlich ist. — Der Gehalt an Aminosäuren wurde mit der Ionen-Austauschchromatographie (Methode nach Moore und Stein) bestimmt. Die Werte werden in einer Tabelle mit bisher veröffentlichten Daten für Casein aus Kuh-, Ziegen- und Menschenmilch verglichen. Hieraus ist zu entnehmen, daß Ziegenmilchcasein eine größere Glycinmenge und niedrigere Anteile an Arginin und schwefelhatigen Aminosäuren, wie z. B. Methionin, enthält als Kuhmilchcasein. Isoleucingehalt und Threoningehalt sind ähnlich dem der Kuhmilch. Der relative Mangel an Methionin mag den geringeren biologischen Wert des Ziegenmilchcaseins gegenüber dem Casein aus Kuhmilch erklären.

H. Heimbürge. 1470.

Taranenko, A. G.; Leningrad, Pawlow-Inst. für Physiol. der Akad. der Wiss. der UdSSR. Vlijanie denervacii moločnoj železy na aminokislotnyj sostav kazeina moloka u koz. **(Einfluß der Milchdrüsen-Denervation auf den Aminosäuregehalt des Caseins in der Ziegenmilch.)** Fiziologičeskij žurnal SSSR imeni I. M. Sečenova, Moskva-Leningrad **47** (1961) Nr. 4. S. 454–458. — 1 Tab., 13 Lit.

Die beiden Euterhälften einer Ziege schieden auf 100 g Casein gleiche Mengen Aminosäuren nach den Versuchsergebnissen der vorliegenden Arbeit ab. Die denervierte Euterhälfte wies keine Veränderung der Zusammensetzung des Caseins und seiner Aminosäuren-Bestandteile im Vergleich mit der nicht behandelten Hälfte auf. Nach dem operativen Eingriff verändern sich die Anteile einiger Aminosäuren in beiden Euterhälften.

M. Achmedova. 1470.

Kasper, H.; Gießen, Justus-Liebig-Univ., Inst. für Ernährungswiss. **Methode zur Prüfung der Resorption im Caecum und Colon.** Z. Versuchstierkunde **1** (1962) Nr. 3/4. S. 104–106. — 1 Abb., 1 Lit.

Es wird eine chirurgische Methode angegeben, mit der es gelingt, den Dickdarm eines Versuchstieres so in der Bauchdecke zu fixieren, daß jederzeit eine Injektion in den Blinddarm bzw. in das Colon möglich ist. Nach Fixierung des Dickdarmes in der Bauchdecke kann die Resorptionsfähigkeit der distalen Abschnitte des Verdauungskanals untersucht werden. H.-A. Ketz. 1500.

Brüggemann, J., Bronsch, Kurt und Bootz, Helmut; München, Univ., Inst. für Physiol. und Ernähr. der Tiere. **Resorptionsstudien an Nutztieren. 4. Mitt. Die Resorption und Exkretion von Phosphor bei Mastschweinen, zugleich ein Beitrag zur Ermittlung der Phosphorbedarfs.** Z. Tierphysiol., Tierernähr. Futtermittelkunde **17** (1962) Nr. 2. S. 91–106. — 1 Abb., 3 Tab., 10 Lit. 3. Mitt. vgl. LZ. Abt. IV **6** (1961) Nr. 2. S. 223.

An insgesamt 25 Mastschweinen werden Untersuchungen über den P-Stoffwechsel durchgeführt. In dem Gewichtsabschnitt von 47–87 kg liegt die tägliche Erneuerung von Stoffwechselphosphor bei **3,4–3,6** g, das entspricht einem P-Ansatz von **4,6–5,2** P pro kg Kgw. Der optimale Resorptionskoeffizient liegt bei 70%, die Exkretionsrate bei 25% der täglich resorbierten P-Menge. Auf P-Mangel reagiert der Organismus mit einer Beschränkung der Ausscheidung. Für Mastschweine erweist sich eine Menge von 2,5 g P pro 100 g verdaulichem Protein als optimaler Bedarf. H.-A. Ketz. 1505.

Ščekun, L. A. (Stschekun, L. A.); Moskau, Inst. für Normale und Pathol. Physiol. der Akad. der Med. Wiss. der UdSSR. Vsasyvatel'naja funkcija piščevaritel'nogo apparata posle častičnoj rezekcii tonkogo kišečnika. Soobščenie I. Vsasyvanie vody i gljukozy posle rezekcii verchnej ili nižnej poloviny tonkogo kišečnika. **(Resorptionsfunktion des Verdauungsapparates nach partieller Resektion des Dünndarms. 1. Mitt. Wasser- und Glykoseresorption nach Resektion der oberen oder unteren Hälfte des Dünndarms.)** Bjulleteń ėksperimental'noj biologii i mediciny, Moskva **53(27)** (1962) Nr. **4**. S. 61–64. — 16 Lit. Zus. in Engl.
An **4** Hunden wurde die Resorptionsfähigkeit des Dünndarms an einer Darmschlinge nach Resektion der oberen oder unteren Hälfte des Dünndarms untersucht. Nach Resektion einer Dünndarmhälfte ist die Wasserresorption erhöht. Die Glykoseresorption ist teils erhöht, teils etwas verringert. Aus den Ergebnissen folgern Vff., daß die Resektion einer der beiden Dünndarmhälften zur Kompensation der Funktion der erhalten gebliebenen Dünndarmhälfte führt. G. Pose. 1505.

Malkiman, I. V. und Muchina, A.P. (Malkiman, I.W. und Muchina, A.P.); Moskau, Inst. für Normale und Pathol. Physiol. der Akad. der Med. Wiss. der UdSSR. Vnešnesekretornaja dejatel'nost' podželudočnoj železy posle obširnoj rezekcii verchnego otdela tonkogo kišečnika. **(Exkretore Tätigkeit der Bauchspeicheldrüse nach umfassender Resektion des oberen Dünndarmteils.)** Bjulleteń ėksperimental'noj biologii i mediciny, Moskva **53(27)** (1962) Nr. 4. S. 57–61. — 3 Abb., 6 Lit. Zus. in Engl.
Die Versuche wurden an 2 Hunden mit Fisteln nach Bakuradse und einem Hund mit nach außen geführtem Pankreasgang (nach Pawlow) unternommen. Nachdem die normale Sekretion (Sekretmenge, Amylase- und Trypsinkonzentration) auf 100 g Fleisch und 200 ml Milch festgestellt war, wurde 65–70% des oberen Dünndarms entfernt. Die Dünndarmresektion führte zu einer beachtlichen Erhöhung der Pankreassekretion auf Fleisch, während die Fermentkonzentration pro ml Sekret konstant blieb. Infolge der erhöhten Sekretmenge kam es jedoch zu einem Anstieg der gesamten Fermentkonzentration. Nach Milchbelastung war die Pankreassekretion bei 2 Hunden vermindert, bei einem erhöht. Die Ergebnisse zeigen, daß die Bauchspeicheldrüse an der Kompensation der durch die Darmresektion geschädigten Verdauung beteiligt ist. G. Pose. 1505.

Szuman, J. und Skrzydlewski, A.; Poznań, Landwirtschaftl. Hochschule Inst. für Geflügel- und Pelztierkunde. **Über die Durchgangszeit des Futters durch den Magen-Darm-Kanal beim Blaufuchs.** Arch. Tierernähr. **12** (1962) Nr. 1. S. 1–4. — 1 Tab., 4 Lit.
Die Durchgangszeiten des Futters durch den Magen-Darm-Kanal beim Blaufuchs wurden nach Markierung des Versuchsfutters mit Ruß, kleinen Sämereien oder gefärbten Haferstrohteilchen bei **39** Tieren geprüft. Danach beträgt die Durchgangszeit des gesamten Futters bei einmaliger täglicher Fütterung **24–27** Std., wobei die erste Ausscheidung **3** Std. nach der Futteraufnahme erfolgte und der Magen nach **13** Std. fast oder vollkommen entleert war. Bei einem Verhältnis der Länge des Magen-Darm-Kanals zur Körperlänge von **5:1** betrug die Durchgangsgeschwindigkeit der Ingesta bei normalem Farmfutter ʼ5–100 cm pro Stunde. H. Gürtler. 1505.

Chrenov, I. I. (Chrenow, I. I.); Leningrad, Pawlow-Inst. für Physiol. der Akad. der Wiss. der UdSSR. Brodil'nye processy v rubce, gazoėnergetičeskij obmen i žirnomoločnost' u korov. **(Gärungsprozesse im Pansen, Gasstoffwechsel und Milchfettleistung der Kühe.)** Vestnik sel'skochozjajstvennoj nauki, Moskva **6** (1961) Nr. 11. S. 56–62. — 2 Abb., 5 Tab., 26 Lit. Zus. in Engl., Franz., Dtsch.
Die Gabe von 10 kg Bierhefe, verabreicht innerhalb von drei Tagen, hatte keinen merklichen Einfluß auf die tägl. Milchfettmenge und auf den Gasstoffwechsel von Kühen der Schwarzbunten Rasse ostfriesischer, holländischer und schwedischer Abstammung. S. Willer. 1510.

Allison, M. J., Bryant, M. P., Katz, I. und Keeney, M.; Beltsville, Md., A.R.S., Animal Husbandry Res. Div., Dairy Cattle Res. Branch; College Park, Univ. of Maryland, Dairy Dep. Metabolic function of branched-chain volatile fatty acids, growth factors for ruminococci. **(Die Stoffwechselfunktion verzweigter flüchtiger Fettsäuren als Wachstumsfaktoren für Pansenkokken.)** J. Bacteriol. **83** (1962) Nr. 5. S. 1084–1093. — 1 Abb., 5 Tab., 28 Lit.
Verschiedene Arten von Pansenbakterien benötigen verzweigte niedere Fettsäuren für Wachstumszwecke. Untersucht wurden 2 anaërobë, cellulosespaltende Stämme. Der *Ruminococcus flavefaciens* benötigt entweder Isovaleriansäure oder Isobuttersäure; 1-^{14}C- bzw. 3-^{14}C-markierte Isovaleriansäure war im Leucin und in der Lipoidfraktion der Zellen nachweisbar. Der größte Teil der markierten Verbindung in den Lipoiden lag in Form einer verzweigten C_{15}-Fettsäure, ein kleinerer Teil in einer C_{17}-Fettsäure vor, und etwa 7,5% des ^{14}C war in einem verzweigten C_{15}-Aldehyd nachweisbar. Ein Stamm des *Ruminococcus albus* benötigt Isobuttersäure, 2-Methyl-n-Buttersäure bzw. 2-Ketoisovaleriansäure zum Wachstum. Der Stamm baute ^{14}C aus Isovaleriansäure nicht in nennenswertem Maße in das Zellmaterial ein. Bei Incubation mit 1-^{14}C-Isobuttersäure war der größte Teil der Verbindung in der Lipoidfraktion nachweisbar und lag in Form von verzweigten C_{14}- und C_{16}-Fettsäuren vor; 11% des ^{14}C war in Form von C_{14}- und C_{16}-Carbonylverbindungen, hauptsächlich in verzweigter Form, nachweisbar. Verzweigte Fettsäuren mit 14, 15 und 16 C-Atomen sind wichtige Bestandteile der Lipoide dieser Pansenbakterien. Möglicherweise entstammen die in Organ- und Milchlipoiden bei Wiederkäuern nachgewiesenen höheren verzweigten Fettsäuren und Aldehyde hauptsächlich dem Stoffwechsel von solchen Pansenbakterien.
E. Kolb. 1510.

Bowie, Walter C.; Tuskegee, Ala., School of Veterin. Med., Tuskegee Inst., Dep. of Physiol. and Pharmacol. In vitro studies of rumen microorganisms, using a continuous-flow system. **(In vitro Untersuchungen an Pansen-Mikroorganismen, unter Verwendung eines kontinuierlichen Durchfluß-Systems.)** Amer. J. veterin. Res. **23** (1962) Nr. 95. S. 858–868. — 1 Abb., 6 Tab., 84 Lit.
Es wurde eine Apparatur entwickelt, die Stoffwechseluntersuchungen an Pansen-Mikroorganismen in vitro über einen längeren Zeitraum gestattet, wobei es fortlaufend möglich ist, Substrat zuzugeben bzw. Material und Gase zu nehmen. Der pH-Wert und die Temperatur werden automatisch konstant gehalten, und der Inhalt des Gefäßes ist einer fortlaufenden mechanischen Durchmischung unterworfen. Zur Gewinnung von einheitlichem Ausgangsmaterial ist es zweckmäßig, Versuchstiere (Schafe, Ziegen) bei gereinigten Standard-Futtermischungen zu halten, wofür eine Mischung aus Cellulose, Getreidedextrin, Cerelose, Fett, Harnstoff sowie aus Mineralstoffen und Vitaminen empfohlen wird. Das Verhalten der niederen Fettsäuren (Ameisen-, Essig-, Propion-, Butter- und Valeriansäure) nach Zugabe von Maltose und Harnstoff sowie von Dextrin, Cellulose, Cerelose und Harnstoff wurde geprüft. Es empfiehlt sich, für Vergleichsuntersuchungen die Umsätze auf den N- bzw.

Nucleinsäuregehalt zu beziehen. 76–97% des C der umgesetzten Substrate wurden in Form der niederen Fettsäuren, des CO_2 und CH_4 sowie der Proteine und Nucleinsäuren wiedergefunden. 48–83% des umgesetzten C wurden in Form der Gase, 6–11% in der der Proteine und 3–4% in der der Nucleinsäuren nachgewiesen. E. Kolb. 1510.

Baldwin, R. L., Wood, W. A. und Emery, R. S.; East Lansing, Michigan State Univ., Dep. of Biochem. and Dairy. Conversion of lactate-C^{14} to propionate by the rumen microflora. **(Umwandlung von ^{14}C-Lactat zu Propionat durch die Mikroflora des Pansens.)** J. Bacteriol. **83** (1962) Nr. 4. S. 907–913. — 2 Abb., 6 Tab., 17 Lit.

Von 5 Kühen mit Pansenfisteln, bei unterschiedlichen Ernährungsverhältnissen gehalten, wurden (nach Abfiltrieren der groben Bestandteile) Mischkulturen von Mikroorganismen gewonnen und mit 2-^{14}C-Lactat und 3-^{14}C-Lactat incubiert. Es zeigte sich, daß etwa 70–90% des aus dem Lactat entstehenden Propionats über Acryl-Coenzym A entstanden. Der Anteil war bei hohem Gehalt des Futters an Kohlenhydraten bzw. an Lactat (nach Aufnahme von Silagen) am größten. Die Umwandlung des Restanteils erfolgte über Succinat, bei der eine CO_2-Übertragung zwischen dem Methylmalonyl-Coenzym A und dem Pyruvat stattfindet. In zellfreien Extrakten wurden Bernsteinsäuredehydrogenase, Acetokinase, Phosphotransacetylase und Coenzym A-Transphorase nachgewiesen. Durch solche Extrakte wurden 2-^{14}C-Propionat und 2-^{14}C-Lactat zu aktiviertem Acrylat, Lactat, Propionat und Acetat umgewandelt. E. Kolb. 1510.

Anderson, W. R., Fletcher, T. Lloyd, McAlexander Robert A., Pitts, C. L., Cohen, R. L. und Harkins, Henry N.; Seattle, Univ. of Washington, Dep. of Surgery, Chem. Res. Lab. Preparation, assay, and preliminary characterization of bovine gastrin. **(Über die Gewinnung, Analyse und vorläufige Charakterisierung des Rindergastrins.)** J. Dairy Sci. **44** (1961) Nr. 12. S. 2218–2226. — 5 Abb., 17 Lit.

Aus der Pylorus- und Fundusdrüsenregion des Labmagens von Rindern wurde ein gastrinähnlicher, die Magensekretion anregender Stoff isoliert. Die sekretorische Aktivität wurde am Hundemagen nach subkutaner Injektion gemessen. Wirkungsvergleiche zwischen dem Rindergastrin und dem der Schweine wurden durchgeführt. Die wirkungsvollste Fraktion des Rindergastrins wurde bei einer isoelektrischen Präzipitation von pH 3,0–4,0 gegenüber der des Schweines von pH 5,0–5,5 beobachtet. Reaktionsunterschiede in der Wirkungsdauer wurden zwischen beiden nicht festgestellt. Chemische Analysen ergaben, daß reines Rindergastrin dem reinen Schweinegastrin im Ultraviolett- und Infrarotspektrum und im Phosphorgehalt sehr ähnlich ist. W. Richter/Kleinmachnow. 1510.

Ramsey, H. A. und Young, J. W.; Raleigh, North Carolina State Coll., Dep. of Animal Ind. Role of pregastric esterase in the abomasal hydrolysis of milk fat in the young calf. **(Über die Rolle der prägastrischen Esterase bei der Labmagenhydrolyse von Milchfett beim jungen Kalb.)** J. Dairy Sci. **44** (1961) Nr. 12. S. 2227–2231. — 2 Tab., 14 Lit.

Grundlage der Arbeit waren Untersuchungen über die Hydrolyse von Milchfett im Labmagen junger Kälber und die Rolle der prägastrischen Esterase bei diesem Vorgang. Es wurde den Kälbern ein maldie Milch oral, zum anderen direkt in den Labmagen verabreicht. Nach 1, 2 und 3 Std. nach der Fütterung wurde der Labmageninhalt untersucht und die freien Fettsäuren bestimmt. Es konnte festgestellt werden, daß die Gesamtkonzentration der freien Fettsäuren dann einen höheren Grad aufwies, wenn die Milchgaben oral, erfolgten. Nicht nur in der Gesamtkonzentration, sondern auch in der Zusammensetzung zwischen den Fettsäurearten waren Unterschiede zwischen den oralen und abomasalen Gaben zu verzeichnen. W. Richter/Kleinmachnow. 1510.

Gärtner, Klaus; Hannover, Tierärztl. Hochschule, Physiol. Inst. **Untersuchungen über die Größe des Verteilungsraumes von Harnstoff bei Ziegen.** Z. Tierphysiol., Tierernähr. Futtermittelkunde **16** (1961) Nr. 6. S. 366–373. – 2 Abb., 2 Tab., 21 Lit.
Bei 4 weiblichen Ziegen (30–50 kg) wird der Harnstoffverteilungsraum mit Hilfe von ^{14}C-Harnstoff und nach i.v. Verabreichung von inaktivem Harnstoff mit der Extrapolationsmethode bestimmt und mit **44,73** $\pm$ **3,16**% angegeben. Beim Wiederkäuer wird die Methode mit Verabreichung inaktiven Harnstoffs empfohlen. Der Harnstoffverteilungsraum entspricht der Größe des Körperwassers mit Ausnahme des Ingestawassers. Die Anwendungsmöglichkeit der verwendeten Methoden wird diskutiert. H.-A. Ketz. 1510.

Christensen, N. O., Engelund, A., Handler, J. A., und Terp, P. Copenhagen, Roy. Veterin. and Agric. Coll., Ambulatory Clin.; Lab. of Danmarks Apotekerforening. Studies on the absorption of vitamin A. IV. The absorption and distribution of tritium labelled vitamin A in rats. **(Untersuchungen über die Absorption von Vitamin A. 4. Mitt. Die Absorption und Verteilung von tritiummarkiertem Vitamin A bei Ratten.)** Nord. Veterinärmed. **14** (1962) Nr. 4. S. 270–279. – 13 Lit. 3. Mitt. vgl. LZ. Abt. IV **4** (1959) Nr. 5. S. 783.
In diesen Versuchen wurde A-Vitamin entweder in öliger oder wässeriger Dispersion oral oder i. m. appliziert. Die Absorption von i. m. injiziertem A-Vitamin in öliger Suspension erwies sich als gering. In öliger bzw. wässeriger Dispersion waren die A-Vitaminpräparate bei oraler Gabe in bezug auf den Grad der Vitaminspeicherung in der Leber und der Ausscheidung durch die Faeces gleichwertig. I. m. Applikation von A-Vitamin in wässeriger Dispersion ergibt ebenfalls ein bedeutendes Depot in der Leber, das binnen kurzem Rückgang zeigte; das Muskeldepot verschwand im Laufe von einigen Tagen. E. Lehnert. 1585.

Eichel, H. und Schicketanz, W.; Leipzig, Karl-Marx-Univ., Veterin.-Physiol. Inst. **Die Rolle der Darmflora im Vitamin B-Haushalt unserer Haustiere.** Arch. Tierernähr. **12** (1962) Nr. 1. S. 37–51. – 164 Lit.
Im Übersichtsreferat wird nach allgemeinen Erörterungen über die Bedeutung der enteralen Synthese von Vertretern der Vitamin B-Gruppe für den Wirtsorganismus auf die einzelnen B-Vitamine eingegangen, wobei Bildung und Verbrauch durch Bakterien des Magen-Darm-Kanals an Hand des Schrifttums besprochen werden. Im einzelnen werden Thiamin, Riboflavin, Pantothensäure, Pyridoxin, der Folsäurekomplex, Biotin, Vitamin B_{12}, Inosit und Cholin berücksichtigt. Die Vitamin B-Synthese in den Vormägen der Wiederkäuer und im Intestinum der Ratte findet besondere Beachtung. H. Gürtler. 1595.

Dryden, L. P., Hartman, A. M., Bryant, M. P., Robinson, I. M. und Moore, L. A.; Beltsville, Md., U.S. Dep. of Agric., A.R.S., Animal Husbandry Res. Div., Dairy Cattle Res. Branch. Production of vitamin B_{12} and vitamin B_{12} analogues by pure cultures of ruminal bacteria. **(Über die Produktion von Vitamin B_{12} und Vitamin B_{12}-Analogen durch reine Kulturen von Pansenbakterien.)** Nature [London] **195** (1962) Nr. 4837. S. 201–202. – 1 Tab., 13 Lit.
An 21 verschiedenen Arten von Pansenbakterien wurden die Möglichkeiten einer Produktion von Vit. B_{12} oder Vit. B_{12}-ähnlichen Stoffen geprüft. Gezüchtet wurden die Mikroorganismen auf Medien, wie sie von Bryant und Robinson angegeben wurden. Eine Liste der geprüften Bakterienarten ist angeführt. Die Ergebnisse ließen erkennen, daß wahrscheinlich *S. ruminantium* und *P. elsdenii* unter den untersuchten Mikroorganismen als Hauptproduktionsquelle des Vit. B_{12} oder ähnlicher Stoffe beim Rind angesehen werden müßten. W. Richter/Kleinmachnow. 1595.

Ramsey, H. A. und Young, J. W. Substrate specificity of pregastric esterase from the calf. **(Über ein Substrat mit der spezifischen Eigenschaft gegenüber der prägastrischen Esterase beim Kalb.)** J. Dairy Sci. **44** (1961) Nr. 12. S. 2304–2306. — 2 Tab., Lit.
Es wurden Untersuchungen durchgeführt, die klären sollten, welche Substrate von der prägastrischen Esterase besonders angegriffen werden. Verschiedene Fermentsysteme wurden den Prüfungen unterzogen. Aus den Beobachtungen konnten die Schlußfolgerungen gezogen werden, daß die prägastrische Esterase beim Kalb eine hohe Spezifität gegenüber den Estern der Buttersäure aufweist.
W. Richter/Kleinmachnow. 1680.

Blech, W., Hermann, P. und Kleine, R.; Halle, Martin-Luther-Univ., Physiol.-Chem. Inst. **Das Vorkommen von Peptidasen und Aminosäureesterasen in Organen und im Serum der Ratte.** Acta biol. med. german. [Berlin] **9** (1962) Nr. 2. S. 126–130. — 2 Tab., 9 Lit. Zus. in Russ., Engl.
In Homogenaten von Niere, Leber, Lunge, Milz, Herz und Muskel sowie im Serum der Ratte wurde die Aktivität verschiedener Aminopeptidasen, einer Acylase, der katheptischen Carboxypeptidase, eines chymotrypsinhomospezifischen Enzyms sowie von Aminosäure- und Dipeptidesterasen untersucht. Auffällig hoch ist die Peptidaseaktivität in der Lunge, die mit Ausnahme der katheptischen Carboxypeptidase auch höhere Fermentaktivitäten als die Milz aufweist und für einige Aminopeptidasen (Spaltung von Leucylglycylglycin und von Leucylglycin) sogar über den Werten für die Niere zu liegen kommt; die niedrigsten Peptidaseaktivitäten liegen im Herz- und Skelettmuskel vor. Das Acylasesubstrat (Chloracetyl-L-tyrosin) wurde optimal in der Niere gespalten, ebenso das Substrat der katheptischen Carboxypeptidase (Carbobenzoxyglycyl-L-phenylalanin); in den anderen Organen lag die Aktivität für beide Fermente relativ niedrig. Das Aminosäureesterasesubstrat (Tyrosinaethylesterhydrochlorid) wurde in Leber optimal gespalten, annähernd gleich gut auch in der Niere. Das Dipeptidesterasesubstrat (Glycyl-L-tyrosinaethylesterhydrochlorid) wurde am schnellsten durch Leberhomogenat gespalten, in absteigender Reihenfolge durch Milz, Muskel, Lunge und Herzmuskel. Von den Chymotrypsinsubstraten wurde Acetyl-L-tyrosinamid von keinem Organ zerlegt; die Spaltung von Tyrosinamidacetat sowie von Glycyl-L-tyrosinamidhydrochlorid erfolgte optimal in der Niere, die von Acetyl-L-tyrosinaethylester in der Lunge. Im Serum kommen Aminopeptidasen in mäßig hoher Aktivität vor. Die Aktivität der Aminosäureesterase liegt demgegenüber wesentlich höher. Relativ hohe Werte wurden insbesondere für die Dipeptidesterase und für das chymotrypsinhomospezifische Ferment nachgewiesen. E. Kolb. 1680.

Lake, P. E.; Edinburgh, King's Buildings, A.R.C., Poultry Res. Centre. Histochemical demonstration of phosphomonoesterase secretion in the genital tract of the domestic cock. **(Histochemischer Nachweis der Phosphomonoesterasesekretion im Genitaltrakt des Haushahnes.)** J. Reproduct. Fertility **3** (1962) Nr. 3. S. 356–362. — 6 Abb., 1 Tab., 17 Lit.
Es wird über die histochemisch nachweisbare saure und alkalische Phosphatase im Hodengewebe, im Vas deferens, im Ductus ejaculatorius, im Zwischenhodengewebe und in dem Kloakengefäßgewebe von Leghornhähnen (5 Mon. bis 2 Jahre alt) berichtet. Saure Phosphatase ist in den Vasa deferentes, im Plasma der Spermatocyten und in den Vasa efferentia nachweisbar. Alkalische Phosphatase-Aktivität wird biochemisch in den sezernierenden Abschnitten der Vasa efferentia, in der Intima aller kleinen Blutgefäße und im intertubulären Gewebe gefunden. H.-A. Ketz. 1680.

Griffin, S. A., Henneman, H. A. und Reineke, E. P.; East Lansing, Michigan State Univ., School of Graduate Studies. The thyroid secretion

rate of sheep as related to season, breed, sex, and semen quality. **(Die Schilddrüsensekretionsrate bei Schafen in Beziehung zur Jahreszeit, zur Rasse, zum Geschlecht und zur Spermaqualität.)** Amer. J. veterin. Res. **23** (1962) Nr. 92. S. 109–114. – 2 Abb., 21 Lit. Zus. in Esperanto.
Die Schilddrüsensekretionsrate wurde in verschiedenen Jahreszeiten bei jeweils 2jährigen Hampshire- und Shropshireböcken untersucht. Bei den Hampshireböcken war die Sekretionsrate in jeder Jahreszeit stärker als bei den Shropshires. Die gefundene Differenz zwischen den Rassen war statistisch gesichert ($P < 0,05$). Bei den Böcken war sie um einen signifikanten Betrag geringer als bei den Mutterschafen ($P < 0,01$). Die jahreszeitliche Variation der Schilddrüsenfunktion stimmte in beiden Rassen ziemlich überein. Im Winter betrug sie das 4–5fache des in den Sommermonaten gefundenen Wertes. Die Verminderung im Frühjahr und zeitigen Sommer ging mit einer Verschlechterung der Samenqualität einher. Im Herbst trat bei zunehmender Schilddrüsenfunktion eine Verbesserung der Spermaqualität ein. Die in diesem Versuch beim Schafbock gefundenen Normalwerte stellen eine Grundlage für Dosierungsvorschriften in der Schilddrüsenhormontherapie dar.
H. Busse. 1730.

Fenell, R. A. und Pearse, A. G. E.; East Lansing, Michigan State Univ., Dep. of Zool.; Univ. of London, Postgraduate Med. School, Dep. of Pathol. Some histochemical observations on the bursa of Fabricius and thymus of the chicken. **(Einige histochemische Untersuchungen an der Bursa Fabricii und dem Thymus der Küken.)** Anatom. Rec. **139** (1961) Nr. 2. S. 93–103. – 12 Abb., 27 Lit.
Starke DPN und TPN Diaphorese-Reaktionen wurden in den Lymphfollikeln der Bursa und des Thymus festgestellt. In der ersteren wurde die stärkste Reaktion in dem die Bursa auskleidenden Epithel gefunden, während im letzteren die stärksten Reaktionen auf die „eosinophilen" Zellen des follikulären Markes beschränkt waren. Folgende Dehydrogenasereaktionen wurden in der Bursa und im Thymus festgestellt: Isocitrat-, Malat- und Succinindehydrogenase werden als sichere Zeichen der Aktivität des Krebszyklus betrachtet; Glukose-6-phosphatdehydrogenase weist auf die Aktivität des Pentosezyklus hin; α-Glycerophosphat-, Alkohol- und Lactatdehydrogenasen zeigen, daß der Glycolytzyklus operativ ist. Auf der Basis der Substratpreferenz und der Reaktion der Inhibitoren wurden 2 Esterasen im Thymus identifiziert, die gemeinsame Charakteristiken mit der Organophosphat resistenten Esterase und der nichtspezifischen B-Esterase haben. Die Thymusesterasen verhalten sich im wesentlichen wie die Bursaesterasen. Die saure Phosphatase, Aktivität, die intensiver war als die alkaline Phosphatase-Aktivität, war am höchsten im Bursaepithel und den großen „eosinophilen" Zellen des Thymus. Mit der Adenosintriphosphatmethode wurde keine Reaktion gewonnen. DNA und RNA wurden sowohl in der Bursa als auch im Thymus identifiziert. Die Lipoide waren gleichmäßig im Thymus verteilt. Starke Reaktionen wurden für unorganische Phosphatasen in den „eosinophilen" Zellen des Thymus festgestellt.
R. Berg. 1740.

Zwaan, J.; Amsterdam, Univ., Lab. for Anatomy and Embryol. Immunoelectrophoresis of bovine growth hormone. **(Die Immunelektrophorese von Wachstumshormonen bei Rindern.)** Nature [London] **195** (1962) Nr. 4837. S. 179–180. – 1 Abb., 6 Lit.
Über die Immunelektrophorese von Rinder-Wachstumshormonen wird in dieser Arbeit berichtet. Die Elektrophorese wurde nach der Methode von Wieme durchgeführt. Die Auswertungen ließen die Anwesenheit von Substanzen mit unterschiedlichen elektrophoretischen, aber mit gleichen antigenen Eigenschaften erkennen. Daraus wurden die Schlußfolgerungen gezogen, daß die Wachstumshormone strukturelle Unterschiede, die im elektrophoretischen

Bild auftraten, aufzuweisen haben. Auf Versuche mit Wachstumshormonen von Menschen und deren Ergebnisse wird eingegangen.
W. Richter/Kleinmachnow. 1755.

Aron, M. und Petrovic, A.; Strasbourg, Fac. de Méd., Inst. d'Histol. Localisation des sécrétions gonadotrope et corticotrope dans le glande pituitaire du cobaye. **(Die Lokalisation der gonadotropen und corticotropen Sekretion in der Hypophyse des Meerschweinchens.)** Anatom. Anz. **109** (1960/61) Erg.-Bd. Verh. 1. europ. anatom. Kongr. Straßburg 1960 S. 597–603. – 24 Lit.
Auf Grund der Methoden der intratesticulären Überpflanzung der Hypophyse einerseits und der partiellen Hypophysektomie andererseits konnten Vff. feststellen, daß die gonadotrope Funktion der Pars distalis nicht an eine bestimmte Kategorie chromophiler Zellen gebunden zu sein scheint. Die corticotrope Funktion wird den acidophilen Zellen zugeschrieben, ohne daß Vff. die eventuelle Teilnahme der basophilen Zellen an dieser Funktion auszuschließen vermögen. Es erscheint den Vff. gerechtfertigt, den Teil der chromophoben Zellen gewissen hormonogenen Aktivitäten der Pars distalis vorzubehalten. R. Berg. 1755.

Kivalo, E., Talanti, S. und Rinne, U. K.; Turku, Finland, Univ. of Turku, Dep. of Anatomy; Helsinki, Finland, Veterin. Coll., Dep. of Anatomy. On the secretory phenomena in the subcommissural organ of the rat. Experimental studies with special reference to the possible relationship of the subcommissural organ to the hypothalamo-hypophysial system. **(Über das Sekretionsphänomen im Subkommissuralorgan der Ratte. Experimentelle Studien mit besonderer Berücksichtigung der möglichen Beziehung des Subkommissuralorgans zum Hypothalamo-Hypophysensystem.)** Anatom. Rec. **139** (1961) Nr. 3. S. 357–361. – 26 Lit.
Es wurde die Menge und Lokalisation des sich selektiv färbenden „Sekretes" des Subkommissuralorganes der Ratte und des ipsilokalen Perjodsäure-Schiff-positiven Materials als auch jenes Material, das mit Aldehydfuchsin im Hypothalamo-Hypophysensystem unter Dehydration, Hydration, akutem sowie chronischem Stress und Cortisonbehandlung gefärbt wurde, untersucht. In Bestätigung früherer Beobachtungen konnte festgestellt werden, daß die Menge des neurosekretorischen Materials unter Dehydration und chronischem Stress abnimmt und durch Cortisonbehandlung zunimmt. Es konnten jedoch keine Veränderungen hinsichtlich der Quantität und Lokalisation der „Sekretion" des Subkommissuralorgans festgestellt werden. R. Berg. 1755.

Zubkova-Michajlova, E. I. (Subkowa-Michailowa, Je. I.); Woronesh, Med. Inst. Reakcija gipotalamo-gipofizarnoj sistemy krys na kortizon i AKTG. **(Die Reaktion des hypothalamo-hyposphysären Systems der Ratten auf Cortison und ACTH.)** Doklady Akademii nauk SSSR, Moskva **144(30)** (1962) Nr. 1. S. 230–233. – 1 Abb., 1 Tab., 14 Lit.
Anhand des von 32 geschlechtsreifen weißen Ratten stammenden Materials wird die Bildung des Neurosekrets und seine Verteilung im Hypothalamus-Hypophysensystem bei nicht behandelten Tieren und nach intramuskulärer Applikation von Cortison und ACTH dargelegt. Das Neurosekret ist im Nucleus paraventricularis in der Regel reichlicher vorhanden als im Nucleus supraopticus, und die Wege seines Abtransports sind zahlreicher, und zwar wandert das Sekret in die Kapillaren innerhalb des Nucleus, über den Tractus hypothalamo-hypophyseus zur Hypophyse, in den Ventriculus tertius und in die dorsalen Gebiete des Hypothalamus. Vom Neucleus supraopticus erfolgt der Transport in der Hauptsache zur Hypophyse und zum Cavum subarachnoideale. Cortison erhöht die Sekretion und die Sekretzufuhr zur Hypophyse. ACTH wirkt entgegengesetzt. Während der Nucleus paraventricularis auf

Hormongaben stets deutlich reagiert, antwortet der Nucleus supraopticus unregelmäßiger. So ist z. B. die ACTH-Wirkung weniger ausgeprägt, gelegentlich wird durch ACTH eine Stimulierung erzielt. Vf. vermutet, daß dies wahrscheinlich auf die unterschiedliche funktionelle Bedeutung des in beiden Nuclei gebildeten Sekrets zurückzuführen ist. D. Lindner. 1755.

Miller, W. R. und Turner, C. W.; Columbia, Univ. of Missouri, Dep. of Dairy Husbandry. Evidence for in vivo conversion of C_{21} steroids to C_{19} androgens in the bovine. **(Der Beweis einer in vivo Umwandlung von C_{21}-Steroiden in C_{19}-Androgene bei Rindern.)** J. Dairy Sci. **44** (1961) Nr. 12. S. 2278–2282. — 1 Tab., 27 Lit.
In vorliegender Arbeit wurde über die biosynthetische Umwandlung von Pregnenolon und 17 α-hydroxyprogesteron in fäkales Androgen berichtet. Bei männlichen und weiblichen Rindern wurde nach Injektion von Pregnenolon eine signifikante Bildung von fäkalem Androgen bei den männlichen und ein sigfinikanter Anstieg bei den weiblichen Tieren ermittelt. Ähnlich lagen die Verhältnisse nach der Injektion von 17 α-hydroxyprogesteron. Zur Unterstützung der Ergebnisse wurden in vitro Versuche mit verschiedenen Milchdrüsengeweben angelegt, um den Weg der androgenen Biosynthese genauer verfolgen zu können. W. Richter/Kleinmachnow. 1765.

Kolb, E.; Leipzig, Karl-Marx-Univ., Veterin.-Physiol.-Chem. Inst., Abt. für Ernährungsphysiol. **Vom dynamischen Zustand der Organismen.** Berliner Münchener tierärztl. Wschr. **75** (1962) Nr. 2. S. 29–33. — 3 Abb., 8 Lit.
In zusammenfassender Übersicht wird das Problem der fortlaufenden Austauschvorgänge im lebenden Organismus an Hand einiger Beispiele über dynamische Gleichgewichte von Körperbausteinen behandelt. Die dynamischen Gleichgewichte organischer Verbindungen werden am Beispiel des Wasseraustausches zwischen Blut und Gewebe, des Verhaltens der Knochenmineralien und der Ionenpumpenmechanismen erläutert. Im weiteren werden dynamische Gleichgewichte bei Kohlenhydraten, Fetten und Eiweißen behandelt. Die Übersicht schließt mit der Diskussion einiger struktureller und energetischer Aspekte der Aufrechterhaltung des dynamischen Zustandes der Organismen sowie der Frage des Ursprungs des dynamischen Zustandes. H.-A. Ketz. 1785.

Hartfiel, W.; Bonn, Univ., Inst. für Tierzucht und Tierfütter. **Zur Bewertung von Futtermitteln im Tierversuch. 4. Mitt. Über zwei „anus praeternaturalis-Operationen" an Hühnern, durch die ein selbständiges Ausscheiden des Kotes über längere Zeiträume ermöglicht wird, sowie die Verwendung solcher Tiere zu Stoffwechseluntersuchungen.** Arch. Geflügelkunde **26** (1962) Nr. 1. S. 2–21. — 9 Abb., 1 Tab., 20 Lit. Zus. in Engl. 3. Mitt. vgl. LZ. Abt. IV **8** (1963) Nr. 2. S. 399.
Stoffwechseluntersuchungen bereiten bei Hühnern besondere Schwierigkeiten, da Kot und Harn gemeinsam durch die Kloake ausgeschieden werden. Um exakte Stickstoffbestimmungen zur Ermittlung der Verdaulichkeitsquoten bestimmter Futtermittel anstellen zu können, versucht man schon seit langem, Kot und Harn zu trennen. Dazu wurden verschiedene „anus praeternaturalis-Operationsmethoden" erprobt, die jedoch wegen ihrer Begleiterscheinungen, wie Epithelwucherungen und damit Verengerung des künstlichen Darmausganges und nachfolgender Kotstauungen, unbrauchbar sind. Zwei eigene Versuchsmethoden brachten wesentliche Vorteile, so daß die Tiere bald nach der Operation ein ganz normales Stoffwechselverhalten zeigten und auch bald wieder mit dem Legen begannen. Um die Ausscheidungen mengenmäßig erfassen zu können, wurde ein Geschirr entwickelt, versehen mit einer durchsichtigen Schlauchfolie, die eine exakte Kontrolle der Kotausscheidungen ermöglichte. M. Richter. 1785.

Kusch, T.; Jena, Friedrich-Schiller-Univ., Inst. für Pharmakol. **Die Wirksamkeit eines α-Thiapyronderivates auf oxydative Stoffwechselprozesse bei Ratten.** Acta biol. med. german. [Berlin] **9** (1962) Nr. 1. S. 13–14. – 1 Tab., 4 Lit.
Die Gewebsatmung und die Glykogenolyse bei Ratten wird durch α-Pyrone und α-Thiapyrone gesteigert. Ein Zusatz von 3-Benzyl-4-hydroxy-5-carbaethoxy-6-methyl-thiapyron in einer Konzentration von $9 \cdot 10^{-4}$ M zu Cyclophorase-Präparaten aus Rattenleber steigerte die Atmung nach Zusatz von Citrat, Fumarat und Pyruvat, während sie nach Zusatz von Succinat und Glutamat unbeeinflußt blieb. Die Aktivität der Cytochromoxydase, der Bernsteinsäuredehydrogenase und der Xanthinoxydase wurde nicht verändert.
E. Kolb. 1785.

Bunjatjan, G. Ch.; Akad. der Wiss. der Armen.SSR, Sektor Biochem.; Jerewan, Med. Inst., Lehrstuhl für Biochem. Nekotorye zakonomernosti kortikal'noj reguljacii obmena veščestv i sdvigov v obmennych processach mozga pri ego različnych funkcional'nych sostojanijach. **(Einige Gesetzmäßigkeiten der corticalen Stoffwechselregulation und Stoffwechselverschiebungen im Gehirn unter verschiedenen Funktionszuständen.)** Izvestija Akademii nauk Armjankosj SSR. Biologičeskie nauki, Erevan **13** (1961) Nr. 11. S. 11–26. – 55 Lit. Orig.: russ., Ausz.: armen. 1785.

Lewis, T. R. und Emery, R. S.; East Lansing, Michigan State Univ., Dep. of Dairy. Relative deamination rates of amino acids by rumen microorganisms. **(Relative Desaminierungsrate von Aminosäuren durch Pansen-Mikroorganismen.)** J. Dairy Sci. **45** (1962) Nr. 6. S. 765–768. – 5 Tab., 7 Lit.
Mit Pansenfistel gewonnene, durch Mull filtrierte Pansenflüssigkeit bzw. durch Zentrifugieren von Pansenflüssigkeit gewonnene, in Puffer suspendierte Bakteriengemische wurden mit Aminosäuren versetzt (10 μM/ml) und 8 bzw. 24 h bei 39 °C bebrütet. Es wurden gebildetes Ammoniak und die nicht abgebauten Aminosäuren (eindimensionale Papierchromatographie) bestimmt. Serin, Cystin, Asparaginsäure, Threonin und Arginin wurden vollständig abgebaut. Tryptophan, δ-Aminovaleriansäure, Methionin, Alanin, Valin, Isoleucin, Ornithin, Histidin, Glykokoll, Prolin und Hydroxyprolin wurden schwächer angegriffen; Glutaminsäure, Phenylalanin, Lysin und Cystin lagen dazwischen. Der Abbau ging in der Pansenflüssigkeit schneller vonstatten als in der Zellsuspension. Der Abbau von Aminosäuregemischen entsprach der Summe des Abbaus der isoliert zugesetzten Aminosäuren. D- und L-Formen von Serin und Tryptophan wurden gleichschnell abgebaut, D-Formen einiger anderer Aminosäuren wurden nicht angegriffen. H. Haenel. 1790.

Pérès, G. und Zwingelstein, G. Influence de l'altitude sur le métabolisme glucidique. **(Einfluß der Höhenlage auf den Glukose-Stoffwechsel.)** Bull. Soc. Sci. vétérin. Méd. Comparée Lyon **64** (1962) Nr. 2. S. 313–317. – 3 Tab., 15 Lit.
Lebende Organismen werden durch 3 Hauptfaktoren beeinflußt: Strahlung, Außentemperatur und atmosphärischen Druck. Mit Hilfe eines besonders konstruierten Kastens wird ein Höhenklima geschaffen, das dem Aufenthalt von verschiedener Höhe im Gebirge entspricht. Die anderen beiden Faktoren werden eliminiert. Auf diese Weise werden die Verhältnisse für eine Höhe von 1800 m und von 3450 m konstruiert. Die Versuche werden mit einer isotonischen Lösung von Glukose (5,4%) und einer hypertonischen Lösung (20%) bei Ratten durchgeführt. Die Höhenlage beeinflußt den Metabolismus der Glukose ganz wesentlich. Sie verlangsamt den schnellen Durchgang durch den Magen und die Absorption von Glukoselösungen im Darm. Die Glykämie wird erhöht. Im Bereiche des Myocards, der Leber und Skelettmuskulatur ist der Glykogengehalt höher. Der Sauerstoffgehalt des Blutes auf den Zellen wird wahrscheinlich verringert. E. Tempel. 1810.

Grella, P. und Pittoni, A.; Padova, Italy, Univ., Inst. of Biochem. Choline oxidase, betaine-homocysteine transmethylase and essential fatty acids. **(Cholinoxydase, Betain-Homocystein-Transmethylase und essentielle Fettsäuren.)** Int. Z. Vitaminforsch. [Bern] **32** (1962) Nr. 3. S. 296–299. — 1 Tab., 14 Lit. Zus. in Franz. Dtsch.
Bei Mangel an essentiellen Fettsäuren nimmt die Synthese an Phosphatiden in der Darmschleimhaut und in der Leber ab, wobei Phosphatide und Cholesterinester von abnormaler Struktur entstehen, die von den Zellen nicht verwertet werden bzw. deren Transport als Lipoproteine erschwert ist. Es konnte gezeigt werden, daß bei Mangel an essentiellen Fettsäuren die Cholinoxydase-Aktivität in der Leber von Ratten zunimmt, wobei gleichfalls die Betain-Homocystein-Transmethylase-Aktivität erhöht ist. Es wird angenommen, daß die gesteigerte Cholinoxydase-Aktivität in Beziehung zur Abnahme der Phosphatidsynthese steht, wobei mehr Methylgruppen für die Bildung von Methionin zur Verfügung stehen. E. Kolb. 1830.

Lynen, Feodor, Domagk, Götz F., Goldmann, Monika und Kessel, Ingrid; München, Max-Planck-Inst. für Zellchem.; Univ., Inst. für Biochem., Chem. Lab. **Zur Biosynthese der Fettsäuren. 1. Mitt. Nachweis von Malonyl-CoA als Zwischenprodukt der Fettsäuresynthese in Hefeextrakten.** Biochem. Z. **335** (1962) Nr. 6. S. 519–539. — 8 Abb., 5 Tab., 54 Lit. Zus. in Engl.
Die Fettsäurebildung aus aktivierter Essigsäure verläuft in der lebenden Zelle nicht in einfacher Umkehr der Abbaureaktionen, sondern unter Einschaltung der aktivierten Malonsäure (Malonyl-Coenzym A). Die Untersuchung der Synthese höherer Fettsäuren aus Essigsäure in rohen Hefeextrakten unter Verwendung markierter Substrate ergab, daß diese auf die Anwesenheit von Coenzym A, von ATP, von Kohlensäure sowie von Magnesium- oder Mangan-2-Ionen angewiesen ist; das Malonyl-CoA konnte durch partielle Vergiftung des Enzymsystems mittels Jodacetamid abgefangen werden. Es wurde die Reinigung einer Proteinfraktion in Angriff genommen, die Malonyl-CoA mit DPNH oder TPNH zur Palmitinsäuresynthese verwendet, wobei 2 Mole an hydriertem Coferment pro Mol Malonyl-CoA verbraucht werden. Durch Hefeextrakte kann Malonyl-CoA auch zu Acetyl-CoA durch eine Malonyl-CoA-Decarboxylase abgebaut werden. Die Bestimmungs- und Reinigungsverfahren für das letztgenannte Ferment werden beschrieben. E. Kolb. 1830.

Eggerer, Hermann und Lynen, Feodor; München, Max-Planck-Inst. für Zellchem.; Univ., Inst. für Biochem., Chem. Lab. **Zur Biosynthese der Fettsäuren. 2. Mitt. Synthese und Eigenschaften von S-Malonyl-Coenzym A.** Biochem. Z. **335** (1962) Nr. 6. S. 540–547. — 1 Abb., 2 Tab., 28 Lit. Zus. in Engl. 1. Mitt. vgl. vorst. Ref.
Ein Verfahren zur präparativen Darstellung von Malonyl-Coenzym A durch Umesterung des Malonylrests von S-Malonyl-N-capryl-cysteamin auf CoA, die mit quantitativer Ausbeute verläuft, wurde beschrieben. Als Ausgangsmaterial für die Synthese von S-Malonyl-N-capryl-cysteamin dient das Monochlorid der Malonsäure, das mit N-Caprylcysteamin zur Reaktion gebracht wird. Die chemischen Eigenschaften des Malonsäurethiolesters werden beschrieben; sein UV-Absorptionsspektrum zeichnet sich durch die Thiolester-Bande bei 236 mμ aus. Zur Messung der Konzentration an Malonyl-CoA eignet sich besonders die Decarboxylierung zu Acetyl-CoA oder die unter TPNH-Verbrauch erfolgende Umwandlung in Palmityl- bzw. Stearyl-CoA. Das Malonyl-CoA erwies sich bei Aufbewahrung bei -20 °C viele Monate lang als haltbar. E. Kolb. 1830.

Gorb, T. W. und Maksakow, W. J.; Charkow, Zooveterin. Inst.; Forsch.-Inst. für Tierzucht. **Der Einfluß oxalatreicher Futterrationen auf den Mineralstoffwechsel und einige physiologische Kennwerte bei Wiederkäuern.** Arch. Tierernähr. **12** (1962) Nr. 1. S. 27–35. — 6 Tab., 18 Lit.

Ein Fütterungsversuch wurde mit 2 Gruppen von je 9 Jungrindern durchgeführt, bei welchem die Tiere der Versuchsgruppe eine Futterration mit 18–20 kg Zuckerrübenblattsilage (2,18% Oxalsäure in der Trockensubstanz) und die der Kontrollgruppe 18–20 kg Maissilage erhielten. Beide Gruppen bekamen weiterhin 2,2 kg Haferschrot und 2,5 bis 4,0 kg Weizenstroh. Bei einer gleichen durchschnittlichen Gewichtszunahme und nur geringgradig unterschiedlichen Verdauungskoeffizenten der Nährstoffe wurde nach der Schlachtung eine bessere Fleischqualität in der Kontrollgruppe festgestellt. Die Ca-Bilanz war bei ausreichender Zufuhr bei den Rindern der Versuchsgruppe negativ ebenso wie die Oxalsäurebilanz. Die Gesamtmenge der fehlenden Oxalsäure entsprach dem Anteil der löslichen Oxalsäure im Futter. Es wird daraus der Schluß gezogen, daß Oxalate im Verdauungskanal abgebaut werden. Bei den Versuchstieren wurde weiterhin eine Erhöhung des Kalziumgehaltes im Blut und des pH-Wertes im Harn festgestellt. H. Gürtler. 1850.

Tkačev, I. F. (Tkatschow, I. F.); Krasnodar, Landwirtsch. Inst. des Kubangebietes. Azotistyj i mineral'nyj obmen u rastuščich svinej pri raznych količestvach i sootnošennijach kal'cija i fosfora v racione. **(Stickstoff- und Mineralstoffwechsel bei wachsenden Schweinen bei verschiedener Menge und verschiedenem Verhältnis von Calcium und Phosphor in der Ration.)** Vestnik sel'skochozjastvennoj nauki, Kiev **4** (1961) Nr. 10. S. 87–92. – 7 Tab. Orig.: ukrain., Ausz.: russ.
Ein Calciumüberschuß in der Ration von Schweinen (bis 2% der Trockensubst.) rief eine Alkalose, verbunden mit einer Verringerung des Phosphorgehaltes im Blut, eine Hypercalciämie, eine Parakeratose sowie Leber- und Nierenzelldegeneration hervor. Die tägl. Kgw.-Zunahmen verringerten sich um 20% gegenüber den Kontrollen; der Nährstoffbedarf pro kg Zunahme erhöhte sich um 26%. Ein Phosphorüberschuß (bis 1,4% der Trockensubst.) rief eine Acidose hervor. Der Eiweißansatz im Körper verringerte sich um 25%, Ammoniak- und Phosphorausscheidung im Harn stiegen an, schwere parenchymatöse Degenerationen in Leber und Nieren schlossen sich an. Die tägl. Kgw.-Zunahme verringerte sich um 13%. Der Futterbedarf pro kg Zunahme war um 20% höher als bei den Kontrollschweinen. Futterrationen der Schweine sollen deshalb nur 0,7–1,0% (der Trockensubst.) Calcium und 0,5–0,7% Phosphor enthalten. S. Willer. 1850.

Lenkeit, W., Molnár, S., Lantzsch, H. J. und Gütte, J. O.; Göttingen, Univ., Inst. für Tierphysiol. und Tierernähr. **Untersuchungen über den Beginn der Mobilisierung der eingelagerten Körperreserven von Ca, P und N im Graviditäts-Laktations-Zyklus bei Sauen.** Z. Tierphysiol., Tierernähr. Futtermittelkunde **17** (1962) Nr. 2. S. 65–90. — 8 Abb., 15 Tab., 32 Lit.
Bei insgesamt 2 Sauen wird der Ca-, P- und N-Umsatz während der Gravidität und der Laktation bestimmt. Aus den Untersuchungen geht hervor, daß der gespeicherte Körper-N sofort nach der Geburt der Ferkel, noch vor Abgabe der Placenta mobilisiert wird und daß diese N-Mobilisierung am 5. Laktationstag ihren Höhepunkt erreicht. Die Mobilisierung der Ca- und P-Reserven beginnt erst nach Abgabe der Placenta und erreicht ihren Höhepunkt am 7.–10. Laktationstag. H.-A. Ketz. 1850.

Samachson, Joseph und Lederer, Hilda; New York, N. Y., Montefiore Hospital, Div. of Neoplastic Diseases. The uptake of calcium-45 and strontium-85 by bone in vitro. **(Die Aufnahme von Calcium-45 und Strontium-85 in vitro bei Knochen.)** Arch. Biochem. Biophysica 88 (1960) Nr. 2. S. 355–360. — 2 Abb., 4 Tab., 22 Lit. Aus: Dok.-Dienst Kernforsch. u. Kerntechn.
Vff. untersuchten in vitro den Einfluß verschiedener Faktoren auf den Mineral stoffwechsel des Knochens unter Verwendung von ^{85}Sr und ^{45}Ca. Sie stellten fest, daß Knochen in ^{85}Sr und ^{45}Ca enthaltenderPufferlösung mehr Calcium

aufnahmen als Strontium (Austauschprozeß). Das Verhältnis der ^{45}Ca- zur ^{85}Sr-Aufnahme ($^{45}Ca/^{85}Sr$) nahm mit Erhöhung der inaktiven Strontiumkonzentration zu. Ähnliche Ergebnisse zeigten Knochenpulver von Hunden, Stücke von Knochen, veraschte Knochen, mit Aethylendiamin behandelte Knochen sowie Apatit. Nach Zugabe von Phosphat und Veränderungen des pH-Wertes der Lösung wurde keine Änderung des $^{45}Ca/^{85}Sr$-Verhältnisses beobachtet. Leichte Unterschiede wurden bei den verschiedenen Knochentypen festgestellt. Fernerhin wurde das Verhältnis der $^{45}Ca/^{85}Sr$-Aufnahme bei gepulverten Hundeknochen, aus Rinderserum und Serum-Ultrafiltrat bestimmt. Die Ergebnisse werden diskutiert. F. Gensicke. 1850.

Robinson, Roscoe R. und Portwood, Richard M.; Durham, N. C., Duke Univ., Med. Center, Dep. of Med.; Veterans Adm. Hospital, Med. Serv. Mechanism of magnesium excretion by the chicken. **(Der Mechanismus der Magnesiumausscheidung bei Hühnern.)** Amer. J. Physiol. **202** (1962) Nr. 2. S. 309–312. — 2 Abb., 2 Tab., 11 Lit.

Die Mg-Ausscheidung im Harn im Verlaufe von Mg-Salz-Infusionen in eine Beinvene wurde nach der Methode von Sperber untersucht. Nach einer Vorbereitungszeit von 1 Std., bei welcher die Tiere zur Erzielung eines adäquaten Harnflusses eine Infusion von 5% Dextroselösung erhielten, wurde 3–5mal die glomeruläre Filtrationsrate (Inulin-Clearance) und in einigen Fällen der renale Plasmafluß (p-Aminohippursäure-Clearance) bestimmt. Dann wurde die Infusion der Mg-Salze ($MgCl_2$ oder $MgSO_4$) vorgenommen. 6 Tiere erhielten kurzzeitige Injektionen von 1–3 mÄqu der Mg-Salze, und im Verlaufe der nächsten 10–35 min wurden aufeinanderfolgende Proben von 1–6 min Dauer entnommen. 11 Tiere erhielten Dauerinfusionen von 50–250 μÄqu/min, um eine fortschreitende Erhöhung des Plasma-Mg-Spiegels zu erzielen. Während der folgenden 35–65 min wurden Harnproben von 6–10 min Dauer gesammelt. Die Veränderungen der Mg-, Na- und K-Ausscheidung wurden verfolgt. Die kurzzeitigen Injektionen der Mg-Salze führten zu einer vorübergehenden gleichsinnigen Steigerung der Mg-, Na- und K-Ausscheidung, der glomerulären Filtrationsrate und des Harnflusses. Während der ersten 2–4 min nach der Injektion konnte auf der Injektionsseite eine größere Ausscheidungsrate von Mg, Na und K sowie eine stärkere Erhöhung der Filtrationsrate und des Harnflusses als auf der Gegenseite festgestellt werden. Späterhin verhielten sich die Nieren beider Körperhälften gleichsinnig. Die Dauerinfusion führte ebenfalls zu einer Erhöhung der glomerulären Filtrationsrate und der Elektrolytexkretion, die jedoch anhaltend und zu keinem Zeitpunkt nur auf eine Körperhälfte beschränkt war. Die Änderungen der Mg-Ausscheidung im Harn gingen mit denen der filtrierten Menge in den Nieren parallel. Das Verhältnis der korrigierten Mg-Clearance zur Inulin-Clearance stieg auf ungefähr 1,0 an und blieb auf diesem Niveau trotz kontinuierlichen Anstiegs der filtrierten Menge. Die Ergebnisse lassen den Schluß zu, daß die Mg-Ausscheidung allein von der glomerulären Filtration und tubulären Rückresorption abhängig ist. Eine tubuläre Sekretion konnte nicht nachgewiesen werden. E. Grün. 1850.

Seipelt, H. und Wolff, K.; Halle/S., Martin-Luther-Univ. Halle-Wittenberg, Pharmakol. Inst. **Eine neue Methode zur Messung der Bewegungsaktivität bei kleinen Labortieren.** Arch. int. Pharmacodynam. Thérap. **138** (1962) Nr. 1/2. S. 11–18. — 6 Abb., 17 Lit.

Um Motilitätsmessungen an Labortieren vornehmen und die tagesrhythmischen Schwankungen ermitteln zu können, wird eingehend eine neue Methode beschrieben, bei der störende Begleitumstände, wie Bewegungs- oder anderweitige Fremdreize von vornherein ausgeschaltet werden können. Angewandt wird das Prinzip einer akustisch elektrischen Registrierung. An weißen Mäusen wurde die Tagesrhythmik der Motilität festgestellt und diphasische Aktivitätsperioden gefunden, wobei je ein Gipfel in den Vormittags- und Abend-

stunden zu bemerken war. Während es sich bei dem Abendmaximum um ein annähernd natürliches Verhalten handelt, wird bei dem Vormittagsgipfel auf eine durch Domestikation angelernte Verhaltensweise hingewiesen. Weitere Arbeiten sollen über den Einfluß bei Futterdarreichung, Unterschlupfmöglichkeit sowie akustischer und optischer Reize auf die Tagesrhythmik berichten.
W. Richter/Kleinmachnow. 1900.

Jurna, Ilmar und Rummel, Walther; Homburg/Saar, Univ., Pharmakol. Inst. **Die Wirkung von Adrenalin und Noradrenalin auf die Spannungsentwicklung von Soleus und Tibialis anterior der Katze.** Pflügers Arch. ges. Physiol. Menschen Tiere **275** (1962) Nr. 2. S. 137–151. — 6 Abb., 22 Lit.
Untersuchungen am Soleus und Tibialis anterior der Katze zeigen, daß beide Muskeln unter isometrischen Bedingungen unterschiedlich auf Reizfrequenz und Dehnung reagieren. Während der Tibialis anterior im physiologischen Frequenzbereich noch keine Maximalspannung erreicht, wird die Maximalspannung des Soleus der Katze bereits bei einer Frequenz von 30/sec. beobachtet. Eine Vordehnung des Soleus erhöht die während der Kontraktion entwickelte Spannung; während die Spannung des Tibialis anterior von der Vordehnung unabhängig ist. Eine durch Adrenalin und Noradrenalin verursachte Spannungsänderung wird durch Dehnung des gereizten kontrahierten Muskels noch verstärkt. H.-A. Ketz. 1900.

Cruz, I. und Hufschmidt, H.-J.; Würzburg, Univ., Neurol. Klin. **Golgi-Sehnenorgane und spinale Koordination der Motorik beim Kaninchen. Elektromyographische Untersuchungen.** Pflügers Arch. ges. Physiol. Menschen Tiere **275** (1962) Nr. 2. S. 121–133. — 6 Abb., 25 Lit.
Aus elektromyographischen Untersuchungen der Mm. tibialis anterior, gastrocnemius, biceps femoris und rectus femoris von nicht narkotisierten Kaninchen geht hervor, daß eine direkte Muskelreizung bei einem unnarkotisierten Tier nur dann zu einer intraspinalen Koordination anderer Muskeln führt, wenn die Spannungsrezeptoren dieses Muskels aktiv werden. Weitere Ergebnisse siehe Originalarbeit. H.-A. Ketz. 1900.

Bernards, J. A., Horsten, G. P. M. und Winkelman, J. E. (unter techn. Mitarb. von Smits, M. H. und Penso, H. T.); Nijmegen, Roman Catholic Univ., Lab. of Gen. Physiol.; Amsterdam, Univ., Eye Clin. Can the enucleated vertebrate eye give an electrical response to illumination? **(Elektrische Reaktion des Säugetierauges nach der Enucleation auf Belichtung.)** Arch. int. Physiol. Biochim. **70** (1962) Nr. 3. S. 356–363. — 8 Abb., 12 Lit.
Das enucleierte Katzenauge ergibt bei der Belichtung mit Xenonlicht meßbare Potentialveränderungen. Diese Beobachtungen wurden sowohl bei frischem Material als auch bei Augen festgestellt, die 24 Std. lang bei −6 °C eingefroren waren. Die Reaktionen verschwinden, wenn in den Lichtstrahl zwischen Auge und Lampe ein Infrarot-Filter (Küvette mit 2% Kupferchloridlösung, Lichtabsorption ca. 10%) eingeschaltet wird. Es wurde nachgewiesen, daß der elektrische Effekt nicht durch die Retina ausgelöst wird, sondern als photoelektrische Reaktion der Elektroden-Oberfläche anzusehen ist. — Zusätzliche Versuche an Froschaugen ergaben, daß unmittelbar nach der Enucleation bei Belichtung eine Spannungsänderung auftritt, die auch hinter dem Infrarot-Filter erhalten bleibt. Jedoch tritt diese Potential-Veränderung — im Gegensatz zum Katzenauge — erst nach einer Latenzperiode in Erscheinung. F. Lüpnitz. 1940.

Kokorina, Ė. P. (Kokorina, E. P.) Vysšaja nervnaja dejatel'nost' i moločnaja produktivnost' krupnogo rogatogo skota. **(Die höhere Nerventätigkeit und die Milchleistung der Rinder.)** Izvestija Akademii nauk SSSR. Serija biologičeskaja, Moskva **26** (1961) Nr. 6. S. 905–914. — 1 Abb., 5 Tab., 18 Lit. Zus. in Engl.

An 50 Kühen wurden mittels der bedingt-motorischen Nahrungsreflexe der Typ der höheren Nerventätigkeit bestimmt und unter Berücksichtigung der Umweltverhältnisse sowie des physiologischen Zustandes der Tiere dessen Beziehungen zur Milchleistung ermittelt. Mit einer Überschreitungswahrscheinlichkeit von P = 0,01% wurde festgestellt, daß Tiere vom stark ausgeglichenen, beweglichen Typ der höheren Nerventätigkeit von allen Typgruppen die höchsten Milchmengen- und Milchfettleistungen sowie einen ausgeglicheneren Verlauf der Milchkurve aufweisen konnten. Tiere schwachen Typs nahmen in allen Merkmalen den letzten Platz ein. Solche stark unausgeglichenen und stark ausgeglichenen, trägen Typs nahmen Mittelstellungen ein. Diese Feststellungen wurden bei Holsteinern sowie bei Hybriden und reinrassigen Kühen der Lettischen Braunviehrasse für jede Altersklasse getroffen. S. Willer. 2020.

Persson, Nils; Stockholm, Sweden, Kungl. Veterinärhögskolan, Dep. of Physiol. Self-stimulation in the goat. **(Selbstreizung bei der Ziege.)** Acta physiol. scand. **55** (1962) Nr. 2/3. S. 276–285. – 5 Abb., 1 Tab., 9 Lit.
Es wird eine Methode zur Registrierung der intracerebralen Selbstreizung mit Hilfe von in den Hypothalamus implantierten Platin-Iridium-Eletroden angegeben. Auf Grund hoher Impulsraten wird auf eine intensive Selbstreizung in der prämammillaren Region des Hypothalamus geschlossen. Weitere Ergebnisse siehe Originalarbeit. H.-A. Ketz. 2020.

Hansen, K.; Berlin-Dahlem, Univ., Inst. für Veterin.-Pharmakol. **Über afferente Aktionspotentiale der Nierennerven und über Beziehungen zu Chemoreceptoren.** Zbl. Veterinärmed. **9** (1962) Nr. 3. S. 309–313. – 2 Abb., 14 Lit.
An faserarmen Nierennervenpräparaten von insgesamt 20 Katzen werden die afferenten Aktionspotentiale studiert. Die gemessene Entladungsfrequenz liegt bei 8–9 bzw. 11–20 Hz, die Entladungsrhythmen bei ca. 0,06 und 0,1 Hz, und die Amplituden bei 20–30 und 30–80 Mikrovolt. Die Erregung der afferenten Fasern kann wie die der Chemoreceptoren im Glomus caroticum durch Natriumcitrat erfolgen. Die mögliche Deutung dieser Chemoreceptoren beim osteorenalen Syndrom wird diskutiert. H.-A. Ketz. 2030.

IV. RADIOBIOLOGIE

Patterson jun., R. L. und Lockhart jun., L. B.; Washington, U. S. Naval Res. Lab. Long-range detection of french nuclear tests of 1960. **(Der Nachweis der französischen Kernwaffentests 1960.)** Science [Washington] **132** (1960) Nr. 3425. S. 474. – 2 Abb., 2 Lit. Aus: Dok.-Dienst Kernforsch. u. Kerntechn.
Die Spaltprodukte des französischen Kernwaffentests am 13. Febr. 1960, die sich in östlicher Richtung um den Erdball ausbreiteten, wurden von einigen Luftfilter-Stationen des amerikan. Kontrollnetzes 12 bis 13 Tage nach dem Test registriert (Miraflores, Panamakanalzone, am 24.–26. Febr.; San Juan [Puerto Rico] Miami [Florida] und Guayaquil [Equador] 1 oder 2 Tage später). Die Spaltproduktaktivität erreichte in Miraflores den 100fachen Wert, bezogen auf die vorher gemessene Radioaktivität zurückliegender Kernwaffentests. Ein 2. Maximum der Aktivität wurde in den Stationen vom 2.–6. März 1960 registriert. Die Spaltprodukte des wesentlich kleineren zweiten französ. Kernwaffenversuches vom 1. April 1960 konnten nicht nachgewiesen werden. Der Anstieg der Filteraktivität in den 3 nördlichsten Stationen des amerikanischen Kontrollnetzes im Zeitraum Jan./März 1960 wird nicht auf den französischen Test, sondern auf den allgemeinen Anstieg der Spaltproduktkonzentration der Luft im Frühjahr zurückgeführt.
H. Reißig. 2110.

Langendorff, H.; Freiburg/Br. **Zur Frage der Strahlengefährdung des Menschen. Zusammenfassender Überblick über den zweiten engl. Bericht des Medical Research Council, 1960, London, Her Majesty 's Stationery Officer 1960.** Atomkernenergie **6** (1961) Nr. 6. S. 260–264. — 1 Lit. Aus: Dok.-Dienst Kernforsch. u. Kerntechn.

Es wird ein Überblick über den derzeitigen Stand der Strahlenbelastung der engl. Bevölkerung durch natürliche wie auch durch künstliche Strahlenquellen an Hand der genauen Angaben des zweiten Berichtes des Medical Research Council gegeben. Wenn auch im ersten Bericht von 1956 die durch verschiedene Strahlenquellen bedingten Gefahren bisweilen überschätzt wurden, bleibt die Auffassung über die Gefährlichkeit der energiereichen Strahlen bestehen. Es hat sich gezeigt, daß Dosen bis 200 r nur leichte Frühsymptome auslösen (1956 angenommene Dosis: 100 r). Die Auslösung einer Leukämie durch energiereiche Strahlen ist weitgehend abhängig von der Dosisleistung und nicht so häufig wie 1956 angenommen. Heute ist man der Auffassung, daß beim Säugetier weder eine direkte Proportionalität der Mutationsrate zur Bestrahlungsdosis besteht, noch Bestrahlungsart und -zeit einen Einfluß auf den genetischen Effekt ausüben. Nach Untersuchungsergebnissen an Mäusen ist eine Bestrahlung mit geringer Dosisleistung weniger wirksam als eine solche mit hohem Fluß, gleiche physikalische Gesamtdosen vorausgesetzt. Auf Grund der neueren Erfahrungen wurden die 1956 veröffentlichten maximal zulässigen Dosiswerte zum Teil geändert. Im allgemeinen werden die Strahlenschutzwerte angeführt, die in den Internationalen Empfehlungen von 1958 enthalten sind. Für den Fall unvorhergesehener Ereignisse, bei denen es zu einer kurzzeitigen Strahleneinwirkung kommen kann, werden Dosen aufgeführt, die gerade noch tragbar scheinen, ohne daß eine ernstliche Gefährdung des Organismus erwartet werden muß. Die 1960 bestehende und (falls keine weiteren Testexplosionen stattfinden) in den nächsten Jahren zu erwartende zusätzliche genetische Belastung der engl. Bevölkerung durch den Fallout, ihre Herkunft und ihre Auswirkungen sowie maximal zulässige Konzentrationswerte für die Anreicherung von ^{90}Sr im Knochengewebe werden angegeben. J. Kiesewetter. 2140.

Brauer, I.; Offenbach/Main, Dtsch. Wetterdienst, Zentralamt. **Die Verfrachtung radioaktiver Schwaden nach dem französischen Atomtest in der Sahara vom 13. 2. 1960.** Atomkernenergie **6** (1961) Nr. 1. S. 25–29. — 3 Abb., 15 Lit. Aus: Dok.-Dienst Kernforsch. u. Kerntechn.

Die Atomexplosion, die am 13.2.1960 in der Sahara durchgeführt wurde, erfolgte unter Voraussetzungen, die es erlauben, die Ausbreitung der Partikelwolke während der ersten 15 Tage nach der Explosion zu verfolgen. Die Wetterlage um Reggane zum Zeitpunkt des Tests wird ausführlich beschrieben. Ein Teil der radioaktiven Partikelwolke lagerte sich entweder als lokaler Fallout am Boden ab oder sammelte sich an Inversionsschichten eines über der Sahara bestehenden Hochdruckgebietes an, so daß über längere Zeit ein Depot bzw. eine „sekundäre Quelle‘ dort bestand. So wurde in Ghana 1800 km südlich des Explosionsortes am 3. Tage nach dem Versuch ein vorübergehender Anstieg der Luftaktivität bis auf 10^{-9} $\mu c/cm^3$ beobachtet, was auf Aufwirbelung bereits abgelagerten Staubes zurückgeführt wird. In Europa wurden in München, Rumänien und Italien ab 20.–21.2. 1960 erhöhte Luftaktivitäten beobachtet, was sehr wahrscheinlich auf solche „sekundäre Quellen“ zurückzuführen ist. Ausführlich wird der Verfrachtungsweg des in die obere Troposphäre gelangten Hauptteiles des schwebefähigen Aerosols verfolgt, wobei die Trajektorie nach zirkumpolaren Höhenkarten der 500-mb-Fläche konstruiert wurde. Die radioaktive Aerosolwolke kann auf ihrem Weg über Japan nach Amerika verfolgt werden. In Mitteleuropa wird ein Eintreffen nach einmaliger Erdumkreisung um den 28.–29./2. möglich. Es erscheint aber nicht vollständig ausgeschlossen, daß die an diesen Tagen in Westdeutschland gemessenen Luftaktivitäten auf direktem Wege von der Sahara hergelangt sind (Maximalwerte in Aachen und Essen 2,57 bzw. 1,14 : $10^{-13}\mu c/cm^3$). Durch Abklingkurven und chemische Analysen wurde mehrfach nachgewiesen, daß es sich bei den Proben um frische Spaltprodukte handelt.

S. Rißmann. 2140.

Woodward, Kent T., McDonnel, Gerald M., Harris, Payne S., Kirkland, Willie J. und Shively, James N.; Washington, Walter Reed Army Inst. of Res. The response of swine after exposure to the gamma-neutron flux of a nuclear detonation. **(Die Reaktion von Schweinen nach Bestrahlung mit Neutronen- und Gammastrahlen bei einer Kernexplosion.)** Amer. J. Roentgenol. Radium Therapy **85** (1961) Nr. 1. S. 179–185. – 2 Abb., 2 Tab., 16 Lit. Aus: Dok.-Dienst Kernforsch. u. Kerntechn.
Eingehende Untersuchungen an 264 Schweinen der Hampshire-Landrasse, die bei der Detonation einer Nuclearwaffe einem Neutronen-Gammastrahlengemisch unterschiedlicher Intensität und Gesamtdosis ausgesetzt waren. Die Strahlenapplikation und Methodik der Strahlenmessung sind genau beschrieben (z. B. Ermittlung der Neutronenenergie, chem. Dosimetrie usw.). Insgesamt wurden Strahlendosen von 410–2475 rad verabfolgt. Die $LD_{50}/30$ Tage wurde mit 486 (478–496) rad errechnet. Die mittlere Überlebenszeit stimmt mit Ergebnissen bei anderen Säugerarten überein. Die relative biolog. Effektivität von Neutronen gegenüber Gammastrahlen betrug etwa 1,2 (Test: Letalität).

E. Spode. 2140.

Brown, Daniel G.; Oak Ridge, Univ. of Tennessee, Atomic Energy Commiss., Agric., Res. Lab. Clinical observations on cattle exposed to lethal doses of ionizing radiation. **(Klinische Beobachtungen an mit letalen Dosen ionisierender Strahlung exponierten Rindern.)** J. Amer. veterin. med. Assoc. **140** (1962) Nr. 10. S. 1051–1055. – 5 Abb., 1 Tab., 3 Lit.
In Anbetracht der Möglichkeit der Schädigung von Tieren durch ionisierende Strahlung bei einer Kernwaffenkatastrophe untersuchte Vf. die Wirkung der Gamma-Strahlung einer Kobalt-60-Quelle auf Rinder. Es handelte sich um 70 Rinder, Alter 3–5 Jahre, Gewicht zwischen 295 bis 409 kg. Die Bestrahlung erfolgte in Gruppen zu 10 in den Dosisbereichen von 450, 500, 550, 600, 650 und 700 Röntgen (r) einschließlich einer Kontrollgruppe. Drei Tage nach der Bestrahlung waren die Tiere bei Berührung auffallend leicht erregbar. Es traten Muskeltremor und Zittern auf, wenngleich das klinische Bild während der ersten 7 bis 10 Tage nach der Bestrahlung nicht weiter verändert war. Am Ende der zweiten Woche und während der dritten Woche traten bei fast allen Tieren Einknicken im Sprunggenlenk der Hinterextremitäten, Fieber, starke Schwäche (vor allem in der Nachhand), Depression, Appetitlosigkeit, Dyspnoe und Diarrhoe auf. Bei einzelnen Tieren waren Schwellungen der Extremitäten, milchfieberähnliche und der traumatischen Gastritis ähnliche Zustände sowie Tenesmen zu beobachten. Die Temperatur stieg gegen Ende der Bestrahlung bei 80% der Tiere an, fiel im Laufe von 24 Std. wieder ab, um sich nach 14 Tagen wiederum zu erhöhen. Die Nahrungsaufnahme war in den ersten 14 Tagen fast nicht gestört. Eine Herabsetzung der Futteraufnahme ging mit Erhöhung der Temperatur einher. Futterverweigerung trat 1–2 Tage vor dem Tod ein, oblgeich bei einigen Tieren einige Stunden vor dem Exitus starkes Verlangen nach Futter zu beobachten war. Der durchschnittliche Gewichtsabfall lag bei 10%. Geringgradige Diarrhoe trat gewöhnlich 8–10 Tage nach der Exposition auf, die vom 12. –16. Tage zunahm. Dabei waren hell bis dunkelrote Blutbeimengungen zu beobachten. Im Harn wurden Albumin und Aceton nachgewiesen. Die Veränderungen im Atmungsapparat waren klinisch durch schnelle und oberflächliche Atemzüge, vermischt mit Rasselgeräuschen, gekennzeichnet. Dazu trat klarer bis leicht gelblicher

Nasenausfluß mit Blutbeimengungen. Die Gesamtleukozytenzahl sank um 70% in den ersten drei Tagen ab. Der niedrigste Wert wurde zwischen dem 15. und 25. Tag erreicht. Die Granulocytenzahl, vor allem die der Neutrophilen, stieg während des ersten Tages zunächst an und erreichte die stärkste Depression zwischen dem 15. und 25. Tag, während die Lymphocytenzahl bis zum 3. Tag absank und die Lymphopenie bis zum 25. Tag anhielt. Die Thrombocyten fielen vom 7. Tag an ab und erreichten die maximale Depression am 21. Tag. Die Depression war bei den überlebenden und ad exitum kommenden Tieren gleich, jedoch fielen die Thrombocytenwerte bei den überlebenden Tieren nicht unter 40.000/mm³. Die Anämie trat bei allen Tieren auf, war aber am stärksten bei den ad exitum kommenden Tieren ausgeprägt. Die Prothrombinzeit stieg an. Die Ursachen der nervösen Symptome konnten nicht geklärt werden. Für die $LD_{50/30}$ wurden **543** r (518–567) errechnet. Die mittlere Überlebenszeit lag bei 20,3 Tagen. Die Spitze der Todesfälle lag bei 20 Tagen. Die pathologischen Befunde waren durch Petechien, vor allem am Herzen, im Verdauungstrakt, an der Milzkapsel, in der Lunge und in der Gallenblase gekennzeichnet. Ferner konnten starke Blutungen im Darmlumen sowie Lungenödeme und Ulcera in der Schleimhaut des Magendarmkanals beobachtet werden. Die Stärke der Veränderungen stand nicht in Übereinstimmung mit der verabreichten Dosis. Mikoskopische Veränderungen wurden insbesondere im Lymphgewebe und im Knochenmark gefunden. Bakterienkolonien konnten vor allem in den Ulcera und in den meisten parenchymatösen Organen nachgewiesen werden. Alle überlebenden Tiere wurden bis zum 60. Tage mit einem nicht bestrahlten Vatertier gepaart, wobei alle konzipierten. Etwa 75% der bestrahlten Tiere und 60% der Kontrollen sind zwei Jahre nach der Bestrahlung wiederum tragend und gesund. G. Mehlhorn. 2150.

Mandel, P., Fontaine, R. und Pantesco, V.; Strasbourg, Centre de Rech. Chirurgicales Poincaré, Lab. Leriche; Fac. de Méd., Inst. de Chim. Biol. Incorporation de la (^{35}S) méthionine dans les aortes de bovidés jeunes et agés. **(Einbau von ^{35}S-Methionin in die Aorta junger und alter Rinder.)** Biochim. biophysica Acta [Amsterdam] **49** (1961) Nr. 3. S. 580–582. – 2 Tab., 15 Lit. Aus: Dok.-Dienst Kernforsch. u. Kerntechn.
Rindern verschiedenen Alters wurde nach der Tötung durch Ausbluten die Aorta thoracica entfernt. Nach Abtrennen der Adventitia von Intima und Media wurden dünne Aortenschnitte in Krebs-Ringer-Glukose-Lösung unter Zusatz von 1 mc ^{35}S-Methionin/ml in Warburg-Gefäßen über 3 Std. incubiert. Die sich anschließende Aufarbeitung ist genau beschrieben und endete in Elektrophorese und Chromatographie (Einzelheiten sind dem Original zu entnehmen). Die Radioaktivitätsmessung erfolgte mit einem dünnwandigen Glockenzählrohr. Ein Teil des incorporierten ^{35}S-Methionins wurde im Gewebe in ^{35}S-Cystin umgewandelt. Eine Betrachtung der spezifischen Aktivität des Cystins und Methionins in Abhängigkeit vom Alter der Tiere zeigt, daß ältere Tiere deutlich weniger Aktivität incorporieren als jüngere. Dies wird mit der Reduktion der Eiweißsynthese im Alter in Zusammenhang gebracht.
E. Spode. 2150.

Shively, James N., Andrews, Howard L., Kurtz, Harold J., Warner jun., Albert R. und Woodward, Kent T.; Washington, Walter Reed Army Inst. of Res.; Bethesda, Md., Nat. Cancer Inst. Radiosensitivity of swine from irradiated parentage. **(Strahlungsempfindlichkeit bei Schweinen, die von bestrahlten Eltern abstammen.)** Proc. Soc. exp. Biol. Med. **107** (1961) Nr. 1. S. 16–19. – 2 Abb., 3 Tab., 17 Lit. Aus: Dok.-Dienst Kernforsch. u. Kerntechn.
Es wurden 3 Gruppen von Schweinen im Alter von (84 $\pm$ 1) Tagen totalbestrahlt (Van de Graaff-Generator; 3,5 MeV; 150 r/min, 175–720 r): 1) Tiere unbestrahlter Eltern, 2) Tiere, deren beide Eltern bestrahlt aren, 3) Nach-

kommen einer unbestrahlten Mutter und eines bestrahlten Vatertieres. Die Bestrahlung der Eltern erfolgte bei einer Kernwaffendetonation mit einem Neutronen-γ-Gemisch mit 268 rad (♂) bzw. 268 bis 15 rad (♀). Es konnte hinsichtlichStrahlenmortalität,Überlebenszeit, periphererBludbildveränderungen, Gewichtsverlust und anderer Symptome des Strahlensyndroms zwischen den 3 Gruppen kein signifikanter Unterschied festgestellt werden. Die Symptomatik zeigte das typische Bild bei Ganzkörperbestrahlung im mittleren letalen Dosisbereich. E. Spode. 2150.

Macpherson, Sheila; Oxford, Churchill Hospital, Bone-Seeking Isotopes Res. Unit, Med. Res. Council. The stunting of growth in young rabbits injected with strontium 90. **(Wachstumshemmung bei jungen Kaninchen nach Injektion von Strontium-90.)** Int. J. Radiation Biol. **3** (1961) Nr. 5. S. 515–523. — 5 Abb., 3 Tab., 6 Lit. Aus: Dok.-Dienst Kernforsch. u. Kerntechn.
Junge Kaninchen (5–8 Wochen alt, etwa 650 g schwer) wurde ^{90}Sr–^{90}Y i.v. in folgender Dosierung injiziert: 60, 100 bzw. 600 μc/kg, Kgw. Zu verschiedenen Zeitpunkten nach der Incorporation (1 Std. bis 180 bzw. 280 Tage) wurden das Körpergewicht sowie das Gewicht von Tibia und Femur bestimmt. Ferner wurden das Trockengewicht und der Wassergehalt des Femurs ermittelt, außerdem die Tibialänge und bei einigen Tieren die Wachstumsrate des proximalen Epiphysenknorpels der Tibia radiographisch bestimmt. Als wesentliche Ergebnisse sind hervorzuheben, daß 600 μc/kg ^{90}Sr zu signifikanter Wachstumshemmung der langen Röhrenknochen führen und 100 μc/kg keinen zu sichernden Effekt auf das Wachstum ausüben. Abschließend erfolgen einige dosimetrische und strahlenpathologische Betrachtungen.
E. Spode. 2150.

Zdansky, E.; Basel, Bürgerspital, Univ.-Inst. für Röntgendiagnostik und Strahlentherapie. **Schädigungen durch Röntgendiagnostik und Strahlentherapie.** Dtsch. med. Wschr. **86** (1961) Nr. 27. S. 1289–1293. — 17 Lit. Aus: Dok.-Dienst Kernforsch. u. Kerntechn.
Zusammenfassend wird in einer Übersichtsarbeit festgestellt, daß akute und chronische somatische Schäden im unmittelbaren zeitlichen Zusammenhang mit der Röntgendiagnostik praktisch der Vergangenheit angehören. Somatische Schäden durch die Strahlentherapie können unter Verwendung moderner Strahlungsquellen (^{60}Co usw.) verringert werden, lassen sich aber im Hinblick auf die Schwere des Grundleidens nicht vermeiden. Mit der Möglichkeit somatischer und genetischer Spätschäden durch die medizinische Anwendung ionisierender Strahlung muß prinzipiell gerechnet werden. Die medizinische Strahlenbelastung ist auf ein Minimum zu verringern, und die Voraussetzung dafür ist eine gründliche Ausbildung des radiologisch tätigen Personals. Die bisherigen Erhebungen über die durchschnittliche signifikante medizinische Strahlenexposition der Gesamtbevölkerung zeigen, daß die höchstzulässigen Durchschnittsdosen bei Einhaltung der Strahlenschutzvorschriften nicht nur eingehalten, sondern auch unterschritten werden können. Der Sinn der Festsetzung der zulässigen Strahlendosisbelastung für die Gesamtbevölkerung und des radiologisch tätigen Personals ist es, diese nicht nur nicht zu überschreiten, sondern so viel als möglich zu verringern.
R. Huber. 2150.

Arnold, Mary C., Harrison, Frank und Bonte, Frederick J.; Dallas, Univ. of Texas, Southwestern Med. School, Dep. of Anatomy and Radiol. The effect of radiation on mammalian nerve. **(Strahlenwirkung auf Säugernerven.)** Radiology **77** (1961) Nr. 2. S. 264–268. — 5 Abb., 2 Tab., 14 Lit. Aus: Dok.-Dienst Kernforsch. u. Kerntechn.
Kurze Übersicht über die Wirkung ionisierender Strahlung auf Nerven von Säugern unter Erwähnung eigener Untersuchungen (Bestrahlung der Hinter-

beine von Katzen, 250 kV, 1000 bzw. 3000 r, 1–7 Tage später neurophysiologische Untersuchungen am entfernten N. saphenus, kurze Beschreibung der Methodik). Als wesentlich ist hervorzuheben, daß funktionelle Änderungen bereits bei wesentlich niedrigeren Strahlendosen auftreten, als allgemein angenommen wird. So lassen sich Abnormitäten im Elektroencephalogramm schon nach 0,05 r, Störungen der bedingten Reflexe nach 10 r nachweisen. Für eine Depression der Aktivität peripherer Nerven dagegen ist eine Dosis von 1000 r notwendig, Störungen der Rückenmarkreflexe und Exitus durch zentralnervöses Syndrom treten ab 5000 r auf. E. Spode. 2150.

Gitel'zon, I. I. und Terskov, I. A. (Gitelson, I. I. und Terskow, I. A.); Krasnojarsk, Inst. für Physik der Akad. der Wiss. der UdSSR. Reakcija posledejstvija v oblučennych ėritrocitach. **(Nachwirkungsreaktionen in bestrahlten roten Blutkörperchen.)** Biofizika, Moskva **5** (1960) Nr. 2. S. 180–185. — 5 Abb., 10 Lit. Zus. in Engl.
Vff. untersuchten die Möglichkeit einer Bestrahlungsnachwirkungsreaktion in kernfreien Säugetiererythrocyten. Die Beständigkeit der roten Blutkörperchen wurde nach der Erythrogrammethode vorgenommen. Bei den normalen Zehnerdosen zeigen die roten Blutkörperchen keine auffälligen Strukturstörungen unmittelbar nach der Bestrahlung, aber die nachfolgende Incubation leitet bestimmte Vorgänge ein, die zum vorzeitigen Zusammenbruch der Struktur und zum Zelltode führen. W. F. Ebel. 2150.

Cronkite, E. P., Moloney, William und Bond, V. P.; Upton, N. Y., Brookhaven Nat. Lab., Med. Res. Center; Boston, Mass., Boston City Hospital, Clin. Lab. Radiation leukemogenesis. **(Strahlenbedingte Entstehung der Leukämie.)** Amer. J. Med. **28** (1960) Nr. 5. S. 673–710. — 1 Tab., 49 Lit. Aus: Dok.-Dienst Kernforsch. u. Kerntechn.
Kritische Analyse des Problems der Entstehung von Leukämien durch Strahleneinwirkung. Betrachtet werden besonders Leukämie bei Überlebenden von Hiroshima und Nagasaki, Entstehung von Leukämie nach Bestrahlung bei Spondylitis, der Einfluß der Röntgenpelvimetrie sowie Fragen der Leukämie induzierenden Wirkung der Röntgen-, Thorium- und ^{131}J-Therapie. Außerdem wird eine eventuelle Effektivität diagnostischer Röntgenuntersuchungen und beruflicher Strahlenbelastung erörtert. Auch tierexperimentelle Untersuchungen werden herangezogen. Als Schlußfolgerungen ergeben sich nach dem bisherigen Stande unseres Wissens: 1) bei Einzeitbestrahlung mit höheren Dosen (über 100 r) besteht eine Korelation zwischen verabfolgter Dosis und Leukämieinduktion; 2) bei geringeren Strahlendosen lassen sich keine sicheren Schlüsse ziehen; 3) ein Effekt der Dosisleistung kann nicht nachgewiesen werden; 4) ^{90}Sr und Ra als interne Strahlenquellen können nicht mit Sicherheit als leukämogen nachgewiesen werden; 5) die Frage eines Schwellenwertes kann nicht entschieden werden. E. Spode. 2150.

Sövényi, E., Lakatos, L. und Benkö, A.; Szeged, Ungarn, Med. Univ., Röntgenklin. und I. Klin. für Innere Med. **Die Wirkung der Röntgenbestrahlung auf die Eosinophil-Zellenzahl bei gesunden und tumorösen Ratten.** Fortschr. Gebiete Röntgenstrahlen Nuklearmed. **95** (1961) Nr. 5. S. 688–694. 4 Abb., 18 Lit. Aus: Dok.-Dienst Kernforsch. u. Kerntechn.
Untersuchungen an 180–200 g schweren weißen Ratten, zum Teil Tumorträgern (Benevolenskaja-Impftumor, 20 mm Durchmesser). Es erfolgte eine Röntgentotalbestrahlung mit 200 r (180 kV, 10 mA, 0,5 mm Cu, FA 50 cm), anschließend wurde nach 2, 4, 24, 48 und 120 Std. die Zahl der eosinophilen Granulocyten im peripheren Blut bestimmt (Methode nach Dunger). Nach einer Eosinophilie während der ersten 4 Std. nach der Bestrahlung wurde eine anhaltende Eosinopenie beobachtet. Diese war bei den Tumortieren signifikant stärker ausgeprägt. Gaben von BAL (Dimercaptopropanol) — es wur-

den täglich 15 mg pro Tier i.m. verabfolgt, Bestrahlung nach der 2. Injektion – hoben die initiale Eosinophilie auf, zeigten jedoch keinen Schutzeffekt hinsichtlich der Eosinopenie. Letztere wurde sogar bei den Tieren ohne Tumor verstärkt. E. Spode. 2150.

Chin, Paul H. und Silverman, Myron S.; San Francisco, Calif., U. S. Naval Defense Lab., Biol. and Med. Sci. Div. Effect of per-immunized rat bone marrow on lethally irradiated mice. **(Wirkung von Knochenmark immunisierter Ratten auf letal bestrahlte Mäuse.)** Proc. Soc. exp. Biol. Med. **104** (1960) Nr. 3. S. 506–509. – 1 Tab., 13 Lit. Aus: Dok.-Dienst Kernforsch. u. Kerntechn.

LAF_1-Mäuse wurden mit 870 r röntgentotalbestrahlt (250 kV, 15 mA, 0,5 mm Cu + 1,0 mm Al, 25 r/min, FA 101,6 cm) und erhielten innerhalb 4 Std. nach der Bestrahlung Transplantationen heterologen Knochenmarks, zum Teil zusätzlich auch von Milzzellen (Sprague-Dawley-Ratten), wobei die Spendertiere bisweilen gegen Knochenmark und Milzgewebe der Wirtstiere vorher immunisiert waren. Hinsichtlich der Spätmortalität auf Grund der „secondary disease" konnte kein Unterschied zwischen der Applikation von Zellen präimmunisierter und nicht-immunisierter Spendertiere festgestellt werden. Vff. deuten diesen Befund als Widerspruch gegen die bisher vermutete Transplantat-Wirtstier-Reaktion. E. Spode. 2150.

Nilsson, Agnar; Sundbyberg, Sweden, Res. Inst. of Nat. Defence, Med. Div. Effects of radiostrontium on the blood and haematopoietic tissues of mice. **(Die Wirkungen von Radiostrontium auf das Blut und das hämatopoetische Gewebe der Maus.)** Acta veterin. scand. **3** (1962) Nr. 2. S. 103–117. – 10 Abb., 2 Tab., 28 Lit.

Bei insgesamt 200 männlichen CBA Mäusen wird die Wirkung von 0,67 μc Sr-90 (i.p.)/g auf die Hämatopoese untersucht. Die Verabreichung der angegebenen Dosis von Sr-90 hat eine Markhypoplasie, Sinusoiddilatation und eine Vermehrung des Fettgewebes im Knochenmark zur Folge. Es wird der Grad der Schädigung im Femur, in der Tibia und im Humerus in Abhängigkeit von der Zeit nach der Injektion im einzelnen angegeben. Im peripheren Blut tritt in den ersten 24 Std. eine Leukocytose auf, die nach 24 Std. in eine Leukopenie übergeht, die bis zum 10. Monat nach der Injektion nachweisbar ist. Bis zum 16. Tag nach der Sr-90-Injektion wird eine Abnahme der Hb-Konzentration beobachtet. Das Milzgewicht nimmt infolge starker Vermehrung der Erythropoese und der Megakaryocytopoese zu. H.-A. Ketz. 2150.

Schröder, E. und Huber, R.; Berlin-Buch, Robert-Rössle-Klin. des Inst. für Med. und Biol. der Forschungsgemeinsch. der Dtsch. Akad. der Wiss. zu Berlin. **Über eine Steigerung der radioprotektiven Wirkung von S-β-Aminoaethylisothiuroniumbromid. HBr durch Dimethylsulfoxyd.** Acta biol. med. german. [Berlin] **9** (1962) Nr. 1. S. 62–66. – 2 Abb., 6 Lit. Zus. in Engl.

Im Ganzkörperbestrahlungstest mit 1000 bzw. 1300 r bei Mäusen wird festgestellt, daß die radioprotektive Wirkung von S-β-Aminoaethylisothiuroniumbromid. HBr (AET) durch das Lösungsmittel verändert wird. Bei Verabfolgung von 6,0 mg AET in 95,0 mg Dimethylsulfoxyd gelöst, wird eine signifikante Steigerung der Schutzwirkung gegenüber der gleichen Substanzdosis in physiol. Kochsalzlösung erreicht. Als Kriterium wurde die Überlebensrate bzw. -zeit zu Grunde gelegt. Dimethylsulfoxyd allein in der Substanzdosis von 95 mg hat keinen Einfluß auf die Überlebensrate. W. Laue. 2150.

Yokoro, Kenjiro, Furth, Jacob und Haran-Ghera, Nechama. Induction of mammotropic pituitary tumors by X-rays in rats and mice: The role of mammotropes in development of mammary tumors. **(Über die Entstehung mammo-**

troper Hypophysentumoren bei röntgenbestrahlten Ratten und Mäusen. Der Einfluß mammotroper Hormone auf die Entwicklung von Brustdrüsengeschwülsten.) Cancer Res. **21** (1961) Nr. 2. S. 178–186. – 16 Abb., 6 Tab., 28 Lit. Aus: Dok.-Dienst Kernforsch. u. Kerntechn.

Mit einer Lokalbestrahlung der Kopf- und Nackenregion von 800 r (250 kV, 0,5 mm Cu HWS, 50 cm FA, 125 r/min und Pb-schutz der übrigen Körperteile) entstehen innerhalb von 2 Jahren bei weiblichen W/Fu-Ratten (27) Hypophysentumoren (74%). Außerdem wurden in dem bestrahlten Körperabschnitt noch 3 Mammatumoren, 1 osteogenes Sarkom und 1 Talgdrüsencarcinom beobachtet. Die radiogenen Hypophysentumoren wurden dann auf Ratten gleichen Stammes transplantiert, sind biologisch mammotrop und konnten in der Originalpassage durch Oestrogen (1,0 mg in Kristallform im 3-monatlichen Intervall als Diaethylstilboestrol verabfolgt) stimuliert werden (Latenzbeobachtung). In den Subpassagen scheint der Tumor autonom zu werden (verkürzte Latenz und wechselnde Oestrogenabhängigkeit). In weiteren Versuchen wurden die radiogenen mammotropen Hypophysentumoren Ratten gleichen Stammes 2 Wochen vor einer Ganzkörperbestrahlung mit 200 oder 400 r (Bedingungen wie vorher) implantiert. Bei diesen Tieren war die strahleninduzierte Mammatumorrate mit 76% gegenüber den nur bestrahlten mit 9% oder den mit mammatropem Tumor geimpften und nicht bestrahlten Tieren mit 0% erheblich gesteigert. Im Gegensatz zu Ratten bewirkt eine gleichartige Lokalbestrahlung der Kopf- und Nackenregion bei LA-Mäusen (C57L/Jax × Heston/A/Jax) im Dosisbereich von 550–1000 r (250 kV, 0,25 mm Cu + 1,0 mm Al, 50 cm FA, 150 r/min) keine gesteigerte Tumorentstehung. Werden dagegen Tiere zusätzlich mit Diaethylstilboestrol behandelt, so entstehen in großer Prozentzahl Hypophysentumoren. Das Oestrogen steigert jedoch auch ohne Bestrahlung erheblich die Entstehung dieser Geschwülste, die Rate liegt erheblich höher als bei nur bestrahlten Tieren und ist etwas geringer gegenüber den bestrahlten und oestrogenbehandelten Tieren. Andererseits verringert eine Adrenal- und Ovarektomie die Entstehung von Hypophysentumoren auch bei zusätzlicher Bestrahlung. Die Mäusehypophysentumoren haben thyreotropen Charakter. In ihrer Diskussion erwähnen Vff. weiter, daß sich die Mammageschwülste von Ratten und Mäusen unterscheiden. Mäusetumoren sind weitgehend autonom, während die bei Ratten in ihrer biologischen Charakteristik eher denen des Menschen ähneln. Die Grundfrage der Untersuchung, auf empirischem Wege durch die Bestrahlung das zentrale Organ zu finden, das die Mammageschwulstentstehung direkt oder indirekt hervorruft, konnte nicht entscheidend beantwortet werden und ist weiteren Untersuchungen vorbehalten. R. Huber. 2150.

Griffith, M. G., Griffith jun, J. Q., Hermel, M. B. und Gershon-Cohen, J.; Philadelphia, Pa. Effect of irradiation to adrenal upon circulating; adrenal medullary hormone in the rat. **(Über den Einfluß der Nebennierenbestrahlung auf die Nebennierenmarkhormonausschüttung bei Ratten.)** Radiology **77** (1961) Nr. 1. S. 91–93. – 2 Tab., 9 Lit. Aus: Dok.-Dienst Kernforsch. u. Kerntechn.

Ausgehend von der Beobachtung im histologischen Bild, daß das Nebennierenmark mehr strahlenresistent ist als die Nebenniere, wurde die Strahlenwirkung auf die Nebennierenmarkhormonausschüttung an 20 g schweren weibl. Ratten untersucht. Bei einer Lokalbestrahlung der rechten Nebenniere – die linke war 4 Tage vor der Bestrahlung chirurgisch exstirpiert worden – mit 500 oder 1000 r (90 kV, 5 mA, 2,2 mm Al HWS, 11,5 cm FA, 330 r/min und einer Feldgröße von 3 cm Durchmesser) konnte keine Abnahme der epinephrinähnlichen Substanzen im Blut festgestellt werden. Die zusätzliche Untersuchung über den Einfluß des Insulins, 0,25 IE in 1,0 ml dest. Wasser i.p. verabfolgt, steigert daggeen die Nebennierenmarkhormonausschüttung bei Bestimmung 1 Std. nach der Injektion. Der histologische Befund der Strahlenresistenz konnte bei dem Kriterium der Funktionstüchtigkeit des Organs bestätigt werden. R. Huber. 2150.

Knoop, E.; Kiel, Bundesversuchs- und Forsch.-Anst. für Milchwirtsch., Physikal. Inst. **Der Gehalt an radioaktiven Substanzen in der Milch.** Dtsch. landwirtsch. Presse **85** (1962) Nr. 3. S. 25.
Bis zum Herbst 1958 wurden in der ganzen Welt 200 A- und 75 H-Bomben, davon alleine 1958 50 A- und 45 H-Bomben zur Explosion gebracht. Im Sommer 1959 wurde in der Milch in der Bundesrepublik ein Maximalwert von 14 pc^{90}Sr/l gemessen. 100 pc^{90}Sr erschienen bei einem Milchgenuß innerhalb eines Jahres ungefährlich, Anfang Novemver 1962 betrug die Aktivität 7 pc. — Für ^{131}J werden 700 pc/d als Maximum angegeben, die gemessenen Höchstwerte betrugen 300 pc/l, Anfang Dezember waren es nur noch 10 pc/l, zum Berichtszeitpunkt war der Jodgehalt nicht mehr nachweisbar. Für ^{89} Sr gelten als Maximum 7000 pc/d, gemessen wurden als Höchstwerte 90 pc/l Milch, zum Berichtszeitpunkt nur noch 10 pc/l. Es ist anzunehmen, daß auch im nächsten Frühjahr die angegebenen maximalen Richtwerte nicht erreicht werden. M. Worseck. 2160.

Lengemann, F. W.; Ithaca, N. Y., Cornell Univ., Veterin. Coll., Dep. of Physical Biol. Distribution of radiostrontium and radiocesium in milk and milk products. **(Verteilung von Radiostrontium und Radiocaesium in Milch und Milchprodukten.)** J. Dairy Sci. **45** (1962) Nr. 4. S. 538–539. — 2 Tab., 4 Lit.
Um die Anteile von Radiostrontium und Radiocaesium in Vollmilch, Magermilch und Sahne, sowie die Proportion des Übergangs dieser Nuclide in die Milchprodukte Butter, Weißkäse, Cottage- und Cheddarkäse ermitteln zu können, wurden Holstein-Kühen täglich bestimmte Dosen von 85-Sr und 137-Cs oral verabreicht, nach vergleichbaren Methoden die Milchprodukte hergestellt und die jeweiligen Aktivitäten durch einen l-Kanal-Analysator mit Bohrlochkristall bestimmt. Das Ausgangsmaterial für die Butter (Sahne), Cheddarkäse (Vollmilch) und Cottagekäse (Magermilch) hatte 85-Sr- (137-Cs-) Aktivitäten von 17,6; 24,3 und 26,2 (153; 201 und 216) Impulse/Minute/Gramm, während in den Produkten Butter, Cheddar- und Cottage-Käse 1,2; 166 und 9 (24; 141 und 35) Imp./min/g registriert wurden, die einem Übergang in % Vollmilch-Produkt von 0,06; 49 und 2,7 (0,03, 7,7 und 1,1) entsprechen. Laut Berechnung wurden für 85-Sr (137-Cs) in der Magermilch 93% (94%) und der Sahne 7% (6%) der Vollmilchaktivität gefunden. Bei Zugrundelegung der gleichen Menge von Eiweiß, Ca und Kalorien wird die Cs-Aufnahme durch den Verzehr von Milchprodukten gegenüber Vollmilch selbst bemerkenswert herabgesetzt, während für 85-Sr (bis auf Cottagekäse) keine nennenswerte Beeinflussung zu verzeichnen ist. J. Niepel. 2160.

Scheffer, F. und Ludwieg, F.; Göttingen, Agrikulturchem. und Bodenkundl. Inst.; Berlin-Dahlem. Biol. Bundesanst. für Land- und Forstwirtsch. **Untersuchungen über die Aufnahme von Strontium-90 und Cäsium-137 aus dem Boden.** Naturwissenschaften 48 (1961) Nr. 10. S. 395–397. — 2 Tab., 26 Lit. Aus: Dok.-Dienst Kernforsch. u. Kerntechn.
Zur Untersuchung einer möglichen Strahlengefährdung des Menschen durch die Aufnahme radioaktiver Isotope mit der Nahrung wurden je 4 kg zwölf verschiedener Bodensorten mit der gleichen Menge Quarzsand, einer NPK-Volldüngung, 2 μc ^{90}Sr und 5 μc ^{137}Cs vermischt. Darauf gewachsener Hafer wurde nach der Reife geerntet und die Asche von Korn und Stroh auf ihre Aktivität untersucht. Von der vorgegebenen Menge wird 1,4–3,5% ^{90}Sr und 0,02–0,18% ^{137}Cs aufgenommen. Im Mittel gilt ^{137}Cs^{90}Sr = 0,05. Die Caesiumaufnahme steigt mit sinkendem Tongehalt des Bodens, hingegen besteht kein Zusammenhang mit dem Kaliumgehalt. Da bei den Kernwaffen-

versuchen ^{137}Cs und ^{90}Sr im Verhältnis 1,8 entstehen, wäre somit in natürlich wachsenden Pflanzen ein $^{137}Cs/^{90}Sr$-Verhältnis von 0,02–0,2 zu erwarten. Da die gemessenen Werte erheblich größer sind, muß angenommen werden, daß die Aufnahme der beiden Spaltprodukte im wesentlichen durch die Blätter erfolgt. Horst Müller. 2160.

Geißler, A.; Bonn, Bundesmin. für Ernähr., Landwirtsch. und Forsten. **Die radioaktive Kontamination unter den Gesichtspunkten der Landwirtschaft und öffentlichen Gesundheit.** Tierärztl. Umschau **17** (1962) Nr. 7. S. 242–244. Hinsichtlich der Gefährdung der menschlichen Gesundheit werden die Isotope 131-J, 89-Sr und 90-Sr sowie 137-Cs besonders bei der Einverleibung durch Nahrungsmittel herausgestellt. Für diese 4 Nuclide wird die Art der Aufnahme, ihre Verteilung im Organismus (kritisches Organ), ihre biologische Halbwertszeit und die Beeinflussung durch ihre stabilen Partner bzw. bei Sr und Cs durch Ca und K dargelegt. Besonders behandelt wird der Einlagerungsgrad von 90-Sr in das Knochengerüst des verschieden alten menschlichen Organismus, ausgedrückt in γ/g Ca und den des 137-Cs in Gewebe bzw. Knorpel. Weiter wird auf die Übertragungsmöglichkeit der Radionuclide aus der Umwelt mit Wasser und dessen Tieren auf den Menschen eingegangen. Die Strahlenbelastung der Meerestiere wird in kosmische Strahlung, natürliche Aktivität des Meerwassers (90% von 40-K) und Radioaktivität des Meeresbodens (Maximum: Tiefseesedimente auf Mikroorganismen 600 mrad/Jahr) unterteilt. Der 40-K-Anteil wird hinsichtlich physikalischer Halbwertszeit, Meerwasserkonzentration und Speicherung in Tang- sowie Weichtieren diskutiert. Zum Vergleich wird die Kontamination des Columbia-Flusses durch das Kühlwasser des Hanford-Reaktors herangezogen mit all den Nucliden wie 65-Zn, 32-P, 60-Co und so weiter, die zu breiter Kontamination von Pflanzen und Tieren führten, und die weitaus größere Bedeutung der Bioakkumulation der Binnengewässer hervorgehoben. J. Niepel. 2170.

Fetner, Robert H. und Carter, Randall W.; Atlanta, Georgia Inst. of Technol., Radioisotopes and Bioengng. Lab. Reduction of the radioactive content of milk by a feeding procedure. **(Verminderung des radioaktiven Gehaltes in der Milch durch einen Fütterungsprozeß.)** Nature [London] **185** (1960) Nr. 4716 S. 858. – Aus: Dok.-Dienst Kernforsch. u. Kerntechn.
Um den Gehalt an Spaltprodukten in der Milch herabzusetzen, wurden Kühe mit verschiedenen Sorten von Getreide gefüttert, die unter einem Brutkasten als Hydrokultur gezogen wurden. Daneben erhielten sie wie die Kontrolltiere, die mit dem üblichen Grünfutter gefüttert wurden, Heu und Getreide. Die Milch von beiden Tiergruppen wurde wöchentlich untersucht. Dabei zeigte sich, daß der ^{137}Cs-Gehalt der Milch der Versuchstiere stets niedriger war, im Mittel um 38%. Dieser Unterschied in der Konzentration des ^{137}Cs in der Milch der Versuchs- und der Kontrolltiere wird noch deutlicher, wenn man bedenkt, daß das Grünfutter nur einen Teil der Gesamtnahrung ausmacht.
H. Zindler. 2170.

Cowing, Russell F.; Boston, Mass., New England Deaconess Hospital, Cancer Res. Inst. Radiation dosage to medical personnel. **(Die Strahlendosis bei medizinischem Personal.)** Amer. ind. Hyg. Assoc. Quart. **21** (1960) Nr. 2. S. 169–172. – 15 Lit. Aus: Dok.-Dienst Kernforsch. u. Kerntechn.
Vf. bringt eine Übersicht über die Gefahren, denen Ärzte, Radiologen und Pflegepersonal bei Verwendung von Strahlung zu diagnostischen und therapeutischen Zwecken ausgesetzt sind. Untersuchungen der letzten Jahre zeigten, daß durch Verbesserung der Schutzmaßnahmen trotz der Senkung der zulässigen Dosis auf 100 mr pro Woche keine Überdosen auftraten. Verschiedene Hinweise für die Verringerung der Strahlenbelastung werden gegeben. Ch. Kulicke. 2180.

Anonym. Appareils de contrôle de contamination. **(Geräte zur Überwachung radioaktiver Verunreinigungen.)** Nature [Paris] **1960** Nr. 3308. S. 535. – 1 Abb. Aus: Dok.-Dienst Kernforsch. u. Kerntechn.
4 Überwachungsgeräte für Luft, Wasser, Kleidung, Haut und Nahrungsmittel werden kurz, allgemein verständlich und mit einigen technischen Daten beschrieben. Es sind: ein „Luftstaub-Gerät" (Typ „Babar" der A. O. I. P.) mit Staubsammel-Filterband und 2maliger Aktivitätsmessung, unmittelbar nach dem Sammeln und nach Abklingen der kurzlebigen Aktivitäten; ein Wasser-Überwachungsgerät (Typ FH 95 der Friesecke und Höpfner AG in Erlangen-Bruck) mit Schnellverdampfer und ebenfalls mit einem Sammel- und Abkling-Band ausgerüstet; ein vom Centre d'Etudes et de Réalisations électroniques entwickelter Kleidungs- bzw. Hautaktivitätsprüfer mit 12 $(\beta+\gamma)$-Zählrohren, welcher bei einer 10–15%-Überschreitung des Nulleffektes Alarm gibt, und – von demselben Institut – eine Sonde zur Untersuchung verunreinigter Kleidungsstücke oder Nahrungsmittel. Die Sonde hat eine Meßfläche von 1 dm^2 und etwa die Form eines Bügeleisens; Sonde, Elektronik und Schreiber wiegen zusammen 30 kg. H. Bohm. 2180.

Meißner, J.; Borstel, Holstein. **Auswirkungen der Ersten Strahlenschutzverordnung auf den Betrieb von Isotopenlaboratorien.** Atomkernernegie **6** (1961) Nr. 3. S. 114–116. – 1 Abb., 2 Tab., 3 Lit. Aus: Dok.-Dienst Kernforsch. u. Kerntechn.
Es werden einige Konsequenzen der Strahlenschutzverordnung für den Laboratiorumsbetrieb bei Indikatoruntersuchungen diskutiert. Die baulichen und beweglichen Abschirmungsmaßnahmen, die Kontrolle von Abwasser und Abluft, die Behandlung der Abfälle sowie die Probleme der Personendosismessung werden besprochen. Ch. Kulicke. 2180.
S

Hammer-Jacobsen, E.; Copenhagen, Rigshospitalet; RaCenter, Dep. of Radiol. Radiation protection of personnel and patients in X-ray diagnostic. **(Strahlenschutz für Personal und Patienten in Röntgendiagnostikabteilungen.)** Radiography **27** (1961) Nr. 319. S. 210–217. – 4 Abb., 3 Tab. Aus: Dok.-Dienst Kernforsch. u. Kerntechn.
Es wird zusammenfassend über die Dosismessung bei ionisierenden Strahlen, die besonderen physikalischen Eigenschaften der Röngentstrahlen und die durch sie ausgelösten Strahlenschäden berichtet. Im einzelnen wird dann die mittlere Strahlenbelastung des im Rigshospitalet im Kopenhagen beschäftigten Personals auf Grund vom Filmdosismessungen behandelt. Die Durchführung dieser Messungen wird diskutiert; es werden mittlere Jahresdosen von 444 mr für Schwestern in der Therapieabteilung, 108 mr für solche in der Diagnostikabteilung, 78 mr für die Ärzte und 6 mr für Telephonisten, Sekretärinnen usw. erhalten. Weiter wird über Strahlenschutzmaßnahmen in der genannten Klinik, Messungen der Gonadendosis sowie über die gesetzlichen Vorschriften zum Strahlenschutz in Dänemark berichtet.
W. Reusse. 2180.

Kalkware, Donald R.; Richland, Wash., Gen. Electric Co., Hanford Lab. Chemical protection from radiation effects. **(Chemischer Schutz gegen Strahlungseffekte.)** Nucleonics **18** (1960) Nr. 5. S. 76–81. 130. – 4 Abb., 3 Tab., 105 Lit. Aus: Dok.-Dienst Kernforsch. u. Kerntechn.
Drei Mechanismen der Schutzwirkung chemischer Stoffe gegen ionisierende Strahlung werden besprochen: 1) die ionisierten oder angeregten Moleküle übertragen ihre Ladung oder überschüssige Energie auf die Moleküle des Schutzstoffes; 2) die Moleküle des Schutzstoffes fangen die durch die Bestrahlung entstandenen Produkte auf und verhindern ihre Einwirkung auf weitere Moleküle; 3) der Schutzstoff bildet mit der zu bestrahlenden Substanz eine Komplexverbindung, die weniger strahlenempfindlich ist. Eine Anzahl

von Beispielen wird zu jedem der drei Mechanismen angeführt. Die wichtigsten biologischen Schutzstoffe, ihre Wirkungsweise und ihre strukturellen Verhältnisse werden beschrieben. Auf die industrielle Verwendung chemischer Schutzstoffe wird eingegangen. I. Probst. 2180.

Kleinert, H. und Kärcher, K. H.; Heidelberg, Univ., Czerny-Krankenhaus für Strahlenbehandl. **Über die Salbenbehandlung der Strahlenulceration.** Med. Welt **1962** Nr. 5. S. 259–261. — 4 Abb., 1 Tab., 16 Lit. Aus: Dok.-Dienst Kernforsch. u. Kerntechn.
Bei 20 Patienten, deren Strahlenspätschäden in Form torpider Ulcerationen relativ therapieresistent waren, wurde eine Kombinationssalbe mit gutem Erfolg angewandt. Es handelte sich um eine Dextrose-Allantoin-Linolsäureaethylester-Emulsionssalbe, deren Anwendung bei Defekten mit nicht zu großer Flächen- und Tiefenausdehnung zum völligen Abheilen, bei umfangreicheren Schäden zur Beseitigung der Entzündung vor Operationen führte. Frische Ulcerationen, z. B. bei Melanomen, vernarbten nach der Salbenbehandlung. Allgemein wurde eine gute desinfizierende, nekrolytische, granulationsanregende und epithelisierende Wirkung der Salbe nachgewiesen.
M. Löwe. 2180.

Barret jun., O'Neill; Washington, Walter Reed Army Inst. of Res., Dep. of Hematol. Effect of nitrogen mustard in rabbits following exposure to X-irradiation. **(Die Wirkung von N-Lost auf Kaninchen nach Röntgenbestrahlung.)** Proc. Soc. exp. Biol. Med. **105** (1960) Nr. 3. S. 445–447. — 1 Tab., 3 Lit. Aus: Dok.-Dienst Kernforsch. u. Kerntechn.
Von fünf erwachsenen weibl. Kaninchen, welche zweimal im Abstand von fünf Wochen einer 10 Min. langen Ganzkörperbestrahlung mit 250 r ausgesetzt wurden, starben 3 Tiere nach der Injektion von 1,5 mg/kg Kgw. N-Lost, obgleich das Knochenmark der bestrahlten Tiere zum Zeitpunkt der Injektion wieder funktionell normal war. Bei unbestrahlten Kontrolltieren traten nach Verabreichung von N-Lost keine Todesfälle ein.
J. Kiesewetter. 2180.

Wagner, Richard und Joffe, Irving B.; Boston, Mass. Chemical protection against X-radiation in the guinea-pig. **(Chemischer Strahlenschutz bei Meerschweinchen.)** Radiology **77** (1961) Nr. 1. S. 125. — 2 Lit. Aus: Dok.-Dienst Kernforsch. u. Kerntechn.
Es werden vorläufige Ergebnisse über die Beeinflussung des Strahlenschadens an 200–300 g schweren Meerschweinchen und Ganzkörperbestrahlung von 200–250 r mit Glutathion bzw. mit dem Natriumsalz von Ribonucleinsäure beschrieben. Wird den Tieren 100,0 mg Glutathion unmittelbar vor der Bestrahlung verabfolgt, so ist ihre Überlebensrate gesteigert, der strahleninduzierte Gewichtsverlust vermindert und der radiogene Abfall des Glutathiongehaltes in den Erythrocyten entscheidend verringert. Die andere gleichfalls getestete Substanz, 100,0 mg, vor und nach der Bestrahlung verabfolgt, steigert gleichfalls die Überlebensrate. Untersuchungen über die Wirkung eines Ribonucleinsäurepräparates mit niedrigem Molekulargewicht sind in Vorbereitung. R. Huber. 2180.

V. VERHALTENSFORSCHUNG

Baker, C. H.; Toronto, Canada, Defênce Res. Med. Lab. Probability of signal detection in a vigilance task. **(Die Wahrscheinlichkeit der Signal-Beachtung in einem Aufmerksamkeits-Test.)** Science [Washington] **136** (1962) Nr. 3510. S. 46–47. — 1 Abb., 3 Lit.
Versuche über die Reaktionsbereitschaft bzw. -geschwindigkeit bei Menschen während eines Aufmerksamkeits-Tests (es war bei Erscheinen bestimmter Signale ein elektrischer Kontakt zu betätigen) führten zu der Annahme, daß

die Reaktion von der räumlichen Umgebung und der Art der vorhergehenden Signale abhängig ist. Die Wahrscheinlichkeit der Signal-Erkennung hat ein Maximum bei dem zeitlichen Intervall, das dem Durchschnitt der Intervalle entspricht, die bei den vorhergehenden Versuchen zu einem Optimum geführt hatten. F. Lüpnitz. 2200.

Rahmann, H.; Münster/Westf., Univ., Zool. Inst. **Einfluß des Chlorpromazins auf das Gedächtnis von Goldhamstern.** Pflügers Arch. ges. Physiol. Menschen Tiere **275** (1962) Nr. 1. S. 95–106. – 2 Abb., 1 Tab., 52 Lit.
Bei 12 Goldhamster-♀♀ (*Mesocricetus auratus* Waterh.) wurde mit Hilfe einer besonderen Wahlapparatur (näheres bei Rensch und Rahmann, vgl. Pflügers Arch. ges. Physiol. Menschen Tiere **271** [1960].) der Einfluß von Megaphen (Chlorpromazin) auf Lerngeschwindigkeit, Behaltensdauer und Transpositionsvermögen untersucht. Die zu Beginn der Versuche 55 Tage alten Versuchstiere (Vt) wurden straffrei und futterbelohnt auf simultan visuell erfaßbare Zweifachaufgaben (schwarz-weiße Streifenmuster) dressiert. 20–40 min vor Dressurbeginn wurde den Vt 0,5, 1 bzw. 2 mg/kg Megaphen s.c. injiziert. Längeres Hinauszögern des Dressurbeginns nach der Injektion beeinträchtigte die Dressierbarkeit infolge großer Müdigkeit der Vt. Das gleiche war der Fall bei Dosierungen über 2 mg/kg. Die Dressuren fanden stets in der Zeit der Hauptaktivitätsphase (20–23 Uhr) statt. Versuche: 1) Einfluß des Megaphens auf Lerngeschwindigkeit und Behaltensdauer: 3 Vt und 3 Kt (Kontrolltiere) konnten sich 6 Tage an die Wahlapparatur gewöhnen. Sie erlernten das Öffnen von Türchen, auf denen später die Dressiermuster angebracht wurden: 1,5 mm breite schwarze und weiße Längsstreifen (=positiv) gegen 2,5 mm breite ebensolche Querstreifen (= negativ). Ergebnisse: Die Kt lernten in der Anlernphase schneller als die Vt. Bereits am 3. Tage erreichten die Kt statistisch signifikante Ergebnisse, die Vt dagegen erst am 5. bzw. am 6. Tag. Danach glichen sich jedoch die Werte der Kt und der Vt einander an. Am 8. Dressurtage erzielten die 2 mg/kg-Vt sogar 96,5%, die Kt dagegen nur 94,4%, die 1 mg/kg-Vt 88,4% und die 0,5 mg/kg-Vt nur 87,7% Richtigwahlen. Der nach 14 Tagen durchgeführte 1. Gedächtnistest zeigte eine deutliche Überlegenheit der Kt (85,6% Richtigwahlen) gegenüber den Vt (68,4%; 68,4% u. 72,2%). Beim 2. Gedächtnistest nach 24 Tagen ergaben sich folgende Werte: Kt = 81,1%, Vt = 70,0%, 65,0% u. 70,0% Richtigwahlen. Nach 34 Tagen war ein weiterer Abfall der Gedächtnisleistungen aller Tiere zu verzeichnen. – 2) Einfluß des Megaphens auf das Transpositionsvermögen (= Wiedererkennen einer visuell erlernten Aufgabe in abgewandelter Form): Zunächst wurden alle Tiere auf ein neues Musterpaar (1,5 gegen 2,5 mm breite schwarz-weiße Längsstreifen) dressiert. Es sollte festgestellt werden, ob die Tiere dieses Muster oder aber die Relation „breitere-schmälere Streifen" erlernten. Auch hier erzielten die Kt in der Anlernphase bessere Ergebnisse als die Vt. Die Kt erreichten bereits am 5. Dressurtage die Signifikanzgrenze, die Vt dagegen erst am 13. (= 0,5 mg/kg), 14. (1 mg/kg) bzw. am 15. (2 mg/kg-Tiere) Tag. Die anschließenden Versuche mit abgewandelten Streifenmustern zeigten einen negativen Einfluß des Megaphens auf die Transpositionsfähigkeit der Vt. Ergebnis: Gaben von 0,5, 1 und 2 mg/kg Megaphen wirken sich bei Goldhamstern unter den angegebenen Versuchsbedingungen negativ auf Lerngeschwindigkeit, Gedächtnis und Transpositionsvermögen aus.
H. Knappe. 2200.

Davis, Russell und Cockrum, E. Lendell; Tucson, Univ. of Arizona, Dep. of Zool. Repeated homing exhibited by a female pallid bat. **(Mehrfaches Heimfinden einer Fledermaus.)** Science [Washington] **137** (1962) Nr. 3527. S. 341 bis 342. – 1 Abb., 1 Tab.
Bericht über das Heimfindevermögen eines weiblichen Individuums von *Antrozous pallidus*. Das Tier wurde im Sommer 1960 nacheinander achtmal an

seinem Nistplatz aufgegriffen und nach verschiedenen Orten gebracht, die 21–68 Meilen von ihm entfernt lagen; es kehrte jeweils nach 1–5 Wochen wieder zurück. Bei einem 9. Versuch am 1. Oktober wurde es nicht wiedergefunden (weil zu dieser Zeit der Nistplatz von allen Fledermäusen turnusgemäß verlassen wurde). – Es wird angenommen, daß das Heimfindevermögen nicht nur das Ergebnis eines ziellosen Suchens innerhalb der näheren Umgebung ist, sondern daß die Tiere von einer übergeordneten Fähigkeit geleitet werden. Zu berücksichtigen sind dabei individuelle Unterschiede in der Ausbildung dieser Fähigkeit. F. Lüpnitz. 2200.

VI. PATHOLOGIE, PATHOLOGIE DER VIRUSKRANKHEITEN, FUNKTIONELLE PATHOLOGIE

Schulz, Leo Clemens; Hannover, Tierärztl. Hochschule, Inst. für Pathol. **Möglichkeiten und Grenzen der Elektronenmikroskopie in der Veterinärpathologie.** Zooiatría [Santiago de Chile] **3** (1961) Nr. 1/4. S. 63–67. – 4 Abb.
Das Hauptaufgabengebiet der Elektronenmikroskopie ist, wie Vf. an einigen Beispielen demonstriert, die Grundlagenforschung auf allen Gebieten einer funktionellen Veterinärpathologie. Es wird jedoch gleichfalls gezeigt, daß die Elektronenmikroskopie auch in der auf eine bestimmte Diagnose ungeklärter Krankheiten ausgerichteten Zweckforschung mit Erfolg Verwendung finden kann. Ein routinemäßiger Einsatz nach Art der Lichtmikroskopie ist nach Ansicht des Vf. nicht möglich, da der präparative Aufwand zu groß und zu zeitraubend ist. Zur Gewinnung sicherer grundlegender Kenntnisse auf dem Gebiet der Ultrastruktur, verbunden mit einer funktionellen Deutung, sind jedoch stets neben den elektronenmikroskopischen Untersuchungen parallel laufende histochemische und cytometrische Untersuchungen sowie in vielen Fällen das Tierexperiment erforderlich. Erst durch die gemeinsame Anwendung dieser Arbeitsmethoden lassen sich grundlegende Erkenntnisse ermitteln, und es steht nach Ansicht des Vf. fest, daß dadurch das fixierte Zustandsbild der Gewebe eine pathophysiologische und somit funktionelle Deutung erfahren kann. G. Michel. 2325.

Richter, Ward R.; Fort Knox, Ky., U. S. Army Med. Res. Lab., Pathol. Div. The elctron microscope and its application to medical research. **(Die Elektronenmikroskopie und ihre Anwendung zu medizinischen Untersuchungen.)** J. Amer. veterin. med. Assoc. **140** (1962) Nr. 12. S. 1304–1309.
E. Wiesner. 2333.

Bénazet, F. Relations entre la fixation tissulaire et la durée d'action des trypanocides. **(Beziehungen zwischen der Gewebefestigkeit und der Einwirkungsdauer von Trypanociden.)** Rev. Élevage Méd. vétérin. Pays trop. [N.S.] **15** (1962) Nr. 1. S. 11–17. K. Reinhardt. 2420.

Goldhaber, P; Boston, Mass., Havard School of Dental Med. Further studies on bone resorption in tissue culture. **(Weitere Untersuchungen über die Knochenresorption in der Gewebekultur.)** Anatom. Anz. **109** (1960/61) Erg.-Bd. Verh. 1. europ. anatom. Kongr. Straßburg 1960, S. 812–814. – 10 Lit.
Es wird gezeigt, daß die Knochenresorption in 1–3 Tage alten Schädelknochen der Maus, die in stationären Leighton-Röhren gewachsen sind, durch hohe Sauerstoffkonzentrationen induziert werden kann. Es besteht eine direkte Korrelation zwischen Sauerstoffkonzentration und Ausmaß der Knochenresorption. Toxische Effekte treten bei Anwendung von 100%igem Sauerstoff unter Druck auf. Zeitlupenaufnahmen bis zu einer 660fachen Vergrößerung haben ergeben, daß Makrophagen und Osteoklasten fähig sind, Knochen zu resorbieren. Die aggressive Wirkung dieser Zellen unterstützt die Ansicht, daß die Osteoklasten aktiv am Prozeß der Knochenresorption teilnehmen. Histochemische Untersuchungen des resorbierten Knochens in der Gewebekul-

tur zeigen eine extrem hohe Succinyl-Dehydrogenase-Konzentration in Osteoklasten, die sich am Resorptionsrand des Knochens befanden.
R. Berg. 2490.

Staubesand, J. und Treske, U.; Freiburg/Br., Univ., Anatom. Inst. **Eigenarten der Leberregeneration und -proliferation bei der durch Mineralcorticoid (DOCA) beeinflußten Ratte.** Anatom. Anz. **109** (1960/61) Erg.-Bd. Verh. 1. europ. anatom. Kongr. Straßburg S. 232–236. — 3 Abb., 12 Lit.
Das Wiederherstellungsvermögen der Leber durch die Tätigkeit der Nebenniere spielt noch eine umstrittene Rolle. Es herrscht die Ansicht vor, daß jeder Zelle durch eine bestimmte Anordnung ihrer Proteine eine Art „Information" eigen ist, wodurch ihr Verhalten gegenüber ihrer Umgebung gesteuert wird. Außerdem besitzen alle Zellen „gewebs-" oder „organidentische Eiweißkörper", die erklären, warum progressives Wachstum von Geweben, die heterotop im gleichen Wirt verpflanzt werden, zumindestens sehr ungewöhnlich ist. Normalerweise wird also jede Zelle außerhalb ihres natürlichen Milieus durch ihr gewebspezifisches Protein „erkannt" und beseitigt. Die Versuche des Vf. weisen nun auf Vorgänge hin, die nicht mit diesen Angaben übereinstimmen. Er konnte feststellen, daß sich Zellbalken und Einzelzellen regenerierender oder proliferierender Rattenlebern ohne Rücksicht auf das ihnen eigene Territorium mehr oder weniger tief in einem benachbarten Organ, nämlich der Niere finden. Dieses sah er bei Ratten, die unter dem Einfluß von DOCA-Implantaten standen. Die Leberzellen können sowohl passiv als auch aktiv in die Niere gelangt sein. Vf. fand vor allen Dingen Hinweise für letzteres Verhalten. Er nimmt an, daß Corticoidgaben die oben erwähnte immunologische Reaktion soweit gebremst oder aufgehoben haben, daß Leberzellen aktiv in das Nierenparenchym emigrieren können. R. Berg. 2520.

Bazin, Suzanne und Delaunay, Albert (unter techn. Mitarb. von Briquelet, Nicole und Wohlfarth, Waltraut); Annexe de Garches, Seine-et-Oise, Inst. Pasteur, Serv. de Pathol. Exp. Biochimie de l'inflammation. I. Les hexosamines au niveau des reactions cutanées d'Arthus et de Shwartzman. **(Die Biochemie der Entzündung. 1. Mitt. Die Hexosamine auf der Höhe der Hautreaktionen nach Arthus und Shwartzman.)** Ann. Inst. Pasteur **98** (1960) Nr. 4. S. 494–504. K. Reinhardt. 2530.

Bazin, Suzanne und Delaunay, Albert (unter techn. Mitarb. von Wohlfarth, Waltraut); Garches, Seine-et-Oise, Inst. Pasteur, Serv. de Pathol. Exp. Biochimie de l'inflammation. II. Sur l'augmentation du taux des mucopolysaccharides neutres et acides au sein des réactions cutanées d'Arthus et de Shwartzman. **(Die Biochemie der Entzündung. 2. Mitt. Über die Erhöhung des Gehaltes an neutralen und saueren Mukopolysacchariden in der Mitte der Hautreaktionen nach Arthus und Shwartzman.)** Ann. Inst. Pasteur **102** (1962) Nr. 4. S. 410–419. — 1. Mitt. vgl. vorst. Titel. K. Reinhardt. 2530.

Bazin, Suzanne und Delaunay, Albert (unter techn. Mitarb. von Wohlfarth, Waltraut); Annexe de Garches, C. N. R. S., Inst. Pasteur. Biochimie de l'inflammation. III. Effets exercés par l'α-chymotrypsine chez des animaux porteurs d'une inflammation expérimentale. **(Die Biochemie der Entzündung. 3. Mitt. Wirkung des α-Chymotrypsins auf Tiere mit experimenteller Entzündung.)** Ann. Inst. Pasteur **102** (1962) Nr. 6. S. 681–692. — 2. Mitt. vgl. vorst. Titel.
K. Reinhardt. 2530.

Pritchard, J. J.; Belfast, Northern Ireland, Queens' Univ. Heterotopic ossification and bone induction. **(Heterotope Ossifikation und Knocheninduktion.)** Anatom. Anz. **109** (1960/61) Erg.-Bd. Verh. 1. europ. anatom. Kongr. Straßburg S. 662–669. — 3 Lit.
Die heterotope Ossifikation kann als Ossifikation definiert werden, die außerhalb der normalen Skelettgrenzen beginnt und nicht als Extension vom nor-

malen Skelett zu betrachten ist. Nach einer Literaturbetrachtung wird über die eigenen Experimente am Kaninchen berichtet. In den Experimenten wurde festgestellt, daß cartilaginöser Frakturkallus nach Devitalisation mit Alkohol, Aceton, N/100 HCl oder Erhitzung auf 55 °C für 3 Min. und Plazierung unter die Nierenkapsel nach und nach resorbiert und durch Knochengewebe ersetzt wurde. Dieses Knochengewebe organisierte sich zu einem Knöchelchen, das mit einem Periost, Knochenmantel und haemopoetischen Mark versehen war. R. Berg. 2540.

Ostrowski, K. und Moskalewski, St.; Warsaw, Med. Acad., Inst. of Histol. Investigations on the induced osteogenesis by transplants of urinary bladder mucosa and transitional epithelium in vitro. **(Untersuchungen über die induzierte Osteogenese durch Transplantate der Harnblasenschleimhaut und des in vitro gezüchteten Übergangsepithels.)** Anatom. Anz. **109** (1960/61) Erg.-Bd. Verh. 1. europ. anatom. Kongr. Straßburg S. 225–231. — 8 Abb., 13 Lit.
Die Experimente wurden an weißen Ratten, Kaninchen, Hunden und Meerschweinchen durchgeführt. Nach Transplantation der Harnblasenschleimhaut in das Bindegewebe, speziell unter die dorsale Fascie, beginnt das Übergangsepithel Epithelcysten auszubilden. Eine induzierte Osteogenese findet in der Nachbarschaft des proliferierenden Epithels statt. Die primitiven Knochentrabekel bilden sich in lamellären Knochen mit Haversschem System um. R. Berg. 2540.

Hammer-Jacobsen, Erling. Congenital malformations induced by radiation. A brief survey of the literature. **(Kongenitale Mißbildungen durch Strahlung. Eine kurze Literaturübersicht.)** Strahlentherapie **116** (1961) Nr. 1. S. 152–158. — 4 Abb., 39 Lit. Aus: Dok.-Dienst Kernforsch. u. Kerntechn.
Summarische Darstellung der bisherigen tierexperimentellen Untersuchungen und Erfahrungen beim Menschen über das Auftreten von Mißbildungen durch Bestrahlung während der Schwangerschaft. In der Diskussion wird der Schluß gezogen, daß eine Bestrahlung mit ionisierenden Strahlen in der ersten Hälfte der Gravidität in Abhängigkeit von der verabfolgten Dosis Mißbildungen induzieren kann. Vf. fordert Versuche am Tier mit Dosen unter 5 r, da die Fetusdosis bei Röntgenuntersuchungen des Abdomens meist zwischen 0,5 und 2 r liegt. Bis gesicherte Ergebnisse hierüber vorliegen, sollten Röntgenuntersuchungen des Abdomens während der ersten vier Schwangerschaftsmonate unterlassen werden, es sei denn, daß eine zwingende Indikation dazu besteht. E. Spode. 2615.

Goerttler, Klaus; Kiel, Univ., Pathol. Inst. **Der „teratologische Grundversuch" am bebrüteten Hühnchenkeim, seine Möglichkeiten und Grenzen.** Klin. Wschr. **40** (1962) Nr. 16. S. 809–812. — 10 Lit.
Der „teratologische Grundversuch" wird beschrieben. Er besteht darin, daß in 0,7%iger Kochsalzlösung aufgeschwemmte, zu prüfende Substanz in der Menge von 0,1 ml direkt auf den 50 Std. bebrüteten Keim geträufelt wird, nachdem vorher mit der Nadel ein kleines Loch in die Luftkammer gebohrt und am größten Querdurchmesser ein etwas größeres Loch in die Schale gepickt worden war und durch Einreißen und Anheben der Eihaut Luft in das Ei oberhalb des Keimes gelangt war. Die so behandelten Eier werden täglich zweimal durchleuchtet. Eine nähere Analyse der dabei beobachteten Entwicklungsstörungen erfolgt unter dem Stereomikroskop oder in späteren Stadien makroskopisch. Histologische Untersuchungen können sich anschließen. Der Versuch eignet sich zur Vortestung allgemein wachstumshemmender und dabei teratogener Noxen und zur Prüfung der Veränderungen nach Einwirkung ionisierter Strahlen. Die Schädigungen manifestieren sich häufig am Kopf und den Extremitäten, oft auch am Herz. Der Versuch erfährt eine

Einschränkung dadurch, daß nicht alle den menschlichen Keim schädigenden Substanzen auch im Hühnerembryo wirken, wie Vf. am Beispiel des Contergans erfahren mußte. W. Seffner. 2615.

Heine, W. und Kirchmair, H.; Rostock, Univ.-Kinderklin. **Tierexperimentelle Untersuchungen zur Frage der teratogenetischen Wirkung des Contergans.** Dtsch. Gesundheitswes. **17** (1962) Nr. 34. S. 1429–1431. – 2 Abb., 1 Tab., 4 Lit. Zus. in Russ.,

Erhalten gedeckte weiße Ratten, Kgw. 200–250 g, in Gruppen zu je 12 Tieren vom 3. Versuchstag an täglich 2, 4 oder 8 mg/kg Contergan p.o., so findet man bei den am 20. Tag getöteten Tieren im Falle einer Trächtigkeit Wachstumshemmung, teilweise hydrocephale Schädelkonfiguration oder Absterben und beginnende Resorption der Feten. Die Symptome sind bei höherer Dosierung deutlicher. Mißbildungen in der Art von Phocomelien, Peromelien, Amelien o. ä. sind in den vorliegenden Versuchen nicht festgestellt worden. Es wird angenommen, daß bei geeigneter Versuchsanordnung solche Mißbildungen erzeugt werden können. Weitere Untersuchungen sind im Gange. R. Maune. 2615.

Kjandarjan, K. A.; Jerewan, Med. Inst., Lehrstuhl für Röntgen-Radiol. O šejnom raspoloženii serdca. **(Über eine halswärts gerichtete Verlagerung des Herzens beim Kalb.)** Izvestija Akademii nauk Armjanskoj SSR. Biologičeskie nauki, Erevan **13** (1960) Nr. 11. S. 93–95.

Die Halswärtsverlagerung (Ektopie) oder Dystopie des Herzens ist eine der schwersten und mit dem extrauterinen Leben unvereinbare Entwicklungsanomalie. Nach den Angaben von Majer aus dem Jahre 1953 wurde in der gesamten Weltliteratur bisher nur 4 Fälle von Halswärtsverlagerung des Herzens beschrieben. Nach den Untersuchungen des Vf. kommt die Halswärtsverlagerung des Herzens (Dystopia cordis ad collum) in 0,1% der Fälle vor. 1826 berichtete Breschet und 1909 Reiländer über einen solchen Fall von Halswärtsverlagerung. Im Gegensatze zu den in der Weltliteratur berichteten Fällen von Halswärtsverlagerung des Herzens beim Kalbe konnte eine solche beim Menschen bei einer Röntgenuntersuchung von 500 Fällen nicht einmal beobachtet werden. W. F. Ebel. 2625.

Vitums, Arturs; Pullman, Washington State Univ., Coll. of Veterin. Med., Dep. of Veterin. Anatomy. Anomalous origin of the right subclavian and common carotid arteries in the dog. **(Anormaler Ursprung der A. subclavia dextra und der Aa. carotides communes beim Hund.)** Cornell Veterinarian **52** (1962) Nr. 1. S. 5–15. – 4 Abb., 25 Lit. .

Bei 3 von 275 im Unterricht präparierten Hunden entsprangen beide Aa. subclaviae und beide Aa. carotides communes mit einem gemeinsamen Stamm. Der Stamm der Aa. carotides communes ging cranial aus dem Aortenbogen hervor, war 2,6–3,1 cm lang und besaß einen Durchmesser von 0,4–0,9 cm. Das Gefäß zog links der Trachea cranial und teilte sich in Höhe der ersten Rippe in die re. und li. A. carotis communis auf. Der Stamm der Aa. subclaviae entsprang 2–3 cm distal des Stammes der Aa. carotides communes, besaß eine Länge von 0,5 cm und einen Durchmesser von 0,5–1,2 cm. Die A. subclavia sinistra zeigte nach der Aufteilung den normalen Verlauf, während die A. subclavia dextra über die dorsale Fläche des Oesophagus hinwegzog und dort eine flache Grube hervorrief. Ob intravitale Störungen infolge dieser Anomalie vorhanden waren, konnte nicht mehr festgestellt werden. In der Diskussion wurden die Fragen der Morphogenese und Ätiologie dieser Anomalie eingehend erörtert sowie auf die Möglichkeit einer eventuellen operativen Behandlung bei Vorliegen einer Dysphagia lusoria, wie sie beim Menschen durchgeführt wird, hingewiesen. G. Michel. 2625.

Ter Schure, A. F. R.; Tilburg, Gemeente Slachtplaats. Een tumor in een runderhart. **(Ein Tumor im Rinderherzen.)** Tijdschr. Diergeneeskunde **87** (1962) Nr. 18. S. 1205–1206. – 1 Abb. Zus. in Engl. E. Wiesner. 2685.

Koestner, A. und Zeman, W.; Columbus, Ohio State Univ., Dep. of Veterin. Pathol.; Indianapolis, Indiana Univ., Dep. of Pathol. Primary reticulosis of the central nervous system in dogs. **(Primäre Reticulose des Zentralnervensystems beim Hund.)** Amer. J. veterin. Res. **23** (1962) Nr. 94. S. 381 bis 393. – 20 Abb., 14 Lit.
6 Fälle von primärer Reticulose des Zentralnervensystems beim Hund konnten innerhalb von zwei Jahren beobachtet werden. Die klinischen, makroskopischen und histologischen Befunde bei diesen 6 Tieren werden ausführlich beschrieben. Zwei dieser Fälle wurden als entzündliche Reticulose erkannt, während drei weitere Fälle als Reticulumzellsarkome gedeutet werden, wofür die Begriffe „Peritheliom", „peritheliales Sarkom" oder „Adventitiazell-Sarkom" etwa gleichbedeutend sind. Beim 6. Fall schließlich lag eine diffuse meningeale Sarkomatosis vor. Bemerkenswert ist, daß unter 24 primären Neubildungen des Zentralnervensystems allein 6 Fälle von Reticulosen gefunden wurden, die somit an erster Stelle stehen. I. Martin. 2708.

Holtenius, P., Knudsen, O. und Ullberg, L.-E.; Stockholm, Sweden, Roy. Veterin. Coll., Dep. of Cattle and Sheep Diseases; Dep. of Obstetrics and Gynecol. Cytological studies of the liver in cows with puerperal paresis. **(Histologische Untersuchungen der Leber von Kühen mit Gebärparese.)** Cornell Veterinarian **52** (1962) Nr. 2. S. 185–191. – 2 Abb., 2 Tab.
Als eine der Ursachen für das Auftreten von Gebärparese bei Rindern werden Störungen der Pansenfunktion angenommen. Ausgehend von dieser Tatsache wurden von 52 an Gebärparese erkrankten Kühen Biopsieproben der Leber entnommen und diese histologisch untersucht. Zum Vergleich wurden auch Proben von 16 klinisch gesunden, frisch abgekalbten Kühen der gleichen Herden und von 16 klinisch gesunden Kühen anderer Herden, in denen die Gebärparese selten vorkommt, entnommen. Bei der Untersuchung der Proben der 52 erkrankten Kühe wurde in 42 Fällen eine fettige Leberdegeneration festgestellt, die jedoch in den meisten Fällen nur gering- bis mittelgradig war. Bei den Kontrolltieren wurden jeweils 7 bzw. 8 Fälle mit geringgradiger fettiger Leberdegeneration gefunden. Auffallend war in den histologischen Präparaten auch das gehäufte Auftreten von neutrophilen Zellen bei den erkrankten Kühen. Ferner wurden in den Präparaten der klinisch gesunden Kühe aus den erkrankten Herden mehr neutrophile Zellen festgestellt als in denen, die von den klinisch gesunden und frisch abgekalbten Kühen der sog. „normalen" Herden stammten. Das Vorhandensein von neutrophilen Zellen in der Leber von Kühen mit Gebärparese ist als ein Zeichen von Magen-Darmstörungen anzusehen, welche wahrscheinlich die Ursache für das Auftreten der Gebärparese darstellen. Aus den Befunden wird abgeleitet, daß Fälle von Gebärparese besonders in solchen Herden zu erwarten sind, in denen häufig Verdauungsstörungen auftreten. H.-J. Kuller. 2775.

Lombard, Ch. und Goulard, G. Lésions hépatiques rares chez 3 oies. **(Eine ungewöhnliche Leberschädigung bei drei Gänsen.)** Bull. Acad. vétérin. France [N. S.] **35** (1962) Nr. 5. S. 195–198. K. Reinhardt. 2775.

Saunders, L. Z. und Jubb, K. V.; Philadelphia, Univ. of Pennsylvania, Abt. für Veterinärpathol.; Guelph, Kanada, Ontario Veterin. Coll., Abt. für Pathol. **Zur postmortalen Untersuchung des Tierauges.** Arch. exp. Veterinärmed. **16** (1962) Nr. 2. S. 285–295. – 6 Abb., 6 Lit.
Vf. berührt ein Gebiet, das von Veterinär-Pathologen bisher noch nicht genügend bearbeitet wurde, nämlich die Augenpathologie, und macht den Versuch, eine günstige Methode der Enucleation, Fixierung und Vorbereitung

des Augapfels für die Einbettung herauszufinden. Die Enucleationstechnik muß zwei Punkte berücksichtigen, jede vorhandene Läsion zu erhalten und das Entstehen von Artefakten, die Läsionen ähneln oder deren angemessener Untersuchung im Wege stehen, zu verhindern, wobei auf eine frühzeitige Fixierung besonderer Wert gelegt werden muß (innerhalb 5 Min. nach Eintritt des Todes!). Die für den Hund erarbeitete Enucleationstechnik kann auch bei anderen Tierarten in Anwendung gebracht werden. Als Fixationsmittel wird der essigsauren Zenkerschen Lösung der Vorzug gegeben (Fixationszeit etwa 6 bis 12 Std.). Vor der Weiterverarbeitung empfiehlt es sich, den gesäuberten Augapfel zu härten. J. Martin. 2785.

Errebo Larsen, Holger, Aalund, Ole und Nielsen, Knud; Copenhagen, Roy. Veterin. and Agric. Coll., Dep. of Spec. Pathol. and Therapeutics. Perirenal edema in pigs. **(Perirenales Ödem bei Schweinen.)** Nord. Veterinärmed. **14** (1962) Nr. 5. S. 338–355. — 2 Abb., 41 Lit.
Die klinischen Symptome der besonders bei 8–14 Wochen alten Ferkeln beobachteten Krankheit mit 40–90% Mortalität und unbekannter Ätiologie bestanden in Depression, subcutanen Ödemen, Ataxie, aufwärts gekrümmter Lende, fluktuierender Schwellung in der Nierengengend, Urämie, Acidose. Pathologisch-anatomisch kennzeichnete sich das Leiden durch Vergrößerung der Nieren, Fibrose, zahlreiche Bläschen in der Nierenrinde, Veränderungen die der Nephritis fibro-vesiculosa sehr glichen. In einem Falle fand sich perirenales Ödem, das eine Vertiefung der Rinde bewirkt hatte. Die biochemische Untersuchung ergab Hypoalbuminämie und Hyperalphaglobulinämie.
E. Lehnert. 2790.

Seele, W.; Witten/Ruhr, Städt. Schlachthof. **Ätiologische Betrachtungen zum beiderseitigen Vorkommen „weißer Nieren" bei Schweinen.** Schlacht- u. Viehhof-Ztg. **62** (1962) Nr. 8. S. 281–283. — 1 Abb.
Die unter dem Bilde der Hellfärbung, äußeren Rundung, Größenzunahme und Gewebsverhärtung in Erscheinung tretenden Nierenerkrankungen werden als chron. interstitielle Nephritis bezeichnet und kommen bei 5–7 Mon. alten Schlachtschweinen in letzter Zeit auffallend häufig vor. Bei nachweisbarem Ausschluß zooparasitärer, infektiöser und erbgebundener Ursachen werden wohl Fütterungs- und Haltungsfehler, d. h. stoffwechselstörende, über die Blut- und Harnwege wandernde Fremdstoffe sie zur Folge haben. Es müssen also Art, Zusammensetzung und Menge der neuzeitlichen Futtermittel überprüft werden, deren auf frühzeitige Schlachtreife abzielende Planungen vielleicht schon Fehlerquellen enthalten könnten. Andererseits ist an eine Unterbilanz lebensnotwendiger Naturalstoffe in den Futtermitteln zu denken. Über die Zeitdauer des pathologischen Prozesses läßt sich wenig sagen, denn Ursache und Wirkung können individuell und zeitlich sehr differieren (perakut bis chronisch). Bei einmaliger kurzfristiger, aber sehr heftiger Reizwirkung auf chemisch-toxischer Basis wird das gesamte intertubuläre Bindegewebssytem beider Nieren bis fast zur totalen Degeneration geschädigt. Als Ursache können auch Versickerungen von Kfz-Kraftstoffen und Schädlingsbekämpfungsmitteln im Auslaufgebiet von Schweineherden in Frage kommen, wobei der Mangel an erfahrenem Pflegepersonal zusätzlich eine Rolle spielt. Auch an Allergien ist in gewissen Fällen zu denken. Weitere Beobachtungen und Forschungen sind zur Klärung notwendig. W. Mathieu. 2790.

Nordstoga, Knut; Oslo, Norges Veterinaerhøgskole, Inst. for Pathol. Purinholdige nyrekonkrementer hos to sauer. **(Purinhaltige Nierenkonkremente bei zwei Schafen.)** Nord. Veterinärmed. **14** (1962) Nr. 4. S. 280–285. — 4 Abb., 11 Lit.
Die Nierenoberfläche zeigte nadelstichgroße, hellere Flecken, die Schnittfläche kleine, dreieckige, mit helleren Streifen versehene Felder, mit spitzem

Winkel zum Zentrum gerichtet. Histologische Kennzeichen waren Kapselfibrose in den Glomeruli, herdförmige chronische interstitielle Nephritis mit Infiltration polymorphkerniger Leukocyten, eosinophiler Granulocyten und von Rundzellen, Degeneration des Tubulusepithels. Im Nierenbecken fanden sich Konkremente, deren Analyse 38 μg/g Guanin, 46 μg/g Adenin und 51 μg/g Hypoxantin sowie Spuren von Xantin ergab. Die Bildung der Purinkörper dürfte nach Ansicht des Vf. auf einen Enzymdefekt unbekannter Art zurückzuführen sein. Eine Übersicht über die Störungen des Purinstoffwechsels schließt den Artikel ab. E. Lehnert. 2790.

Jensen, Rue, Flint, J. C., Brown, W. W. und Collier, J. R.; Fort Collins, Colorado State Univ., Coll. of Veterin. Med., Agric. Exp. Stat. Arteriosclerosis and phlebosclerosis in testes of sheep. **(Arteriosklerose und Phlebosklerose in den Hoden von Schafböcken.)** Amer. J. veterin. Res. **23** (1962) Nr. 94. S. 480–488. — 16 Abb., 5 Tab., 17 Lit.
Es wurden 154 Hoden von 78 Schafböcken auf Abnormitäten untersucht. Von diesen wurde bei 76 (= 49%) intimale Arteriosklerose und bei 71 (= 46%) intimale Phlebosklerose gefunden. Die statistischen Auswertungen ergaben, daß Arterio- und Phlebosklerose unabhängig voneinander auftreten, daß Arteriosklerose im Gegensatz zur Phlebosklerose meist beidseitig beobachtet wird und daß das Vorkommen von Arterio- und Phlebosklerose unabhängig vom Alter der Tiere ist. J. Martin. 2795.

Biborski, Józef und Głód, Władysław; Kraków, Wyższa Szkoła Rolnicza. Zmiany histologiczne zachodzące pod działaniem hormonów rujotwórczych naturalnych i sztucznych oraz progesteronu w nabłonku trżonu, szyjki i rogów macicy kastrowanych jałówek. **(Histologische Veränderungen im Epithel von Gebärmutterkörper, -hals und -hörnern unter dem Einfluß der natürlichen und künstlichen Oestrogen- sowie Progesteronwirkung.)** Zeszyty problemowe postępów Nauk rolniczych **1961** Nr. 31. S. 25–31. — 4 Abb., 6 Lit. Zus. in Russ., Engl.
Es wurde ein Versuch an 17 kastrierten Färsen durchgeführt. Den in einzelnen Versuchsgruppen sich befindenden Tieren wurden folgende Präparate i.m. injiziert: Gruppe 1 zweimal je 50000 IE Oestradiol; Gruppe 2 zweimal 100000 IE Oestron; Gruppe 3 zweimal je 20 mg Diaethylstilboestrol und Gruppe 4 zweimal je 10 mg Diaethylstilboestrol + viermal je 40 mg Progesteron. Nach der Tötung der Tiere wurden die Geschlechtsorgane in der Längsebene aufgeschnitten, danach in Formalin fixiert und von den einzelnen Organabschnitten mikroskopische Präparate vorbereitet. Die höchsten Gebärmutterhalsschleimhautfalten wurden nach Progesterongaben, die niedrigsten nach kleinen Diaethylstilboestroldosen beobachtet. Die höchsten Sekundärfalten wurden nach großen Diaethylstilboestrolgaben und das höchste Epithel gleichfalls nach größeren Gaben desselben Präparates festgestellt. Die höchsten Gebärmutterwarzen können in den Uterushörnern nach der Oestron- und Progesteronverabfolgung (6–7 mm) beobachtet werden. Das höchste Epithel (40 μ) tritt auf ihrer Oberfläche ebenfalls nach Oestron- und das niedrigste nach Oestradiolinjektionen auf. Das umfangreichste Drüsenlumen wird nach großen Diaethylstilboestrol- (45 μ) und Oestradiolgaben (40 μ), das engste nach kleinen Diaethylstilboestroldosen (10–12 μ) und auch nach Oestron festgestellt. Die Scheide zeigte eine größere Empfindlichkeit gegenüber den verabfolgten Präparaten. W. Radomiński. 2800.

Neumann, Friedmund. **Entzündlich und nichtentzündlich bedingte Stenosen und Obliterationen der ausführenden Milchgänge und Zisterne in der Milchdrüse des Rindes.** Diss. Univ. Berlin-Dahlem, Veterinärmed. Fak., Inst. für Veterin-. Pathol. **1961** 68 S. — 8 Abb., 5 Tab., 90 Lit.

Bei Jungkühen treten verhältnismäßig häufig bereits zu Beginn der ersten Laktation in einem oder mehreren Vierteln Verlegungen der Milchausführungsgänge und der Zisterne auf. Besonders nach Pyogenesmastitiden werden bei vielen jüngeren und älteren Kühen Einengungen und Verlegungen des Milchsammelraumes ermittelt. Zur Klärung der Frage nach einer möglicherweise erblichen Veranlagung hat Vf. 60 Euterviertel von **41** in der beschriebenen Weise betroffenen Kühen untersucht. In **46** Vierteln (76,7%) waren Verengungen oder Verlegungen der Milchgänge und der Zisterne durch proliferative Entzündung entstanden, und zwar ohne Rücksicht darauf, ob es sich erst um die erste oder schon um eine spätere Laktation handelte. Die Ursachen proliferativer Entzündungen sind zumeist Infektionen mit *C. pyogenes* oder Mischinfektionen, seltener Streptokokkeninfektionen. In 7 Vierteln ist die Stenose bzw. Obliteration der Zitzenzisterne auf eine übermäßige Bildung von verhornendem Plattenepithel und in **4** weiteren Fällen auf ein chronisches Ödem der Zitzenwand zurückzuführen. Nur in 3 Vierteln werden Scheidewandbildung und Obliteration in der Zisterne auf kongenitale Entwicklungsstörungen und sekundär hinzugetretene Entzündung zurückgeführt.

E. Wiesner. 2805.

Newberne, Paul M. und Hare, William V.; Auburn, Univ., Dep. of Animal Sci., Lab. of Nutrit. Pathol. Axon dystrophy in clinically normal dogs. **(Achsenzylinderdystrophie bei klinisch normalen Hunden.)** Amer. J. veterin. Res. **23** (1962) Nr. 94. S. 403–411., – 10 Abb., 1 Tab., 21 Lit.

Bei zahlreichen, sowohl gemischt- als auch reinrassigen Hunden wurden bei histologischer Untersuchung ungewöhnliche, cystenähnliche Strukturen in verschiedenen Gehirnteilen, am häufigsten jedoch im Großhirnweiß, beobachtet. Diese Tiere hatten keinerlei klinische Erscheinungen gezeigt. In mit Hämatoxylin-Eosin gefärbten Gewebsschnitten waren die Cysten (5 bis 50 μ im Durchmesser) scharf umschrieben. In Spezialfärbungen zeigte es sich, daß es sich dabei um degenerierte Achsenzylinder handelt. Zur Vermeidung von Fehldeutungen sollte dies bei Hunden als Versuchstieren beachtet werden.

J. Martin. 2826.

Schilling, E.; Mariensee/Trenthorst, Max-Planck-Inst. für Tierzucht und Tierernähr. **Die Auswirkungen einer mehrjährigen Eiweißüberfütterung auf den Bau der Rinderniere.** Zbl. Veterinärmed. **9** (1962) Nr. 3. S. 282–296. – 2 Abb., 42 Lit.

Bei 13 Versuchskühen, die über eine längere Versuchsdauer (ca. 3½ Jahre) hohe Eiweißmengen bekamen, fiel schon makroskopisch nach der Schlachtung eine enorme Vergrößerung der Nieren auf (durchschnittlich 3,05‰ des Gesamtkörpergewichtes = Zunahme um etwa 23%). Diese Vergrößerung beruht auf einer Hypertrophie des Gesamtorgans bei gleichzeitiger Volumenvergrößerung der Nierenkörperchen und Harnkanälchen, die als Ausdruck einer verstärkten Nierentätigkeit gewertet werden (reine Arbeitshypertrophie). Schädigungen an den Epithelien, die auf die langandauernde Eiweißüberfütterung zurückzuführen wären, konnten dagegen nicht gefunden werden.

J. Martin. 3045.

Gütte, J. O. und Fiegenbaum, G.; Göttingen, Univ., Inst. für Tierphysiol. und Tierernähr. **Der Einfluß von „Verdauungsstörungen" auf den N-Umsatz bei früh abgesetzten Ferkeln.** Z. Tierphysiol., Tierernähr. Futtermittelkunde **17** (1962) Nr. 1. S. 1–7. – 3 Tab., 20 Lit.

An Ferkeln (veredeltes Landschwein), die im Alter von 5–11 Tagen abgesetzt wurden, werden N-Umsatzversuche nach Verfütterung von verschiedenen Milchersatzmischungen, die z. T. Verdauungsstörungen verursachten, durchgeführt. Bei Ferkeln, die auf die Milchersatzmischungen mit Durchfall reagierten, wird eine verminderte Futteraufnahme, ein niedriger N-Ansatz und eine Herabsetzung der Verwertung des verdauten N infolge größerer N-Verluste mit dem Harn beobachtet. Die Ergebnisse werden im Zusammenhang mit der Möglichkeit von Wachstumsdepressionen durch mikrobielle Stoffwechselprodukte des Intestinaltraktes diskutiert. H.-A. Ketz. 3090.

Haude, W., Goetze, E. und Malberg, K.; Jena, Friedrich-Schiller-Univ., Inst. für Pathol. Physiol. **Postoperative Veränderungen im Lipoidgehalt von Leber, Placenten und Embryonen normaler, alloxandiabetischer und mit Insulin behandelter Ratten.** Acta biol. med. german. [Berlin] **9** (1962) Nr. 1. S. 49–61. – 4 Abb., 3 Tab., 40 Lit. Zus. in Russ., Engl.

Durch zweizeitige operative Entnahme von Leber und Uterushörnern bei normalen (Gruppe I), alloxandiabetischen (Gruppe II) und mit Insulin behandelten (Gruppe III) trächtigen Ratten im Abstand von 6 bzw. 48 Std. wurde der Einfluß der Operationstraumen auf den Gehalt an Gesamtfettsäuren, Lipoidphosphor und Cholesterin in der Leber, der Placenta und in den Feten untersucht. Zur Erzeugung des Diabetes wurden 140 mg Alloxanmonohydrat/kg Kgw. injiziert. Zur Ermittlung des Insulineinflusses wurden am Ende der ersten operativen Probeentnahme 75 IE Alt-Insulin/kg Kgw. s.c. appliziert. Die Untersuchung der ersten Proben ergab, daß der Gesamtfettsäuregehalt der Placenten und Embryonen alloxandiabetischer Tiere größer ist als der der Normaltiere, während im Phosphatid- und Cholesteringehalt keine Unterschiede bei den verschiedenen Tiergruppen auftraten. Bei Entnahme der 2. Probe (6 bzw. 48 Std. nach der 1. Probeentnahme) wurde bei der Gruppe I ein deutlicher Anstieg des Gehaltes an Lipoidfraktionen festgestellt. Bei den Gruppen II und III ist der Anstieg an Gesamtfettsäuren geringer, nicht aber der Anstieg der Phosphatide und des Cholesterins. W. Laue. 3120.

Müller-Mohnssen, H.; Homburg/Saar, Univ., Physiol. Inst. **Morphologie und Funktion des Ranvierschen Schnürrings bei elektrischem Stromfluß.** Anatom. Anz. **109** (1960/61) Erg.-Bd. Verh. 1. europ. anatom. Kongr. Straßburg S. 739–744. – 4 Abb.

Es werden die Fragen untersucht, bis zu welchem Grade die morphologische Beschaffenheit eines Schnürringes verändert werden kann, bevor seine Funktion aussetzt, und welche morphologischen Veränderungen die durch Elektrotonus hervorgerufenen Funktionsänderungen begleiten. Die „spontane" Zerstörung des Schnürrings kann in 2 typischen Formen ablaufen. Die häufigste besteht im Überfließen des Myelins über die Knotenbrücke hinweg in das benachbarte Internodium. Die zweite Form der Zerstörung beginnt mit dem Zurückweichen des Myelins zunächst aus den Markkegeln, dann aus den Segmentenden. Funktionell geschädigte Nervenfasern, die keine oder nur noch stark verzerrte Aktionspotentiale (AP) abgeben, können durch einen Anelektrotonus in nahezu normal funktionierende Nervenfasern zurückverwandelt werden. Am Beipsiel eines spontan durch Überfließen des Myelins zerstörten Schnürrings wurde folgendes beobachtet: ein einseitig am überfließenden Internodium angelegter Anelektrotonus bewirkt neben der Normalisierung des AP eine Rückwanderung des Myelins und eine Wiederherstellung des normalen mikroskopischen Bildes. R. Berg. 3145.

Emmelin, N.; Lund, Sweden, Univ., Inst. of Physiol. Submaxillary and sublingual secretion in cats during degeneration of post-ganglionic parasympathetic fibres. **(Die submaxillare und sublinguale Sekretion bei Katzen während der Degeneration von postganglionären parasympathischen Fasern.)** J. Physiol. [London] **162** (1962) Nr. 2. S. 270–281. – 7 Abb., 17 Lit.

14–16 Std. nach der Durchtrennung der Chorda tympani längs der Speichelgänge kommt es bei narkotisierten Katzen zu charakteristischen Veränderungen der Speichelsekretion der Glandula submaxillaris und sublingualis. Die herabgesetzte Speichelsekretion wird durch Eserin angeregt und durch parasympathicolytische Substanzen gehemmt. H.-A. Ketz. 3145.

Coats, D. A. und Emmelin, N.; Lund, Sweden, Univ., Inst. of Physiol. The short-term effects of sympathetic ganglionectomy on the cat's salivary secretion. **(Die Kurzzeiteffekte der sympathischen Ganglionektomie auf die Speichelsekretion der Katze.)** J. Physiol. [London] **162** (1962) Nr. 2. S. 282 bis 288. – 4 Abb., 7 Lit.
Bei insgesamt 20 Katzen wird die Speichelsekretion der Glandula submaxillaris 42–50 Stunden nach der Entfernung des oberen Halsganglions untersucht. Gleichzeitig wurden die Drüsenzellen durch tägliche Behandlung mit parasympathicolytischen Substanzen sensibilisiert. In den meisten Fällen kommt es zu einer Verringerung der Speichelsekretion sowohl der Glandula submaxillaris als auch der Glandula sublingualis. Durch Dosen von 0,2–0,0 μg Adrenalin pro kg Kgw. läßt sich die Speichelsekretion nach der Entfernung des oberen Halsganglions in einigen Fällen provozieren. Die nach Ganglionektomie beobachtete Speichelsekretion tritt nur in bestimmten Intervallen auf. Eine Adrenalektomie hat keinen Einfluß auf die so veränderte Speichelsekretion.
H.-A. Ketz. 3145.

Hirsch, H. und Müller, H. A.; Köln, Univ., Inst. für Normale und Pathol. Physiol.; Würzburg, Univ., Pathol. Inst. **Funktionelle und histologische Veränderungen des Kaninchengehirns nach kompletter Gehirnischämie.** Pflügers Arch. ges. Physiol. Menschen Tiere **275** (1962) Nr. 3. S. 277–291. – 3 Abb., 1 Tab., 16 Lit. Zus. in Engl.
An 37 Kaninchen wurde durch Anlegen einer Halsmanschette eine komplette Gehirnischämie erzeugt. Es wurde die Zeit bestimmt, nach der eine komplette Wiederbelebung, d. h. eine Wiederbelebung ohne Schädigung oder Veränderungen von Nervenzellen noch möglich war. Hierzu wurden physiologische Untersuchungen, die sich auf neurologische Veränderungen erstreckten, und histologische Untersuchungen nach Tötung der Tiere zwischen 4–19 Tagen nach dem Versuch vorgenommen. Bei 11 Tieren waren trotz Fehlens erkennbarer neurologischer Schäden histologische Veränderungen vorhanden (inkomplette Wiederbelebung). Die Schäden erstreckten sich auf die graue Substanz von Kleinhirn, Großhirn und Ammonshorn und bestanden je nach Schwere des Schadens in homogenisierten Nervenzellen und verschieden starkem Nervenzellausfall teils mit Gliazellvermehrung. Das Ammonshorn war nur betroffen bei starker Schädigung des Großhirns. Bei geringer und mittelgradiger Schädigung im Großhirn waren die Veränderungen im Kleinhirn oftmals stärker. Eine komplette Wiederbelebung konnte unter günstigen Bedingungen nach einer 8–10 min langen kompletten Gehirnischämie bei 37 °C erreicht werden; mit Temperaturabfall bis 25 °C stieg die Zeit kontinuierlich bis 40 min an. W. Seffner. 3145.

Fabre, M. und Marescaux, J.; Strasbourg, Fac. de Méd., Inst. d' Histol. Cellules thyreostimulantes et fonction thyreostimulante de l'hypophyse du cobaye thyroidectomisé. **(Thyreostimulante Zellen und thyreostimulante Funktion der Hypophyse thyroidektomierter Meerschweinchen.)** Anatom. Anz. **109** (1960/61) Erg.-Bd. Verh. 1. europ. anatom. Kongr. Straßburg S. 768–773. – 2 Tab., 32 Lit.
Die Thyroidektomie, die eine bedeutende Vergrößerung der Zahl und der Größe der Aldehyd-Fuchsin-Gomori-Zellen (AFG +) der Pars distalis des Meerschweinchens nach sich zieht, ruft keine Hyperexkretion des Thyreostimulins hervor, wie es Vff. nach Verabreichung dieses Hormons im Serum und im Urin beobachten konnten. Weiter scheint der Inhalt der AFG+ keine aktive Form des Thyreostimulins zu sein, wie es die Versuche mit Injektionen von Hypophysenbrei thyroidektomierter Meerschweinchen ergeben.
R. Berg. 3150.

VII. BAKTERIOLOGIE, HYGIENE

Sinclair, N. A. und Stokes, J. L.; Pullman, Washington State Univ., Dep. of Bacteriol. & Public Health. Factors which control maximal growth of bacteria. **(Faktoren, welche das maximale Wachstum der Bakterien kontrollieren.)** J. Bacteriol. **83** (1962) Nr. 5. S. 1147–1154. — 4 Abb., 6 Tab., 19 Lit.

In einem chemisch definierten Medium, welches 1% Glukose und 0,1% $(NH_4)_2SO_4$ enthielt, wurde das Wachstum von *Pseudomonas fluorescens* untersucht. Nach etwa 2 Tagen war das maximale Wachstum eingetreten und endete, wenn 98% der Glukose und 96% des Ammoniumsulfats verbraucht waren, d. h. wenn die C-, Energie- und N-Quellen erschöpft waren, die also den begrenzenden Faktor darstellen. Eine erneute Zugabe von Glukose und Ammonsulfat bedingte ein Wachstum, welches dem der Originalkultur entsprach. Dieser Prozeß kann mehrmals mit dem gleichen Resultat wiederholt werden. Eine Hemmung des Wachstums tritt erst wieder ein, wenn eine Verminderung des Mineralgehaltes (besonders an P, Mg, K und Fe) als begrenzender Faktor eintritt. Bei einer Erhöhung der Nährstoffkomponenten auf 3% Glukose bzw. 0,3% $(NH_4)_2SO_4$ begrenzt der O_2-Mangel sowie die Verminderung des pH-Wertes das Wachstum, bevor alle Nährstoffquellen erschöpft sind. Gleiche Resultate wurden mit *Escherichia coli* erhalten. Es konnten also keine spezifischen Auto-Inhibitoren, weder in einem chemisch definierten noch in einem komplexen N-Medium nachgewiesen werden, die das Wachstum der Zellen begrenzen. Erfolgten jedoch mehrere Wachstumszyklen unter aëroben und anschließend ein Wachstumszyklus unter anaëroben Bedingungen, konnte eine Anhäufung von Hemmstoffen, wahrscheinlich von organischen Säuren, festgestellt werden, die das Wachstum begrenzen. E. Grün. 3370.

Podliachouk, L. und Hesselholt, M.; Paris, Inst. Pasteur, Centre d'Étude des Groupes Sanguins des Animaux; Copenhague, École Vétérin., Dép. de Physiol., Endocrinol. et Groupes Sanguins. Présence, dans le sérum d'animaux appartenant à différentes espèces, d'hétéroagglutinines spécifiques des antigènes érythrocytaires des chevaux. **(Die Anwesenheit von für erythrocytäre Antigene der Pferde spezifischen Heteroagglutininen im Serum von zu verschiedenen Arten gehörenden Tieren.)** Ann. Inst. Pasteur **102** (1962) Nr. 6. S. 742 bis 748. — 1 Tab., 10 Lit. Zus. in Engl.

Zahlreiche Forscher haben schon im Serum verschiedener Tierarten spezifische Antikörper für die erythrocytären Antigene A und B des Menschen aufgezeigt. Anderseits fand Podliachouk in Serum von Menschen zu 50% spezifische Heteroagglutinine (HA) für die erythrocytären Faktoren A und C des Pferdes. Da die zur Feststellung der Blutgruppen der Pferde benötigten Isoagglutinine bei den Pferden selten sind (nur zu 10% bei den untersuchten Pferden) und die Isoimmunisation sehr schwierig ist, erschien eine Untersuchung der bei anderen Tierarten vorhandenen, eventuell verwendbaren HA angezeigt. Es wurde HA, spezifisch für die Antigene A, C, D und I des Pferdes bei folgenden Tieren gesucht und gefunden. Von 15 Rindern zeigten 7 einen Titer 1 : 4 gegen Antigen A und von 71 Rindern 69 einen Titer 1 : 128 gegen Antigen C. Schafseren, Ziegenseren und Schweineseren sind reich an HA für die Antigene A, C und D des Pferdes. Bei weiter untersuchten Hunden, Katzen, Enten, Hühnern, Puten, Kaninchen, Meerschweinchen, Ratten und Thunfischen wurden keine oder nur HA mit zu niedrigem Titer gefunden. Bei frischen und bei immunisierten Tieren war kein bemerkenswerter Unterschied in Titer und Häufigkeit der HA festzustellen. Vff. glauben nicht an eine Herkunft der natürlichen, ohne Immunisierung entstandenen HA aus einer Sensibilisierung aus der Darmflora. Sie vermuten eine Immunisierung durch noch nicht bestimmte Antigene, die eine antigenische Gemeinsamkeit mit bestimmten Blutkörperchenfaktoren des Pferdes besitzen. Vff. wollen in Zukunft zur

Gewinnung von Testseren zur Blutgruppenbestimmung des Pferdes weniger kostspielige Tiere als das Pferd heranziehen. So sind die HA für Antigen A des Pferdes im Serum von Ziegen, Schweinen und Enten, für das Antigen C bei Rindern und Ziegen, für das Antigen D bei Schweinen, für Antigen I bei Kaninchen mit gutem Titer zu finden. K. Preißler. 3400.

Podliachouk, L.; Paris, Inst. Pasteur, Centre d'Étude des Groupes Sanguins des Animaux. Les facteurs sériques Gm (a), Gm (b), Gm (x) et Gm-like dans le sérum d'animaux de différentes espèces. **(Die Serum-Faktoren Gm [a], Gm [b], Gm [x] und Gm-like im Serum von Tieren verschiedener Arten.)** Ann. Inst. Pasteur **102** (1962) Nr. 6. S. 759–762. — 1 Tab., 7 Lit. Zus. in Engl.
1956 entdeckten Grubb und Laurell im Serum des Menschen einen genetisch festgelegten Faktor, genannt Gm (a). Danach wurden im Serum des Menschen noch andere solche Faktoren wie Gm (b), Gm (x), Gm-like, Gm (r), Gm (Dresden) und In (V) von verschiedenen Autoren aufgezeigt. Vf. hat seine und anderer Autoren (Boyer und Young, Fudenberg und Kunkel) Bemühungen fortgesetzt, im Serum verschiedener Tiere auch die Faktoren Gm (b), Gm (x) und Gm-like zu suchen. Vor der Untersuchung des Serums der Tiere wurden die Anti-Mensch-Heterohämagglutinine mittels Absorption durch menschliche rote Blutkörperchen entfernt. Im Serum von 26 Rindern, 20 Pferden, 20 Eseln, 20 Schafen, 21 Ziegen, 20 Schweinen, 20 Hunden, 15 Katzen, 20 Hühnern, 20 Enten, 20 Meerschweinchen, 20 Ratten, 19 Mäusen und 11 Fischen konnte keiner der 4 Serumfaktoren der menschlichen Gammaglobuline mit einem mit der angewandten Technik feststellbaren Titer ermittelt werden. Nur bei Kaninchen und Affen wurden feststellbare Werte gefunden. Das Serum von Kaninchen zeigte sich Gm (b−) und Gm (like−), 7 von 25 hemmten schwach Anti-Gm (a) und Anti-Gm (X). Das Serum aller Affen zeigte sich Gm-like (+) und Gm (b−). Die 26 untersuchten Affen waren alle Gm-like (+). Beim Menschen hat man bis jetzt den Faktor Gm-like nur bei verschiedenen schwarzen Völkern mit wechselnder Häufigkeit gefunden, bei Völkern gelber oder weißer Rasse noch nicht. K. Preißler. 3400.

Pérez, Jean-Jacques, Sergent, Cécile und Péroux, France; Paris, Inst. Pasteur. Sur la nature de la spécificité antigénique du sérum de cheval traité par le formol et la chaleur. **(Über die Art der Antigenspezifität von formalin- und wärmebehandeltem Pferdeserum.)** C.R. hebd. Séances Acad. Sci. **254** (1962) Nr. 13. S. 2465–2467. — 4 Tab., 6 Lit.
Gleich behandeltes Rinderplasma zeigte bei früheren Versuchen in der quantitativen Präzipitation (q. P.) nach Heidelberger und in der Immunelektrophorese (E) eine veränderte Antigenspezifität (A). Die E. zeigte, daß die Albumine und Globuline durch relativ homogene Makromoleküle mit unterschiedlicher Wanderungsgeschwindigkeit ersetzt worden sind. Unter ähnlichen Bedingungen wurden Untersuchungen mit despezifiziertem Serum (desp. S.) und formolisierten, hitzebehandelten Albuminen (f.h.A.) vom Pferd durchgeführt. Die Untersuchungen ergaben, daß das f.h.A. wesentlicher Bestandteil des desp. S. ist und seine Eigenschaften mit zunehmender Erwärmung abnehmen. Somit wird eine neue Spezifität wirksam. W. Boden. 3430.

Ruckli, A.; Basel, Univ., Hyg.-Inst. **Subcutane Anwendung des Freundschen Adjuvans bei Kaninchen zur Gewinnung von Antikörpern gegen verschiedene Antigene.** Pathol. Microbiol. [Basel] **25** (1962) Nr. 3. S. 257–282. — 4 Abb., 78 Lit. Zus. in Engl., Franz.
Die Problematik und Technik der Anwendung des inkompletten und kompletten Freundschen Adjuvans (F. A.) wird eingehend besprochen, da nahezu alle einschlägige Literatur berücksichtigt wird. Vf. arbeitete mit komplettem F. A. der Difco-Laboratorien Detroit und verwendet als Antigen Protoplasten,

Cytoplasma und isolierte Zellwände von Bacillus M, einer Varietät des *Bac. megatherium*. Am Kaninchen sollte nachgewiesen werden, ob mit F. A. durch s.c. Injektion mit weniger Antigen im Vergleich zur i.v. adjuvansfreien Immunisierung höhere Antikörperwerte zu erzielen sind. Als Vergleichsantigen wird aktives und inaktives Pferdeserum sowie aktives Menschenserum verwendet. Die Untersuchungen mit den Komponenten des *Bac. M.* sind ohne großen Erfolg abgeschlossen worden, während die besten und praktisch verwertbaren Adjuvansresultate mit Menschen-, besonders aber mit Pferdeserum erzielt werden konnten. 2 s.c. Injektionen im Abstand von 10 bis 24 Tg. brachten schnell und maximal hohe Titer, die konstant bis zur 17. Beobachtungswoche nachzuweisen waren. Die verwendete Antigenmenge lag 3–4mal niedriger als bei intravenösen Injektionen. — Protoplasma und isolierte Zellwände wirkten eindeutig besser bei adjuvansfreier i. v.-Immunisierung. Zur Adjuvansmethode eignen sich Zellwände besser als die anderen Komponenten. — Bei allen Untersuchungen konnte keine sinnfällige Übereinstimmung zwischen Antikörperbildung und Granulombildung nachgewiesen werden. Einzelheiten siehe Original. W. Boden. 3430.

Winter, H., Diefenbach, H., Strauch, D. und Stender, H.-St.; Gießen, Justus-Liebig-Univ., Med. und Nervenklin.; Veterinärhyg. und Tierseucheninst.; Marburg, Philipps-Univ., Strahlenklin. **Die Beeinflussung der Antikörperbildung durch Cortison oder Prednisolon. 1. Mitt. Der Einfluß einer vor der Sensibilisierung abgeschlossenen Hormonbehandlung.** Z. Immunitätsforsch. exp. Therap. **123** (1962) Nr. 2. S. 105–121. — 1 Abb., 1 Tab. Zus. in Russ., Engl., Franz., Span.

Werden weiße Ratten vor der einmaligen Sensibilisierung mit Zellen von *Br. melitensis* mit Glukocorticoiden i.m. behandelt, kann es zu einer Förderung, einer fehlenden Beeinflussung oder zu einer Verzögerung der Antikörperbildung kommen. Die Versuchsergebnisse deuten darauf hin, daß die Antigenmenge und die Hormon-Einzeldosis keine ausschlaggebende Bedeutung für die unterschiedliche Beeinflussung der Antikörperbildung haben. Dagegen scheinen entscheidend der Zeitabstand zwischen dem Tag der letzten Hormoninjektion und dem Tag der Antigeninjektion sowie die Höhe der Hormon-Gesamtdosis zu sein. Stärkste Stimulierung der Antikörperbildung trat dann auf, wenn dieses Zeitintervall 2 oder 3 Tage betrug. Cytologische Untersuchungen der regionären Lymphknoten und der Milz der Versuchstiere, einschließlich biochemischer Bestimmung der Nucleinsäuren, ließen erkennen, daß die Beeinflußbarkeit der Antikörperbildung vom Ausmaß der durch die injizierten Glukocorticoide bedingten Schädigung des lymphoreticulären Gewebes abhängt. Die erhaltenen cytologischen Befunde werden eingehend beschrieben. G. Scheibner. 3430.

Diefenbach, H., Winter, H., Stender, H.-St. und Strauch, D.; Gießen, Justus-Liebig-Univ., Med. und Nervenklin.; Veterinärhyg. und Tierseucheninst.; Marburg, Philipps-Univ., Strahlenklin. **Die Beeinflussung der Antikörperbildung durch Cortison oder Prednisolon. 2. Mitt. Der Einfluß einer über den Zeitpunkt der Sensibilisierung hinaus fortgeführten Hormonbehandlung.** Z. Immunitätsforsch. exp. Therap. **123** (1962) Nr. 2. S. 122–132. — 1 Abb., 1 Tab. Zus. in Russ., Engl., Franz., Span. 1. Mitt. vgl. vorst. Ref.

Eine zwei bis vier Tage vor der einmaligen Sensibilisierung mit Zellen von *Br. melitensis* eingeleitete und einen bis drei Tage über den Zeitpunkt der Sensibilisierung hinaus fortgeführte Behandlung mit Glukocorticoiden kann zu einer signifikanten Steigerung der Antikörperbildung führen, die jedoch nicht so stark ausgeprägt ist wie bei den vor der Sensibilisierung mit Glukocorticoiden behandelten weißen Ratten. Bei Erhöhung der Hormondosis und Behandlung bis zum 3. Tag nach der Sensibilisierung war keine Erhöhung der Antikörperproduktion festzustellen. Die Zuwachsrate der Agglutinine verringerte sich, und der Zeitpunkt des Maximaltiters wurde hinausgezögert. Die cytologischen Untersuchungen am lymphoreticulären Gewebe der Versuchsratten zeigten, daß dem gesteigerten Aktivitätszustand dieses Gewebes zum Zeitpunkt der Antigengabe die Hauptbedeutung für die Steigerung der Antikörperproduktion zukommt. Die im lymphatischen Gewebe gefundenen, aktivierten Reticulumzellen und die aus ihnen hervorgehenden Plasmazellen werden erst durch längere Behandlung mit sehr großen Hormondosen geschädigt, was zu einer Verringerung des Ausmaßes der Agglutininbildung führt.

G. Scheibner. 3430.

Winter, H., Stender, H.-St., Strauch, D. und Diefenbach, H.; Gießen, Justus-Liebig-Univ., Med. und Nervenklin.; Veterinärhyg. und Tierseucheninst.; Marburg, Philipps-Univ., Strahlenklin. **Die Beeinflussung der Antikörperbildung durch Cortison oder Prednisolon. 3. Mitt. Der Einfluß einer nach der Sensibilisierung eingeleiteten Hormonbehandlung.** Z. Immunitätsforsch. exp. Therap. **123** (1962) Nr. 2. S. 133–144. – 1 Abb., 1 Tab., 24 Lit. Zus. in Russ., Engl., Franz., Span. 2. Mitt. vgl. vorst. Ref.

Die Behandlung von weißen Ratten mit Glukocorticoiden erst nach der Sensibilisierung mit Zellen von *Br. melitensis* beeinflußt die Antikörperbildung entweder gar nicht oder, von der Dosis abhängig, nur gering. Die durchgeführten cytologischen Untersuchungen lassen erkennen, daß eine Aktivierung des lymphoiden Reticulums ausbleibt. Es fehlen die schon vor der Antigengabe aktivierten Reticulumzellen, die sofort bei der Plasmacytopoese mitwirken können. Es liegen bei den nachbehandelten Ratten daher die gleichen Bedingungen vor wie bei den nur sensibilisierten Kontrolltieren.

G. Scheibner. 3430.

Roux, J.; Montpellier, Fac. de Méd. Immunisation au moyen de fractions antigéniques. **(Die Immunisierung mit Hilfe von Antigenteilen.)** Ann. Inst. Pasteur **102** (1962) Nr. 6. S. 801–811. – 2 Tab., 20 Lit. Zus. in Engl.

Auch abgetötete Brucellen können immunisieren. Also muß es möglich sein, die immunisierenden Teile aus den Bakterienzellen herauszulösen, die toxische Wirkung und die Agglutininbildung auszuschalten. Abgetötete Brucellen bewirken keine Allergie. Mit der Methode Raynaud und Digeon gewinnt Vf. mit Hydroxylamin einen Extrakt aus vollständigen Bakterien und einen Extrakt nur aus den Zellwänden. Er gewinnt also einen Extrakt aus den Wänden und einen Extrakt aus dem Cytoplasma der Brucellen. An der Dosis letalis minima für Mäuse wird festgestellt, daß die Zellwände von *B. abortus* toxischer sind als das Cytoplasma; bei *B. melitensis* ist das Cytoplasma toxischer als die Zellwände. Die Zellwände von *B. melitensis* könnten zur Immunisierung von Mäusen verwendet werden. Dagegen wurden mit einer Zufügung von einer Vaccine aus lebenden avirulenten Brucellen des Stammes B 112 bessere Resultate erzielt. Die Anwendung der Versuchsergebnisse in der Praxis kann noch nicht vorgeschlagen werden. Es wurde aber festgestellt, daß sich die immunisierende Substanz in den Zellwänden befindet. Die Versuche, die immunogene von der agglutinogenen Substanz zu trennen, sind gescheitert. Weitere Versuche müssen darüber angestellt werden.

K. Preißler. 3430.

Hašek, M.; Prague, Czechoslov. Acad. of Sci., Inst. of Exp. Biol. and Genetics. Quantitative aspects of immunological tolerance. **(Quantitative Aspekte der immunologischen Toleranz.)** Folia biol. [Praha] 8 (1962) Nr. 2. S. 73–83. – 8 Abb. , 22 Lit. Zus. in Russ.

Auf Grund von Ergebnissen früherer Arbeiten sowie der in der voliegenden Arbeit beschriebenen Vergleiche der Immunitätstypen nach Transplantation von homo- und heterologen Zellen bei Küken und bei Haus- und Moschusente wird die Frage erörtert, ob das quantitative Phänomen der immunologischen Toleranz ein Ergebnis der Interaktion von qualitativ verschiedenen Zuständen auf dem Niveau der antikörperbildenden Zellen ist oder ob es sich um Phänomene mit quantitativer Basis auf dem Niveau der Zellen handelt. Es werden Vergleichsergebnisse der teilweisen und totalen Toleranz, ihrer Spezifität und des Hervorrufens der Toleranz bei immunologisch reifen und unreifen Tieren angeführt. Die Toleranz verfolgte man auch mit Hilfe von ^{51}Cr-markierten Erythrocyten. Die Aufklärung des Befundes durch funktionsgemäße und genetische Heterogenität der antikörperbildenden Zellpopulation scheint annehmbarer zu sein, wenn auch bestimmte Phänomene die Möglichkeit nicht ausschließen, daß sie quantitativen Charakter auf subcellularem Niveau haben. F. Nádvorník. 3430.

Mäkelä, O. und Nossal, G. J. V.; Palo Alto, Calif., Stanford Univ., School of Med., Dep. of Genetics. Accelerated breakdown of immunological tolerance following whole body irradiation. **(Auf Ganzkörperbestrahlung folgender, beschleunigter Zusammenbruch der immunologischen Toleranz.)** J. Immunology **88** (1962) Nr. 5. S. 613–620. – 4 Abb., 3 Tab., 21 Lit.

Albinoratten erhielten unmittelbar nach der Geburt und jeweils zweimal wöchentlich acht Wochen lang Mäuseerythrocyten und Rinderserumalbumine i.p. injiziert. Die daraus resultierende immunologische Toleranz war zwar nicht immer vollständig, blieb jedoch konstant, wenn die Antigeninjektionen fortgesetzt wurden. Bei Ratten, die eine Ganzkörperbestrahlung mit insgesamt 550 bis 600 r erhielten, brach die Toleranz in der Regel zusammen. Die Tiere bildeten deutlich nachweisbare Mengen von Antikörpern. Unvorbehandelte Albinoratten, die die gleiche Ganzkörperbestrahlung erhielten und danach wiederholt Mäuseerythrocyten injiziert bekamen, schienen in der Zeit von der 5. bis zur 13. Woche nach der Bestrahlung höhere Agglutinintiter zu haben als unbestrahlte Ratten. Wurde derartigen Ratten jedoch anstelle der Mäuseerythrocyten Rinderserumalbumin in Freunds Adjuvans injiziert, war die Antikörperbildung geringer als bei den nichtbestrahlten Kontrolltieren. G. Scheibner. 3430.

Pritulin, P. I. Ob aėrogennoj immunizacii životnych. **(Zur aerogenen Immunisierung von Tieren.)** Veterinarija, Moskva **38** (1961) Nr. 11. S. 19–23. – 2 Tab.

Viele Untersucher teilten mit, daß zur Ausbildung der Immunität der Applikationsort wichtig sei. Über die Möglichkeit, Impfstoffe auf dem Wege über die Lungen zu applizieren, liegen bisher wenige Veröffentlichungen vor, obwohl gerade diese Art der Impfung wegen ihrer bequemen Handhabung eine große Zukunft haben könnte. Vf. begann 1956 mit der aerogenen Immunisierung verschiedener Tierarten gegen Paratyphus. Er ging dabei von der Tatsache aus, daß die Lungenoberfläche um ein Vielfaches größer ist als die Körperoberfläche und die Oberfläche des Magen-Darm-Kanals. Außerdem gelangt bei der aerogenen Immunisierung immer noch ein Teil der Bakterien in den Magen-Darm-Kanal, auf die Nasenschleimhaut und die Augenbindehaut. Die Versuche wurden mit verschiedenen Salmonellastämmen durchgeführt. Die Infektion der Tiere erfolgte in einer Aerosolkammer. Ein Teil der Versuche wurde auch in Ställen durchgeführt. Die Tiere wurden in verschiedenen Abständen nach der Infektion geschlachtet und bakteriologisch untersucht. Bei der aerogenen Infektion erfolgt die Überschwemmung des Körpers mit Antigenen schneller und intensiver. Es wurden hohe Agglutinationstiter erreicht. Die Immunität trat bereits nach 8–10 Tagen auf und dauerte länger als 10–11 Mon., wobei ihre Intensität besonders hervorgehoben wird. Das Ergebnis der durchgeführten Versuche berechtigt zu dem Vorschlag, diese Methode weiter auszubauen. W. Plaschke. 3430.

Tevosov, A. M. (Tewossow, A. M.); Aserbaidshan. Veterinärmed. Forsch.-Inst. Vlijanie stel'nosti na vyrabotku immuniteta u privitych protiv brucelleza korov. **(Der Einfluß der Trächtigkeit auf die Immunitätsbildung bei gegen Brucellose geimpften Kühen.)** Veterinarija, Moskva **38** (1961) Nr. 11. S. 27–28. – 1 Tab.
Die Mehrzahl der Autoren ist der Meinung, daß eine Vaccinierung der Kühe zu jedem Zeitpunkt der Trächtigkeit unschädlich ist. Jedoch behauptet eine Reihe von ihnen, daß die Ausbildung der Immunität zu dieser Zeit leide. Vf. machte an einer Reihe trächtiger und nichtträchtiger Kühe Versuche. Die Tiere wurden auf Trächtigkeit untersucht und anschließend in der üblichen Weise mit dem Stamm 19 geimpft. Ein Teil der Tiere wurde erst nach der Vaccinierung gedeckt. 5–24 Mon. nach der Impfung wurden die Tiere durch Verbringen eines virulenten Stammes auf die Conjunctiven infiziert. Nach 30–40 Tagen erfolgt die Tötung und sorgfältige bakteriologische Untersuchung der Organe. Auf Grund der Ergebnisse seiner Untersuchungen kommt Vf. zu dem Schluß, daß die Immunitätsbildung während der Trächtigkeit nicht gestört ist und daß eine Vaccinierung zu jeder Zeit der Trächtigkeit möglich ist. Seine Erfahrungen wurden durch epizootiologische Beobachtungen in 53 Wirtschaften mit 43937 Rindern bestätigt. W. Plaschke. 3430.

Šterzl, J., Kostka, J. und Lanc, A.; Praha, Czechoslov. Acad. of Sci., Inst. of Microbiol., Dep. of Immunol. Development of bactericidal properties against gram-negative organisms in the serum of young animals. **(Entwicklung der bakteriziden Wirkung von Properdin gegen gramnegative Organismen im Serum der Jungtiere.)** Folia Microbiol. [Praha] **7** (1962) Nr. 3. S. 162–174. – 9 Abb., 2 Tab., 69 Lit. Zus. in Russ.
Es wurde die baktericide Aktivität des Serums von Ferkeln, die ohne Muttermilch und unter sterilen Bedingungen gefüttert wurden, untersucht. Diese Seren, die das Komplement enthalten und keine Spur von Antikörpern aufweisen, besitzen keine baktericide Wirkung gegen *Echerichia coli* und Salmonellen in der S-Phase. Die Seren steriler Ferkel, die mit dem gegebenen Typus von *Echerichia coli* künstlich infiziert wurden, wiesen im Laufe von 4–7 Tagen nach der Applikation baktericide Wirkung auf. Diese Wirkung war spezifisch für Stämme, mit denen die Ferkel infiziert waren. Bakterien von abweichendem antigenen Charakter waren gegen die Seren dieser Tiere nur nach Beigabe eines kleinen Quantums von spezifischen Antikörpern empfindlich. Stämme, die mit keinem kompletten Antigensystem ausgestattet waren (in der R-Phase) waren gegen Seren neugeborener Tiere empfindlich, die nur das Komplement und keine Antikörper enthielten. Die Ergebnisse zeigen, daß das Komplement die Bakterien der R-Phase direkt beeinflußt. Es wird die Ansicht erörtert, das Properdin-System sei mit der baktericiden Funktion der Antikörper und des Komplementes identisch, und es scheint, daß diese Ansicht durch die obenangeführten Angaben unterstützt werde. F. Nádvorník. 3430.

Tereszczuk, Stanisław; Puławy, Inst. Weteryn. Szczepionki przeciw pasterelozie świń i bydła. **(Schweinepasteurellose- und Rinderpasteurellosevaccinen.)** Zeszyty problemowe postępów Nauk rolniczych **1961** Nr. 33. S. 49–58. – 30 Lit. Zus. in Russ., Engl.
Zur Produktion der Schweinepasteurellose- und Rinderpasteurellosevaccinen wurden ausnahmslos solche Bakterienstämme benutzt, die sich Xylose-positiv und Arabinose-negativ erwiesen, eine hohe Virulenz für weiße Mäuse und unbeträchtliche Virulenz für Tauben besaßen sowie immunologisch mit der Mehrzahl der aus diesen Tieren isolierten Stämme übereinstimmten. Die genannten Vaccinen bestehen aus gleichen Teilen einer 4stündigen und 10tägig durchgelüfteten Bouillonkultur, der besonders gewählten S-Phase der Pasteurellastämme. Diese Stämme wurden vor dem Gebrauch auf ihre Immunisationsfähigkeit an Laboratoriumstieren geprüft. Die Vaccine-

konzentration beträgt ca. 4 Mill. Bakterienzellen pro 1 ml. Die Vaccine wird mit 0,2%igem Formalinzusatz inaktiviert und besitzt in ihrer Zusammensetzung 30% Aluminhydroxyd. Die Praxisvaccinationen wurden an 3000 Schweinen und an einigen hundert Kühen durchgeführt. Die Vaccination wurde ausnahmslos in solchen Bezirken angewandt, in denen Pasteurellose stationär auftrat. Die Vaccine erwies sich in Dosen von 5–10 ml für Schweine und zweimal 10 ml für Rinder als völlig unschädlich; sie kann in pasteurellosefreien und auch in den mit dieser Seuche befallenen Gehöften angewandt werden. Die geimpften Tiere scheinen eine genügende, einige Monate sich erhaltende Immunität gegen natürliche Infektion zu besitzen. Im Laufe von 3–4-monatiger Beobachtung wurden in den Gehöften, in denen die Vaccine angewandt wurde, keine Pasteurellosefälle festgestellt. Die Vaccineanwendung in verseuchten Gehöften und Bezirken verursacht eine schnellere Seuchentilgung. In einigen Fällen konnte auch eine therapeutische Vaccinewirkung beobachtet werden. W. Radomiński. 3470.

Burdov, A. N. (Burdow, A. N.); Kusminki, Gebiet Moskau, Unions-Inst. für Exp. Veterinärmed. Associirovannye vakciny protiv sibirskoj jazvy i anaërobnych infekcij. **(Simultan-Vaccinen gegen Milzbrand und Anaerobierinfektionen.)** Veterinarija, Moskva **39** (1962) Nr. 4. S. 31–33.
Da Milzbrand und durch Anaerobier hervorgerufene Infektionen in einigen Gebieten der UdSSR oft gleichzeitig vorkommen, erschien es zweckmäßig, die Herstellungsmöglichkeiten von Simultan-Vaccinen zu überprüfen, um hierdurch Arbeitserleichterungen zu schaffen. Es zeigte sich, daß das in den Anaerobiervaccinen enthaltene nicht gebundene Formalin zur Abtötung der Milzbrandsporen und somit zur Verminderung der immunogenen Eigenschaften der Milzbrandvaccine führt. Nach gelungener Neutralisation des nicht gebundenen Formalins konnten bi- und trivalente Vaccinen geschaffen werden, die aus inaktivierten und lebenden Komponenten bestehen. Im Tierversuch mit Meerschweinchen und Schafen wurde die immunogene Wirksamkeit bestätigt. Bei den Versuchtsieren hatte sich eine solide Immunität gegenüber Milzbrand, Gasbrand und Bradsot gebildet, die auch noch nach 5 Monaten bei entsprechenden Kontrollen genügend gefestigt war. Die immunogenen Eigenschaften der assoziierten Vaccinen bleiben mindestens 1 Jahr (Beobachtungszeit) erhalten. W. Bathke. 3470.

Jacotot, H. Les vaccinations contre les brucelloses. **(Die Vaccinierung gegen die Brucellosen.)** Ann. Inst. Pasteur **102** (1962) Nr. 6. S. 771–773.
Der Erreger der Brucellose hat sich in den letzten fünfzig Jahren weit verbreitet. Während das zuerst erforschte Maltafieber zwar auch geographisch fortschritt, wurde es doch als größere Gefahr für den Menschen erfolgreich bekämpft. Dagegen konnten sich *Brucella abortus* und *Br. suis* ungehindert in Europa und Amerika ausbreiten. Manche Länder haben die Brucellose noch nicht meistern können. Die vorbeugende Vaccinierung wird vorgenommen mit dem abgeschwächten lebenden Stamm Buck 19 oder mit abgetöteten Brucellen in Paraffinöl. Trotz der unbestrittene Wirksamkeit der Vaccinen aus lebenden oder abgetöteten Bakterien ist nach dieser Vaccinierung die serologische Feststellung zwecks Bestandskontrolle mit der Wrightreaktion oder der Ringprobe unmöglich, da die vaccinierten Tiere eine Zeit lang positiv reagieren. Man hat deshalb einige Stämme von Brucellen isoliert, die zwar Immunität herbeiführen, aber nicht die Bildung von Agglutininen anregen. Die Vaccinierung nur mit den nötigen Antigen-Teilen des Bakteriums ist ein anderer idealer Weg, indem (zur Zeit noch nicht möglich) nach Trennung und Reinigung der letzten Bestandteile alles Überflüssige, Agglutininbildende ausgeschieden und nicht mehr zur Vaccine verwendet werden wird. Die weite Verbreitung der Brucellosen hat dazu genötigt, gefährdete Personenkreise zu vaccinieren, wie es in Zentral- und Osteuropa üblich ist. K. Preißler. 3480.

Goret, P. und Pilet, Ch.; Alfort, École Nat. Vétérin. La vaccination des bovins par le vaccin B 19 et les vaccins semblables. **(Die Vaccination der Rinder mit der Vaccine Buck 19 und ähnlichen Vaccinen.)** Ann. Inst. Pasteur **102** (1962) Nr. 6. S. 774–791. – 134 Lit. Zus. in Engl., Franz.

Auf Grund eines umfangreichen Quellenmaterials (134) wird ausführlich über Wert und Unwert der Impfungen mit dem Stamm Buck 19 und ähnlichen Vaccinen berichtet. Durch Bang wurde 1906 angeregt, 2–3 Mon. vor der Zulassung pathogene lebende Brucellen s.c. zu injizieren. Ein gewisser Schutz vor Aborten wurde erreicht, aber die Krankheit weiterverbreitet. Viele Autoren suchten nach abgeschwächten oder avirulenten Stämmen, aber nur der Stamm Buck 19 wurde seit 1930 allgemein bekannt. Der Stamm wurde aus Milch isoliert und durch Kartoffelpassagen erhalten. Er scheint für Rinder nicht pathogen zu sein, falls er nicht tragenden Tieren injiziert wird. Für Menschen ist er aber z. B. bei Impfunfällen pathogen. Die Vaccine besteht aus einer Suspension von *B. abortus* Stamm 19 in der Glattform, pro Impfdosis 60×10^9 Bakterien. Die Herstellung im flüssigen Milieu unter Luftzuführung und mehrere andere Verfahren, auch die Lyophilisation, wurde beschrieben. Kontrollen auf Reinheit, Stabilität der Glattform, auf Ungiftigkeit, auf Lebenskraft der Kulturen müssen durchgeführt werden. Das ideale Alter zur Anwendung der Vaccine liegt zwischen 6–8 Mon. Vorher ist die Immunität unsicher, später bleiben zu lange Antikörper im Serum und stören spätere Untersuchungen. Eine einzige Injektion ist ausreichend. Mehrere Injektionen verstärken den Schutz nur wenig, fördern aber die Bildung von Antikörpern. Die Vaccinierung von tragenden und erwachsenen Tieren ist ein Notbehelf. 60 Milliarden Bakterien sollen laut FAO/OMS geimpft werden. Allgemeine und lokale Impffolgen treten kaum auf. Serologische Folgen treten bei 10% von im 6.–8. Mon. vaccinierten Tieren auf, die nach 2 Jahren noch einen Titer über dem diagnostischen Wert zeigen. Spätere Injektionen zeigen höhere und länger anhaltende Werte. Impf- und Infektionstiter sind jedoch nicht zu unterscheiden. Die Dauer der Immunität reicht je nach der Schwere der Versuchsbelastung bis zur 3.–8. Trächtigkeit. Der Grad des Schutzes hängt von der Höhe der Probedosis ab. Die Vaccine Buck 19 hat gute Dienste geleistet, stellt aber noch nicht das Ideal dar. Dänemark wurde durch Buck 19 frei von Abortus Bang. In England ist trotz beträchtlicher Abnahme der Aborte die Milch noch zu 7–8% mit Brucellen infiziert. Bei noch verseuchten Ländern wird die erste Zeit empfohlen, die jungen Tiere mit B 19 zu vaccinieren oder alle Tiere mit einer nicht Agglutinine hervorrufenden Vaccine (noch im Versuch befindlich) zu impfen. Erst nach einer bedeutenden Abnahme der infizierten Tiere kann zur Merzung der infizierten Rinder geschritten werden. Das Ideal zur Abortusbekämpfung wäre eine Vaccine, die genügend Schutz bietet und keine Agglutinine hervorruft, die die hygienischen Maßnahmen irritieren. McDiarmid in England und Pilet in Frankreich entwickelten eine derartige Vaccine und hoffen auf deren Bestätigung in der Praxis. In der Diskussion wird eine Wiederholungsimpfung mit abgetöteten Bakterien in Verbindung mit einer MKS-Vaccine in einem Impfstoff vorgeschlagen.

K. Preißler. 3480.

Golinevič, E. M. und Genig, V. A. (Golinewitsch, Je. M. und Genig, W. A.); Moskau, Gamaleja-Inst. für Epidemiol. und Mikrobiol. der Akad. der Med. Wiss. der UdSSR. Associirovannaja vakcina protiv sypnogo tifa i Q-lichoradki i vožmoznost' sniženija reaktogennosti vakciny protiv Q-lichoradki. **(Simultan-Vaccine gegen Typhus und Q-Fieber und die Möglichkeit, die Reaktivierung ihrer Q-Fieber-Komponente zu vermindern.)** Voprosy virusologii, Moskva **6** (1961) Nr. 6. S. 728–732. – 3 Tab., 4 Lit. Zus. in Engl.

Experimente an Meerschweinchen zeigten die Möglichkeit der Anwendung kombinierter Vaccinen gegen Typhus und Q-Fieber. Solche Vaccinen sind immunologisch verträglich. Die Wirksamkeit der Typhus-Vaccine war in dieser kombinierten Form sogar höher als üblich. Die Reaktivierung der kombinierten Vaccine ist der Rickettsia Burneti-Komponente zuzuschreiben. Sie kann zu einem beträchtlichen Grade herabgesetzt werden, ohne die Wirksamkeit des Impfstoffes zu beeinträchtigen. Dies wird durch Verminderung der Konzentration der *Rickettsia burneti* um das 2- bis 4fache erreicht. Eine Impfung mit 2 Dosen dieser kombinierten Vaccine, die im Abstand von 1 Monat verabreicht werden, hat etwa die gleiche Wirkung wie mit 3 Dosen, die in wöchentlichem Intervall appliziert werden. Ch. Ludwig. 3480.

Biberstein, E. L., McGowan jun., B., Robinson, E. A. und Harrold, D. R.; Davis, Univ. of California, School of Veterin. Med. Epididymitis in rams. Studies on immunity. **(Epididymitis bei Schafböcken. Immunitätsuntersuchungen.)** Cornell Veterinarian **52** (1962) Nr. 2. S. 214–227. — 3 Abb., 1 Tab., 24 Lit.
Auf allen Kontinenten wird seit 1953 eine spezifische bakteriell bedingte Nebenhodenentzündung bei Schafböcken beobachtet, die die Fruchtbarkeit der Böcke und Schafe sowie die Lebensfähigkeit der Lämmer beeinträchtigt. Im Hinblick auf die Bekämpfung der Krankheit wurden Bakterienkulturen, die aus dem Samen eines typisch erkrankten Bockes gezüchtet worden waren, als Vaccine ohne oder kombiniert mit *Brucellaabortus*-Vaccine (Stamm 19) an 17 gesunde Schafböcke verimpft. Eine Gruppe von 7 Böcken diente als Kontrolle. 21 Mon. nach der Vaccinierung wurden alle Böcke conjunctival reinfiziert bzw. infiziert (Kontrollen). Die Immunität wurde durch Komplementbindungsreaktion und Agglutination geprüft. Darüber hinaus erfolgten klinische, bakteriologische (Sperma) und pathologisch-anatomische Untersuchungen bei allen Böcken. Es zeigte sich, daß mit der kombinierten Vaccinierung eine gute Immunität erzeugt worden war. Vaccinierung ohne *Brucella abortus ovis* führte zu unbefriedigenden Ergebnissen. Im Hinblick auf die Diagnostik stellte sich heraus, daß chronisch infizierte Böcke durch serologische Methoden allein nicht mit Sicherheit erkannt werden können, da die Ausscheidung der Krankheitserreger die Antikörperbildung überdauert.
W. Rommel. 3480.

Mc Diarmid, A.; Compton, Berks., England, A. R. C., Field Stat. Immunisation contre la brucellose au moyen d'une souche ne déterminant pas la formation d'agglutinines. **(Immunisierung gegen die Brucellose mit einem Stamm, der nicht die Bildung von Agglutininen nach sich zieht.)** Ann. Inst. Pasteur **102** (1962) Nr. 6. S. 792–800. — 4 Tab., 7 Lit. Zus. in Engl., Franz.
Die ideale Vaccine zur Prophylaxe der Brucellose würde eine abgetötete, nicht Agglutinin bildende Vaccine sein, die eine wirksame Immunität verschafft, für den Menschen nicht pathogen ist und nur unbedeutende örtliche Reaktionen veranlaßt. Weder der Stamm McEwen 45/20 (lebend, nicht agglutinogen) noch Buck 19 (lebend, agglutinogen) besitzen alle diese Eigenschaften. McEwen und Lamuel töteten deshalb den Stamm 45/20 durch Hitze und brachten ihn in Suspension in Falba und Paraffinöl. An Meerschweinchen erreichte diese neue Vaccine die Wirkung von Buck 19. An 40 Kühen wurde festgestellt, daß eine zweimalige Impfung in 6 Wochen Abstand erforderlich ist, daß die erste s.c. Impfung große monatelang anhaltende Schwellungen gibt. Eine einzige Injektion bildet keinen genügenden Schutz. Trotz der Probeansteckung stieg bei diesen Tieren der Titer nicht über 1:40 an. Die Vaccine mit Falba-Paraffinöl kann aber wegen der langanhaltenden großen Schwellungen nicht verwendet werden. Es sind Versuche mit den Adjuvantien A 2 und A 3 der Firma Glaxo Ltd. im Gange, die bisher bei gleicher Wirkung nur kleine, begrenzte Schwellungen nach der Injektion zeigten. In der Diskussion berichtete Gargani vom Brucellosezentrum in Florenz, daß mit Kryolisation (Kälteeinwirkung) behandelte Stämme S und R beim Kaninchen keine Antikörper

produzierten. Von 2 Adsorbatvaccinen des Stammes S zeigte die aus dem Extrakt ohne Zellreste gefertigte eine bessere Schutzwirkung.
K. Preißler. 3490.

Wellmann, G. und Engel, H.; Berlin-Dahlem, Bundesgesundheitsamt, Max-von-Pettenkofer-Inst., Abt. für Veterinärmed. **Die Dauer und der Grad der passiven Immunität bei Schweinen nach der Injektion von Rotlauf-Immunserum oder daraus hergestelltem Gamma-Globulin.** Dtsch. tierärztl. Wschr. **69** (1962) Nr. 12. S. 333–337.
Vff. untersuchten die Dauer der passiven Immunität bei Schweinen, die mit verschieden hohen Dosen Rotlauf-Hochimmunserum vom Schwein bzw. daraus hergestelltem Gammaglobulin geimpft worden waren. Für die Durchführung der Versuche standen Ferkel aus dem eigenen Zuchtbestand zur Verfügung. Die Ferkel stammten aus z. T. natürlich, z. T. steril geborenen und ohne Kolostralmilch aufgezogenen Würfen. Vor Versuchsbeginn und während des Versuches wurden die Rotlaufantikörper mittels der Wachstumsprobe (WP) und der Agglutinationsmethode untersucht, ebenso das zur Immunisierung verwendete Material. Die Testinfektion der Schweine erfolgte mit virulenten Stämmen cutan und conjuctival. Aus den Ergebnissen geht hervor, daß bei Injektion von Rotlauf-Hochimmunserum und daraus gewonnenem Gammaglobulin eine passive Immunität erzielt wird, die nach 8 bis 10 Wochen noch vollständig gegen eine experimentelle Rotlaufinfektion mit virulenten Stämmen schützt; 12 bis 16 Wochen nach der Impfung kam es zu lokalen Hautreaktionen ohne Generalisation. Die Konservierung des Serums war ohne Einfluß auf die Dauer der Immunität. M. Meese. 3490.

Tereszczuk, Stanisław; Warszawa, Inst. Weteryn. Badania nad przydatnością szczepionki wąglikowej z dodatkiem saponiny do uodporniania owiec. **(Untersuchungen über die Brauchbarkeit der Milzbrandvaccine mit Saponinzusatz zur Immunisierung von Schafen.)** Med. weteryn. **18** (1962) Nr. 7. S. 385–390. — 5 Tab., 9 Lit. Zus. in Russ., Engl.
Die vorliegende Arbeit bezweckte, eine Milzbrandvaccine (auf Pasteurstamm II basierend) mit Saponinzusatz zu bereiten, ihre Unschädlichkeit und ihren Immunisierungswert für Schafe zu untersuchen und dieses Präparat mit den in Polen hergestellten Milzbrandvaccinen hinsichtlich der Wirksamkeit für die aktive Immunisierung zu vergleichen. Die Vaccine wird derart hergestellt, daß eine 5tägige Milzbrandbazillenagarkultur (abgeschwächter Pasteur-Stamm II) mit 40% Glycerin-NaCl-Lösung abgeschwemmt und ihr 3% Saponin beigemischt wurde. Die Vaccinekonzentration beträgt ca. 60 Mill. Mikroorganismen pro 1 ml. Alle Untersuchungen auf Wirksamkeit und Unschädlichkeit wurden an Meerschweinchen, Kaninchen und Schafen durchgeführt. Auf Grund der durchgeführten Experimente wurden folgende Schlüsse gezogen: 1. Milzbrandvaccine mit Saponinzusatz entspricht den Kontrollenanforderungen, d. h. besitzt eine Virulenz für Meerschweinchen (in Mengen von 0,1; 0,2 und 0,5 ml s.c., bleibt dagegen avirulent für Kaninchen (in Dosis von 0,25 ml s.c. 2. Die Vaccine erwies sich für Schafe (0,1, 0,2 und 0,5 intracutan und 0,5 s.c.) unschädlich. Dosen von 0,2 ml intradermal und 0,5 ml s.c. bewirken bei den immunisierten Schafen eine volle Immunität nach Ablauf von **4** Tagen gegen 5 DLmin und von **3** Wochen gegen 10 DLmin von virulenten Milzbrandbazillen. W. Radomiński. 3490.

Chabbert, Y.-A. und Baudens, J. G Souches de staphylocoques résistant naturellement à la méthicilline et à la 5-méthyl-3-phényl-4-iso-oxazolyl-pénicilline (P 12). **(Von Natur aus resistente Staphylokokkenstämme gegenüber Methicillin und 5-methyl-3-phenyl-4-isooxazolyl-penicillin [P 12].)** Ann. Inst. Pasteur **103** (1962) Nr. 2. S. 222–230. — 4 Tab., 9 Lit. Zus. in Engl.
Innerhalb eines Jahres wurden aus dem Untersuchungsmaterial von Patienten mehrerer Krankenhäuser unter 82 isolierten Staphylokokkenstämmen

10 Stämme herausgefunden, die nicht auf Methicillin und 5-methyl-3-phenyl-4-isooxazolyl-penicillin ansprachen. Diese Keime bildeten Penicillinase; auch waren sie resistent gegenüber Streptomycin, Tetracyclin, Erythromycin und mitunter auch Chloramphenicol. 6 dieser 10 Stämme gehörten demselben Phagen- und Serotyp an. W. Kuhlmann. 3565.

Wiegershausen, B.; Berlin, Dtsch. Akad. der Wiss., Inst. für Med. und Biol. **Zur Pharmakologie von Staphylokokkentoxin (Wood 46). 1. Mitt. Die letale Wirksamkeit von Staphylokokkentoxin.** Acta biol. med. german. [Berlin] **6** (1961) Nr. 1. S. 86–98. – 6 Abb., 2 Tab., 37 Lit. Zus. in Russ., Engl.

Untersuchungen mit einem fertig bezogenen Staphylokokkentoxin (keimfreies Filtrat aus Kulturen von *Staphylococcus pyogenes* var. aureus, Stamm Wood 46) an Mäusen, Ratten und Meerschweinchen. Das Vergiftungsbild des Staphylokokkentoxins ist bei Mäusen, Ratten und Meerschweinchen gleich und dosisabhängig. Mit zunehmender Lagerungsdauer und -temperatur nimmt die letale Wirkung ab. Männliche Mäuse sind für das Staphylokokkentoxin empfindlicher als weibliche. Die Susceptibilität verschiedener Tierarten nimmt in der Reihenfolge zu: Maus, Ratte, Meerschweinchen, Kaninchen.
W. Kuhlmann. 3565.

Wiegershausen, B.; Berlin, Dtsch. Akad. der Wiss., Inst. für Med. und Biol. **Zur Pharmakologie von Staphylokokkentoxin (Wood 46). 2. Mitt. Die hämolytische Wirkung von Staphylolysin.** Arch. int. Pharmacodynam. Thérap. **136** (1962) Nr. 1/2. S. 174–192. – 6 Abb., 2 Tab., 46 Lit. 1. Mitt. vgl. vorst. Ref.

In Fortsetzung seiner Arbeiten über das Staphylokokkentoxin prüft Vf. den Einfluß des Alpha-Lysins von *Staphylococcus pyogenes var. aureus* (Stamm Wood 46) auf Erythrocyten verschiedener Tierarten. Die Empfindlichkeit jener auf das Staphylokokkentoxin nimmt in der Reihenfolge zu: Ratte, Hammel, Rind, Katze, Kaninchen. Hämolyse entsteht in Abhängigkeit von Konzentration und Einwirkungsdauer des Staphylokokkentoxins und bei Kaninchen, Katze sowie Ratte auch von der Erythrocytenzahl. Vorbehandlung des Staphylokokkentoxins mit Hämoglobin wirkt sich negativ auf die Hämolyse aus. W. Kuhlmann. 3565.

Šatalov, V. F. (Schatalow, W. F.) Izučenie putej zaraženija pri rože svinej. **(Die Untersuchung der Infektionswege beim Schweinerotlauf.)** Veterinarija, Moskva **39** (1962) Nr. 3. S. 46–48. – 2 Abb.

Vf. untersuchte die Möglichkeit der experimentellen Infektion von Schweinen mit Rotlauf. Er verwandte für seine Versuche 8 Mon. alte Läufer, denen die Rotlaufkulturen auf alimentärem Wege, subcutan und durch Skarifizierung der Haut einverleibt wurden. Er fand dabei die Angaben der Literatur nicht bestätigt, wonach sich Schweine experimentell auf alimentärem Wege nur schwer infizieren lassen. Für die Infektionsversuche müssen aber frischisolierte Rotlaufkulturen verwandt werden. – Am wirksamsten ist die Infektion auf alimentärem Wege. Sie gelingt jedoch nur, wenn sich in den Schleimhäuten der Maulhöhle kleine Verletzungen befinden (z. B. beim Zahnwechsel). Einen wesentlichen Unterschied zwischen der subcutanen Infektion und der Skarifizierung der Haut konnte Vf. nicht feststellen. Die subcutane Infektion gelingt auch, wenn dabei Bakterien nicht in die Haut gelangen. Der Vorteil der Skarifikation liegt in ihrer bequemeren Anwendung.
W. Plaschke. 3570.

Hubrig, Th; Jena, Inst. für Bakterielle Tierseuchenforsch. der Dtsch. Akad. der Landwirtsch.-Wiss. zu Berlin. **Über die Veränderlichkeit der serologischen Rotlaufbakterientypen.** Zbl. Bakteriol., Parasitenkunde, Infektionskrankh. Hyg., I. Abt., Orig. **1962** Nr. 3. S. 344–354.

Die Arbeit ist als ein Beitrag für einen Erklärungsversuch der Rotlaufepidemiologie aufzufassen. Nach früheren Untersuchungen des Vf. werden tödliche

Rotlaufinfektionen beim Schwein fast nur durch den serologischen Typ A verursacht, während bei den milden Erkrankungsformen (Endocarditis und Backsteinblattern) in zunehmendem Maße B- bzw. N-Stämme und bei gesunden Schweinen im Gebiet der DDR zu 80% Stämme des Types N gefunden werden. Es ergibt sich die Frage, ob bei einer Rotlauferkrankung der Erreger des Typs A in den Bestand eingeschleppt werden muß oder durch Typenwandlung und damit verbundene Virulenzzunahme pathogen werden kann. Es sind zunächst in vitro-Versuche durchgeführt worden. In einer ersten Versuchsserie wurden Agarplatten je zur Hälte mit Rotlaufstämmen verschiedenen Typs beimpft und nach je 10 Passagen (bis 100 wurden durchgeführt) mittels Präzipitation die Typenzugehörigkeit bestimmt. Bei der Hälfte der Versuche gelang es 7mal (einmal Typ A, zweimal Typ B und viermal Typ N) serologische Veränderungen zu erhalten. In einem weiteren Versuch wurden den Agarnährböden für die Passage von N-Stämmen 10% bakterienfreies Filtrat von A- und B-Typen unverändert und erhitzt zugesetzt. Ein Einfluß auf die Typenwandlung war nur mit Originalfiltrat des B-Typs erreicht worden. Der Zusatz von Formalin-abgetöteten Bakterien zum Nährboden, von hitzeinaktivierten Rotlaufbakterien oder 10% Säureextraktzusatz verursachte keine nachweisbare Typenumwandlung. Passagen im Mäuseversuch zeigten, daß der Umschlag der serologischen Typen von einer bestimmten Passage an nicht plötzlich, wie im Kulturversuch, erfolgt, sondern daß zunächst 2 serologische Typen nebeneinander auftreten, bis sich schließlich nur ein Typ nachweisen läßt. Im Schweineversuch erwies sich der aus einem B-Stamm erhaltene A'-Stamm als virulenter. Mit der Typenveränderung hatte auch die Virulenz zugenommen. M. Meese. 3640.

Perreau, P., Vallée, A. und Renault, L. (unter techn. Mitarb. v. Bergeron, D.) Types sérologiques de Pasteurella multocida isolés chez le porc, en France. **(Serologische Typen von Pasteurella multocida des Schweines in Frankreich.)** Bull. Acad. vétérin. France [N. S.] **35** (1962) Nr. 4. S. 129–134. – 2 Tab., 7 Lit.
Bisher sind die einzelnen, in Frankreich isolierten Stämme von *Pasteurella multocida* nur biochemisch bestimmt worden. 18 von 32 untersuchten Stämmen wachsen schleimig, 13 weisen irisierende Kolonien auf, 1 Stamm granulierte blaue Kolonien. Die serologische Differenzierung wird einmal nach der Methode von Carter vorgenommen und zum anderen mit Hilfe von Hyaluronidase aus Stierhoden. Sämtliche Stämme lassen sich typisieren. 20 gehören dem Typ A an und 12 dem Typ D. Mit Hilfe der Hyaluronidase werden die schleimigen Stämme in irisierende umgewandelt und dadurch das spezifische Antigen demaskiert; sie eignen sich damit besser für die Hämagglutination. Wahrscheinlich liegen keinerlei Beziehungen zwischen dem serologischen Typ und dem klinischen Verlauf der Krankheit beim Schwein vor. E. Tempel. 3710.

Bukowski, Kazimierz; Warszawa, Szkoła Główna Gospodarstwa Wiejskiego. Zapotrzebowania wzrostowe gatunku Pasteurella multocida. **(Wachstumsbedarf der Pasteurella multocida.)** Zeszyty problemowe postępów Nauk rolniczych **1961** Nr. 33. S. 35–41. – 1 Tab., 9 Lit. Zus. in Russ., Engl.
Es wurden Untersuchungen über die Wachstumsfähigkeit der *Pasteurella multocida* auf dem Nährboden nach Bain und Jones durchgeführt. Die Zusammensetzung dieses Nährbodens lautet: Caseinhydrolysat 170 ml, Hefewasserauszug 100 ml, Trypton 5 g, Saccharose 2 g, krist. Magnesiumsulfat 1 g, saures bibasisches Kaliumphosphat 2,72 g, krist. saures Natriumphosphat 10,745 g, dest. Wasser ad 1000,0. Als Versuchsobjekt dienen 20 sowohl frisch isolierte als auch ein Jahr aufbewahrte *Pasteurella multocida*-Stämme. Vor der Inoculation auf den Bain'schen Nährboden wurden alle zu prüfenden Stämme auf Schrägblutagarnährboden ausgesät, dann nach 24stündiger In-

cubation mit physiol. NaCl-Lösung abgewaschen und der Konzentrationsgrad auf 100 Mill. pro 1 ml bestimmt. Aus dieser Stammkultur wurde die Bakterienemulsion bis zu 1000 Bakterienzellen pro 1 ml verdünnt und 0,1 ml davon auf den eigentlichen Nährboden ausgesät. Nach 24stündiger Incubation bei 37 °C wurde die Kultur genau gemischt, mit physiol. NaCl-Lösung zu 10^{-5} verdünnt und von dieser Verdünnung 0,1 ml auf Blutagar in der 10 cm-Petrischale ausgesät. Nach 24stündiger Incubationszeit wurden die Ergebnisse abgelesen, indem man die auf der Nährbodenfläche ausgewachsenen Bakterienkolonien zählt. Analog war das Verfahren mit der auf einfacher Bouillon inoculierten Kontrollkultur. Die erlangten Ergebnisse haben gezeigt, daß der Wachstumsmittelwert für 20 Pasteurellastämme auf dem Bain-Jones'schen Nährboden im Vergleich mit einfachen Bouillonkulturen sechsmal höher ohne Umschütteln und neunmal höher bei der Kulturmischung ist.

W. Radomiński. 3710.

Weinstein, I., Guss, M. L. und Altenbern, R. B.; Fort Detrick, Frederick, Md., U. S. Army Chem. Corps. Pyruvate oxidation by Pasteurella tularensis strains of graded virulence. **(Pyruvatoxydation durch Pasteurella tularensis-Stämme unterschiedlicher Virulenz.)** J. Bacteriol. **83** (1962) Nr. 5. S. 1010–1016. — 4 Abb., 4 Tab., 27 Lit.

Ruhende Zellen von 7 Stämmen von *Past. tularensis* mit unterschiedlicher Mäusepathogenität zeigten bei der Oxydation von Natriumpyruvat keine qualitativen, wohl aber quantitative Unterschiede. Die Stärke der Pyruvatoxydation war direkt proportional der Virulenz der Stämme, während die Stärke der endogenen Respiration umgekehrt proportional der Virulenz der Stämme war. Eine maximale Pyruvatoxydationsrate wurde bei Konzentrationen des Pyruvates von 10–20 μmol erreicht. Geringe Konzentrationen von Glutamat oder anderen Dicarbonsäuren führten zu einer verbesserten Pyruvatoxydationsrate nur bei Vorliegen von höheren Pyruvatkonzentrationen als 20 μmol. Untersuchungen an zellfreien Extrakten zeigten, daß die Unterschiede in der Pyruvatoxydation bei den einzelnen geprüften Stämmen teilweise auf eine Veränderung der Eigenschaften der Enzyme des Tricarbonsäurezyklus zurückzuführen sind. G. Scheibner. 3710.

Kovaleva, R. V. (Kowaljowa, R. W.); Zentr. Beobacht.-Stat. für Seuchenbekämpf. des Min. für Gesundheitswes. der UdSSR. K izučeniju virulentnosti i drugich svojstv štammov Pasteurella pestis, vydelennych v prirodnom očage čumy. **(Untersuchungen über die Virulenz und andere Eigenschaften einiger aus natürlichen Pestquellen isolierten Past. pestis-Stämme.)** Žurnal mikrobiologii, ėpidemiologii i immunobiologii, Moskva **32** (1961) Nr. 12. S. 38–43. — 1 Tab., 6 Lit. Zus. in Engl.

In der Zeit vom Herbst 1957 bis Jan. 1959 wurden in der Gegend des Kaspischen Meeres 122 *Past. pestis*-Stämme isoliert. 59 Kulturen stammmten von Nagetieren, in erster Linie von Sand- (Rhombomys opimus) und Hausmäusen (Mus musculus) und 62 Kulturen wurden aus Flöhen der Nagetiere (Xenopsylla skrjabini) gezüchtet. Die morphologischen, kulturellen und pathogenen Eigenschaften aller Stämme waren identisch, unabhängig davon, ob sie von akut oder chronisch erkrankten Nagetieren stammten. Die Virulenzprüfung erfolgte an weißen Mäusen und Ratten sowie an Meerschweinchen. 100 bis 1000 Mikroben genügten, um weiße Mäuse sicher zu töten. Auch für Meerschweinchen waren 1000 Mikroben stets tödlich. Die weißen Ratten starben erst nach Einverleibung (s.c.) von 100 Mill. bis 1 Md. Keimen.

M. Rolle. 3710.

Džanpoladova, V. P. und Semenova, A. P. (Dshanpoladowa, W. P. und Semjonowa, A. P.); Rostow, Gebiet Jaroslawl, Med. Inst.; Hyg.-Epidemiol. Gebietsstat. Diffuzionnaja precipitacija v gele antigenov tuljaremijnych bakterij. Soobščenie I. **(Diffuse Präzipitation der Antigene von Past. tularensis im Gel. 1. Mitt.)** Žurnal mikrobiologii, ėpidemiologii i immunobiologii, Moskva **33** (1962) Nr. 4. S. 27–30. – 4 Abb., 5 Lit. Zus. in Engl.

In Petrischalen gleicher Größe wurde 1%iger Agar mit 0,5%igem Phenol in einer 1–1,5 mm hohen Schicht gegossen. Auf die Oberfläche des erstarrten Agars setzte man Glaszylinder ohne Boden, u. zw. einen in die Mitte und 4 bis 6 seitlich in einer Entfernung von 1 cm. Darauf wurde dann eine 2 mm dicke Agarschicht gegossen, ohne die Glaszylinder zu füllen, die nach dem Erstarren entfernt wurden, so daß eine Vertiefung entstand. In die seitlichen, durch die Zylinder entstandenen Vertiefungen goß man 0,1 cm^3 einer 48 Std. alten Kultur (ca. 200 Mill. Keime in 1 cm^3), mit gleicher Menge von Agar gemischt. In die mittlere Vertiefung kam die gleiche Menge des agglutinierenden Serums, mit Agar gemischt. Die Schalen wurden im Exsikkator, mit feuchter Watte umgeben, untergebracht. Neben den Versuchen in Petrischalen wurden auch solche in Reagenzgläsern angesetzt. In sterile Agglutinationsröhrchen kam 1 cm^3 eines 2%igen Agars bei 52–54 °C, mit gleicher Menge eines Antiserums gemischt. Nach Erstarren dieser Schicht wurde 1 cm^3 eines 1%igen Agars eingeführt und darauf 0,5 cm^3 Antigen verbracht (Dichte 1 Md., 500 Mill., 100 Mill. und 20 Mill. Keime). Die Röhrchen sowie die oben erwähnten Petrischalen wurden mit Gummistöpseln geschlossen und vertikal in den Brutschrank gestellt. Sie wurden 21 Tage lang beobachtet. Als Antigen kamen lebende, 1 Std. lang bei 50 °C und 15 Min. lang bei 100 °C erhitzte Keime zur Verwendung. Das Antiserum wurde in Verdünnungen von 1:1000, 1:1200, 1:1500 und 1:2000 benutzt. Die Präzipitationszonen waren am besten ausgebildet bei auf 100 °C erhitztem Antigen von einer Dichte von 500 Mill. Keimen sowie bei einer Serumverdünnung von 1:2000. Die 12 untersuchten Past. tularensis-Stämme bildeten bis zu 5 Präzipitationszonen, woraus der Schluß zu ziehen ist, daß dieser Erreger 5 verschiedene Antigene besitzt. Die Präzipitationszonen waren in den meisten Fällen bereits nach 3–5 Tagen, in einzelnen Fällen erst nach 17 Tagen ausgebildet. M. Rolle. 3710.

Ugorski, Leopold; Wrocław, Wojewódzki Zakład Hig. Weteryn. Zastosowanie metody aglutynacji płytowej do rozpoznawania salmonelozy u nutrii. **(Anwendung der Plattenagglutination in der Salmonelladiagnostik beim Nerz.)** Med. weteryn. **18** (1962) Nr. 5. S. 291–293. – 4 Abb.

Die Plattenagglutination wurde bisher in der Serodiagnostik der Pullorumseuche, der Wassergeflügelsalmonellose und der Brucellose angewandt. Die vorliegende Arbeit bezweckt, die Ergebnisse der Anwendung dieser Methode in der Salmonelladiagnostik beim Nerz darzustellen. Die Bedeutung dieser Untersuchungen ist umso größer, da die bakteriologische Kotuntersuchung bei diesen Tieren durch ihre spezifische Defäkationsart (ins Wasser) wesentlich erschwert ist. Als Antigen diente ein *S. typhimurium*-Stamm, der einerseits eine verhältnismäßig kleine Virulenz, anderseits gute Immuneigenschaften besaß. Dieser Stamm wurde mittels 1%igem Chloroform inaktiviert und mit Kristallviolettlösung gefärbt. Es wurde eine eigene Blutentnahmemethode ausgearbeitet: das Blut wurde aus der hinteren Pfote, aus dem in einer Rinne zwischen dem dritten und vierten Metatarsalknochen liegenden Venenbogen entnommen. Der Eingriff wurde an der dorsalen Pfötchenseite wegen der dort knappen Behaarung und der sehr dünnen Haut dieser Stelle durchgeführt. Die Bestimmungsversuche eines sogenannten physiologischen *S. typhimurium*-Titers für Nerze ergaben, daß physiologisch im Nerzblutserum keine Anti-*S. typhimurium*-Agglutinine vorkommen. Nur ganz sporadisch können sie in den mit einer Serumverdünnung 1:25 nicht feststellbaren Mengen erscheinen. Deshalb wurde die Serumverdünnung 1:20 als Grenze des physiologischen Titers angenommen. Es wurde weiter bei Bestimmung der sogenannten „optimal ratio“ festgestellt, daß die der Serumverdünnung 1:25 entsprechende

Äquivalenzzone eine Antigenkonzentration von 1,5 Milliarden Bakterien pro 1ml braucht. W. Radomiński. 3720.

Quadling, C. und Stocker, B. A. D.; London, Guinness-Lister Unit, Lister Inst. of Preventive Med. An environmentally-induced transition from the flagellated to the non-flagellated state in Salmonella typhimurium: the fate of parental flagella at cell division. **(Ein durch die Umgebung beeinflußter Übergang vom begeißelten zum nicht begeißelten Zustand von Salmonella typhimurium: das Schicksal der elterlichen Geißel bei Zellteilung.)** J. gen. Microbiol. **28** (1962) Nr. 2. S. 257–270. – 3 Abb., 5 Tab., 23 Lit.
Zu den Versuchen wird der Stamm LT 2 von *Salmonella typhimurium* verwendet. Er wird in Nährbouillon bei 37 und 44 °C gezüchtet. Die Trübung wird mit Hilfe eines photoelektrischen Absorptiometers gemessen, das Wachstum der Kulturen durch Zählen der lebenden Bakterien. Die Geißeln werden dargestellt und gezählt mit Hilfe der modifizierten Färbung von Leifson. *S. typhimurium* weist in Nährbouillon bei 37° die Durchschnittszahl von 8 Geißeln/Bacterium auf und die Zahl der unbeweglichen, nicht begeißelten Keime beträgt weniger als 5%. Wenn diese Bakterien bei 44 °C gezüchtet werden, ist die gleiche Wachstumsrate zu beobachten und ein vermehrtes Auftreten von nicht begeißelten Salmonellen. Der Verlust der Flagellen bei 44 °C ist phänotypisch; denn wenn man die Bakterien von der Temperatur von 44° wieder zurückversetzt auf 37°, dann vermehren sich die Bakterien mit Geißeln nach 30 Min. auf 20% und nach 60 Minuten auf 48%. In ca. 3 Generationszeiten nimmt die Durchschnittszahl von Geißel/begeißeltem Bacterium von 8 auf etwa 2 ab bei 44° und das Verhältnis der begeißelten Bakterien von 100% auf 60%. In nicht wachsenden Kulturen bei 44 °C ist in dieser Hinsicht nur eine geringgradige oder keine Veränderung zu beobachten. Auf Grund dieser Versuche muß angenommen werden, daß die Flagellen bei jeder Teilung gleichmäßig auf die beiden Tochterzellen verteilt werden und nicht nur auf 1 Tochterzelle weitergegeben werden. E. Tempel. 3720.

Prell, Hermann H.; Frankfurt/M., Univ., Inst. für Mikrobiol. **Reaktivierung von UV-Schäden in Salmonella typhimurium.** Arch. Mikrobiol. **43** (1962) Nr. 3. S. 308–315. – 2 Abb., 7 Lit. Zus. in Engl.
In früheren Versuchen wurde beobachtet, daß 75% der UV-Schäden in der DNS des gemäßigten *Salmonella*-Phagen P 22 durch den Bakterienwirt reaktiviert werden können. Nach Sauerbier wird die in unbestrahlten Bakterien ablaufende Reaktivierung der UV-Schäden eines infizierenden P 22 veranlaßt durch einen „enzymatischen" Prozeß und nicht durch eine genetische Rekombination zwischen Bakterien- und Phagengenom. Es wird angenommen, daß zwischen Phagen- und Bakterien-DNS eine gewisse „Verwandtschaft" bzw. Homologie besteht und damit eine sog. UV-Reaktivierung möglich ist. Es ist bekannt, daß die Lysogenisierbarkeit einer *Salmonella*-Zelle UV-empfindlicher ist als ihr Koloniebildungsvermögen. In weiteren Versuchen wird die Sensibilität von *Salmonella*-Zellen gegenüber den allgemein als nicht reaktivierbar geltenden Röntgenschädigungen verglichen mit der Sensibilität gegenüber den zumindest teilweise reaktivierbaren UV-Schäden. Für diesen Vergleich wird als Standard die Wirtsreaktivierungs (WR)-Region verwendet, d. h. die strahlensensible Einheit selbst, die für die Reaktivierung der UV-Schäden im Phagen verantwortlich und höchstwahrscheinlich nicht reaktivierbar ist. Bei diesem Vergleich ergibt sich, daß die UV-Sensibilität des Koloniebildungsvermögens nur $^1/_4$ der Sensibilität gegenüber Röntgenstrahlen beträgt. Daraus folgt, daß $^3/_4$ des UV-Schadens des Koloniebildungsvermögens von *Salmonella typhimurium* durch die Zelle selbst reaktiviert werden kann. Der wirtsreaktivierbare Sektor entspricht etwa dem von UV-Schäden im Phagen P 22, der 75–76% beträgt. Daher muß das Vorhandensein eines zelleigenen Reaktivierungsmechanismus angenommen werden, der einen Teil bzw. eine bestimmte

Sorte von UV-Schäden der „verwandten" DNS von Phage und *Salmonella typhimurium* gleichermaßen reaktivieren kann. E. Tempel. 3720.

Prell, Hermann H.; Frankfurt/M., Univ., Inst. für Mikrobiol. **Über die Beziehungen zwischen Lysogenisierung und Wirtsreaktivierung im System Salmonella typhimurium-Phage P 22.** Arch. Mikrobiol. **43** (1962) Nr. 3. S. 316–334. – 8 Abb., 2 Tab., 16 Lit. Zus. in Engl.
Der Sektor der wirtsreaktivierbaren UV-Schäden in der DNS des P 22 und die relative UV-Empfindlichkeit seines Lysogenisierungs- bzw. Repressorbildungsvermögens sind gleich. Daraus geht hervor, daß beide Reaktionen formal mit der gleichen DNS-Region des Phagen verknüpft sind. Die Lysogenisierungswahrscheinlichkeit des Phagen oder die Verminderung der Wahrscheinlichkeit für phänotypische Expression des Repressorbildungsvermögens läßt sich vermindern entweder durch eine wirtsreaktivierbare UV-Schädigung der Phagen-DNS oder durch physiologische Beeinflussung des Komplexes, z. B. CMP-Behandlung, Infektion bei 25 °C. Beide Male liegt höchstwahrscheinlich eine Verschiebung des hypothetischen Wettlaufgleichgewichtes des zwischen den zur Entscheidung für Lysis bzw. Lysogenisierung führenden Reaktionsketten vor. Die verschiedene Wirkung von UV-Schäden im Phagen auf die Lysogenisierungschance des Komplexes durch physiologische Einflüsse läßt vermuten, daß einerseits die Repressorbildung und andererseits das Vorhandensein von UV-Läsionen und/oder ihre WR miteinander interferieren. Dies kommt wohl dadurch zustande, daß die WR die Repressorbildung behindert. Das WR-Vermögen von *Salmonella typhimurium* kann durch UV- oder Röntgenbestrahlung inaktiviert werden. Bei Röntgenbestrahlung der Zellen überlagert die Inaktivierung des Koloniebildungsvermögens die Inaktivierung der Lysogenisierbarkeit, d. h. die Lysogenisierbarkeit der Zelle ist bei weitem strahlenresistenter als das Koloniebildungsvermögen. Dagegen ist bei UV-Bestrahlung die Lysogenisierbarkeit empfindlicher als das Koloniebildungsvermögen. Die an nicht infizierten Zellen gemessene Inaktivierungsempfindlichkeit des Koloniebildungsvermögens bildet wahrscheinlich einen Teil der relativen UV-Empfindlichkeit des Lysogenisierungsvermögens, denn jeder das Koloniebildungsvermögen inaktivierende UV-Schaden inaktiviert gleichzeitig die Lysogenisierbarkeit und verwandelt sie in Lysierbarkeit. Aus dem Fehlen des Kapazitätsverlustes folgt, daß UV- und Röntgenschäden unterschiedlicher Natur sind. Sie beruhen vielleicht auf der Anregung einer Stoffwechseländerung, die jede Repressorbildung verhindert. E. Tempel. 3720.

Bayne, G. H. und Thal, E.; Albany, Calif., U.S. Dep. of Agric., Western Regional Res. Lab. The growth factor requirements of Salmonella dublin. **(Wachstumsfaktoren bei Salmonella dublin.)** Acta veterin. scand. **3** (1962) Nr. 2. S. 119–125. – 3 Tab., 15 Lit. Zus. in Schwed., Dtsch.
Die Versuche werden durchgeführt mit 7 schwedischen Stämmen von *S. dublin*, die aus verschiedenen Tierarten isoliert wurden, und mit 2 kalifornischen Stämmen humanen und bovinen Ursprunges. Es handelt sich um R-, S-und intermediäre Stämme. Sie vermehren sich nicht in einem Nährboden, der neben verschiedenen Mineralsalzen Glukose enthält. Sie benötigen zum Wachstum Nicotinsäure in einer Mindestmenge von 0,20 μg auf 1 cm³ Nährflüssigkeit. Die Nicotinsäure kann in diesem Versuch nicht durch 7 andere Vitamine ersetzt werden. Die R-, S- und intermediären Stämme von *S. dublin* unterscheiden sich in keiner Weise in bezug auf ihre Ansprüche hinsichtlich der Zusammensetzung der Nährflüssigkeit. Die Oxydationsgeschwindigkeit ist auch bei allen Stämmen die gleiche. E. Tempel. 3720.

Rafter, Gale W. und Lane, William C.; Baltimore, Md., Johns Hopkins School of Med., School of Hyg. and Public Health, Dep. of Microbiol. Phosphoproteins in Escherichia coli. **(Phosphoproteine in Escherichia coli.)** J. Bacteriol. **83** (1962) Nr. 5. S. 1077–1083. – 4 Abb., 3 Tab., 20 Lit.

In den löslichen Proteinen der Zellen eines Stammes von *E. coli* konnte mittels Chromatographie der Säurehydrolysate Phosphoserin nachgewiesen werden. Ein Umbau des Phosphats im Protein der wachsenden Zellen war nicht zu beobachten, jedoch ließ sich ein Einbau von Phosphat in Protein nichtwachsender Zellen feststellen. Der Gehalt an Proteinphosphat verminderte sich in den Zellen beim Übergang von der Wachstums- zur Ruhephase. Eine Protein-Phosphokinase oder eine Proteinphosphat-Phosphatase waren in zellfreien Extrakten nicht nachweisbar, jedoch konnte ein aktives Prinzip gefunden werden, das die Bildung von säurelöslichem Phosphat aus bakteriellen Proteinfraktionen katalysierte. Die Phosphoproteide scheinen eine spezifische Rolle im Zellstoffwechsel zu spielen und sind nicht nur Speicherformen des Phosphors. G. Scheibner. 3730.

Sørum, Leif; Oslo, Veterinaerinst. Undersøkelse av en del hemolytiske Escherichia coli stammer isolert fra enteritis-ødemsyken hos gris. **(Untersuchung einer Reihe hämolytischer, bei der Enteritis-Ödemkrankheit des Schweines isolierter Escherichia coli-Stämme.)** Nord. Veterinärmed. **14** (1962) Nr. 5. S. 356–359. — 5 Lit.
Zur prophylaktischen Bekämpfung der durch hämolytische *Echerichia coli*-Bakterien verursachten Enteritis-Ödemseuche bei Ferkeln wurden etwa 100 aus dem Darm verendeter Schweine isolierte Stämme auf ihre Antigenstruktur untersucht. 16% der Fälle (Gruppe I) beziehen sich auf Jungferkel, die im Alter von 2–6 Tagen gestorben waren; bei diesen ließ sich der Typ O 8 und ferner ein neuer O-Typ, nämlich O 133, ermitteln. 83% der verendeten, 6–20 Wochen alten Ferkel (Gruppe III) zeigten drei Serotypen: O 141, O 138 und 0,139, von denen O 141 am häufigsten angetroffen wurde. O 141 tritt mit zwei Varianten in der B-Antigenfraktion auf. In der Gruppe II mit der Frequenz von 1% waren die Ferkel im Alter von 1–6 Wochen gestorben; bei dieser Gruppe wurde der Serotyp O 39 festgestellt. Diese Ergebnisse erleichtern die Auswahl geeigneter Stämme für die Herstellung eines wirksamen, eventuell polyvalenten Antiserums. Für die Gruppe III käme Vaccination mit den Serotypen O 141, O 138 und O 139 in Frage. Sämtliche Stämme waren für Streptomycin und Chloramphenicol empfindlich, aber gegen Terramycin, Penicillin und Sulphathiazol resistent. E. Lehnert. 3730.

Smibert, R. M., Davis, J. W. und Allen, R. C.; Blacksburg, Virginia Polytechn. Inst., Dep. of Veterin. Sci.; Bar Harbor, Me., R. B. Jackson Memorial Lab. Studies on hemolytic Escherichia coli associated with edema disease of swine. II. An immunologic study of a toxic factor. **(Untersuchungen über hämolytische E. coli, die bei der Ödemkrankheit der Schweine auftreten. 2. Mitt. Immunologische Untersuchungen über ein Toxin.)** Amer. J. veterin. Res. **23** (1962) Nr. 94. S. 460–464. — 4 Abb., 17 Lit. 1. Mitt. vgl. LZ. Abt. IV **7** (1962) Nr. **4**. S. 770.
Der von einem ödemkrankten Ferkel isolierte *E. coli* Stamm 755, Serotyp 138:B 81:14, wurde einer Ultraschallbehandlung (US) unterworfen. Davis und Mitarbeiter isolierten in früheren Untersuchungen aus dem US-Extrakt mit Hilfe der Elektrophorese eine toxische Fraktion (Fraktion III). Die elektrophoretisch einheitliche Fraktion enthält nach Versuchen im Agar-Gel-Diffusionstest zumindest 7 Antigenkomponenten. Der nach Präzipitation mit den US-Extrakt und Fraktion III-Antiseren erhaltende Überstand vom US-Extrakt und von der Fraktion III tötete Ferkel, Kaninchen und Mäuse nach der gleichen Zeit (16–48 Std.) wie der unbehandelte US-Extrakt und die nicht präzipitierte Fraktion III. Der toxische Faktor besaß demzufolge keine antigenen Eigenschaften, bzw. kam es zur Bildung eines löslichen Antigen-Antikörper-Komplexes. Zellwand-Antiserum präzipitierte weder die Fraktion III noch den US-Extrakt. Da sowohl Fraktion III- als auch US-Extrakt-Antiserum inaktive, glatte *E. coli* Bakterien agglutinierten, ist anzu-

nehmen, daß die Fraktion III glattes O Antigen, K Polysacharid oder H Antigen enthält oder alle drei zusammen. Es konnte nicht geklärt werden, ob es sich bei dem toxischen Faktor um ein Lipopolysaccharid-Endotoxin handelt oder nicht. E. Kunter. 3730.

Portmann, A. (unter techn. Mitarb. von Veaux, Monique und Gaté, Yvonne); Jouy-en-Josas, Seine-et-Oise, Stat. Centr. de Microbiol. et Rech. Laitières. Action des anticorps sur la croissance d'Escherichia coli. Présence de ces anticorps dans le lait de vache. **(Wirkung spezifischer Antikörper auf das Wachstum von E. coli. Vorhandensein solcher Antikörper in Kuhmilch.)** Ann. Inst. Pasteur **103** (1962) Nr. 1. S. 141–158. – 6 Abb., 5 Tab., 10 Lit. Zus. in Engl.
Der Zuatz von 5% Immunserum, gewonnen durch Verwendung verschiedener *E. coli*-Stämme, zu Milchserum hemmte das Wachstum der Colibakterien. Der gleichzeitige Zusatz von *Str. lactis* änderte hieran nichts. Auch rohe Milch enthält bestimmte Antikörper gegenüber *E. coli.* Auf Grund der beim Studium der *E. coli*-Stämme gemachten Beobachtungen wird eine Hypothese für die Verzögerung des Wachstums aufgestellt, die ausführlich erläutert wird. C. Wolf. 3730.

Iwanow, M., Kirillow, L. W. und Kolesnikowa, R. I.; UdSSR, Min. für Landwirtsch., Staatl. Wiss. Kontrollinst. für Veterinärpräparate. **Zur Frage der Typisierung und Klassifikation von Brucellakulturen.** Mh. Veterinärmed. **17** (1962) Nr. 14. S. 565–569. – 1 Tab.
Auf der Grundlage der Typisierung von 600 Brucellenstämmen kommen Vff. zu dem Schluß, daß nur die vollständige Charakteristik der Stämme eine Vorstellung von ihrem Typ geben kann. Bei der Differenzierung sind zu berücksichtigen die morphologischen Eigenschaften, die Fähigkeit der Farbaufnahme, die kulturellen Eigenschaften, die Wachstumsfähigkeit auf Nährböden mit Thionin, Fuchsin und Pyronin, die Fähigkeit der H_2S-Bildung, die Katalase- und Ureaseaktivität und die Bestimmung des Antigenaufbaus mit typspezifischen Seren. Die Brucellen stellen ihren kulturellen, biochemischen und serologischen Eigenschaften zufolge keine einheitliche Bakteriengruppe dar. Das Vorhandensein verschiedener Brucellenvarianten, die keinem der drei klassischen Haupttypen zugeordnet werden können, zeigt die Veränderlichkeit dieser Gattung, die durch die Passage in nichttypspezifischen Organismen bedingt ist. E. Kunter. 3740.

Nižnánsky, F.; Bratislava, Lab. Exp. Veterin., Pobočky ČSAPV. Metodika typizacie brucelových kmeňov. **(Eine Typisierungsmethode der Brucellosestämme.)** Veterin. Časopis **11** (1962) Nr. 2. S. 136–146. – 4 Tab. Zus. in Russ., Engl., Dtsch.
Die Arbeit bietet eine Übersicht über den gegenwärtigen Stand der Kenntnisse hinsichtlich der Typisierung der Brucellenstämme und bringt einen Entwurf der Standardmethodik zur einheitlichen Untersuchung und Klassifizierung der Stämme in den Untersuchungslaboratorien. Für die in der Tschechoslowakei zirkulierenden Brucellenstämme wird folgende Standardmethode vorgeschlagen: Bedarf an CO_2, Bestimmung des Dissoziationsgrades, bakteriostatische Methoden (auf Saenz-Nährboden), H_2S-Produktion, enzymatische Aktivität (Urease bei Anwendung des Anderson-Fergussonschen Mediums, evtl. Katalaseaktivität nach Huddleson und Peršinov), Agglutination mit monospezifischen Seren. Laut Typisierung von 97 Stämmen gibt es im Tierreich auf dem tschechoslowakischen Gebiete Stämme von *Brucella abortus*, *B. suis* und *B. intermedia*. Dementsprechend muß man sich auf die Tilgung der Brucellose in der Tschechoslowakei orientieren. F. Nádvorník. 3740.

Parnas, Józef, Lazuga, Kazimierz und Poplawski, Stanislaw; Lublin, Polen, Witold Chodźko Inst. der Med. der Arb. und Hyg. auf dem Lande,

Abt. für Anthropozoonosen. **Untersuchungen über auf chemischem Wege erhaltene Brucelline.** Z. Immunitätsforsch. ex. Therap. **123** (1962) Nr. 2. S. 96–104. – 6 Tab., 14 Lit.
Das in den Jahren 1938–46 aus Brucellastämmen durch wiederholtes Einfrieren und Auftauen hergestellte Brucellin „PS" rief bei Überdosierung unerwünschte Allgemeinreaktionen hervor. In der Zeit von 1954–1961 gelangte ein Ultraschall-Präparat, Brucellin „PD" zur Anwendung. Bei Versuchen, aus Brucellabakterien eine Substanz ohne Zellwandmaterial darzustellen, wurde mittels Aceton- und Alkoholbehandlung sowie Trocknung und Hydrolyse das Brucellin „PPL" hergestellt. Im Vergleich zum Brucellin „PD" besitzt das Brucellin „PPL" einen um 25% höheren Stickstoffgehalt und um 99% höheren Polysaccharidgehalt. Das Brucellin „PPL" ist für Labortiere nicht toxisch und führte bei vergleichenden Versuchen mit dem Brucellin „PD" am Kaninchen zu identischen Ergebnissen. Es wird Anwendung des Brucellins „PPL" als Brucellose-Allergen empfohlen. E. Kunter. 3740.

Abakin, S. V., Zamachaeva, E. I. und Černyševa, M. I. (Abakin, S. W., Samachajewa, Je. I. und Tschernyschowa, M. I.) Izučenie vakcinnogo štamma Br. abortus 104-M v opyte na ovcach. **(Die Untersuchung des Vaccinestammes Br. abortus 104-M im Schafversuch.)** Veterinarija, Moskva **39** (1962) Nr. 3. S. 51–53. – 2 Tab.
Die Vaccination von Menschen und Tieren nimmt im Komplex der Bekämpfungsmaßnahmen gegen die Brucellose einen besonderen Platz ein. Die Impfung mit dem Stamm *Br. abortus* 19 führt in stark verseuchten Wirtschaften nicht immer zum gewünschten Erfolg, weil die erreichte Immunität nicht ausgeprägt genug ist und zu kurze Zeit dauert. 1950–1952 hatte Kotljarowa zur Immunisierung des Menschen den Stamm *Br. abortus* 104-M vorgeschlagen, der in Versuchen an Meerschweinchen dem Stamm 19 hinsichtlich seiner Immunogenität überlegen war. – In Versuchen an Schafen zeigte sich, daß dieser Stamm 14 Tage nach der Impfung im Blut nachweisbar ist und daß er längere Zeit im Organismus am Leben bleibt als der Stamm 19. Die von ihm hervorgerufenen histologischen Veränderungen sind wesentlich heftiger, sind aber nicht von nekrobiotischen Prozessen begleitet. Da dieser Stamm bessere immunogene Eigenschaften für Schafe besitzt als der Stamm 19, sollte mit ihm weitergearbeitet und in einem Großversuch seine Brauchbarkeit erprobt werden. W. Plaschke. 3740.

Keyser, J. de, Spincemaille, J. und Brone, E.; Ukkel, Nat. Inst. voor Diergeneeskundig Ondersoek; Gent, Rijksuniv., Veeartsenijschool. Brucella suis Thomsen in sperma en genitalia van natuurlijk besmette beren. **(Brucella suis Thomsen in Sperma und Geschlechtsorganen von natürlich infizierten Ebern.)** Vlaams diergeneeskund. Tijdschr. **31** (1962) Nr. 6. S. 171–182. – 5 Abb., 2 Tab., 8 Lit. Zus. in Engl., Franz., Dtsch.
Durch einmalige Untersuchung des Spermas von 15 serologisch positiv reagierenden, natürlich infizierten Ebern konnten bei 9 Brucellen nachgewiesen werden. Die komplementbindenden Antikörper traten früher und stärker auf als die agglutinierenden. 7 der Tiere mit positiven Spermabefunden und 2 mit negativen Spermabefunden wurden geschlachtet. Brucellen konnten bei allen 9 Tieren aus den Geschlechtsorganen isoliert werden, und zwar 6mal aus den Nebenhoden, 8mal aus den Samenblasen und 4mal aus der Prostata, in keinem Fall dagegen aus Hoden oder Milz. Bei keinem Tier ließen sich makroskopische Veränderungen an den Geschlechtsorganen feststellen, obwohl 8 der Eber schon 3 Monate vor der Schlachtung positiv reagierten. Zur Typenbestimmung der isolierten Stämme wurden die H_2S-Bildung, der Ureasetest und die Hemmungsteste mit Fuchsin, Thionin, Methylviolett, Pyronin B, Natriumdiaethyldithiocarbamat, Erythromycin und dem Phenazin-Farbstoff G. 30.320 herangezogen. Alle Stämme gehörten zur *Brucella suis* Typ Thom-

sen. In der Erstkultur wurden alle Stämme in einem Gemisch aus gewöhnlicher Luft und 10% CO_2 vollkommen gehemmt. W. Wittig. 3740.

Pšeničnov, V. A. (Pschenitschnow, W. A.) Nabljudenija nad štammom rikketsij Provačeka s ponižennoj patogennost'ju. **(Beobachtungen an einem Stamm der Rickettsia Prowazeki mit verminderter Pathogenität.)** Voprosy virusologii, Moskva **6** (1961) Nr. 6. S. 724–728. — 1 Abb., 3 Tab., 3 Lit. Zus. in Engl.
Ein Laboratoriumsstamm G der *Rickettsia Prowazeki* verlor nach vielen Passagen über Kükenembryonen sehr viel an Pathogenität. Die Inoculation von Meerschweinchen mit Dosen von 1000 ID_{50} führte zu einer asymptomatischen Infektion. Dosen von 10000 ID_{50} oder höher verursachten in der Regel nur eine milde Form der Infektion mit 2 bis 3 Tage dauerndem Fieber. Der Stamm besaß eine hohe immunisatorische Wirkung, die der des virulenten Stammes Brainl gleichwertig war. Es wurden keine weiteren Veränderungen der genannten Fähigkeiten des Stammes im Verlaufe von nachfolgenden Passagen über Kükenembryonen (24 Passagen) beobachtet. 5 Passagen des Stammes G über Läuse gaben ihm seine Pathogenität für Meerschweinchen zurück und zwar in gleicher Höhe, wie sie für den Prototyp des virulenten Stammes der *Rickettsia Prowazeki* kennzeichnend ist. Ch. Ludwig. 3780.

Heyberger, K. und Pinc, P.; Praha, VÚHEM. Příspěvek k diagnostice leptospiros. **(Beitrag zur Diagnostik der Leptospirosen.)** Veterin. Časopis **11** (1962) Nr. 2. S. 118–122. — Zus. in Russ., Dtsch.
Mit Rücksicht auf den festgestellten regelmäßigen Titerabfall von Seren, die bei einer Infektion durch *Leptospira ikterohaemorrhagiae* oder *L. pomonoa* — besonders während der ersten 3 Tage nach der Blutentnahme — agglutinieren, ist eine Methode zur Diagnostik der Leptospirosen im Infektionsherd, und zwar aus Vollblut, das von Filtrierpapier angesaugt wird (sog. verzögerte Diagnostik), vorgeschlagen worden. Bei dieser nachträglich vorgenommenen Titration gilt allerdings vom 4. Tag nach der Entnahme an noch der Titer 1:300 als beweisend, da er dem wirklichen Titer von 1:3000 des frischen Serums entspricht. Die Versuche mit der Herstellung eines stabilen Antigens zwecks Makroagglutination auf dem Objektträger blieben vorläufig ohne Erfolg; ein farbiges Antigen, das eingehend beschrieben wird, hielt sich 14–20 Tage und reagierte bei der Agglutination im Reagenzglas und auf Objektträger im ganzen übereinstimmend. Die Empfindlichkeit des Antigens gegen die farbige Makroagglutination auf Objektträger war bei den Versuchen der angewandten Leptospirenkonzentration direkt proportional; bei erhöhter Konzentration der Leptospiren nahm die Möglichkeit einer nichtspezifischen Agglutination zu. F. Nádvorník. 3790.

Svešnikova, N. P., Kokovin, I. L. und Terskich, V. I. (Sweschnikowa, N. P., Kokowin, I. L. und Terskich, W. I.); Moskau, Gamaleja-Inst. für Epidemiol. und Mikrobiol. der Akad. der Med. Wiss. der UdSSR. Očagi leptospiroza na podmoskovnych poljach fil'tracii. **(Infektionsquellen der Leptospirosen in den Rieselfeldern bei Moskau.)** Žurnal mikrobiologii, èpidemiologii i immunobiologii, Moskva **32** (1961) Nr. 12. S. 78–83. — 5 Abb., 1 Tab., 4 Lit. Zus. in Engl.
Es wurden 881 aus dieser Gegend stammende Nagetiere auf Leptospiren untersucht und zwar: 487 *Apodermus agrarius*, 191 *Apodermus silvaticus*, 46 *Micromys minutus*, 15 *Mus musculus*, 222 *Microtus arvalis*, 46 *Arvicola terrestris*, 57 *Clethrionomus glareolus*, 354 *Sorex araneus*, 48 *Sorex minutus*, 14 *Neomys fodiens*. Als Träger von *L. pomona* wurde die Brandmaus (*Apodermus agrarius*), von *L. grippotyphosa* die Feldmaus (*Microtus arvalis*) festgestellt. Dreimal wurde auch *L. bataviae* aus *Micromys minutus* isoliert.
M. Rolle. 3790.

Krepkogorskaja, T. A. und Šapiro, D. M. (Krepkogorskaja, T. A. und Schapiro, D. M.) O vydelenii mestnych štammov leptospir u teljat, vakcinirovannych standartnoj polivakcinoj. **(Die Anzüchtung von „örtlichen" Leptospirenstämmen bei mit einer Standardpolyvaccine immunisierten Kälbern.)** Izvestija Akademii nauk Kazachskoj SSR. Serija mediciny i fiziologii, Alma-Ata **1962** Nr. 1. S. 3–4. – 2 Lit. Orig.: russ., Ausz.: kasach.

In einem südlichen Kreis Kasachstans war bei schutzgeimpften Rindern ein Leptospiroseausbruch zu verzeichnen. Ungeachtet des Einsatzes von Hyperimmunserum und der Durchführung symptomatischer Behandlungen konnte der Infektion nur schwer Einhalt geboten werden. Das klinische Bild und Sektionsbefunde werden beschrieben. Bei erkrankten Kälbern gelang der bakteriologische Nachweis von *L. kasachstanica* I, ein Leptospirentyp, der in der Standardvaccine nicht enthalten ist. Serologische Blutuntersuchungen mit diesem Typ ergaben bei erkrankten Tieren Titerhöhen von 1:2000. Mit den weiteren 14 Leptospirentypen konnten keine positiven Ergebnisse erzielt werden. Vff. fordern die Einbeziehung „örtlicher" Stämme in die Standardvaccine.

W. Bathke. 3790.

Halaša M., Krčméry, V. und Ladzianska, K.; Bratislava, Štátny Veterin. Ústav, Pobočka. O účinku antibiotík na leptospiry. II. Štúdium baktericidného účinku polymyxínu in vitro. **(Über die Wirkung von Antibiotica aus Leptospiren. 2. Mitt. Studium der bakteriziden Wirkung von Polymyxin in vitro.)** Veterin. Časopis **11** (1962) Nr. 2. S. 123–130. – 4 Tab., 4 Lit. Zus. in Russ., Engl., Dtsch. 1. Mitt. vgl. LZ. Abt. IV **7** (1962) Nr. 4. S. 777.

Durch Untersuchung der Wirkung von Polymyxin und Terramycin auf 25 Leptospirenarten wurde festgestellt, daß sich die bakterizide Wirkung von Polymyxin bereits bei einer Konzentration von 1,0 bis 1,25 E/ml 30 min nach der Applikation bemerkbar macht, und zwar dadurch, daß zunächst die Beweglichkeit der Leptospiren nachläßt. Diese ballen sich dann zusammen, später zerfallen sie und bilden kristalloide Formen. Einige Antibiotica beeinflussen zum Teil den Verlauf der beschriebenen Veränderungen. So z. B. ruft Novobiocin keine Agglutination der Leptospiren hervor und bildet einen anderen Zerfall, oder Chloramphenicol, das gleichalls einen andersartigen Zerfall bildet. Die Wirkung von Terramycin war wesentlich schwächer als diejenige von Polymyxin. Die ermittelte Wirkung nach der Quantität der Antibiotica und nach der Zeittitration wird in Tabellen veranschaulicht.

F. Nádvorník. 3790.

Halaša, M., Krčméry, V. und Ladzianska, K.; Bratislava, Štátny Veterin. Ústav, Pobočka. O účinku antibiotík na leptospiry. III. Baktericidný a bakteriostatický vplyv kombinácií osmich antibiotík na kmene L. pomona a L. mitis in vitro. **(Über die Wirkung von Antibiotica auf Leptospiren. 3. Mitt. Bakterizide und bakteriostatische Wirkung der Kombinationen von 8 Antibioticaarten auf Stämme von L. pomona und L. mitis in vitro.)** Veterin. Časopis **11** (1962) Nr. 2. S. 131–135. – 1 Tab., 2 Lit. Zus. in Russ., Engl., Dtsch. 2. Mitt. vgl. vorst. Ref.

Die bisher beschriebene Untersuchung der Wirksamkeit von Antibiotica auf Leptospiren ist durch die Überprüfung der Wirkung weiterer Antibiotica auf die Stämme *Leptospira pomona* „C" und *L. mitis* „VP-2" getrennt und kombiniert ergänzt worden (Penicillin, Streptomycin, Aureomycin, Terramycin, Chloramphenicol, Neomycin, Erythromycin und Bacitracin). Es stellte sich heraus, daß gute Ergebnisse nur durch die getrennte Anwendung einzelner Antibiotica (Polymyxin, Terramycin, Tetracyclin) zu erzielen sind und daß ihre Kombinationen keine intensivere Wirkung aufwiesen. Durch die Kombination von Polymyxin mit Terramycin kann man die Gabe des toxischen

Polymyxins verringern, sonst aber erscheint die Anwendung nur eines Antibioticums gegen die Leptospirose als begründet. F. Nádvorník. 3790.

Izumi, Kunihiko; Kanazawa, Japan, Univ., Fac. of Sci., Chem. Dep. Mucopolysaccharides produced by a strain of Clostridium perfringens. **(Mucopolysaccharide, gebildet durch einen Stamm von Clostridium perfringens.)** J. Bacteriol. **83** (1962) Nr. 5. S. 956–959. – 1 Abb., 1 Tab., 11 Lit.
Ein aus Menschenkot isolierter Stamm von *Cl. perfringens* (Typ nicht angegeben. D. Ref.) bildete in einem Pepton-Fleischextrakt-Glukose-Nährboden (pH 7,4) kräftig Schleimstoffe. Die im Nährboden gebildeten Schleimstoffe wurden isoliert und teilweise mittels Anionenaustauscherharz in der Säule gereinigt. Ein großer Teil der Schleimsubstanz bestand aus Neutralzuckern, Aminozuckern, Uronsäuren und Oligopeptiden, analog der Struktur der bakteriellen Zellwände. Hauptbestandteile der Oligopeptide waren saure Aminosäuren, besonders Asparaginsäure. Die Schleimsubstanz wies nach Lösung in Wasser eine hohe Viscosität auf. Bei den einzelnen Fraktionen schien der Grad der Viscosität auf dem Gehalt an Aminozuckern und der Kettenlänge der Oligopeptide zu beruhen. G. Scheibner. 3805.

Månsson, Ingmar und Smith, Louis D.S.; Stockholm, Sweden, Roy. Veterin. Coll., Dep. of Bacteriol.; Bozeman, Montana State Coll., Dep. of Bot. and Bacteriol. Atypical strains of Clostridium perfringens from swine. **(Atypische Clostridium perfringens-Stämme vom Schwein.)** Acta pathol. microbiol. scand. **55** (1962) Nr. 3. S. 342–348. – 1 Abb., 15 Lit.
Schweine, denen hohe Proteinmengen verfüttert werden, zeigen eine deutliche Änderung der Intestinalflora, besonders der Zahl von Clostridien. 35 aus dem Kot oder dem Darminhalt solcher Schweine isolierte, stark proteolytische Stämme, die sich weitgehend wie *Cl. perfringens* verhielten, wurden eingehend auf ihre morphologischen, kulturellen und biochemischen Eigenschaften sowie auf ihr Toxinbildungsvermögen untersucht. Die Stämme hatten die Eigenschaft, koaguliertes Serum zu verdauen, 16 von den Stämmen vergoren auch Salicin, im übrigen verhielten sich alle Stämme aber wie typische Perfringens-Stämme. Die Stämme bildeten nur Alpha-, Kappa- und Theta-Toxine und wurden dementsprechend als Stämme vom Typ A von *Cl. perfringens* betrachtet. G. Scheibner. 3805.

Degen, L.; Brackwede, Asta-Werke, Chem. Fabrik, Bakteriol. Abt. **Zur Serologie und Immunbiologie der Listeriose. 4. Mitt. Ein Lipoproteid als Hapten für die Intracutandiagnose der Listeria-Infektion.** Zbl. Bakteriol., Parasitenkunde, Infektionskrankh. Hyg., I. Abt., Orig. **185** (1962) Nr. 3. S. 372–379. – 2 Abb., 3 Tab., 10 Lit. 3. Mitt. vgl. LZ. Abt. IV **7** (1962) Nr. 12. S. 2541.
Vf. fand bei der Darstellung des „E I", einer biologischen aktiven Fraktion der *L. m.*, ein Hapten, das ähnlich dem Tuberkulin spezifische allergische Reaktion gibt. Er versucht zu klären, ob die biologische Aktivität in einem komplexen Molekül (Lipoproteid) oder in einem der beiden Molekülanteile – Lipoid- oder Proteidanteil – verankert ist. Die Methoden der fraktionierten Hydrolyse sowie die Papierchromatographie werden erläutert. Vf. kommt zu dem Schluß, daß die Haptenfraktion aus *L. m.* ein Komplex aus einem Phospholipoid und einem Peptid ist. Die biologische Aktivität ist im Peptidanteil verankert. Der Peptidanteil ist länger als 6 Std. hitzestabil und nicht dialysierbar. Der Lipoidanteil ist frei von allergenen Eigenschaften und ist aus Phosphorsäure sowie zwei Fettsäuren zusammengesetzt. H. Linsert. 3845.

Skogsholm, Andreas. Miljøundersøkelser over Listeria monocytogenes i forbindelse med et utbrudd av septikemisk listeriose hos nyfødte lam. **(Milieuuntersuchungen auf Listeria monocytogenes bei einem Ausbruch septikämischer Listeriose unter neugeborenen Lämmern.)** Nord. Veterinärmed. **14** (1962) Nr. 5. S. 329–337. – 13 Lit.

In einem Schafbestande erkrankten 8 Lämmer 3–4 Tage nach der Geburt und starben in kurzer Zeit. Die Obduktion ergab Milztumor und grauweiße Knoten in der Leber. Durch die bakteriologische und serologische Untersuchung wurde *Listeria monocytogenes* als Krankheitsursache festgestellt. Dieser Keim ließ sich auch aus dem Kot eines klinisch gesunden Schafes und aus der Streu sogar 4 Mon. nach dem Austrieb der Schafe isolieren, was für eine ausgebreitete Verseuchung des Stalles spricht und eine Nabelinfektion begünstigte.

E. Lehnert. 3845.

Kato, Hisaya und Murakami, Toshiaki; Morioka, Iwate Univ., Fac. of Agric., Dep. of Veterin. Microbiol. Isolation of Listeria monocytogenes from an Oestrus ovis larva harvested from a sheep with Listeria encephalitis. **(Isolierung von Listeria monocytogenes von einer Oestrus ovis-Larve eines Schafes mit Listerien-Encephalitis.)** Jap. J. veterin. Sci. **24** (1962) Nr. 1. S. 39–43. – Orig.: engl., Ausz.: jap.

Listeria monocytogenes Typ I wurde von einer *Oestrus ovis*-Larve isoliert, die einem Schaf entnommen war, welches an Listerienencephalitis litt. Biologische und serologische Studien wurden mit dem Stamm ausgeführt, den die Autoren K 16 nannten. Die mögliche Rolle, die *Oestrus ovis* bei der Verbreitung der natürlichen *Listeria monocytogenes*-Infektion unter Schafen spielt, wird diskutiert.

Th. Hubrig. 3845.

Martinevskij, I. L. (Martinewski, I. L.) O neodinakovoj čuvstvitel'nosti bol'šich pesčanok i belych myšej k vozbuditelju listerioza. **(Die unterschiedliche Empfindlichkeit der Rhombomys opimus und weißen Mäuse gegenüber dem Listerioseerreger.)** Veterinarija, Moskva **39** (1962) Mr. 4. S. 54–56.

Der Listerioseverlauf bei *Rhombomys opimus*, einer für Listerien äußerst empfänglichen Tierart, und bei weißen Mäusen, einer weniger empfänglichen, wird beschrieben. Bei gleicher Infektionsdosis beobachtet man bei *Rh. opimus* die Generalisation der Infektion bereits am 4. Tage, bei weißen Mäusen aber erst am 7. Die zeitigere Generalistion bei *Rh. opimus* wird durch eine Anreicherung der Listerien in empfänglichen Organismus erklärt, die jedoch durch Anzüchtungsversuche in den ersten Tagen nach der Ansteckung nicht feststellbar ist. Bei gleichen Infektionsbedingungen ist die Bakteriämie bei *Rh. opimus* besser ausgeprägt; es fehlen bei ihnen die bei weißen Mäusen feststellbaren starken individuellen Unterschiede, die in der Generalisationsphase und der unterschiedlichen Keimbesiedlung der einzelnen Organe ihren Ausdruck finden. Es wird hervorgehoben, daß in allen Fällen eine bakterioskopische Untersuchung der Organe nur bei massivem Keimgehalt positiv verläuft. Die für Listerien hoch empfängliche Tierart *Rh. opimus* besitzt nach Ansicht des Vf. eine große epizootiologische und epidemiologische Bedeutung als Ansteckungsherd bei der Listeriose.

W. Bathke. 3845.

Hagen, Olav und Fossum, Kåre; Oslo, Veterin. Coll. of Norway, Dep. of Microbiol. and Food Hyg. A nonhemolytic coryneform „diphtheroid“ bacterium isolated from pyogenic processes in domestic animals. **(Ein nichthämolytisches coryneformes, diphtheroides, aus Eiterprozessen bei Haustieren isoliertes Bacterium.)** Nord. Veterinärmed. **14** (1962) Nr. 6. S. 407–414. – 7 Lit.

Vff. isolierten von je einem Fall von Mastitis und von Bursitis bei Kühen sowie aus einem Abszeß bei einem Hunde ein cornyeformes Bacterium. Die reingezüchteten Stämme unterschieden sich von *Corynebacterium pyogenes* durch Fehlen hämolytischen Vermögens und proteolytischer Aktivität; dagegen spalteten die betreffenden Stämme Aesculin und zeigten im Eigelbmedium eine 3–5 mm breite, relativ scharf begrenzte Lysiszone.

E. Lehnert. 3850.

Dubinskij, I. A. (Dubinski, I. A.); Moskau, Unions-Forsch.-Inst. für Elektrifizier. der Landwirtsch. Èffektivnost' besprivjaznogo soderžanija skota.

(Zweckmäßigkeit der Offenlaufstallhaltung für Milchkühe.) Vestnik sel'skochozjajstvennoj nauki, Moskva **6** (1961) Nr. 10. S. 71–77. – 6 Tab. Zus. in Engl., Franz., Dtsch.

Es wurden Analysen von Anlage und Arbeitsorganisation (Technisierung!) in den Offen- und Massivställen eines Sowjetguts und zweier Kollektivwirtschaften durchgeführt. In den einzelnen Stallungen standen zwischen 165 und 666 Tiere zur Untersuchung, die aber geringe Milchleistungen aufzuweisen hatten (1898–2399 Milch-kg). Eine Arbeitskraft hatte im Offenstall ca. dreimal mehr Tiere als im Massivstall zu betreuen (durchschnittl. 25,2 und 8,4). Zur Gewinnung von 50 kg Milch wurden im Massivstall durchschnittlich viermal mehr menschl. Arbeitsstunden als im Offenstall benötigt (18,6 und 4,4). Die Kosten für Futter und Arbeitslohn pro 50 kg Milch lagen im Offenstall ebenfalls niedriger (z. B. 4,7 anstatt 7,8 Rubel). Die Milchleistungen waren im Jahre 1960 in den Offenställen um ein weniges höher als in den Massivställen. Im weiteren werden genaue Beschreibungen der Räumlichkeiten, der verbrauchten Futtermittel in den einzelnen Futterperioden und der notwendigen Arbeitszeit der einzelnen Arbeitsgänge bei unterschiedlichem Stand der Technisierung gegeben. Es wird auf die in den einzelnen Stallanlagen stark streuenden Ergebnisse und damit auf die Notwendigkeit weiterer Forschungsarbeiten hingewiesen.

S. Willer. 3980.

Comberg, G.; Hannover. **Neuere Erkenntnisse über die Ansprüche des Schweines an die Stallungen.** Tierärztl. Umschau **17** (1962) Nr. 7. S. 232–236. – 2 Abb., 3 Tab.

Die wirtschaftlichen Gesichtspunkte in der tierischen Erzeugung haben den biologischen Verhältnissen Rechnung zu tragen. In der Tierzucht läßt sich ohne Berücksichtigung der Konstitution kein sicherer Erfolg erzielen. Die Arbeit befaßt sich mit den wichtigeren neuen Erkenntnissen über die Ansprüche des Schweines an den Stallraum. Dementsprechend haben wir Zucht- und Mastställe zu unterscheiden. In Abhängigkeit vom Wandel der Zuchtziele ändert sich auch der Aufbau des Tierkörpers, und damit verändern sich die Ansichten über die zweckmäßigsten Stallanlagen. Vf. vertritt die Auffassung, daß in Zuchtstallungen die Temperaturen zwischen 16 und 20 °C liegen müssen und Mindestwerte von +10 bis +12 °C nicht unterschritten werden dürften. Bei Neu- und Umbauten hätten die Architekten diesen Temperaturforderungen Rechnung zu tragen. Die gewünschte Wärme dürfe aber nicht durch Einschränkung der Fensterflächen oder Fortfall der Ferkeldurchschlüpfe erzwungen werden. Für Mastschweine hat Vf. in eigenen Untersuchungen in einer Mastprüfanstalt bei Einzelmast und fehlenden Beheizungsmöglichkeiten die Temperaturspanne von +12 bis +20 °C als günstigsten Temperaturbereich ermittelt. Zwischen der Temperatur und der täglichen Zunahme lag im Mastabschnitt von 40–100 kg eine gesicherte Korrelation vor. Die Befunde decken sich mit den Neutraltemperaturen nur auf Grundumsatz gestellter Schweine. Diese betragen bei wachsenden Schweinen +22 bis +23 °C und bei ausgewachsenen Tieren +18 bis +20 °C. Inwieweit die Aufnahme von Leistungsfutter und das Freiwerden von thermischer Energie eine beträchtliche Senkung der Umgebungstemperatur vertretbar erscheinen lassen, bedarf der weiteren Überprüfung. Von Interesse sind die Temperaturansprüche moderner Züchtungen, z. B. des veredelten Landschweintypes in Dänisch-Holländischer Zuchtrichtung mit ihrer bekanntlich wesentlich dünneren Speckauflage. Bezüglich der relativen Luftfeuchtigkeit ist das höhere Wärmehaltevermögen wärmerer Luft von Bedeutung. Im Temperaturbereich von 15 bis 20 °C werden die höchsten Zunahmen bei niedriger Luftfeuchtigkeit erzielt (50–70% relative Luftfeuchtigkeit). Der in Irland bekannte Saunastall kommt diesen Bedürfnissen nicht nach. Da über die Gaskonzentration neuere Befunde nicht vorliegen, sind 0,30% für CO_2 und 0,01% für NH_3 und H_2S weiterhin als die geforderten Werte anzusehen.

H. Busse. 3980.

Gordon, W. A. M.; Stormont, Belfast. Environmental studies in pig-housing. I. Air velocity. **(Umweltuntersuchungen bei Schweineunterkünften. 1. Mitt. Luftbewegung.)** Brit. veterin. J. **118** (1962) Nr. 5. S. 171–205. — 35 Abb., 8 Tab., 29 Lit.

Die Umwelteinflüsse auf die Gesundheit und die Leistung sowie die verschiedenen Typen der Schweineunterkünfte mit ihren Bauplänen werden eingehend behandelt. Die Zusammenhänge zwischen Luftbewegung, Lufttemperatur und Feuchtigkeit finden ihre Betrachtung. Da die Schlupföffnung zwischen der Bucht und dem Freilandauslauf nicht ohne weiteres zugluftfrei abgedichtet werden kann, ist die Anlage einer engen, isolierten Schlupfbucht auf jeden Fall vorteilhaft. So kann eine sonst wenig oder gar nicht brauchbare Tierunterkunft in eine vollständig einwandfreie Behausung umgewandelt werden. Die Meßwerte der Luftbewegung sind an und für sich hoch im Verhältnis zu den vorherrschenden Lufttemperaturen, aber sie brauchen nicht als Extrem angesehen zu werden. Besonders wichtig ist die Feststellung der Luftströmung in Fußbodenhöhe. Zwischen dieser und der Luftbewegung in einer Höhe von 15 cm über dem Erdboden bestehen manchmal Differenzen von 200%.

H. Busse. 3980.

Nikitin, V. N. (Nikitin, W. N.); Wologda, Landwirtsch. Versuchsstat. Svinarnik-matočnik dlja gruppovogo soderžanija podsosnych svinomatok s porosjami. **(Zuchtstall für die Gruppenhaltung säugender Sauen mit Ferkeln.)** Svinovodstvo, Moskva **15** (1961) Nr. 12. S. 38–40. — 3 Abb., 1 Tab.

Der 80 m lange und 9 m breite Stall hat in der Mitte einen Futtergang; zu beiden Seiten liegen die 3 m langen und 2 m breiten Buchten für jeweils 2 Sauen mit Ferkeln. Die Ferkel gelangen durch Schlupflöcher auf den Gang zwischen Außenwand und Buchten und von dort zu den in den Auslauf führenden Schlupflöchern oder zum Freßplatz (je 1 für 4 Buchten) mit Futterautomat und Selbsttränke. Die Sauen werden auf einem Gruppenfutterplatz neben der Futterküche gefüttert; in den Buchten befinden sich ebenfalls Futtertröge zum Füttern im hochtragenden Zustand und nach dem Abferkeln. Nach dem Absetzen kommen die Ferkel bis zum Alter von 3–4 Mon. in Gruppenbuchten für 80 bis 100 Tiere, die Schlupflöcher, Futterautomaten und Futtertröge aufweisen. In diesem Stall kann 1 AK 50 Sauen mit Ferkeln betreuen.

F. Schenk. 3980.

Eliseev, K. M. (Jelissejew, K. M.); Semipalatinsk, Kasach.SSR, Veterinärmed. und Zootechn. Inst. Stacionarnaja duševaja ustanovka (SDU-G) dlja mechanizirovannoj kupki životnych. **(Die stationäre Duschbadanlage SDU-G für mechanisiertes Baden der Tiere.)** Veterinarija, Moskva **39** (1962) Nr. 6. S. 73 bis 76. — 1 Abb.

Von Griwa wurde eine Desinfektionsanlage konstruiert. In der Gegend von Semipalatinsk ist die Anlage in einigen Kolchosen und Sowchosen zur Desinfektion der Tiere, besonders der Schafe, als gut befunden worden. In einer Stunde kann man bis zu 2000 Schafe desinfizieren. Die Aufstellung der Anlage kostete 3000 Rubel. In der Arbeit wird die Anlage durch eine Skizze veranschaulicht.

M. Rolle. 4000.

Walczak, Józef; Puławy, Inst. Weteryn. Próby stosowania preparatu „Combelen-Bayer" jako środka uspokajającego w transporcie świń rzeźnych. **(Versuche mit der Anwendung von „Combelen-Bayer" als Beruhigungsmittel beim Schlachtschweinetransport.)** Med. weteryn. **18** (1962) Nr. 5. S. 278–279. — 1 Tab., 2 Lit. Zus. in Russ., Engl., Franz.

Es wurden Untersuchungen über den „Combelen"-Einfluß (ein Phenothiazinderivat = Dimethylo-amino-propylo-propinylo-phenothiazinum hydrophos-

phoricum) auf Körpergewichtsverlust der Schlachtschweine während des Transportes durchgeführt. Die Beobachtungen betreffen 272 Schweine von 99,2–120,2 kg. Den Versuchstieren wurde das Präparat in Dosen von 4,8–6 ml i. m. verabreicht. Der Zeitabschnitt zwischen Injektion und Beginn des Autotransportes betrug 1,5–6 Std., die Transportzeit dagegen 2–2,5 Std. Bei Ankunft auf dem Schlachthof wurden die Schweine abermals gewogen. Dabei schwankte der Zeitabschnitt zwischen der Combelen-Injektion und dem Wiegen nach Transport von 5–9 Std. Auf Grund der Versuchsergebnisse wurde festgestellt, daß nach „Combelen" nur in einzelnen Fällen keine Verminderung der Gewichtsverluste im Vergleich zu den Kontrollschweinen auftrat.
W. Radomiński. 4005.

Mjalo, I. I. und Fomin, Ju. V. (Mjalo, I. I. und Fomin, Ju. W.); Blagowestschensk/Amur, Fernöstl. Forsch.-Inst. für Veterinärmed. Avtožižerazbryzgivatel' ANŽ-2 dlja bor̆by s gnusom. **(Der Jauchespritzwagen ANŽ-2 zur Bekämpfung von Kriebelmücken.)** Veterinarija, Moskva **39** (1962) Nr. 6. S. 76 bis 77.
Im Fernen Osten werden die Tiere seit vielen Jahren gegen Belästigung der Stechfliegen mit Polychlorpinen bespritzt, da festgestellt wurde, daß dabei der Milchertrag pro Tag um 2,4 Liter höher ist als bei nicht behandelten Tieren. Um die Arbeit zu erleichtern und eine größere Anzahl der Tiere behandeln zu können, wurde an den Jauchespritzwagen ein Kollektor angebaut. Die Tiere wurden damit nach dem Melken besprüht und nach 3–4 Tagen wurde der Vorgang wiederholt. Im Laufe von 30 Minuten kann man 200 Tiere behandeln.
M. Rolle. 4010.

Talalaev, E. V. (Talalajew, Je. W.); Irkutsk, Univ., Lehrstuhl für Physiol. und Mikrobiol. O bacillonositel'stve u gusenic sibirskogo šelkoprjada Dendrolimus sibiricus Tshtv. (Lepidoptera, Lasiocampidae), vyzvannom dendrobacillinom. **(Über das Bacillenträgertum bei Raupen des sibirischen Kiefernspinners, Dendrolimus sibiricus Tshtv. [Lepidoptera, Lasiocampidae], hervorgerufen durch Dendrobacillin.)** Entomologičeskoe obozrenie, Moskva-Leningrad **41** (1962) Nr. 1. S. 54–64. — 10 Tab., 5 Lit. Zus. in Engl.
Vf. beschreibt die Möglichkeiten der biologischen Bekämpfung des Kiefernspinners durch die Infizierung der Raupen mit *B. dendrolimus*. Die chemische Industrie stellte ein bakterielles Trockenpräparat „Dendrobacillin" her, welches Vf . auf seine Aktivität gegen den Kiefernspinner unter Laboratoriumsbedingungen prüfte. Ferner wurden Vergleichsprüfungen mit bakteriellen Trockenpräparaten, die Vf. selbst herstellte, durchgeführt.
H. Splisteser. 4010.

Hechter-Schulz, K.; Boksburg North, Transvaal. Rodent control in Sabie forests. **(Nagetierbekämpfung im Gebiet der Sabie-Forests.)** South African J. Sci. **58** (1962) Nr. 6. S. 161–174. — 5 Tab., 26 Lit.
Das im östlichen Teil von Transvaal liegende Forstgebiet wird von *Rhabdomys pumilio, Otomys irroratus, O. laminatus, Rattus natalensis, Aethomys chrysophilus, Leggada minutoides, Dendromys mesomelas* und *Grammomys dolichurus* bewohnt. Sie stellen in der Mehrzahl Forstschädlinge dar. — Unter Berücksichtigung von Biologie und Ökologie wurde ein Bekämpfungsverfahren entwickelt, bei dem Warfarin als toxischer Wirkstoff verwendet wird. Das Gift wird hauptsächlich in Form vergifteter Köder benutzt. Die Besonderheit der Aktionen liegt darin, daß die Zentren der Nagerpopulationen endemisch durchgiftet werden. Nach der Neubesiedlung dieser Vacua wird die Bekämpfungsaktion wiederholt.
F. Lüpnitz. 4010.

Poljakov, A. A. und Jarnych, V. S. (Poljakow, A. A. und Jarnych, W. S.); Moskau, Unions-Forsch.-Inst. für Veterinärhyg. Universal'naja dezinfekcion-

naja ustanovka dlja kolchozov i sovchozov. **(Ein Universal-Desinfektionsgerät für die Kolchosen und Sowchosen.)** Veterinarija, Moskva **39** (1962) Nr. 6. S. 68–73. – 4 Abb.
Das beschriebene Desinfektionsgerät ist nicht nur zur Desinfektion, sondern auch zur Ausweißung der Räume mit Kalkmilch, zum Waschen der Tiere, zur Reinigung der Melkmaschinen u.a. geeignet. Das Gerät ist leicht transportabel und wiegt etwa 280 kg. Von 2 Menschen bedient, kann man mit ihm in 6 Std. bis 4000 m^2 bearbeiten oder in 10–15 Min. 100 Rinder waschen. Dies bewährt sich insbesondere bei der Bekämpfung der Ektoparasiten. M. Rolle. 4020.

Lancaster, J. E.; Ottawa, Ontario, Canada Dep. of Agric., Health of Animals Div. A note on the toxicity of formaldehyde to the developing chicken embryo. **(Bemerkung über die Toxizität von Formaldehyd auf den sich entwickelnden Hühnerembryo.)** Canad. J. comparat. Med. veterin. Sci. **26** (1962) Nr. 6. S. 139–140. – 8 Lit.
Seit **1946** werden die Brutapparate mit einem Fassungsvermögen von 25000 Eiern oder weniger desinfiziert mit Formalin, und zwar 150 cm^3 auf 100 Kubikfuß Innenraum. Am 2. und 3. Bebrütungstag sind die Embryonen besonders empfindlich gegenüber Formalin. Das Brutergebnis wird nicht beeinträchtigt, wenn die Begasung der bebrüteten Eier vor dem 3. und nach dem 8. Tag erfolgt. Eine Begasung am 2. Tag führt zum Auftreten von Mißbildungen beim Embryo, während eine Begasung am 3. und 4. Tag die Mortalität beträchtlich erhöht. Mißbildungen werden vor allem bei lebensschwachen Embryonen beobachtet. Es wird empfohlen, die Begasung der Bruteier vor dem Einlegen in die Brutapparate in dicht geschlossenen Räumen vorzunehmen. E. Tempel. 4020.

VIII. PHARMAKOLOGIE, TOXIKOLOGIE

Mustakallio, Eero und Veijola, Väinö; Turku, Finland, Univ., Dep. of Med. Microbiol. The bacteriostatic effect of wood tar. **(Die bakteriostatistische Wirkung von Holzteer.)** Acta pathol. microbiol. scand., Suppl. **1962** Nr. 154. S. 305.
Um die bakteriostatische Wirkung von Holzteer, der das Wachstum von Staphylokokken und Streptokokken stark hemmt, zu untersuchen, ist eine Trennung (ohne Destillation) in eine neutrale, eine saure und eine unlösliche Teerfraktion vorgenommen worden. Je 0,1 mg/ml der sauren, 0,5 mg/ml der neutralen oder 0,45 mg/ml der Teerfraktion ergeben die gleiche Hemmwirkung für S. *aureus*. Trennt man in der sauren Fraktion die phenolischen Substanzen von den Harzsäuren, so ist die Hemmwirkung im wesentlichen an die letzteren gebunden. Bisher ist immer angenommen worden, die bekannte bakteriostatische Wirkung des Holzteers sei auf die phenolischen Substanzen zurückzuführen. R. Maune. 4210.

Kartašova, V. M. und Kartašov, P. A. (Kartaschowa, W. M. und Kartaschow, P. A.); Moskau, Unions-Forsch.-Inst. für Veterinärhyg.; Lenin-Akad. der Landwirtsch.-Wiss. Proniknovenie, deponirovanie i vydelenie GChCG iz organizma životnych. **(Die Resorption, Ablagerung und Ausscheidung von Hexachlorcyclohexan im Organismus der Tiere.)** Veterinarija, Moskva **38** (1961) Nr. 11. S. 68–71. – 4 Tab.
In den letzten Jahren ist in der Veterinärmedizin zur Bekämpfung von Ektoparasiten vermehrt das Hexachloran (HCCH) eingesetzt worden. Im Frühjahr und im Sommer wird das Präparat alle 3–4 Tage auf die Tiere versprüht. Mit Hilfe markierter Atome versuchten Vff. die Frage nach der Resorptionsgeschwindigkeit sowie der Kumulation zu klären. Eine wässerige Mineralölemulsion von Hexachlorcyclohexan, die auf die Haut aufgetragen wurde, läßt das HCCH schnell in die Organe und Gewebe des Tieres eindringen. Schon nach wenigen Stunden ist es im Blut, der Milch und im Harn nachweisbar.

Die Milch von Kühen, die mit einer 2%igen Lösung behandelt worden waren, wurde an Versuchstiere verfüttert. Die Tiere starben nach 7–11 Tagen unter typischen klinischen Erscheinungen. Bei der Sektion wurden Schwellungen der Leber, Milz, Nieren und eine Magendarmentzündung festgestellt. Das HCCH wurde in allen Organen der Tiere nachgewiesen. Auch die Feten enthielten große Mengen des Präparates. W. Plaschke. 4225.

Pelt, R. W. van; East Lansing, Michigan State Univ., Coll. of Veterin. Med., Dep. of Surgery and Med. Intra-articular injection of the equine carpus and fetlock. **(Die intraarticuläre Carpal- und Fesselgelenkinjektion beim Pferd.)** J. amer. veterin. med. Assoc. **140** (1962) Nr. 11. S. 1181–1190. Carpal- und Fesselgelenkslahmheiten kommen vor allem beim Vollblüter bzw. beim Rennpferd gehäuft vor. In diesen Fällen ist aus therapeutischen Erwägungen meist eine Gelenkinjektion bzw.-punktion erforderlich. Am häufigsten finden dabei Cortisonpräparate Verwendung. Ihre lokale Anwendung ist angezeigt: bei aseptischer Arthritis, wenn eine allgemeine Cortison- oder ACTH Therapie kontraindiziert ist, zur Unterstützung einer allgemeinen ACTH und Cortisontherapie, um Gelenkdeformitäten zu verhindern, zur lokalen Schmerzbekämpfung und im Verlaufe von prae- oder postoperativen Maßnahmen. Im Falle von septischen Gelenkerkrankungen werden Antibiotica injiziert. Die intraarticuläre Cortisonbehandlung ist bei septischen Gelenkerkrankungen kontraindiziert. Der Wert einer lokalen Cortisonbehandlung ist umstritten bei chronischer oder schwerer Osteoarthritis, bei ankylosierenden Gelenkprozessen, bei traumatischer Arthritis mit kapselnahen Absprengfrakturen, bei Haemarthrose, bei Osteoporose und bei zu erwartenden Überempfindlichkeitsreaktionen. Die anatomischen Verhältnisse am Carpus werden geschildert. Mittlerer und distaler Gelenkabschnitt kommunizieren miteindander, während der obere Gelenkabschnitt isoliert ist. Die einzelnen Gelenkabschnitte werden im Röntgenogramm durch Kontrastfüllung dargestellt. Gelenkinjektionen sind an der abgebeugten Gliedmaße in den proximalen und in den mittleren Gelenkabschnitt möglich. Das Fesselgelenk kann distal der Griffelbeinköpfchen punktiert werden. Weiter kann das Fesselgelenk unterhalb der Gleichbeine bei waagerechtem Einstich punktiert werden. Nicht nur zu therapeutischen Maßnahmen, sondern auch zur Anästhesierung sind derartige Gelenkinjektionen durchführbar. Vor einer Gelenkpunktion sollte die Haut an der Einstichstelle anästhesiert werden. Bei der Injektion von Cortisonpräparaten wird soviel wie möglich Synovia entleert. Sämtliche Eingriffe haben unter streng aseptischen Kautelen zu geschehen. O. Dietz. 4225.

Kraft, H.; München, Univ., Med. Tierklin. **Wirksame Blutspiegel durch Aërosoltherapie mit Chloromycetin-Succinat beim Hund.** Tierärztl. Umschau **17** (1962) Nr. 8. S. 278–280. — 1 Abb., 2 Tab., 13 Lit.
Durch Vorschalten eines „Pari-Verneblers“ und einer Regelarmatur an ein Sauerstoff-Insufflationsgerät (Oxyparat-Sauerstoffgerät der Fa. Allihn & Co., München) wurde ein transportables Inhalationsgerät entwickelt. Als Druckgasquelle und Trägergas kam komprimierter Sauerstoff oder ein Sauerstoff-Kohlendioxyd-Gemisch (95:5) zur Anwendung. Bei der Einzelinhalation von 400 mg Chloromycetin-Succinat in 10%iger wäßriger Lösung pro Tier konnte bei einer Inhalationszeit von 4–5 Min. bei einer Teilchengröße von etwa 2–5 μ nach 4 Std. ein Blutspiegel zwischen 5,5 und 17γ/ml (chemische Nachweismethode) festgestellt werden. Mit der Erhöhung der inhalierten Dosis des Medikamentes stieg der Antibioticum-Blutspiegel entsprechend an. Ein therapeutisch wirksamer Blutspiegel von ca. 10γ/ml Blut konnte damit erreicht werden. Zur Kontrolle der Nachweismethoden und zum Vergleich der Blutspiegel wurden weitere Versuche mit enteraler bzw. parenteraler Applikation durchgeführt. Chr. Meinecke. 4235.

Solle, M., Baumann, R. und Hecht, K.; Berlin-Buch, Inst. für Kortiko-Viszerale Pathol. und Therapie der Dtsch. Akad. der Wiss. zu Berlin. **Der Einfluß einer Insulinhypoglykämie auf bedingte Abwehrreflexe der Ratte.** Dtsch. Gesundheitswes. **17** (1962) Nr. 33. S. 1381–1388. – 4 Abb., 2 Tab., 20 Lit. Zus. in Russ.
Bei männlichen Albinoratten, Alter 4–6 Mon., Kgw. 250–300 g, die in einer Kleintier-Pawlowkammer mittels elektrischem Strom (50 Hz, 20–40 V) auf eine bedingt-reflektorische motorische Abwehrmethode eingestellt worden sind, wird durch s.c. Injektion von 0,5, 1,0 oder 2,0 E./kg Kgw. Alt-Insulin eine mittlere Insulinhypoglykämie erzeugt. Als bedingter Reiz wird eine runde, als Differenzierungsreiz eine quadratische Lichtquelle verwendet. Die Latenzzeit, die Laufzeit und die Versagerquote bei Insulinhypoglykämie werden erhöht, während die Differenzierungsquote nicht beeinflußt wird. Die inter- und intraindividuellen Unterschiede sind erheblich, so daß Korrelationen zwischen Ausmaß der Hypoglykämie und Latenzzeitverlängerung, zwischen Erregungs- oder Hemmungsprozessen und typologischen Besonderheiten des ZNS nicht gesichert werden können. R. Maune. 4250.

Opitz, G.; Brauerschwend, Krs. Alsfeld/Oberh. **Combelen (R) als Adjuvans zur Behandlung vom Koliken.** Veterin.-med. Nachr. **1962** Nr. 2. S. 108–110. – 4 Lit.
Combelen wurde auf Grund der sedativen sowie schmerz- und krampflösenden Wirkung in der Kolikbehandlung bei Pferd und Rind angewandt. Bei nicht sehr starker Krampfkolik kam das Medikament allein und in schwereren Fällen mit älteren schmerz- und krampflösenden Mitteln zur Anwendung. Nach Meinung des Vf. ergänzt Combelen wegen der direkt analgetischen Wirkung auf thalamische Schmerzzentren z. B. die zentral schmerzstillende Wirkung von Novalgin. Insgesamt wird eine synergistische Wirkung in spasmolytischer und analgetischer Hinsicht bei gleichzeitiger Applikation mit älteren schmerz- und krampflösenden Mitteln angenommen. Die Dosierung erfolgte individuell, meist lag die injizierte Menge unter den Angaben der Herstellerfirma. H. Haase. 4290.

Rülcker, Claes; Stockholm, Veterinärhögskolan, Med. Avdelningen för Ickeidisslare. Miniatyrlavemang i smådjurspraxis. **(Kleinklystier in der Kleintierpraxis.** Medlemsbl. Sveriges Veterinärförbund 14 (1962) Nr. 11. S. 346–351. – 1 Abb., 2 Lit.
Vf. empfiehlt das in der Humanmedizin angewandte „Microlax“ der Firma Pharmacia, Uppsala, gegen Koprostase bei Hund und Katze. Dieses Präparat enthält dreibasisches Natriumcitrat (90 mg) Natrium laurylsulfoacetat (9 mg), Acidum sorbicum (1 mg), Glycerinum, Sorbitolum et Aq. dest. ad 1 ml. Die Kotentleerung tritt bald ein. Der gewünschte Effekt wurde in allen behandelten Fällen erzielt (27 Hunde und 11 Katzen). Nebenwirkungen wurden nicht beobachtet. Das Mittel wird als wichtiger Fortschritt in der Behandlung der Rectum-Colonobstipation bezeichnet. E. Lehnert. 4290.

Hershberger, L. G., Zamboanga, P. M. und Thompson, C. R. Preliminary report on the effects of ethamoxytriphetol on estrus and pregnancy in the bitch. **(Vorläufiger Bericht über die Wirkungen von Aethamoxytriphetol auf Brunst und Trächtigkeit bei der Hündin.)** Amer. J. veterin. Res. **23** (1962) Nr. 92. S. 168–169. – 1 Tab., 4 Lit. Zus. in Interlingua.
Aethamoxytriphetol (Ae) ist ein nicht steroider Oestrogenantagonist, der bei Ratten, Mäusen, Affen, Hühnern und Kaninchen die Oestrogenempfindlichen Organe gegen Oestrogeneinfluß blockiert und die Gonadotropine geringgradig hemmt. Vff. prüften die Wirkung von Ae. unter peroraler Verabreichung bei 14 vorbrünstigen und 2 brünstigen Hündinnen in den Dosierungen von 5, 10 uud 25 mg/kg/die (Vorbrunst) und 5 mg/kg/die (Brunst).

Die Behandlung erstreckte sich über 21 Tage, wenn sich die Hündin nicht decken ließ, und über 28 Tage, wenn ein Deckakt erfolgte. Während sich bei der 25 mg-Dosierung Erbrechen und Appetitlosigkeit einstellten, wurden die niedrigeren Dosierungen gut vertragen. Mit Ae. konnte in den angegebenen Dosierungen Trächtigkeit immer verhindert bzw. unterbrochen werden. Einige Hündinnen, bei denen die Behandlung bereits im Vorbrunststadium begonnen worden war, duldeten den Deckakt nicht. Nach Beendigung der Behandlung kam keine der Hündinnen sofort in Brunst, was bei Gestagenbehandlung der Fall ist. Nach den Ergebnissen dieser vorläufigen Untersuchungen hat sich Ae. als Kopulations-, Konzeptionsverhütungs- und Trächtigkeitsunterbrechungsmittel bewährt. Es sollen weitere Untersuchungen folgen. W. Rommel. 4305.

Steinberger, E.; Detroit, Mich., Wayne State Univ., Detroit Receiving Hospital, Dep. of Internal Med., Div. of Endocrinol. A quantitative study of the effect of an alkylating agent (triethylenemelamine) on the seminiferous epithelium of rats. **(Eine quantitative Untersuchung der Wirkung einer alkylierten Verbindung [Triaethylenmelamin] auf das samenbildende Epithel von Ratten.)** J. Reproduct. Fertility **3** (1962) Nr. 2. S. 250–259. — 5 Tab., 14 Lit.
Bei 220–250 g schweren männlichen Ratten wird der Einfluß von Triaethylenmelamin (TEM) auf das Keimdrüsengewebe untersucht. In einer Dosis von 0,2 mg/kg bewirkt TEM eine Verminderung der frühesten Entwicklungsstadien der Spermatogonien. Bei wiederholter Injektion von TEM kommt es zu einer cumulativen Wirkung der alkylierten Verbindung auf das Keimdrüsenepithel. H.-A. Ketz. 4305.

Izak, G., Galewsky-Stein, K., Menczel, J. und Groen, J. J.; Jerusalem, Israel, Hebrew Univ., Hadassah Med. School; Hospital, Dep. of Med. B and A, Hematol. Res. Lab. Influence of salicylate administration on iron metabolism. **(Der Einfluß der Verabreichung von Salicylat auf den Eisenstoffwechsel.)** Blood **19** (1962) Nr. 5. S. 601–611. — 7 Abb., 2 Tab., 9 Lit. Zus. in Interlingua.
9 Patienten und 2 Freiwillige, die keinen Defekt im blutbildenden System aufweisen, erhalten 1–4 Wochen lang täglich 40–60 mg/kg Salicylat in Form von Acetylsalicylat (Aspirin). Neben Blutbildern wird das Serumeisen und die freie Eisenbindungskapazität des Serums sowie die Absorption, die Verwertung und die Ausscheidung von ^{59}Fe (bei drei Leuten) bestimmt. Der Salicylatspiegel im Serum liegt bei 14–35 mg%. Es wird festgestellt, daß nach Applikation von Salicylat eine Senkung des Serumeisens eintritt, die nicht allein durch eine verringerte Resorption, erhöhte Exkretion oder Blutverluste mit dem Stuhl erklärt werden kann. Da außerdem die Überlebenszeit der Erythtrocyten herabgesetzt wird, scheint Salicylat noch auf andere, unbekannte Weise auf den Eisenstoffwechsel einzuwirken.
R. Maune. 4350.

Ankermann, Horst; Berlin, Humboldt-Univ., Inst. für Pharmakol. und Toxikol. **Zum Problem der stoffwechselsenkenden Wirkung des Adrenalins.** Acta biol. med. german. [Berlin] 8 (1962) Nr. 6. S. 609–616. — 7 Abb., 17 Lit. Zus. in Russ., Engl.
Versuche an mit Aethylurethan narkotisierten männlichen Albinoratten (Nüchternperiode 15–20 Std.), bei denen Blutdruck, Körpertemperatur, Sauerstoffverbrauch und Kohlendioxydausscheidung gemessen werden, zeigen, daß die blutdrucksteigernde Wirkung von 1,5γ Adrenalin/min/100 g (Infusion in die V. jugularis externa) durch äquimolare Mengen Phentolamin aufgehoben wird. Dagegen wird die durch Adrenalin verursachte Stoffwechselsteigerung bei dieser Dosierung nicht beeinflußt. Wendet man höhere

Dosen beider Pharmaca an (3γ Adrenalin/min/100 g und 7γ Phentolamin/min pro 100 g oder 3,75γ Adrenalin und 7γ Phentolamin), so wird eine Eigenwirkung des Phentolamins (Stoffwechselsteigerung) auf den Stoffwechsel sichtbar. Vf. schließt aus den Ergebnissen, daß Adrenalin über seine Kreislaufwirkung eine Stoffwechselsteigerung bewirkt. R. Maune. 4350.

Koper, Stanisław; Lublin, Wyższa Szkoła Rolnicza. Badania nad wartością leczniczą prednisolonu w przebiegu doświadczalnego zapalenia żyły jarzmowej i tkanek okołożylnych u zwierząt dużych. **(Untersuchungen über den therapeutischen Wert von Prednisolon bei experimenteller Jugularvenentzündung und Paraphlebistis bei Großtieren.)** Med. weteryn. 18 (1962) Nr. 7. S. 415–417. – 2 Tab., 7 Lit. Zus. in Russ., Engl., Franz., Dtsch.

Eine häufige, mit i. v. Injektionen verbundene Komplikation ist eine durch die Reizwirkung des angewandten Arzneimittels verursachte Venen- und Bindegewebsentzündung. Das trifft besonders für die Anwendung von Chloralhydrat und Calciumchlorid zu. Als Ausgang eines solchen Krankheitsprozesses entsteht eine ausgedehnte Haut- und Bindegewebsnekrose. Die auf einen chirurgischen Eingriff beruhende Behandlung dieser Erkrankung ist sehr mühsam und dauert lange. Deshalb wurden Untersuchungen über die Wirkung von Cortisonpräparaten, insbesonderere „Hostacortin"-Hoechst und „Deltacortil"-Pfizer unternommen. Das Versuchsmaterial bildeten zwei Tiergruppen (insgesamt 8 Pferde und 2 Kühe). Eine Gruppe bekam s. c. in die Jugularvenengegend 7 ml 10%ige Chloralhydratlösung, der zweiten Gruppe wurde dagegen „Antiparen" (Calc. chloratum, Magn. chloratum, Natr. chloratum, Glucosum, Ephedrinum hydrochlor., Nipaginum) auf die gleiche Art einverleibt. Ein entzündlicher Ödem erschien nach 17–24 Std. In dieser Zeit wurde in loco morbi Prednosilon in Dosen von je 50 mg mittels einer sehr dünnen Kanüle eingeführt. Bei allen Tieren, sowohl den Versuchs- als auch den Kontrolltieren, wurde das weiße Blutbild untersucht. Die klinische Beobachtung dauerte 2 Wochen bis 3 Mon. Die aus dem Versuch erlangten Ergebnisse weisen darauf hin, daß die Prednisolonanwendung in Fällen von extravenöser Reizmitteleinverleibung eine erfolgreiche Methode der Gewebsnekrose- und Thrombophlebitisvorbeugung ist. W. Radomiński. 4355.

Levitov, M. M., Inozemceva, I. I., Tebjakina, A. E., Bujanovskaja, I. S., Šneerson, A. N., Čajkovskaja, S. M., Komokina, Z. F., und Družinina, E. N. (Lewitow, M. M., Inosemzewa, I. I., Tebjakina, A. Je., Bujanowskaja, I. S., Schnejerson, A. N., Tschaikowskaja, S. M., Komokina, S. F. und Drushinina, Je. N.); Moskau, Unions-Inst. für Antibioticaforsch. Novyj tip penicillina — α-fenoksiėtilpenicillin i ego mikrobiologičeskoe izučenie. **(Ein neuer Penicillin-Typ, α-Phenoxyäthylpenicillin, und seine mikrobiologische Untersuchung.)** Antibiotiki, Moskva 7 (1962) Nr. 2. S. 104–108. – 3 Abb., 4 Tab., 11 Lit. Zus. in Engl.

Die Alkylierung von 6-Aminopenicillinsäure mit α-Phenoxypropionsäurechlorid führt zum α-Phenoxyaethylpenicillin, das säure- und thermostabil (100 °C) ist. Das Kaliumsalz ist ein weißes kristallines Pulver, es löst sich leicht in Wasser, wenig in Chloroform und ist unlöslich in Butylalkohol, Butylacetat und Aether. Sein antibiotisches Wirkungsspektrum ist dem des Phenoxymethylpenicillins ähnlich. Das Wachstum von penicillinresistenten Staphylokokken wird im Vergleich zum Penicillin V und G durch geringere Dosen gehemmt. Durch Penicillinase wird es langsamer inaktiviert als Phenoxymethylpenicillin und Benzylpenicillin.

W. Goldbach. 4400.

Eger, W. und Ilbagian, K.; Göttingen, Univ., Pathol. Inst. **Untersuchungen über die Wirkung von Tetracyclinen auf die Leber.** Arzneimittel-Forsch. 12 (1962) Nr. 3. S. 285–289. – 7 Tab., 19 Lit. Zus. in Engl.

Erhalten männliche Wistar-Ratten, Kgw. 150–170 g, in Gruppen zu je 15 Tieren täglich mittels Schlundsonde Tetracyclin, Oxytetracyclin, Chlortetracyclin oder Demethyltetracyclin, wobei die Dosis, beginnend mit 50 mg pro 100 g Kgw., jeden Tag um 5 mg gesteigert wird, innerhalb von 6 Wochen insgesamt 4200 mg/100 g, so stellt man bei Bestimmung der Gesamttrockensubstanz und des Fettgehaltes der Leber sowie histologischer Untersuchung der Leber eine Verfettung und einen gleichzeitigen Eiweißverlust fest. Die Verfettung ist bei Oxy- und Demethyltetracyclin geringer als bei Tetracyclin und Chlortetracyclin, aber bei den ersten beiden Gruppen sterben mehr Tiere ab. Es wird angenommen, daß die Tetracycline eine Hemmung der Phosphatidsynthese und damit eine Hemmung der Fettverarbeitung bewirken; ein eiweißkataboler Effekt ist anzunehmen. Da jedoch keine funktionelle oder degenerative Schädigung nachweisbar ist, dürften die Tetracyline in therapeutischen Dosen für die Leber weitgehend unschädlich sein. R. Maune. 4400.

Gejzlar, M. und Lukaš, B. (Geislar, M. und Lukasch, B.); Hradec Králové, ČSSR, Militärärztl. Med. Inst., Lehrstuhl für Epidemiol.; Inst. für Ärztl. Fortbild. Izučenie čuvstvitel'nosti vozbuditelja tuljaremii i nekotorych pasterell k antibiotikam in vitro. **(Untersuchung über die Empfindlichkeit des Erregers der Tularämie und einiger Pasteurella-Stämme gegen Antibiotica in vitro.)** Antibiotiki, Moskva 7 (1962) Nr. 2. S. 135–140. — 2 Abb., 2 Tab., 19 Lit. Zus. in Engl.
Die Empfindlichkeit von *Francisella tularensis* (20 Stämme), *Pasteurella pseudotuberculosis* (5), *P. multocida* (5), *P. haemolytica* (1), *P. pestis* (1), *Brucella abortus* (2) und *Micrococcus pyogenes* (1) gegen 15 Antibiotica wurde im Plattentest geprüft. Die *Francisella*-Stämme sind besonders empfindlich gegen Tetracyclin, Oxcyctetraylin, Chlortetracyclin, Kanamycin, Neomycin, Novobiocin und Streptomycin, weniger empfindlich gegen Chloramphenicol. Schwach wirksam sind Polymyxin, Penicillin und Bacitracin, unwirksam Erythromycin, Vancomycin, Oleandomycin und Spiromycin. Es konnte keine Beziehung zwischen Virulenz und Antibioticaempfindlichkeit festgestellt werden. Die Stämme der anderen Arten zeigen eine ähnliche Empfindlichkeit, jedoch wurden nicht alle genannten Antibiotica überprüft. Chloramphenicol und Novobiocin sind gegen *P. multocida*, Penicillin gegen *P. pseudotuberculosis* besonders wirksam. Die Möglichkeit der therapeutischen Anwendung der geprüften Antibiotica wird diskutiert. W. Goldbach. 4400.

Rossolimo, O. K. und Lepeškina, G. N. (Rossolimo, O. K. und Lepeschkina, G. N.); Inst. für die Erforsch. Neuer Antibiotica, Lab. für die Untersuchung von Heileigenschaften Neuer Antibiotica. Sravnitel'naja ocenka protivoopucholevoj aktivnosti antibiotika 6270 i ėchinomicina. **(Vergleichende Beurteilung der anticarcinomatösen Wirksamkeit des Antibioticum 6270 und des Echynomycins.)** Antibiotiki, Moskva 7 (1962) Nr 4. S. 345 bis 348. — 3 Tab., 6 Lit. Zus. in Engl.
Die im Inst. für die Erforsch. Neuer Antibiotica isolierten antibiotischen Substanzen 6270 und Echynomycin unterscheiden sich in ihrem Aufbau nur in einigen Aminosäuren und auf Grund des unterschiedlichen chromatographischen Verhaltens. Bei der Verträglichkeitsprüfung erwies sich das Antibioticum 6270 bei intravenöser einmaliger Applikation 3,59mal toxischer für Mäuse als Echynomycin. Die viermalige intravenöse Verabreichung des Antibioticums 6270 (je 115–170 γ/kg Kgw. mit 72stündigem Intervall) zeigt bei dem durch den Stamm LIO-1 verursachten Lymphosarkom eine gute Wirksamkeit. Die anticarcinomatöse Wirksamkeit des Echynomycins ist der des Antibioticums 6270 gleich, wenn die Echynomycindosierungen in ihrer Toxizität den entsprechenden Mengen des Antibioticums 6270 nahe kommen. W. Bathke. 4400.

Bajkina, V. M., Chochlov, A. S., Mamiofe, S. M., Sinicyna, Z. T., Andrianova, V. T., Rybakova, R. K. und Nagornaja, T. N. (Baikina, W. M., Chochlow, A. S., Mamiofe, S. M., Sinizyna, S. T., Andrinowa, W. T., Rybakowa, R. K. und Nagornaja, T. N.); Moskau, Unions-Inst. für Antibioticaforsch. Obnaruženie metodom protivotočnogo raspredelenija novogo streptomicinopodobnogo antibiotika, obrazuemogo Str. griseus (Act. streptomycini), štamm LS-1. **(Ein mittels Gegenstromverteilung aus dem Kulturmedium von Str. griseus [Act. streptomycini] Stamm LS-1 entdecktes neues streptomycinähnliches Antibioticum.)** Antibiotiki, Moskva **7** (1962) Nr. 2. S. 112–117. – 3 Abb., 8 Lit. Zus. in Engl.
Bei Behandlung des Kulturmediums von *Str. griseus* LS-1 mit $FeSO_4$ und Na_2CO_3 und Gewinnung des Streptomycins nach der Extraktionsmethode gelingt mit der Gegenstromverteilung der Nachweis eines streptomycinähnlichen Stoffes. Dieser ist keine Tautomere des Streptomycins und wird als Costreptomycin bezeichnet. Es unterscheidet sich vom Streptomycin durch den Verteilungskoeffizienten. Bei langer Aufbewahrung sowie unter der Einwirkung starker Säuren und anderer Reagentien wird es irreversibel in Streptomycin umgewandelt. Es wird nicht von allen streptomycinproduzierenden Stämmen gebildet. W. Goldbach. 4400.

Gehring, W. und Lukanc, A.; Gießen, Justus-Liebig-Univ., Ambulator. und Geburtshilfl. Veterinärklin. **Guajakolglycerinaether als Muskelrelaxans beim Schwein.** Dtsch. tierärztl. Wschr. **69** (1962) Nr. 10. S. 280–282.
Über die Anwendung von Muskelrelaxantien beim Schwein ist bisher nur vereinzelt berichtet worden. Eine 20%ige Guajakolglycerinaetherlösung ist zur Muskelrelaxation auch beim Schwein geeignet. Nach stoßartiger Injektion tritt für 20–30 Min. eine Muskelerschlaffung ein. Zum Niederlegen werden 5 ml der 20%igen Lösung pro 10 kg Kgw. benötigt. Bei der Nachinjektion erweist sich die halbe Dosis als ausreichend. Puls, Atmung und Temperatur werden nur geringgradig beeinflußt. Klinische Folgen der Guajakolglycerinaetherapplikation konnten beim Schwein nicht festgestellt werden. O. Dietz. 4415.

Müller, L. Felix; Berlin-Dahlem, Univ., Klin. und Poliklin. für Kleine Haustiere. **Chlorpromazin und Propionyl-Promazin im Letalitätsvergleich.** Kleintier-Prax. **7** (1962) Nr. 3. S. 92–94. – 2 Tab., 6 Lit.
Chlorpromazin „Megaphen" und Propionyl-Promazin „Combelen" wurden bei 213 Operationen (Pyometra) alternierend zur potentiellen Narkose mit Polamivet und Extraduralanaesthesie angewandt und ihre Letalitätsquote miteinander verglichen. Megaphen senkt den systolischen Blutdruck um durchschnittlich 30 mm Hg, während Combelen infolge niedrigerer Dosierung offenbar eine schwache blutdrucksenkende Wirkung besitzt. 96 Fälle der Combelenreihe (0,1 mg/kg Combelen, 0,2 mg/kg Polamidon i. v.) stehen 107 Fällen der Megaphenreihe (bis 1 mg/kg Megaphen i. v., 1–1,5 mg/kg Polamidon i. v.) in den ersten 7 Tagen p. op. gegenüber. Innerhalb dieser Zeit sind in der Megaphenreihe 14%, in der Combelenreihe 10,4% der Hunde gestorben. Der Unterschied von 3,6% ist statistisch nicht signifikant. Unterschiede der entscheidenden ersten beiden Tage p. op. sind wegen der niedrigen Zahl nicht auswertbar. Nach bisherigen Beobachtungen ist eine Beeinflussung der Operationsletalität durch Megaphen höchst unwahrscheinlich. Infolge postnarkotischen Atemstillstandes, Kollaps und Kreislaufversagens kamen 8 Tiere ad exitum, von denen 5 Megaphen und 3 Combelen zur Prämedikation erhielten; diese Differenz ist ebenfalls nicht signifikant. H. Trolldenier. 4415.

Suter, P.; Zürich, Univ., Veterin.-Chirurg. Klin. **Erfahrungen mit Combelen (R) (Propionyl-Promazin) Bayer bei Kleintieren.** Kleintier-Prax. **7** (1962) Nr. 3. S. 94–97. – 5 Lit.

In 2½ Jahren erhielten mehrere 100 Hunde Combelen vor der Untersuchung oder Behandlung. Desgleichen fand es ausgedehnte Anwendung bei kleinen Operationen in Lokal- oder Epiduralanästhesie, auch zur Potenzierung der Polamivetwirkung und Verbesserung der Barbituratnarkose der Katze. Durch die Ruhigstellung, Muskelerschlaffung und auf Schmerzreize herabgesetzte Reaktion wird ein Wechsel von Verbänden, Reponieren von Frakturen, Lagerung zur Röntgenaufnahme usw. erleichtert. Die Combelendosis soll nach gewünschtem Effekt, Rasse, Größe, Temperament, Alter und Gesundheitszustand variiert werden. Die Dosierung erfolgt nicht mehr nach kg/Kgw., da sonst die Gehfähigkeit verlorengeht und tagelanger Nachschlaf auftritt. Große Hunde (30 kg) erhalten 0,4–0,7 ml (ca. 0,15–0,25 mg/kg) mittelgroße Hunde (10–20 kg) 0,3–0,5 ml (ca. 0,25–0,4 mg/kg) und kleine Hunde (unter 10 kg) 0,1–0,4 ml (ca. 0,2–1,0 mg/kg) s. c. in 3–4facher Verdünnung injiziert. Ein Kumulationseffekt trat auf, so daß die Dosis am 2. oder 3. Tag auf ½–⅓ bei gleicher Wirkung herabgesetzt wurde. Der Appetit verminderte sich unter Combelenwirkung teilweise. Bei mehr als 20 Hunden konnte eine zu intensive und lang anhaltende Wirkung durch Vitamin C in üblicher Dosierung langsam kupiert werden. Bewährt hat sich Combelen in Verbindung mit der örtlichen Anästhesie bei Zahnbehandlungen, in Kombination mit Polamivet oder Pethidin (Meperidin) für kleinere Eingriffe. Bei ersterem traten 3 tödliche Narkosezwischenfälle bei alten Hunden auf, die Dosierung wird seitdem so niedrig wie möglich (Combelen 0,1 mg/kg i. v., Polamivet 0,2 mg/kg i. v.) gehalten. Bei Katzen ergibt Combelen allein keine sichere Sedation, dagegen diente es bei über 100 Pentobarbitalnarkosen zur Erreichung einer sicheren Toleranz in Mengen von 0,05–0,01 ml verdünnt auf 1 ml. Der Nachschlaf wird dadurch manchmal verlängert. In Verbindung mit der im Narkoskasten durchgeführten Fluothannarkose beobachtete Vf. keine Veringerung des Verbrauchs, sondern eine Verlängerung der Narkosedauer.

H. Trolldenier. 4415.

Dörner, G.; Berlin, Charité, Inst. für Exp. Endokrinol. **Neuentwicklung von Hormonpräparaten.** Dtsch. Gesundheitswes. **17** (1962) Nr. 38. S. 1622 bis 1626.

Unter ca. 50 neuen Steroidverbindungen, die in der Forschungsabteilung des VEB Jenapharm synthetisiert und im Institut für Experimentelle Endokrinologie geprüft wurden, erwies sich 4-Chlortestosteron-p-Chlorphenoxyacetat als neues protrahiert wirkendes Anabolicum mit minimaler androgener und antigonadotroper sowie fehlender gestagener Wirkung. Bei oraler Verabreichung zeigte Δ^1-4-Chlormethyltestosteron ein günstiges Verhältnis von anaboler (myotroper) und androgener Aktivität ohne oestrogene oder gestagene Nebenwirkungen. Vor kurzem konnte festgestellt werden, daß 4-Chlortestosteronacetat, 4-Chlortestosteronbromacetat, 4-Chlortestosteron-α-Chlorpropionat und 4-Chlortestosteron-β-Chlorpropionat bei parenteraler Verabreichung etwas stärker wirken als 4-Chlortestosteronacetat. In Gemeinschaftsarbeit mit dem VEB Arzneimittelwerk Dresden wurden mehrere HVL-Hormonpräparate entwickelt: FSH aus tierischen und menschlichen Hypophysen (Folistiman AWD), ACTH (Procortan AWD), TSH (Pithyron AWD), STH und HCG (Gonabion AWD). Hypophysäres FSH zeigte mit HCG einen besseren synergistischen Effekt als PMS. Schweinehypophysen-ACTH befindet sich seit mehreren Jahren im Handel. Rinderhypophysen-TSH wird demnächst angeboten. Vom menschlichen STH konnten die ersten Hormonchargen der Klinik zur Verfügung gestellt werden. HCG erscheint mit höherem Reinheitsgrad im Handel. Mit einem neuen Kombinationspräparat (Chloriston AWD), das in 1 ml Öl 25 mg Testosteronpropionat und 1000 IE HCG enthält, wird die Drosselung der Hodenfunktion als Folge der Testosterongabe durch die gleichzeitige Verabreichung von HCG vermieden.

Das Präparat wurde bereits mit Erfolg bei der Behandlung mehrerer Fälle von Impotentia coeundi geprüft. S. Willer. 4420.

Björck, G., Persson, F. und Tufvesson, G.; Stockholm, Veterinärhögskolan, Med. och Kirurg. Avdelningarna. Corticosteroidterapi på hund. **(Corticosteroidtherapie beim Hund.)** Medlemsbl. Sveriges Veterinärförbund **14** (1962) Nr. 8. S. 231–242. – 39 Lit.

Vff. geben eine Übersicht über den Einfluß der natürlichen Corticosteroide auf den Organismus, die zur Zeit aktuellen synthetischen Präparate nebst deren Eigenschaften und Richtlinien für die Auswahl solcher Präparate. Die Indikationen für die Cortocosteroidtherapie beim Hund werden angegeben, z. B. Insuffizienz der Nebennierenrinde, Staupe, Katzenpest, antibioticaresistente Pneumonien, allergische Zustände, Lymphadenose. Die Therapie bei verschiedenen Leiden wird besprochen und Anweisungen für die Dosierung werden gegeben. Komplikationen ernsterer Art wurden nicht wahrgenommen. Als Kontraindikation kommen Trächtigkeit, Osteoporose und Frakturen in Betracht. E. Lehnert. 4420.

Emmens, C. W.; London, Roy. Veterin. Coll., Dep. of Physiol. Action of oestrogens and anti-oestrogens on early pregnancy in the rabbit. **(Die Wirkung von Oestrogenen und Antioestrogenen während der Frühträchtigkeit beim Kaninchen.)** J. Reproduct. Fertility. **3** (1962) Nr. 2. S. 246–249. – 2 Tab. 9 Lit.

Bei 2–4 kg schweren weiblichen Kaninchen wird die Wirkung verschiedener Oestrogene und Antioestrogene nach subcutaner Verabreichung vom 5.–11. Trächtigkeitstag untersucht. Eine Dosis von 30 μg Oestradiol, 25 mg Dimethylstilboestrol oder von 100 mg 17-Aethynil-19-nortestosteron verhindern in 50% der Fälle eine normale Implantation. 17-Aethyl-19-nortestosteron hat in Dosen von kleiner als 10 mg keinen Einfluß auf die normale Ei-Implantion. H.-A. Ketz. 4420.

Emmens, C.W. und Finn, C. A.; London, Roy. Veterin. Coll., Dep. of Physiol. Local and parenteral action of oestrogens and anti-oestrogens on early pregnancy in the rat and mouse. **(Die lokale und parenterale Wirkung der Oestrogene und Antioestrogene während der Frühträchtigkeit bei der Ratte und Maus.)** J. Reproduct. Fertility **3** (1962) Nr. 2. S. 239–245. – 4 Tab. 10 Lit.

Bei Albinomäusen und Wistarratten wird die Wirkung einiger Oestrogene, von Dimethylstilboestrol, von Progesteron und 19-Nortestosteron nach parenteraler Injektion und nach direkter Verabreichung auf die Uterusschleimhaut während der Frühträchtigkeit untersucht. Die Ei-Implatation wird durch Injektion von Oestrogenen und Antioestrogenen bei Mäusen und Ratten gehemmt. Bei direkter Auftragung von Oestrogenen auf die Uterusschleimhaut wird derselbe Effekt mit einer wesentlich niedrigeren Dosis, bei Ratten annähernd mit der gleichen Dosis erzielt. H.-A. Ketz. 4420.

Mundt, W.; Riemerling. **Praxiserfahrungen mit Wecoton, einem kombinierten Vitamin B_{12}-Präparat bei Hunden.** Prakt. Tierarzt **1962** Nr. 7. S. 263–265.; Nr. 8. S. 300–304. – 1 Tab., 54 Lit.

Im ersten Teil gibt Vf. einen Überblick der humanmedizinischen und veterinärmedizinischen Veröffentlichungen über die Anwendung von Vitamin B_{12}, geordnet nach Erkrankungen von Organsystemen und mehreren Indikationen. In den eigenen Untersuchungen des zweiten Teiles wurden in 6 Mon. mit einem kombinierten Vitamin B_{12}-Präparat (Wecoton) 45 Hunde mit Hauterkrankungen, 5 Hunde mit Staupe, 2 Hunde mit nervösen Störungen nach Nervenstaupe, 2 Hunde mit altersbedingten Schwächezuständen, 3 Hunde mit Bissverletzung und 1 Hund mit Gelenkentzündung behandelt. Wecoton enthält pro ml: Vitamin-B_{12} 1000 γ, Folsäure 0,35 mg, Vitamin-B_1 12,5 mg, Nikotinsäureamid 4,8 mg. Bei den Hauterkrankungen lagen vorwiegend chronische Ekzeme mit ausgeprägtem Juckreiz vor. 38 Hunde erhielten täglich 1 ml Wecoton und zusätzlich 1%ige Prednisolonsalbe, während 7 Hunde zur Kontrolle nur Hydrocortisonsalbe bekamen. Durch Wecotoninjektionen wurden die Mehrzahl der Dermatosen dieser 38 Hunde erheblich verkürzt (Heilung nach 2–3 Tagen). Eine Alopezie durch trophoneurotische Störungen konnte bei 2 alten Hündinnen nach 14 bzw. 18 Injektionen zu je 1 ml für 3 Mon. geheilt werden. Altersbedingte Schwächezustände besserten sich bei täglicher Injektion von 2 ml Wecoton innerhalb von 10 Tagen, ebenso wurde die Leukopenie behoben. Die katarrhalische Form der Staupe ließ sich bei 5 Tieren unter täglicher Wecotonapplikation unter Penicillinschutz innerhalb von 10 Tagen heilen, ebenso gelang die Wiederherstellung zweier nervöser Staupefälle bei doppelter Dosierung. Nervenquetschungen und Bißverletzungen zeigten unter Wecoton eine schnelle Restitutio ad integrum. H. Trolldenier. 4430.

Sandstedt, H. Ett medel mot mag- och tarmparasiter hos nöt. **(Ein Mittel gegen Magen- und Darmparasiten beim Rind.)** Medlemsbl. Sveriges Veterinärförbund **14** (1962) Nr. 12. S. 377.
Vf. empfiehlt auf Grund eigener Erfahrungen Promintic (2-[B-Methoxyaethyl]-Pyridin) gegen diese Parasiten. Das Präparat wird in der Dosis von 2 ml pro kg Kgw. s. c. verabfolgt. Die höchste Dosis beträgt 60 ml. Komplikationen wurden nicht beobachtet. E. Lehnert. 4460.

Galvin, T. J., Turk, R. D. und Bell, R. R.; College Station, Agric. and Mechanical Coll. of Texas, Dep. of Veterin. Parasitol. Anthelmintics for ruminants. IV. Further studies on Ruelene in sheep. **(Anthelmintica für Wiederkäuer. 4. Mitt. Untersuchungen über Ruelen beim Schaf.)** Amer. J. veterin. Res. **23** (1962) Nr. 93. S. 185–190. – 5 Tab., 7 Lit. Zus. in Interlingua. 2. Mitt. vgl. LZ. Abt. IV. **6** (1961) Nr. 10. S. 1862.
Vff. verwendeten 40 Schafe zu Versuchen, um die Wirksamkeit von Ruelen als Anthelminticum und seine Wirkung auf Schafsbremsen (*Oestrus ovis*) festzustellen. Insgesamt 15 Tiere erhielten 150 mg Ruelen/kg Kgw., 15 Tiere 125 mg/kg und der Rest von 10 Tieren diente als Kontrolle. *Trichostrongylus spp.* wurde im Vergleich zu den Kontrollen sehr reduziert, obwohl noch genügend Würmer in den behandelten Schafen bei der Sektion entdeckt wurden. *Haemonchus spp.* war hochempfindlich gegen das Medikament; weniger Wirkung, wenn überhaupt ließen *Ostertagia spp.*, *Nematodirus spp*, *Strongyloides papillosus*, *Oesophagostomum spp.* und *Dictyocaulus filaria* erkennen. Die Larven von *O. ovis* wurden um 98% reduziert. Die Ruelen-Dosis von 125 mg/kg setzte die Cholinesterase-Aktivität des Gesamtblutes um durchschnittlich 40% und die 150 mg/kg-Dosis um 54% herab. Ernste Vergiftungserscheinungen wurden nicht beobachtet. G. Diez. 4460.

Galvin, T. J., Bell, R. R. und Turk, R. D.; College Station, Agric. Exp. Stat., A. & M. Coll. of Texas, Dep. of Veterin. Parasitol. Anthelmintics for ruminants. V. The organic phosphorus compounds, Bayer L 13/59 and Bayer 22/408. **(Anthelmintica für Wiederkäuer. 5. Mitt. Die organischen Phosphorverbindungen Bayer L 13/59 und Bayer 22/408.)** Amer. J. veterin. Res. **23** (1962) Nr. 93. S. 191–194. – 6 Tab., 18 Lit. 4. Mitt. vgl. vorst. Ref.
Es wurden zwei organische Phosphorverbindungen auf ihre anthelmintische Wirkung bei Wiederkäuern untersucht. Die eine ist 0,0-Dimethyl-1-hydroxy-2,2,2-trichloraethylphosphonat, kurz Bayer L 13/59 genannt, die andere 0,0-Diaethyl 0-naphthalimidophosphorthioat oder Bayer 22/408. Bayer 22/408 verursachte bei je 2 geschwächten Kälbern in Dosierungen von 25,50 und 100 mg/kg Kgw. schwere Intoxikationserscheinungen. Lediglich ein Kalb mit 25 mg/kg erholte sich, alle anderen starben oder wurden vorher getötet. Keine Intoxikationserscheinungen wurden bei einem Kalb beobachtet, welches 15 mg/kg erhalten hatte. Die Wirkung auf gastrointestinale Parasiten

war bei diesen Dosierungen gering und die Cholinesterase-Aktivität des Gesamtblutes auffallend reduziert. Das Präparat Bayer L13/59 wurde in Mengen von 100, 110 und 200 mg/kg an 2, 3 und ein Schaf verabreicht. Intoxikationen traten nicht auf. Während *Trichostrongylus axei*, *Haemonchus spp.* und *Trichuris spp.* sehr reduziert wurden, gab es gegen andere Gattungen kaum eine Wirkung. Auch mit der Verabreichung dieses Präparates wurde die Cholinesterase-Aktivität des Gesamtblutes merklich vermindert. Das Maximum dieser Depression wurde innerhalb von einer Stunde nach der Behandlung festgestellt, im Falle von Bayer 22/408 erst nach 24 Std.

G. Diez. 4460.

Bell, R. R., Galvin, T. J. und Turk, R. D.; College Station, Texas Agric. Exp. Stat. A. & M. Coll. of Texas, School of Veterin. Med., Dep. of Veterin. Parasitol. Anthelmintics for ruminants. VI. Thiabendazole. **(Anthelmintica für Wiederkäuer. 6. Mitt. Thiabendazol.)** Amer. J. veterin. Res. **23** (1962) Nr. 93. S. 195–200. — 6 Tab., 11 Lit. Zus. in Interlingua. 5. Mitt. vgl. vorst. Ref.

Obwohl viele verschiedene Verbindungen und Drogentypen bisher verwendet wurden, existieren bis heute keine völlig ausreichenden Wurmmittel für Wiederkäuer. Papain soll zwar sicher und wirksam gegen *Haemonchus contortus* bei Schafen sein, und bestimmte organ. Phosphorverbindungen besitzen anthelmintische Wirksamkeit gegen einige gastrointestinale Nematoden-Arten. Dihydroxyanthrachinon entfernt zwar *H. spp.*, verursacht jedoch Leber- und Nierenschäden. Vff. bestimmten an insgesamt 47 Schafen, 18 Ziegen und 21 Kälbern die Wirksamkeit und toxischen Eigenschaften von Thiabendazol als Anthelminticum. Thiabendazol erwies sich in 6 verschiedenen kritischen Tests als nicht toxisch für den Wirt und höchst wirksam bei der Entfernung der Trichostrongyliden in Gaben von 100 bis 150 mg/kg Kgw.

G. Diez. 4460.

Endrejat, E.; Leverkusen, Farbenfabriken Bayer AG, Veterinärmed. Abt. **Neguvon (R) als Anthelminthicum zur Präventivbehandlung von Kälbern.** Veterin.-med. Nachr. **1962** Nr. 2. S. 73–94. — 8 Abb., 10 Tab., 11 Lit.

Bei Kälbern, die einer ständigen Ansteckung mit 3. Larven von *Haemonchus-*, *Oesophagostomum-* und *Cooperia-*Arten ausgesetzt sind, ist es möglich, durch tägliche Gaben von 0,5 g Neguvon/45 kg Kgw. oder durch 2 × wöchentliche Gaben von 0,7 bis 0,9 g Neguvon/45 kg Kgw. bzw. durch 1 × wöchentliche Gaben von 1,5 bis 2,5 g Neguvon/45 kg Kgw. Ausbrüche klinischer Erkrankungen zu verhindern. Diese Behandlung muß so lange fortgesetzt werden, bis die Kälber etwa ein Alter von 5 Mon. erreichen. Durch die Behandlung wird die Entwicklung von Immunreaktionen nicht beeinträchtigt. Die oben angegebenen Neguvondosen werden von den Kälbern ohne Nebenerscheinungen vertragen. Vf. bezeichnet diese Art der Behandlung als präventive. Sie muß einsetzen, sobald bei den Kälbern eine Verschlechterung des Allgemeinbefindens bzw. Durchfälle auf eine parasitäre Erkrankung hinweisen.

E.-A. Nickel. 4460.

Ishizeki, Chuichi; Tokyo, Nat. Inst. of Hyg. Sci., Dep. of Microbiol. Studies on D-copper methionate as anthelmintic for Metastrongylus elongatus with special reference to the distribution of copper in organs of swine and mice administered with copper compounds. **(Untersuchungen über die Verwendung von D-Kupfermethionat als Anthelminthicum gegen Metastrongylus elongatus unter besonderer Berücksichtigung der Kupferverteilung in den Organen von Schweinen und Mäusen, die mit Kupferverbindungen behandelt wurden.)** Jap. J. veterin. Sci. **23** (1961) Nr. 5. S. 295–300. — Orig.: jap., Ausz.: engl.

E. Wiesner. 4460.

Brown, C. G. D.; Kabete, Kenya, Wellcome Res. Lab. Thenium and Piperazine combined in the treatment of hookworm and roundworm infestation

in the dog. **(Kombination von Thenium und Piperazin bei der Behandlung des Hakenwurm- und Spulwurmbefalles des Hundes.)** Veterin. Rec. 74 (1962) Nr. 28. S. 787–791. – 4 Tab., 16 Lit.
Es wurden 168 Hunde mit Thenium-p-chlorbenzensulphonat und Piperazinphosphat enthaltenden Tabletten behandelt. Bei 140 Tieren wurde ein *Ancylostoma caninum*-Befall, bei 19 eine Mischinfektion von *A. caninum* und *Toxocara canis* und bei 9 *T. canis*-Befall festgestellt. Die verwendeten Tabletten enthielten umgerechnet 125 mg Thenium und 250 mg Piperazinhexahydrat. In Mengen von je einer Tablette morgens und abends für junge Hunde von 1,3 bis 2,7 kg und je zwei Tabletten täglich für 4,5 bis 5,7 kg schwere Tiere wurden hohe Wirksamkeit und keine unerwünschten Nebenwirkungen festgestellt. Auf Grund der Fäkaleier-Zählung ergab sich eine 96%ige Wirkung gegen *A. caninum* und eine 97%ige gegen *T. canis*. G. Diez. 4460.

Gibson, T. E.; Weybridge, Centr. Veterin. Lab. The action of pure micronised phenothiazine on infestations of Nematodirus battus in lambs. **(Die Wirksamkeit von reinem Phenothiazin mit kleiner Teilchengröße gegen Nematodirus battus-Befall bei Lämmern.)** Veterin. Rec. 74 (1962) Nr. 27. S. 766–767. – 2 Abb., 10 Lit.
Chemisch reines Phenothiazin, welches zu 85% eine Teilchengröße unter 10μ aufwies, wurde an künstlich mit *Nematodirus battus* infizierte, wurmfrei aufgezogene Lämmer in einer Dosierung von 600 mg/kg Kgw. verabreicht. Es gelang, 92% der adulten Würmer zu entfernen. Erfolgte eine Phenothiazinverabreichung während der Präpatentperiode, so lag der Wirkungsgrad gegen 3 Tage alte Larven bei 54% und gegen 10 Tage alte Larven bei 66%. Th. Hiepe. 4460.

Šmulevič, A. I., Povarova, L. N., Li, P. N., Tursunov, P. T. und Orlov, V. P. (Schmulewitsch, A. I., Powarowa, L. N., Li, P. N., Tursunow, P. T. und Orlow, W. P.); Veterinärmed. Forsch.-Inst. der Akad. der Landwirtsch.-Wiss. der Usbek.SSR. Chimoterapevtičeskie svojstva novogo preparata azidina. **(Die chemotherapeutischen Eigenschaften des neuen Präparates „Acidin".)** Veterinarija, Moskva 38 (1961) Nr. 11. S. 23–25.
Das neue Präparat „Acidin" = Di(4-amidinophenyl)-triasen-(N-1,3) Diaceturat entspricht dem Berenil. Es ist ein amorphes, gelbliches Pulver, das sich leicht in Wasser löst. Die wässerige Lösung ist sehr beständig und weist einen pH-Wert von 6–6,5 auf. Wie das Berenil, ist es zur Bekämpfung der Haemosporidiosen der landwirtschaftlichen Nutztiere gedacht. In Versuchen an Katzen und Kaninchen wurde seine Wirkung auf die Herztätigkeit, die Atmung, die Peristaltik und die Gebärmutter geprüft. In einer Dosis von 0,75, 2,25 und 3 mg pro kg Körpergewicht verabreicht, treten unmittelbar nach der i. v. Injektion eine Beschleunigung der Atmung und der Darmbewegung, aber ein Abfall des Blutdruckes auf. Diese Erscheinungen verschwinden nach 2–7 min; auch der Gebärmuttertonus ist vorübergehend verringert. In Mengen gegeben von 6–15 mg/kg, die die therapeutische Dosis weit überschreiten, sind die Erscheinungen wesentlich heftiger und langandauernd; die Atmung ist abgeschwächt, die Peristaltik erliegt, es kommt zum Spasmus. Aborte treten auch bei Anwendung dieser hohen Dosen nicht auf. Versuche, die die Wirksamkeit des Präparates prüfen sollten, ergaben, daß das Acidin dem Berenil nicht nachsteht. Das Präparat wird zur Chemotherapie der Trypanosomenkrankheit und zur Chemotherapie und -prophylaxe der Haemosporidiosen empfohlen. W. Plaschke. 4460.

Konrád, Jaroslav und Rumanovský, Karel; České Budějovice, Krajské Veterin. Zařízení; Nitra, Okresní Veterin. Zařízení. Srovnávací studie o účinnosti Phenothiazinu a Piperazinu na Endoparasity u kožešinových zvířat. **(Vergleichende Untersuchungen über die Wirkung von Phenothiazin und**

Piperazin auf Endoparasiten der Pelztiere.) Sborník českoslov. Akad. zemědělských věd, veterin. Med. **7(35)** (1962) Nr. 3. S. 249–260. – 10 Tab., 44 Lit. Zus. in Russ., Dtsch.

Bei 93 auf Farmen gehaltenen Füchsen (Silber-, Platin-, Blau- und Waldfüchse) wurde die antiparasitische Wirkung verschiedener Gaben von Phenothiazin und Piperazin einheimischen Ursprungs auf Grund der ausgeschiedenen Eier überprüft und verglichen. Phenothiazin erhielten 68 Tiere in Gaben von 0,25–1,5 g/kg Kgw., Piperazincitrat bekamen 25 Tiere (0,1 bis 0,15 g/kg Kgw.), die Gaben entweder auf einmal oder verteilt auf 2–4 Tage verabreicht. Die 4 Tage nacheinander in gemahlenem Fleisch verabreichte Phenothiazingabe von 0,25 g war gegen Ascariden und Ankylostomiden am wirksamsten. Die 3 Tage nacheinander verabreichte Piperazingabe von 0,1 g/kg Kgw. bewährte sich gegen die Spülwürmer am besten. In keinem Falle zeigten sich irgendwelche ungünstige Nebenwirkungen, und es war auch nicht notwendig, Abführmittel zu verabreichen. Die beiden Präparate sind jedoch (die Bekämpfung der Spulwürmer ausgenommen) gegen die übrigen Parasiten (besonders gegen die Trichuriden) wenig wirksam, so daß sie den Anforderungen einer erfolgreichen und einfachen Dehelminthation nicht entsprechen.

F. Nádvorník. 4460.

Guilhon, J. und Graber, M.; Alfort, École Nat. Vétérin, Lab. de Parasitol.; Farcha-Fort-Lamy, Lab., Serv. de Parasitol. Action du cinnamate de n-butyle sur les nématodes et les cestodes des oiseaux. **(Die Wirkung von N-butylcinnamat auf die Nematoden und Cestoden der Vögel.)** Bull. Acad. vétérin. France [N. S.] **35** (1962) Nr. 5. S. 181–184. K. Reinhardt. 4460.

Noskov, A. I. (Noskow, A. I.); Moskau, Unions-Forsch.-Inst. für Veterinärhyg. Ispytanie fungicidnych svojstv geksachlorana i DDT. **(Die Prüfung von fungiciden Eigenschaften bei Hexachloran und DDT.)** Veterinarija, Moskva **38** (1961) Nr. 11. S. 72.

Im veterinärmedizinischen Schrifttum sind einige Veröffentlichungen vorhanden, die auf die fungicide Wirkung von Hexachloran und DDT, insbesondere auf den Erreger der Glatzflechte hinweisen. Die vom Vf. angestellten Untersuchungen zeigten, daß weder das Hexachloran noch das DDT als 5, 10 und 20%ige Lösung eine fungicide Wirkung gegenüber den getesteten Pilzen (*T. faviforme album, T. gypsum, Microsporum lanosum, Aspergillus fumigatus, Stachybotris alternans*) besitzen. Die festgestellte fungistatische Wirkung der Präparate in einer Kerosin- und flüssiger Seifenlösung erklärt sich aus der Wirkung der Lösungsmittel. W. Plaschke. 4490.

Hansen, K.; Berlin-Dahlem, Univ., Inst. für Veterin.-Pharmakol. **Unterschiede zwischen Atemanaleptika unter Barbituratnarkose.** Berliner Münchener tierärztl. Wschr. **75** (1962) Nr. 13. S. 249–251. – 3 Abb., 3 Lit.

Bei einer tiefen Barbiturat- und Morphinnarkose ist die Atmung durch eine verlängerte Exspirationsphase mit entsprechender Frequenzabnahme gekennzeichnet, so daß im Extremfall ein exspiratorischer Atemstillstand zu erwarten ist. Aus Modellversuchen am Meerschweinchen ist ersichtlich, daß die Inspiration durch physikalische Maßnahmen aktiviert wird, indem dieser Effekt durch Thoraxkompression während der Exspiration bzw. durch Absaugen der Atemluft erzielt werden kann. Pharmakologisch ist die Atmung durch Applikation von Eukraton WZ (Megimid) und Cardiazol WZ (Metrazol) zu aktivieren, während Micoren WZ (Prethcamid) unter den Bedingungen der vagalen Betonung der Exspiration nicht wirksam ist. Die Befunde hinsichtlich des atemanaleptischen Wirkungsmechanismus von Eukraton und Cardiazol sprechen dafür, daß durch die Abschwächung der vagalen exspiratorischen Barbituratwirkung ein zentraler Angriffspunkt angenommen werden muß. Für die Micoren-Wirkung ist dagegen dieser Angriffspunkt an den vagalen pontinen Mechanismen nicht vorhanden. Auf Grund dieser

Untersuchungen ergeben sich für die drei Atemanaleptika in praktischer Hinsicht unterschiedliche Anwendungsmöglichkeiten. Zur Unterstützung der Spontanatmung ist neben der Anwendung physikalischer Hilfsmittel vorwiegend der Gebrauch von Eukraton und Cardiazol zu empfehlen. Sollte die Spontanwirkung nur abgeschwächt sein, dürfte auch eine Micoren-Verabreichung eine zusätzliche Möglichkeit für die Atemanregung darstellen. Chr. Meinecke. 4500.

Hirsch, H., Buch, K. G. v. und Rümmele, H.; Köln, Univ., Inst. für Normale und Pathol. Physiol. **Über den Einfluß von Hexobarbitursäure auf die Wiederbelebungszeit des Gehirns.** Pflügers Arch. ges. Physiol. Menschen Tiere **275** (1962) Nr. 2. S. 134–136. – 2 Abb., 4 Lit.
Bei 2,5–3 kg schweren Kaninchen liegt die maximale Zeit einer vollständigen Gehirnischämie, die gerade noch ohne neurologische erkennbare Veränderungen überstanden werden kann, bei 6–7 min. Die i. v. Verabreichung von 30 mg Evipan pro kg Kgw. hat keinen Einfluß auf die Wiederbelebungszeit. H.-A. Ketz. 4500.

Booth, Nicholas H.; Fort Collins, Colorado State Univ., Coll. of Veterin. Med., Dep. of Physiol. Evaluation of a cardiac monitor. **(Bewertung eines Herz-Monitors.)** J. Amer. veterin. med. Assoc. **140** (1962) Nr. 7. S. 664–667. – 2 Abb., 2 Tab., 5 Lit.
Bei 5 Hunden, die 25–30 mg Pentobarbitalnatrium/kg Kgw. erhalten, werden der Blutdruck (femoral), Herzfrequenz, Atemfrequenz, Herztöne, EKG und das Signal des Herzmonitors registriert. Außer einem Tier erhalten alle außerdem Atropinsulfat (0,5 mg/kg), um eine Vagusaktivität auszuschalten. Durch zusätzliche i. v. Injektionen von Pentobarbitalnatrium (24–27 mg/kg) wird bei 2 Tieren ein Atemstillstand provoziert. Da der Herz-Monitor auch bei Atemstillstand und Ausbleiben der Herztöne noch einige Zeit anzeigt, ist er nicht geeignet, die Herzfunktion bei starker Hypotension und Barbituratdepression zu ermitteln. R. Maune. 4500.

outtie, John W., Gesteland, Ray und Phillips, P. H.; Madison, Univ. cf Wisconsin, Dep. of Biochem. Effects of dietary sodium fluoride on dairy Sows. VI. In young heifers. **(Die Natriumfluoridwirkung bei der Fütterung von Milchkühen. 6. Mitt. Bei jungen Färsen.)** J. Dairy Sci. **44** (1961) Nr. 12. S. 2250–2258. – 6 Tab., 18 Lit.
Diese Arbeit ist eine in einer Reihe von Untersuchungen, die zum Inhalt genauere Bestimmungen über die Fluortoxikose bei Milchkühen unter Experimentalbedingungen hatten. Folgende Probleme standen zur Diskussion: 1. Die Wirkung des Alters (von 6 Wochen bis 6 Mon. auf die Zeitspanne, dic zur Ausbildung einer Fluorosis benötigt wurde. 2. Die Fluortoleranzgröße. 3. Die Wirkung von verminderter Getreideaufnahme auf die Entwicklung der Fluorose und 4. Die Wirkung der Fluoraufnahme durch das Muttertier auf die Entstehung einer Fluortoxikose bei den Nachkommen. Es wurde unter anderem festgestellt, daß die Fluortoleranz bei jungen Tieren weniger als 1,6 mg/kg Kgw./Tag betrug. Der beste Indikator für eine Fluorvergiftung war die Messung der Skelettfluoride, die einen Wert über 5,5 ppm ergab. W. Richter/Kleinmachnow. 4710.

Vasin, A. V. und Kvitkin, Ju. P. (Wassin, A. W. und Kwitkin, Ju. P.), Saratow, Wiss. Inst. für Veterinärhyg. Toksičeskie korma i ich obezvreživanie. **(Toxische Futtermittel und ihre Entgiftung.)** Veterinarija, Moskva **38** (1961) Nr. 11. S. 65–68. – 1 Tab.
In der Ätiologie und der Pathogenese von Pilzvergiftungen spielen die wasser- und fettlöslichen Produkte eine große Rolle. Daher ist auch das Futtermittel, das von Pilzen befallen worden ist, von Wichtigkeit für den Verlauf der Pilzerkrankung. Die pathogene Wirkung pilzvergifteten Futters hängt

mit seinem Gehalt an Mykotoxinen zusammen. Diese Toxine sind unterschiedlich widerstandsfähig gegenüber Säuren und Laugen sowie der Oxydation und Reduktion. Außerdem sind die Toxine unterschiedlich wasser- und fettlöslich. Aufgrund dieser verschiedenen Faktoren ist das klinische Bild einer Mykotoxikose außerordentlich unterschiedlich. Geringe Toxinmengen verursachen lediglich eine Gastroenteritis, die durch eine Dysbakterie kompliziert wird. Seltener ist der akute Verlauf bei Aufnahme größerer Toxinmengen. Pilzbefallenes Futter verliert seine toxischen Eigenschaften, wenn man es mit einer 1%igen Natrium- oder Kaliumlauge oder mit Ammoniak behandelt. Die Entgiftung gelingt auch, wenn das Futter durch bakterielle Einflüsse zersetzt wird, weil die hierbei entstehenden Ammoniakmengen zur Entgiftung ausreichen. Das mit Natronlauge, Kalilauge und Ammoniak behandelte Futter kann nach Herauswaschen der Lauge bzw. des Ammoniaks an Schweine verfüttert werden. W. Plaschke. 4730.

Gregorovič, V., Skušek, F. und Šenk, L.; Ljubljana, Univ., Biotechn. Fak., Rinderklin. **Adlerfarn (Pteris aquilina) als Ursache einer Massenvergiftung in einem Kälbermastgroßbetrieb.** Dtschl. tierärzt. Wschr. **69** (1962) Nr. 12. S. 327–329. – 3 Abb., 6 Lit.
Die Giftigkeit des Adlerfarns für Haustiere und besonders für Einhufer und Wiederkäuer ist seit langem bekannt. In Slowenien wurden 1960 Adlerfarnvergiftungen festgestellt, nachdem ein Kälbermastbetrieb auf einem kurz zuvor gerodeten Mischwaldgelände eingerichtet worden war. Die Einstreu dieses Bestandes enthielt 25–100% Adlerfarn, die Silage etwa 10% und das Heu 4%. Der Farn war während des Wachstums gemäht worden und wurde von den Tieren mit Appetit aufgenommen. Die ersten Krankheitszeichen zeigten sich nach 5–6wöchiger Verabreichung des farnhaltigen Futters. Von 162 Kälbern erkrankten 80 (49,4%). Von diesen verendeten 65 (81,25%) oder mußten notgeschlachtet werden. Hämatologisch zeigten sich eine stark ausgeprägte Leukopenie mit Agranulocytose und Thrombocytopenie infolge Minderung der plastischen Knochenmarksfunktion. Versuchsmäßig wurde ermittelt, daß eine Silierung die Giftigkeit des Farnkrautes stark herabsetzt. In Heu oder Einstreu wirkt ein Farnanteil von > 30% außerordentlich giftig. Klinisch zeigen sich bei Farnkrautvergiftung vor allem enteritische Erscheinungen, in Spontanfällen auch laryngitische Krankheitsbilder. Grundsätzlich sollte man beim Rind jedes farnhaltige Futter meiden. Ist dies nicht möglich, ist derartiges Futter zu silieren. E. Wiesner. 4730.

Štěrba, Bohuslav und Meissner, Vladimír. Sušené rostliny s obsahem srdečních glykosidů a alkaloidů jako příčina uhynutí hospodářských zvířat. **(Die getrockneten, herzglykosid- und alkaloidhaltigen Pflanzen als Ursache der Verluste von Haustieren.)** Veterinářství **12** (1962) Nr. 3. S. 83–86. – 3 Abb. Zus. in Russ., Dtsch.
Es wird der Tod von 3 Färsen und 1 Pferd in einem landwirtschaftlichen Betrieb beschrieben. Die Tiere wurden mit Heu gefüttert, das einen hohen Prozentsatz getrockneter *Folia digitalis, Folia convallariae, Herba Chelidonii, Herba equiseti, Herba alchemillae, Flores malvae* und *Pericarpium aurantii* enthielt. Die mit einer starken Mattigkeit verbundene Erkrankung stellte sich nach der Fütterung ein und hatte einen sehr raschen Verlauf. Durch Sektion wurde Hyperämie der Gedärme festgestellt und bei den Färsen außerdem noch Blutungen unterhalb des Endocards. Die Laboruntersuchung brachte sonst nichts wesentliches an den Tag. Auf Grund der Heuanalyse vermutete man nachträglich eine Pflanzenvergiftung, die weiter nicht näher bestimmt wurde. Es werden charakteristische Merkmale für die Drogen *Folia digitalis, Folia convallariae* und *Herba Chelidonii* sowie Vergiftungssymptome, die diese Drogen hervorrufen können, angeführt.
F. Nádvorník. 4730.

Szwabowicz, Adam; Warszawa, Centr. Lab. Toksykol. Zatrucia bydła sześciochloroetanem. **(Intoxikationen von Rindern mit Hexachloraethan.)** Med. weteryn. 18 (1962) Nr. 7. S. 413–415. – 11 Lit. Zus. in Russ., Engl., Franz., Dtsch.

Auf Grund der im toxikologischen Zentrallaboratorium untersuchten Rindervergiftungen mit Hexachloraethan während der Leberegelbekämpfung stellt Vf. eine Übersicht der Symptomatologie, Therapie und Vorbeugung dieser Vergiftungen zusammen. Diese Vergiftungserscheinungen beim Rind und Schaf sind sehr ähnlich den Intoxikationssymptomen nach Tetrachlorkohlenstoff. Die Incubationszeit ist gewöhnlich sehr kurz (gleich nach Arzneimittelanwendung) oder sie beträgt 2–3 Tage. Im klinischen Krankheitsbild werden Appetitlosigkeit, Benommenheit, schwankender Gang und Magendarmerscheinungen (Durchfall) beobachtet. Kollaps und Tod kommen in Laufe von 12–24 Std. vor. Der Zerlegungsbefund zeigt eine Magendarmentzündung, Leber und Nierenhyperämie, nekrotische Herde in der Leber und im Nierenepithel. Die Behandlung der vergifteten Tiere beruht hauptsächlich auf parenteraler Anwendung von Glukose in großen Mengen, auf i. v. Calciumglukonatinfusionen und in späterem Verlauf auf Insulin-, Vitamin B- und Vitamin E-Verabreichung. Die Mortalität der mit Hexachloraethan behandelten Tiere wird durchschnittlich auf 0,12% berechnet. Die Vergiftungsvorbeugung beruht hauptsächlich auf einer Diät, die einen genügenden Calcium-Spiegel im Organismus gewährleistet. In Fällen beträchtlicher atmosphärischer Niederschläge (Grasentlaugung) ist das Calciumdefizit durch Futtercalciumzusatz zu ergänzen. Während der Behandlung darf ein die Calciumbilanz ungünstig beeinflussendes Futter, vor allem Sauerfutter, sowie eiweißreiches Futter nicht gegeben werden. Da die Tiere schlechter Kondition gegen die toxische Hexachloraethanwirkung besonders empfindlich sind, sollen sie in die Leberegelbekämpfung nicht einbezogen werden. W. Radomiński. 4760.

Haxby, D. L.; Upton, Newark. Aminophylline poisoning in pigs. **(Aminophyllin-Vergiftung bei Schweinen.)** Veterin. Rec. 74 (1962) Nr. 30. S. 832. – 1 Lit.

Durch Irrtum des Herstellers war Aminophyllin (78% Theophyllin und 12% Aethylendiamin, gegen Koliken bei Pferden angewendet), als Wurmmittel (Piperazin) deklariert worden. 8 Schweine, 6 Mon. alt, erhielten je 2 Teelöffel. Nach 6–8 Std. waren 5 Tiere tot, die restlichen 3 zeigten Excitationen mit unkoordinierten Bewegungen. Pathologisch-anatomisch wurden diagnostiziert: Gastroenteritiden (bes. des Duodenum), Nierenhämorrhagien und Lebercirrhosen. H. Haenel. 4760.

IX. INNERE MEDIZIN, NICHT INFEKTIÖSE KRANKHEITEN, INFEKTIONSKRANKHEITEN

Gabsch, H.-Ch.; Dresden, Med. Akad. „Carl Gustav Carus", Chirurg. Klin. **Prinzipielle Gedanken zur Standardisierung von Labormethoden.** Dtsch. Gesundheitswes. **16** (1961) Nr. 51. S. 2438–2440. – 1 Tab., 9 Lit. Zus. in Russ.

Die Notwendigkeit einer Standardisierung der üblichen klinisch-chemischen Methoden wird begründet. Bei der Standardisierung sind folgende Faktoren zu beachten. 1. Die zu standardisierenden Methoden müssen eindeutig verlaufen. 2. Die Durchführung soll möglichst einfach sein und von ausgebildeten Laborkräften schnell und sicher beherrscht werden. 3. Teure sowie schwer beschaffbare Spezialapparate und Reagentien müssen vermieden werden. 4. Die Methode muß durch geeignete Eichsubstanzen jederzeit nachprüfbar, eine Eichkontrolle muß möglichst täglich durchführbar sein. 5. Die benötigten Reagentien und Eichsubstanzen müssen haltbar sein.

6. Die Methode muß den verschiedensten klinischen Erfordernissen entsprechen. 7. Wesentlich ist die Berücksichtigung des Zeitfaktors der Bestimmungsmethode (Analysenresultate müssen in kürzester Zeit vorliegen). 8. Prinzipiell sollte versucht werden, mit objektiven Meßverfahren zu arbeiten, um die recht erheblichen Fehler aller subjektiven Meßverfahren auszuschließen. Das anzustrebende Ziel muß es sein, auf jeden Fall mit Mikrolitermaßstab zu arbeiten. Die Ausführungen des Vf. verfolgen gleichzeitig den Zweck, besonders in den Kreisen der Kliniker, der Ambulatoriumsleiter und des erfahrenen med.-techn. Personals eine Diskussion anzuregen. Chr. Garlt. 4910.

Grauwiler, J.; Zürich, Univ., Veterin.-Physiol. Inst.; Basel, Zool. Garten. **Beobachtungen am Elektrokardiogramm von nichtdomestizierten Säugetieren.** Schweiz. Arch. Tierheilkunde **103** (1961) Nr. 8. S. 397 bis 417. – 16 Abb., 8 Tab., 41. Lit.
Mittels eines Dreikanal-Lichtstrahlschreibers wurden von Säugetieren 15 verschiedener Species (Schnabeligel, Faultier, Murmeltier, Ichneumon, afrikanischer und indischer Elefant, Schabrackentapir, Indisches Panzernashorn, Sumatranashorn, Okapi, Giraffe, Flußpferd, Kamel, Gorilla und Schimpanse) Elektrokardiogramme angefertigt. Als Elektroden dienten Silberfolien, die mit einer besonderen Elektrodenpaste auf die Haut geklebt wurden, das Tier nicht belästigten und, falls es sich bewegte, von allein abfielen. Dadurch war es möglich, selbst von Nashörnern, Okapis und Giraffen EKG-Werte zu erhalten, die nicht durch Medikamente (Tranquillizer oder Narkotica) beeinflußt worden waren. A. Kuntze. 4918.

Mullick, D. N. und Murty, V. N.; Izatnagar, Indian Veterin. Res. Inst., Animal Nutrit. Div. Effects of stilboestrol and thiouracil on the electrocardiograms of the sheep. **(Die Wirkungen von Stilboestrol und Thiouracil auf das EKG bei Schafen.)** Nature [London] **194** (1962) Nr. 4835. S. 1285. – 1 Abb., 1 Tab., 1 Lit.
An Schafen wurden Herzuntersuchungen mit Hilfe des EKG nach Stilboestrol- bzw. Thiouracilgaben angestellt. Es konnte festgestellt werden, daß nach Stilboestrolimplantationen die Herzarbeit verlangsamt, die Intervalle verlängert und die Potentiale vergrößert waren. Besonders signifikant war die T-Zackenerhöhung. Das Fehlen der S-Zacke wird hervorgehoben. Nach Thiouracil-Fütterung konnten ähnliche EKG-Veränderungen wie beim Stilboestrolversuch ermittelt werden, wenn auch mit geringen Werten. Aus den Ergebnissen wird geschlußfolgert, daß bei der Applikation dieser Stoffe infolge der Herzwirksamkeit sehr vorsichtig verfahren werden muß.
W. Richter/Kleinmachnow. 4918.

Medvedev, Ž. A. (Medwedew, Sh. A.); Moskau, Landwirtsch. Timirjasew-Akad. Novyj metod ėlektroforeza belkov. **(Eine neue Methode zur Eiweißelektrophorese.)** Priroda, Moskva **51** (1962) Nr. 5. S. 102–104. – 3 Abb., 3 Lit.
Bei den üblichen elektrophoretischen Methoden zur Trennung von Organproteinen ist eine Lokalisierung der Fraktionen in bezug auf die einzelnen Organteile nur nach präparativer Aufarbeitung und getrennter Untersuchung möglich. Um dies zu umgehen, wird die Elektrophorese in einer vertikalen Säule quadratischen Querschnittes durchgeführt, die aus Schichten von Filtrierpapier besteht. Als Ausgangsmaterial dienen Organschnitte oder flache Organe, z. B. pflanzliche Blätter, von denen Abdrucke auf Filtrierpapier hergestellt werden, die in der Säule der Elektrophorese unterworfen werden. Am Beispiel von Blättern der Bohne zeigt sich, daß die Proteine der Blattperipherie schneller wandern als die des Zentrums.
J. Müller. 4924.

Müller, J., Lötsch, D. und Kujawa, G.; Berlin, Humboldt-Univ., Med. Tierklin., Abt. für Pathol. Physiol. **Papierelektrophoretische Untersuchungen**

der Plasmaproteine pathologisch veränderter Lebern beim Rind. Acta biol. med. german. [Berlin] 8 (1962) Nr. 6. S. 573–580. — 6 Tab., 7 Lit. Zus. in Russ.

Vf. haben in einer früheren Arbeit dargelegt, daß in der Zusammensetzung der papierelektrophoretisch trennbaren Proteine des Leberzellplasmas zwischen Rind und Kalb Stabilität besteht. In der vorliegenden Arbeit sollte untersucht werden, inwieweit diese Stabilität in der pathologisch veränderten Leber aufgehoben wird. Von 46 Rindern, nicht tragend, über 2 Jahre alt, mit pathologisch veränderten Lebern, wurde nach der Schlachtung Blut und Leber entnommen. Die Verarbeitung des Materials wurde innerhalb von 24 Std. besorgt. Außerdem wurden histo-pathologische Untersuchungen durchgeführt. Nach dem Ergebnis dieser Untersuchungen wurde das Material in 4 Gruppen eingeteilt und diese mit den vom Vf. erarbeiteten Normalwerten verglichen. Wie bei der Auftrennung normalen Zellplasmas wurden 6 Fraktionen erhalten. Fraktion I entsprach in der Beweglichkeit den Serumalbuminen, die Fraktionen II und III den α-Globulinen, Fraktion IV den β-Glubolinen und die Fraktionen V und VI den γ-Glubolinen. In der ersten Gruppe pathologischer Organe wurden 30 Lebern mit starker Fettinfiltration zusammengefaßt. Der Vergleich der Werte dieser Gruppe mit den Normalwerten ergab, daß sich die Fraktionen I–IV signifikant unterschieden, wobei die Fraktionen I–III gegenüber den Normalwerten erhöht waren, während die Fraktion IV erniedrigt war. In den Seren dieser Gruppe waren die Albumine signifikant vermindert und die γ-Globuline entsprechend erhöht. Die histologische Diagnose der zweiten Gruppe, die 6 Tiere umfaßte, lautete Hepatits interstitialis parasitaria. Hierbei traten sowohl im Leberzellplasma als auch im Serum die gleichen signifikanten Veränderungen auf wie in der ersten Gruppe. In der dritten Gruppe wurden 6 Tiere mit Leberzirrhose zusammengestellt. Hier zeigten sich ebenfalls die bei den vorhergehenden Gruppen beobachteten signifikanten Veränderungen. Eine Ausnahme bildete die Leberfraktion III, deren Erhöhung nicht statistisch gesichert werden konnte. In der vierten Gruppe, in der 4 Tiere mit Leberdegeneration untersucht wurden, waren die Fraktion IV und die Albumine signifikant vermindert. Eine sichere Erhöhung zeigten nur die Fraktionen I und V.

Chr. Garlt. 4924.

Glawischnig, Erich; Wien, Tierärztl. Hochschule, Lehrkanzel für Buiatrik. **Erfahrungen mit einigen zur Leberfunktionsprüfung empfohlenen Methoden beim Rind und Schwein.** Wiener tierärztl. Mschr. 49 (1962) Nr. 9. S. 727–738. — 2 Tab., 54 Lit. Zus. in Engl., Franz., Ital.

Vf. prüfte 8 Leberfunktionsprüfungen an 143 Rindern (47 gesunde und 96 kranke) und 93 Schweinen (31 gesunde und 62 kranke) und besonders auch auf ihre etwaige Einsatzfähigkeit in der Landpraxis. Da die Leberbiopsie hinsichtlich der Auswertung an Institute gebunden ist und bis zum Eingang des Befundes Tage vergehen können, wurde sie nicht berücksichtigt. Die Leberfunktionsproben können unterteilt werden in Methoden, mittels derer einmal eine Prüfung der sekretorischen Funktion der Leber erfolgt und zum anderen die Prüfung der Stoffwechselfunktion des Organes einschließlich des Verhaltens bestimmter Fermente möglich ist. Zum Nachweis von Bilirubin im Blut fand die von Lepehne publizierte Diazoreaktion und im Harn die Methylenblauprobe Anwendung. Als verläßlich erwies sich die Diazoprobe, bei Rind und Schwein spricht aber nur das schnelle Auftreten des roten Farbtones für einen Leberschaden. Der Methylenblauprobe wird nicht die gleiche Aussagekraft zugesprochen. Weiter gehörte zu den Methoden zur Prüfung der sekretorischen Funktion der Leber die Bromphthaleinprobe. Bei einer Dosierung von 2 mg/kg beim Rind und 5 mg/kg beim Schwein wird diese Reaktion als brauchbar beurteilt. Von den Methoden der 2. Gruppe die zur Prüfung der Stoffwechselfunktionen der Leber einschließlich des Verhaltens bestimmter Wirkstoffe Anwendung fanden, wird die Galaktoseprobe wegen der Umständlichkeit als ungeeignet für die Praxis beurteilt. Die Serum-Labilitätsreaktionen (Grossche Probe, Takata-Finze-Reaktion) sind wohl bei Rind und Schwein durchführbar, aber nicht leberspezifisch. Das zuletzt Gesagte gilt auch für die Serumtransaminasebestimmungen, da hohe Transaminaseaktivitäten auch bei Herz- und Skelettmuskelentartungen auftreten. H. Haase. 4930.

Raderecht, H. J.; Berlin, Humboldt-Univ., Physiol.-Chem. Inst. **Die Anwendung von Schnelltesttabletten in der Harndiagnostik.** Medicamentum [Berlin] **1962** Nr. 5. S. 147–148.
Es werden Vorteile, Prinzip und Anwendungsmöglichkeit der folgenden Schnelltests erläutert: Tablettentest und Papierstreifentest auf Glukose sowie Tablettentest auf Ketonkörper im Harn. E. Grün. 4930.

Rost, G.; Berlin, Zentralstelle für Diabetes und Stoffwechselkrankh. **Über einige Erfahrungen mit dem Glukosereagenzpapier Biophan G.** Medicamentum [Berlin] **1962** Nr. 5. S. 149–151.
Vf. beschreibt einen Papierstreifentest zur Ermittlung der Glukose im Harn, der auf der enzymatischen Reaktionsweise beruht. Prinzip und Genauigkeit der Methode sowie die Handhabung der Teststreifen werden dargestellt sowie einige kritische Hinweise zur fabrikmäßigen Herstellung gegeben. Biophan G hat sich im Routinelabor und bei großangelegten Diabetes-Reihenuntersuchungen bewährt, so daß seine Anwendung im klinischen Labor empfohlen wird. E. Grün. 4930.

Kleinfelder, H. und Husmann, F.; Würzburg, Univ., Med. Poliklin. **Der Metopirontest in der Diagnose von Erkrankungen der Hypophyse und Nebennierenrinde.** Dtsch. Arch. klin. Med. **208** (1962) Nr. 3. S. 227–251.
Die Brauchbarkeit der Bestimmung der 11-Desoxycorticosteroide (11-DO-CS), der 17-Hydroxycorticosteroide (17-OH-CS) und der 17-ketogenen Steroide (17-kgS) im Urin sowie der 11-DO-CS im Plasma als Merkmale der 11-DO-CS-Ausscheidung nach einer Belastung durch Metopiron (2mal 24 Std. in Abständen von 4 Std. jeweils 500 mg peroral) wurde an einer Gruppe von neun endokrin gesunden Versuchspersonen und einigen Patienten mit Erkrankung der Hypophyse oder Nebennierenrinde geprüft. Die 11-DO-CS-Bestimmung im Plasma erwies sich gegenüber den im Harn durchgeführten Methoden unterlegen. Für den klinischen Gebrauch sind sowohl die Erfassung der 17-OH-CS und der 17-OH-CS nach Porter-Silber als auch der 17-kgS im Urin zu empfehlen. Nach Hypophysektomie bei Patienten war die hypophysäre Reserve aufgehoben, nicht dagegen bei Akromegalie und bei Implantation von Yttrium-90, das sich also in seiner Wirkung auf den eosinophilen Tumor beschränkt, die ACTH-sezernierenden Zellen aber unbeeinflußt läßt. Beim Morbus Addison war weder ein Anstieg der 17-kgS noch der 17-OH-CS zu erkennen. Lediglich die Ausscheidung der 17-DO-CS stieg geringgradig an. Beim Cushing-Syndrom wurde mit allen drei Methoden eine überschießende Ausscheidung ermittelt. S. Willer. 4930.

Bömer, H.; Castrop-Rauxel. **Die Indigestion als Folge einer subklinischen Tetanie. Ein Beitrag zur Differentialdiagnose der Vormagenstörungen der Wiederkäuer.** Tierärztl. Umschau **17** (1962) Nr. 8. S. 261–264.
Die hier beschriebene Art der Krankheit zeigt in der akuten Form unbestimmte Symptome. Das Futter wird teilweise ganz verweigert, die Temperaturen betragen 39,6° -40,0 °C. Bei den Vormägen findet man in frischen Fällen eine Überfunktion, die bei längerer Dauer der Indigestion in eine völlige Parese übergehen kann. Der Mastdarminhalt ist bei Beginn der Erkrankung mäßig dünn, bei längerer Dauer kann es zur Obstipation kommen. Die Milchleistung ist verringert bzw. hört ganz auf. Über 90% der erkrank-

ten Tiere sind nicht tragend und brünstig. Die chronische Indigestion ist eine Herdenerkrankung fast ausschließlich auf der Weide. Die klinischen Erscheinungen sind geringgradiger und undeutlicher als bei der akuten Form. Die Tiere haben mäßigen Appetit und magern ab. In jedem Falle kann eine Brunst ohne Beteiligung der Ovarien ermittelt werden. Nach Ausschluß der bekannten Ursachen für Vormagenstörungen wird diese Art der Indigestion, bei der in der Regel eine Brunst festgestellt werden kann, als Folge einer subklinischen Tetanie und als Ausdruck einer Dysfunktion des Systems Epithelkörperchen-HVL-NNR angesehen. Die natürlichen (Brunst) bzw. die auf der Weide im Übermaß aufgenommenen Pflanzen-Oestrogene stellen einen Tetanie auslösenden Faktor dar und senken den Blut-Ca-Spiegel. Diese Verringerung des Calciums im Blut wird für Motilitätsstörungen im Digestionsapparat verantwortlich gemacht. Deshalb gelingt die Heilung dieser akuten Indigestion häufig mit einer i. v. Calcium-Infusion, während in chronischen Fällen AT 10 und höhere Gaben von Vitamin E empfohlen werden. A. Meyer. 5065.

Hoflund, S., Larson, Bengt Y., Bjurström, I., Brag, S. und Ginman, Å. Stockholm, Veterinärhögskolan, Med. Avdelningen för Idisslare. Behandling av rubbningar i våmdigestionen. **(Die Behandlung von Störungen in der Pansendigestion.)** Medlemsbl. Sveriges Veterinärförbund **14** (1962) Nr. 7. S. 189–205. — 38 Lit.
In spontanen Krankheitsfällen mit Störungen der Pansendigestion wurden Entwicklung von Bakterien der Coli-Proteusgruppe, Abtötung der Infusorien und Verschwinden von *Selenomonas ruminantium* im Panseninhalt festgestellt, wobei dessen pH-Wert auf 7,5–8,5 stieg. Das Glykosegärungsvermögen war gesteigert, das Nitritreduktionsvermögen herabgesetzt. Die Totalmenge flüchtiger Fettsäuren war erheblich vermindert. Die Behandlung solcher Fälle mit Proviton, einem Nährsubstrat aus Aminosäuren, Kohlenhydraten, Mineralstoffen und Vitaminen (A. G. Astra, Södertälja, Schweden), steigerte die Produktion flüchtiger Fettsäuren und förderte das Wachstum der normalen Pansenflora bei gleichzeitiger Hemmung von Coli und Proteus. Bei Verbesserung der Stallhygiene und Futterverhältnisse bestand dauerhafte Genesung bei erkrankt gewesenen Tieren. Diese Behandlung eignet sich auch für andere Typen von Digestionsstörungen im Pansen mit herabgesetzter Säureproduktion. E. Lehnert. 5065.

Spadiut, H.; Knittelfeld. **Harnleitersteine als Kolikursache beim Rind, mit einem Bericht über den Verlauf einer operativen Behandlung.** Wiener tierärztl. Mschr. **49** (1962) Nr. 9. S. 739–745. — 14 Lit. Zus. in Engl., Franz., Ital.
Innerhalb von 8 Jahren konnte Vf. bei 23 Rindern Harnleiterstenosen diagnostizieren. Klinisch zeichnet sich die Erkrankung durch starke Kolik und Einziehen des Rückens, Beschleunigung von Puls und Atmung, häufiges Absetzen eines z. T. wasserklaren Harnes und das öftere Anstellen zum Urinieren bei ungestörter Pansentätigkeit und physiologischer Bauchdeckenspannung aus. Makroskopisch blutig verfärbt war der Urin nie. Die endgültige Diagnose wurde durch die rectale Exploration gestellt. Die bis auf Fingerstärke vergrößerten, erweiterten und dünnwandigen Ureter weisen einen fluktuierenden Inhalt auf. Bei Hochträchtigkeit lassen sich die Arterien durch Prüfung auf Pulsation ausschließen. In den meisten Fällen wurden die Harnleitersteine kurz vor der Harnblase gefunden. Unmittelbar vor der Harnblase befindliche oder im Durchtritt steckengebliebene Konkremente werden für die restlichen Tiere, bei denen nur eine Stenose des Harnleiters gefunden wurde, angenommen. Größe und Lage der Harnleitersteine sind von prognostischer Bedeutung, etwa stecknadelkopfgroße kurz vor der Harnblase befindliche Konkremente sind ebenso wie nicht fühlbare als

günstig anzusehen. Darmkoliken, vom Geschlechtsapparat ausgehende Koliken, Nephritiden und Pyleonephritiden müssen differentialdiagnostisch ausgeschlossen werden. Die Therapie besteht vorwiegend in konservativen Maßnahmen, jedoch ist auch operatives Vorgehen möglich. Konservativ sind Spasmolytica und Diuretica zur Anwendung zu bringen. Appliziert wurden Novalgin in Dosen von 30–40 cm^3, Diuretica und heiße Kataplasmen in der Nierengegend. Als prophylaktisch notwendig wird eine kleielose, mineralstoffarme und Vitamin-A-reiche Diät bei vermindertem Körneranteil herausgestellt. Die Gabe von mit Erde verschmutztem Wasser und Futter ist zu vermeiden. Vermehrtes Tränken, vor allem mit kohlensäurehaltigem Wasser, wird empfohlen. Von den 23 Tieren genasen 19 nach konservativer Behandlung, 2 wurden geschlachtet, in einem Falle kam es vermutlich zur Obliteration einer Niere mit anschließender Verbesserung des Allgemeinbefindens. Ein Tier wurde nach operativer Entfernung des Konkrements geheilt. Operationsverlauf und Nachbehandlung müssen im Original nachgelesen werden. H. Haase. 5142.

Pinkiewicz, Edward; Lublin, Wyższa Skoła Rolnicza. Haematuria vesicalis bovis chronica. **(Haematuria vesicalis bovis chronica.)** Med. weteryn. **18** (1962) Nr. 5. S. 266–269. — 12 Lit.
Die vorliegende, auf der neuesten Literatur und auf eigenen Beobachtungen basierende Arbeit besitzt den Charakter einer Monographie. Die beschriebene Krankheit kommt vor allem beim Rind vor, sporadische Fälle wurden beim Büffel und Hirsch festgestellt, und Vf. hat sie auch in einer 40 Stück zählenden Ziegenherde beobachtet. Die hauptsächlichsten Krankheitserscheinungen beruhen auf hämorrhagischen Harnblasenveränderungen. Obwohl die Entstehungsbedingungen, die klinischen Erscheinungen, die pathologisch-anatomischen und -histologischen Veränderungen schon lange allgemein bekannt waren, blieben bisher Krankheitsursache und -pathogenese ungeklärt. Die bedeutendsten klinischen Erscheinungen sind die mit Schmerzempfindung vorkommenden Blasenblutungen verschiedenen Grades. Nach Georgieff können folgende Krankheitsformen unterschieden werden: 1) Mikrohaematurie (latente Form), 2) akute, nach einigen Tagen zum Tode führende Form, 3) chronische Form mit Perioden der scheinbaren Genesung und 4) chronische Form mit dauerhaften Blasenveränderungen. Als charakteristische hämatologische Erscheinungen werden Erythropenie (sporadisch erscheinen die Heinz'schen Innenkörper) und Eosinophilie beobachtet. In der Differentialdiagnose sind folgende Krankheitszustände zu berücksichtigen: 1. Parasitäre Hämaturie (hauptsächlich *Babesia bovis* und *Thelazia parva*), 2. Vergiftungshämaturie (Kochsalz, Quecksilberverbindungen, Terpentinöl usw.), 3. Nierenschädigungshämaturie, 4. hämorrhagische Diathesehämaturie, 5. Myoglobinurie. Da die Krankheitsätiologie noch nicht geklärt ist, besitzt die Behandlung empirischen Charakter. Der erfolgreichste Eingriff ist das Verbringen der kranken Rinder in eine erkrankungsfreie Gegend, was mit Futterwechsel verbunden ist. Gute Erfolge können symptomatisch durch Novarsenobenzolanwendung in einer Dosis bis zu 9 g erzielt werden. W. Radomiński. 5145.

Nordström, G. und Orstadius, K.; Stockholm, Veterinärhögskolan, Med. Avdelningen för Icke-idisslare. Behandling med vitamin E och selen mot vaxartad muskeldegeneration hos grisar. **(Behandlung mit Vitamin E und Selen gegen wachsartige Muskeldegeneration bei Schweinen.)** Medlemsbl. Sveriges Veterinärförbund **14** (1962) Nr. 16. S. 441–444. — 11 Lit.
Die Wirkung verschiedener Mengen von Vitamin E bzw. Selen und einer Kombination dieser beiden Stoffe wurde bei experimenteller wachsartiger Muskeldegeneration beim Schwein geprüft. Sowohl prophylaktisch als auch therapeutisch erzielte die kombinierte Behandlung einen entscheidend besseren

Effekt als jeder der beiden Stoffe für sich allein. Offenbar liegt hier ein Synergismus vor. Die Kombinationstherapie hat auch in vielen spontanen Fällen befriedigende Ergebnisse gezeitigt. Die Dosis für Schweine betrug 0,06 mg Selen/kg. Die Schlachtung so behandelter Schweine darf nicht vor dem Verschwinden der klinischen Symptome geschehen, also bevor die Abheilung der Muskeldegeneration zu vermuten ist. E. Lehnert. 5177.

Riš, M. A. und Machmudov, M. (Risch, M. A. und Machmudow, M.) Mikroėlement med' i ego značenie v kormlenii ovec. **(Das Spurenelement Kupfer und seine Bedeutung für die Schaffütterung.)** Ovcevodstvo, Moskva 8 (1962) Nr. 4. S. 17–19. — 3 Abb., 1 Tab.
Der geringe Kupfergehalt der Weidepflanzen einerseits und das Vorliegen von Sulfatsalzen und Molybdän als Antagonisten der Kupferassimilation andererseits bewirkt bei Schafen das Auftreten von Kupfermangelkrankheiten in Form von enzootischen Ataxien oder von Produktionsminderungen ohne klinische Erscheinungen. Die Erkrankung tritt nach Boden- und Fütterungsart als Saison- oder als Dauererkrankung auf. Bei erkrankten Tieren ist der Kupfergehalt in der Leber um 20–40mal gegenüber der Norm vermindert. Es treten Konzentrationen von 2–5 mg anstelle von 80 mg pro kg Gewebe auf. Dieses Defizit läßt sich auch an allen übrigen Geweben nachweisen. Im Blut beträgt die Konzentration 0,1–0,6 mg/l anstelle von 1 mg/l. Im Sommer ist dagegen häufig der Molybdängehalt im Blut um das zweifache auf 17 mg% erhöht. Mit tägl. Gaben von 20–40 mg $CuSO_4$ war die Mangelerkrankung zu verhüten. S. Willer. 5215.

Mayes, P. A.; London, Roy. Veterin. Coll., Div. of Biochem. An evaluation of some rapid tests on milk for the early detection of bovine ketosis. **(Eine Bewertung einiger Milchschnelltests zum frühzeitigen Erkennen der Ketose beim Rind.)** Veterin. Rec. **74** (1962) Nr. 31. S. 848–849. — 1 Tab.
Im Vergleich mit der Standard-Rothera-Methode zur Feststellung von Ketonkörpern werden 3 weitere Tests durchgeführt. In einem Falle werden als Indikator Tabletten verwendet, auf welche 1 Tropfen Milch getropft wird, in den beiden weiteren Fällen benützt man Indikatorpapier, welches in die Milch eingetaucht wird. Die erzielten Ergebnisse sind genau so gut wie die Standardmethoden, ja z. T. noch spezifischer und empfindlicher. Somit ist es möglich, mit einfachsten, selbst vom Laien durchzuführenden Methoden jeden Anstieg von Ketonkörpern in der Milch nachzuweisen. Diese Methode ist besonders für solche Herden geeignet, in denen die Ketose besonders häufig auftritt. Die verdächtigten Kühe können frühzeitig ausgesondert und besser beobachtet bzw. vorbeugend behandelt werden. H.-J. Kuller. 5230.

Alteraugе, W.; Dortmund, **Über die Entstehung, Vorbeuge und Bekämpfung der Weidetetanie.** Prakt. Tierarzt **1962** Nr. 9. S. 340–342.
Nach M. Becker kann die Weidetetanie in typischen Fällen keine ausgesprochene Weidekrankheit sein. Diese Ansicht wird vom Vf. unterstützt, weil einmal zwischen Ausbreitung der Krankheit und hoher Milchleistung Zusammenhänge erkennbar sind und die Tetanie zum zweiten meist in der Folge von plötzlichen schockartigen Belastungen wie ungünstiger Witterung im Frühjahr, Erschrecken der Tiere, scharfem Treiben und roher Behandlung auftritt. Als eigentliche Ursache für das Entstehen der Krankheit nimmt Vf. die sich in den Körperflüssigkeiten vollziehenden Gesetzmäßigkeiten der Überkompensation und Resorption an. Die prophylaktischen und therapeutischen Möglichkeiten werden von dieser Feststellung abgeleitet. Alle auf dem Trainingsprinzip basierenden Maßnahmen wie Vorbereitungsfütterung vor Weideauftrieb, anfängliches Beweiden schwach bewachsener Wiesen und Begrenzung der Weidezeit sind danach zur Vorbeuge geeignet. Weiter müssen den Tieren während der Hauptweideperiode alle zusätzlichen Belastungen

erspart bleiben. Die Therapie sollte einmal in einer Ruhigstellung des Gesamtkörpers mit schmerzstillenden und betäubenden Mitteln bestehen, damit es zu einem Ausgleich der extremen überkompensatorischen und resorptiven Wirkungen kommt. Weiter sind auf Grund des ausgleichenden Einflusses durch Steigerung des Diffusionsgefälles zu den Körperflüssigkeiten hin Infusionen von Traubenzucker, Calcium, Calcium-Magnesium oder anderen salzhaltigen Lösungen indiziert. Der gleiche Effekt wird durch Eindicken der Körperflüssigkeiten (Hungern- und Durstenlassen) erreicht. Als weniger empfehlenswert wird der Aderlaß angesehen. Der Kombination der angegebenen Möglichkeiten steht nichts entgegen. H. Haase. 5232.

Koropov, V. (Koropow, W.); Moskau, Veterinärmed. Akad. Sryvy laktacii i puti ich ustranenija. **(Störungen der Laktation und ihre Beseitigung.)** Moločnoe i mjasnoe skotovodstvo, Moskva 7 (1962) Nr. 4. S. 27–28.
Die Forcierung der Milchleistung bei schlechtem physiologischen Zustand der Kühe bewirkt eine unregelmäßige Tätigkeit von Blutgefäß- und Nervensystem und des Magen-Darm-Kanals oder das Auftreten von Stoffwechselstörungen. Besonders beim Einsetzen mit sehr hohen Milchleistungen zu Beginn der Laktation treten im Blut der Tiere vermehrt Ketonkörper auf, die eine Störung des Kohlenhydrat- und Fettstoffwechsels anzeigen. Gleichzeitig steigen der Gesamteiweiß-, Globulin-, Reststickstoff- und Harnsäuregehalt des Blutes an. Die auftretenden Laktationsstörungen lassen sich in 5 Gruppen einteilen: 1. Reversibles Aussetzen der Milch, 2. Irreversibles Aussetzen, 3. Unvollkommenes Aussetzen, 4. Vollkommenes Aussetzen, 5. Fortschreitender Rückgang der Milcherzeugung. Die zugrunde liegenden Prozesse zeigen den Charakter einer alimentären Toxämie. Die Folge davon sind degenerative Veränderungen an den Organen, die zum Erliegen der Geschlechtstätigkeit und zu Erschöpfungszuständen der Tiere führen. Es empfehlen sich ein langsames Anmelken der Kühe, vollwertige Ernährung, Bewegung und regelmäßige Gesundheitskontrolle. S. Willer. 5236.

Seiden, Rudolph; Kansas City, Mo. **Die Behandlung der Anämie der Schweine.** Prakt. Tierarzt **1962** Nr. 9. S. 339–340. – 13 Lit.
Beim Tier werden vorwiegend sekundäre Anämien beobachtet. Sie treten bei Ferkeln und Jungtieren einmal als Folge von Parasitenbefall, Infektionskrankheiten und Hämorrhagien und zum anderen als Ernährungs- oder Eisen-Mangel-Anämien auf. Zur Eisen-Mangel-Anämie kommt es, wenn das Futter zu wenig Eisen und/oder Kupfer und Kobalt enthält. Obgleich schon um 1880 Eisenpräparate injiziert wurden, stellte man erst 50 Jahre später fest, daß die Resorption derselben von der Molekülgröße abhängig ist. In England kam 1954 ein kolloidales Eisenpräparat in den Handel. Stark verbreitet sind in den USA und einigen weiteren Ländern parental verabreichbare Eisen-Zubereitungen der Kohlenhydratgruppe (Eisen-Dextran-Komplex), wie z. B. Myofer, Ferrofort u. a., die hinsichtlich der Molekülgröße aber stark voneinander abweichen. Die Feststellung, daß die tägliche orale Eisengabe bei der Ferkelanämie-Therapie und -Prophylaxe wirksam und wirtschaftlich ist, hat zu einem kritischen Vergleich zwischen oral und parenteral verabreichbaren Eisenpräparaten geführt. Es ergab sich, daß die parenterale Behandlung offenbar nur in den ersten 3 Lebenswochen mit der täglichen oralen Eisenverabreichung konkurrieren kann. Die oral verabreichbaren Eisensalze, die z. T. auch mit Spurenelementen und Vitaminen u. ä. gemischt sind, gibt es als Tabletten, Pulver, Lösungen, Pasten und sogar als Aërosole. H. Haase. 5272.

Wensvoort, P.; Noord-Holland, Provinciale Gezondheidsdienst voor Dieren. „Rekkers" of „strekkers", een aandoening bij lammeren. **(„Recker" oder „Strecker", eine Erkrankung bei Lämmern.)** Tijdschr. Diergeneeskunde **87** (1962) Nr.. 12. S. 841–846. – 5 Abb., 1 Lit. Zus. in Engl., Franz., Dtsch.

Vf. beschreibt die klinischen Symptome und pathologisch-anatomischen Veränderungen bei einer Erkrankung der Schaflämmer der Texelschen Rasse. Die daran leidenden Schafe recken und strecken sich ähnlich, wie es auch gesunde Tiere nach dem Aufstehen tun, jedoch bedeutend häufiger und auch während des Weidens. Meist erkranken nur einzelne Tiere eines Betriebes. Die ersten Erscheinungen treten im Alter von 14 Tagen auf. Das Wachstum der Tiere ist stark gehemmt, und die meisten werden nach Verlauf von Monaten in kachektischem Zustand getötet. Bei 12 Schafen wurden bei der Sektion übereinstimmende chronische Veränderungen in der Bauchhöhle angetroffen. Die Veränderungen waren stets im Ileum lokalisiert; die Darmwand war hier durch Bindegewebszubildung über und unter der Serosa stark verdickt und das Darmlumen stark erweitert, örtlich teilweise aber auch verengt. Die Schleimhaut war abgestoßen oder stark hypertrophisch. Die regionalen Darmlymphknoten waren durch bindegewebige Induration stark vergrößert und verhärtet. Die Ätiologie der Erkrankung ist unklar. Eine infektiöse Ursache wird nicht für wahrscheinlich gehalten; möglicherweise kann die Krankheit dadurch erklärt werden, daß während der fetalen Entwicklung bestimmte Teile der Darmwand unvollständig ausgebildet worden sind. W. Wittig. 5310.

Hallström, Mats. Kalkgikt hos hund. **(Kalkgicht beim Hund.)** Medlemsbl. Sveriges Veterinärförbund **14** (1962) Nr. 13./14. S. 409–410. — 2 Abb., 1 Lit.

Bei einer 7 Mon. alten Schäferhündin war die Torula metacarpalis des linken Vorderfußes pflaumengroß. Am Tretpolster fand sich ein Ulcus. Nach Entfernung des linken Buglymphknotens und des gut begrenzten Krankheitsherdes trat Heilung per priman ein. Die Torula metacarpalis zeigte histologisch Kalkgicht, der Buglymphknoten Hyperplasie.
E. Lehnert. 5310.

Diena, B. B., Wallace, R. und Greenberg, L. The effect of BCG vaccination on the cutaneous infection of rabbits with Salmonella typhi. **(Die Wirkung der BCG-Impfung auf eine cutane Infektion der Kaninchen mit Salmonella typhi.)** Canad. J. Microbiol. 8 (1962) Nr. 3. S. 401–403.

Vf. vaccinierten zwei Gruppen von Kaninchen mit BCG-Vaccine, die eine Gruppe mit einer Vaccine, die pro 1 ml 30 mg Keime enthielt, die andere mit einer Vaccine in der die Keime durch Ultraschallbehandlung und Zusatz von 100000 Einheiten Desoxyribonuclease pro 1 ml aufgelöst waren. Vier Wochen später wurden die Kaninchen mit *Salmonella*-Bakterien intracutan getestet. Die Reaktionen wurden am 4. Tag abgelesen. Bei den vaccinierten Tieren entwickelten sich große gerötete Hautbezirke mit Nekrosen, die in einzelnen Fällen zusammenflossen und größere Hautgebiete bedeckten. Bei den Kontrolltieren kam es nur zu Rötungen. Dabei erwies sich die gelöste Vaccine als stärker resistenzmindernd als die gewöhnliche Vaccine. Die Vaccinierung von Kaninchen mit Salmonella-Vaccine rief dagegen keine Resistenzminderung hervor. Durch Vorbehandlung mit Cortison konnte die gesteigerte Empfindlichkeit, hervorgerufen durch BCG, aufgehoben werden. Bei den BCG-Kaninchen war keine Beziehung zwischen gesteigerter Empfindlichkeit gegenüber Salmonellen einerseits und zirkulierenden Antikörpern oder Tuberkulin-Reaktivität andererseits zu beobachten. Die Versuchsergebnisse stehen im Widerspruch zu Literaturberichten, wonach mit BCG vaccinierte Mäuse bei heterologen Infektionen eine herabgesetzte Empfindlichkeit zeigen. W. Richter/Jena. 5360.

Klimontov, M. I. (Klimontov, M. I.); Forsch.-Inst. für Landwirtsch. des Nördl. Randgebietes. Lečenie severnych olenej v načal'nych stadiach nekrobacilleza. **(Die Behandlung der Anfangsstadien der Rentiernekrobazillose.)** Veterinarija, Moskva **39** (1962) Nr. 4. S. 52–53. — 1 Tab.

Die Nekrobacillose fügt der Renzucht große Schäden zu; deshalb ist die Erprobung effektiver Medikamente eine der vornehmlichsten Aufgaben. Es wird eine Beurteilung über die in den Jahren 1958–60 verwendeten Präparate: Norsulfazol, Sulfadimesin, Sulfantrol, Sulgin, Sulfazil, Biomycin, Terramycin und Ekmonovocillin gegeben. Die Sulfonamide wurden per os in der Dosierung 0,15–0,17 g und die Antibiotica als Ölemulsion (0,1–0,3 ml/kg Kgw.) intramuskulär verabreicht. Bei gleichzeitigem Einsatz von Sulfonamiden und Antibiotica verringerte sich die Dosierung der Sulfonamide auf 0,05 g/kg Kgw. Gelingt es, mit der Behandlung während der Anfangsstadien zu beginnen, kann eine volle Ausheilung bei 85–90% der behandelten Tiere erreicht werden. Bedingt durch die in der Renzucht üblichen Wanderherden, durch die im hohen Norden vorhandenen weiten Entfernungen und das fast gleichzeitige Auftreten der Nekrobacillose bei vielen Tieren ist eine Behandlung in den ersten Krankheitsstadien nicht immer gewährleistet. Deshalb ist die orale Applikationsart von Sulfonamiden besonders vorteilhaft, da sie von den Tierpflegern bei Auftreten der ersten klinischen Symptome (wechselnde Lahmheit) selbst und sofort ausgeführt werden kann. Von den erwähnten Präparaten ließen Norsulfazol, Sulfadimesin, Biomycin und Ekmonovocillin gute therapeutische Eigenschaften erkennen. Bei rechtzeitiger Behandlung ist in der Regel eine einmalige Behandlung ausreichend.

W. Bathke. 5405.

Možžuchin, Ju. P. (Mosshuchin, Ju. P.) Veterinärmed. und Bakteriol. Lab. des Amur-Gebietes. O pričinach ėnzootij pasterelleza krupnogo rogatogo skota v Priamuře. **(Über die Ursachen der enzootischen Rinderpasteurellose im Amur-Gebiet.)** Veterinarija, Moskva **39** (1962) Nr. 4. S. 29–30.

Vf. stellt Betrachtungen über die Ursachen der im Amur-Gebiet jährlich enzootisch auftretenden Rinderpasteurellose an. Zum Zeitpunkt der Enzootien erreichen die Abgänge unter den Jungtieren einzelner Wirtschaften 50–70%. Die Krankheit tritt auch bei erwachsenen Tieren auf. Sie ist bei Rindern vorwiegend im Sommer anzutreffen, während sie bei Schweinen im Verlauf des gesamten Jahres vorkommt. Bei den Kälbern beginnen die Seuchenzüge in der Regel im Juni, wo anfänglich schwache, unterentwickelte Tiere erkranken. Dies erfolgt zu einem Zeitpunkt, wo im Amurgebiet die mikrobiologische Aktivität im Erdboden beginnt. Es wird ausführlich der Seuchenverlauf in einigen Wirtschaften beschrieben. Vf. gibt für die enzootische Verbreitung der Pasteurellose im Amurgebiet folgende Hauptgründe an: a) günstige Voraussetzungen im Verlauf des Sommers für die Erhaltung der Pasteurellen in der Umwelt; b) verminderte Widerstandsfähigkeit der Tiere zum Zeitpunkt des Weidebeginns und c) ungenügende Maßnahmen zur Bekämpfung und Tilgung dieser Tierseuche. Aufgrund der geringen Widerstandsfähigkeit, der Infektausbreitung und der virulenten Besonderheiten der Erreger findet schließlich eine Virulenzsteigerung statt. Vf. fordert die Durchführung planmäßiger Schutzimpfungen sowie die Ausarbeitung wirksamer Behandlungsmethoden erkankter Tiere.

W. Bathke. 5455.

Bedenašvili, G. G. (Bedenaschwili, G. G.); Grusin. Veterinärmed. und Zootechn. Lehr- und Forsch.-Inst. O nervnoj forme pasterelleza krupnogo rogatogo skota. **(Die nervöse Form der Rinderpasteurellose.)** Veterinarija, Moskva **38** (1961) Nr. 11. S. 26–27.

Bei der Pasteurellose der Rinder wird ein hochakuter und akuter Verlauf unterschieden. Über die nervöse Form der Pasteurellose bei Rindern und anderen Tierarten, die in Lehrbüchern und Nachschlagewerken nicht beschrieben wird, fand Vf. nur einen Hinweis (vgl. Trudy Azerbajdžanskoj NIVOS, Baku 4 [1947]) von Ganijew. Einen ähnlichen Fall beobachtete Vf. in der Grusinischen SSR im August 1959. Innerhalb weniger Tage erkrankten und starben 18 Rinder. Die Krankheit trat nach einem Kälteeinbruch auf. Anfänglich beobachtete man eine Verringerung der nervösen Aktivität. Die Körpertemperatur lag bei 38,8–39,5° Der Appetit war verringert, später traten nervöse Erregungszustände auf. Gegen Ende der Krankheit bestimmten Lähmungen und Paralysen das klinische Bild. Pathologisch-anatomisch traten auf: Petechien an den serösen Häuten, Herzmuskeldystrophien, Schwellung und Cyanose der Lungen, Schleimhauthyperämien im Magen-Darm-Kanal. Listeriose, Tollwut und Aujeszkysche Krankheit wurden ausgeschlossen. Durch den Tierversuch wurde eine Pasteurellose nachgewiesen. W. Plaschke. 5455.

Zamotin, B. A. (Samotin, B. A.); Kemerowo, RSFSR, Hyg.-Epidemiol. Gebietsstat. K voprosu o prirodnoj očagovosti brucelleza. **(Zur Frage der natürlichen Infektionsquelle bei Brucellose.)** Žurnal mikrobiologii, ėpidemiologii i immunobiologii, Moskva **32** (1961) Nr. 12. S. 71–74. — 12 Lit. Zus. in Engl.
In mit Brucellose verseuchten Gegenden wurden 17 verschiedene Arten von 1934 Nagetieren sowie 1399 Zecken (*Ix. persulcatus* und *D. pictus*) auf Brucellen untersucht. In keinem Falle konnte der Erreger isoliert werden. Die Sanierung von 39 mit *Brucella melitensis* infizierten Schafherden gelang ohne Ausrottung der Nagetiere und Zecken. M. Rolle. 5470.

Mironov, N. P. (Mironow, N. P.); Rostow/Don, Forsch.-Inst. für Seuchenbekämpf. K voprosu ob ėvoljucii i prirodnoj očagovosti brucelleza. **(Über die Evolution der Brucellose-Infektionsquelle in der Natur.)** Žurnal mikrobiologii, ėpidemiologii i immunobiologii, Moskva **32** (1961) Nr. 12. S. 60–65. — 9 Lit. Zus. in Engl.
Der Vf. versucht festzustellen, wo die Infektionsquelle der Brucellose in der Natur zu suchen wäre. Dabei kommt er zum Schluß, daß im Altertum die Brucellen sich bei wilden Huftieren an die parasitäre Lebensweise angepaßt hatten. Nach der Domestikation der Tiere und Ausrottung des Wildes lokalisierte sich die Hauptinfektionsquelle auf Haustiere und ist nicht mehr bei anderen Tierarten, z. B. bei Nagetieren, zu suchen. M. Rolle. 5470.

Taran, I. F.; Stawropol RSFSR, Forsch.-Inst. für Seuchenbekämpf. im Kaukasus und in Transkaukasien. Značenie dikoj fauny v rešenii problemy likvidacii brucelleza v Sovetskom Sojuze. **(Bedeutung der wilden Fauna für das Problem der Brucellosebekämpfung in der UdSSR.)** Žurnal mikrobiologii, ėpidemiologii i immunobiologii, Moskva **32** (1961) Nr. 12. S. 65–71. — 13 Lit. Zus. in Engl.
Aufgrund eigener Untersuchungen und von Literaturangaben über Brucellenbefunde bei wilden Tieren, sowie bei Nagetieren und Vögeln, stellt Vf. fest, daß die Hauptinfektionsquelle nur bei den Haustieren zu suchen sei. Bei wilden Tieren sind die Brucellen nur dann zu finden, wenn die infizierten Haustiere die Umgebung mit Keimen verunreinigt haben. Die positiven Befunde bei wilden Tieren weisen also nur darauf hin, daß die Haustiere in der nächsten Umgebung stark verseucht sind. Theoretisch können Zecken nach Aufnahme des infizierten Blutes die Keime auf gesunde empfängliche Tiere übertragen, kommen aber praktisch als Infektionsquelle nicht in Betracht. M. Rolle. 5470.

Kajtmazova, E. I. (Kaitmasowa, Je. I.); Moskau, Gamaleja-Inst. für Epidemiol. und Mikrobiol. der Akad. der Med. Wiss. der UdSSR, Abt. für Brucellose. Izučenie lečebnogo dejstvija sočetanij antibiotikov pri ėksperimental'noj brucelleznoj infekcii. **(Untersuchungen zur therapeutischen Wirksamkeit einiger Antibioticakombinationen bei experimenteller Brucellose.)** Antibiotiki, Moskva **7** (1962) Nr. 4. S. 324–327. — 2 Tab., 12 Lit. Zus. in Engl.
Die gemeinsame Verwendung von Antibiotica und Chemotherapeutica zur Behandlung von Infektionskrankheiten erweist sich als vorteilhaft, da die synergistische Wirkung auf die Fermentsysteme der Mikroorganismen ver-

stärkt wird und andererseits eine weitaus langsamere Resistenzbildung bei den Erregern zu verzeichnen ist. Aus der Literaturübersicht geht hervor, daß bei der Brucellose beste therapeutische Resultate mit der Kombination: Chlortetracyclin + Streptomycin (eventuell einschließlich Vaccine) erreichbar sind. An weißen Mäusen wurde die prophylaktisch-therapeutische Wirksamkeit verschiedener Antibioticakombinationen bei experimenteller Brucellose überprüft. Die in der Literatur vorhandenen Angaben werden bestätigt.
W. Bathke. 5470.

Karkadinovskaja, I. A., Zubkov, A. P. und Širobokova, M. M. (Karkadinowskaja, I. A., Subkow, A. P. und Schirobokowa, M. M.); Leningrad, Veterinärmed. Inst. Ob usoveršenstvovanii serologičeskoj diagnostiki brucelleza krupnogo rogatogo skota. **(Die Verbesserung der serologischen Diagnostik der Rinderbrucellose.)** Veterinarija, Moskva **38** (1961) Nr. 11. S. 73–76. — 3 Tab.
Zur serologischen Diagnostik der Rinderbrucellose wurden in der UdSSR neben der Agglutination auch die KBR eingesetzt. Das verursacht einen großen Arbeitsaufwand. Vff. setzten die Agglutinationsreaktion mit einer 12%igen NaCl-Lösung an und erzielten damit eine größere Ausbeute an positiven Tieren als mit der KBR und der Agglutination in physiologischer NaCl-Lösung. Das bei der KBR in etwa 16% der Fälle auftretende Zonenphänomen, das dazu zwingt, die Verdünnungsreihen sehr hoch fortzusetzen, ist ein erheblicher Mangel dieser Methode. Ein solches Phänomen tritt in der Agglutination mit einer 12%igen NaCl-Lösung nicht auf. In der serologischen Diagnostik der Rinderbrucellose sollte anstelle der umständlichen KBR und der ungenauen Agglutination mit physiologischer NaCl-Lösung die Agglutinationsreaktion in einer 12%igen NaCl-Lösung in den Verdünnungen 1:20, 1:40 und 1:80 eingesetzt werden. Diese Methode steht der KBR in der Empfindlichkeit nicht nach, ist jedoch in ihrer Technik wesentlich einfacher. In verseuchten oder verdächtigen Betrieben hat eine Reaktion in der Verdünnung 1:20 als positiv zu gelten. W. Plaschke. 5475.

Najmanov, I. L. (Naimanow, I. L.); Burjat. Landwirtsch. Inst. O reaktivnosti ovec pri brucelleze v zavisimosti ot vozrasta. **(Über das Reaktionsvermögen der Schafe bei der Brucellose in Abhängigkeit vom Alter.)** Veterinarija, Moskva **39** (1962) Nr. 3. S. 48–50.
Der Infektionsprozeß ist eine Reaktion zwischen Mikro- und Makroorganismus. Vf. konnte in der Literatur keine Angaben darüber finden, wie die häufig beobachtete, geringe Morbidität von Lämmern gegenüber der Brucellose zu erklären sei. Er untersuchte die Frage nach der Bedeutung des Lebensalters von Schafen für die immunbiologische Reaktionsfähigkeit in langjährigen Versuchsreihen. Er benutzte dazu verschiedene serologische Untersuchungsmethoden. Die Bildung von Antikörpern nach der Impfung ist bei Lämmern verzögert und erreicht nur niedrige Titer, während die Reaktion bei Mutterschafen heftiger verläuft. Die relative Widerstandsfähigkeit von Jungschafen gegenüber der Brucellose ist auf eine hohe phagocytäre Aktivität zurückzuführen. Die humoralen Abwehrkräfte sind bei diesen Tieren noch nicht gut ausgebildet. Die größte Reaktionsfähigkeit gegenüber der Brucellose haben Schafe im Alter von 5 Jahren. In diesem Lebensalter treten die meisten Aborte auf. W. Plaschke. 5477.

Izmajlov, I. A. und Moroškin, B. F. (Ismailow, I. A. und Moroschkin, B. F.); Lwow, Zootechn. und Veterinärmed. Inst. Ėtiologija i patogenez stachibotriotoksikoza u krupnogo rogatogo skota. **(Ätiologie und Pathogenese der Stachybotryotoxikose des Rindes.)** Veterinarija, Moskva **39** (1962) Nr. 4. S. 27–28.
Bei der 1959–1961 in den westlichen Gebieten der USSR beobachteten Mykotoxikose unter den Rindern handelt es sich um die Stachybotryotoxikose, die

durch eine längere Verfütterung verpilzter Futtermittel (*St. alternans*) hervorgerufen wurde. Das klinische Bild der Krankheit (Fieber um 40–42 °C Atonie des Magen-Darm-Kanals, Diarrhoe, Geschwüre an Lippen und Flotzmaul) und pathologisch-anatomischen Veränderungen ermöglichen eine genaue Diagnose. Im Latenzstadium treten besonders eine Leukopenie und eine Vermehrung der myeloblastischen lymphoiden Elemente in den Punktaten des Knochenmarks in den Vordergrund. Hierdurch sind auch in diesem Krankheitsstadium gute diagnostische Anhaltspunkte gegeben. Das Toxin des pathogenen Pilzes wirkt in erster Linie auf die blutbildenden Organe und unterdrückt deren Funktionen. Im Magen und Darm entstehen bei der Stachybotryotoxikose degenerative Prozesse mit Bildung nekrotischer Herde, in denen immer Pilzmycel nachweisbar ist. Wahrscheinlich wird der Pilz über das Blut und die Lymphe auch in andere Organe befördert (Leber, Milz und Lungen), wo dieser anwächst und ebenfalls nekrotische Herde verursacht. W. Bathke. 5610.

Sološenko, I. Z. (Soloschenko, I. S.); Moskau, Gamaleja-Inst. für Epidemiol. und Mikrobiol. der Akad. der Med Wiss. der UdSSR. Rol' krovososuščich členistonogich v perenose i chranenii patogennych leptospir. Soobščenie II. Otnošenie krovososuščich členistonogich k vozbuditeljam bezželtušnych leptospirosov. **(Bedeutung der blutsaugenden Gliederfüßler als Beherberger und Überträger der pathogenen Leptospiren. 2. Mitt. Beziehung der blutsaugenden Gliederfüßler zu aniterischen Leptospirosen.)** Žurnal mikrobiologii, ėpidemiologii i immunobiologii, Moskva **33** (1962) Nr. 4. S. 31–34. — 2 Tab., 4 Lit. Zus. in Engl. 1. Mitt. vgl. Žurnal mikrobiologii, ėpidemiologii i immunobiologii, Moskva **29** (1958) Nr. 1.
In dem Gebiet von Jaroslaw, wo eine starke Verseuchung der Nagetiere mit Leptospiren festgestellt wurde (bes. bei *Microtus oeconomus*, *Microtus arvalis* und *Sorex araneus*), gelangten 1444 mit blutsaugenden Insekten befallene Nagetiere zur Untersuchung. 3196 Gamasidae, 95 Ixodidae, 400 Trombiculidae, 1431 Läuse (Hoploupleura) und 93 Flöhe von diesen Nagetieren sowie von 234 Rindern, von denen 26 einen positiven Titer auf Leptospirose aufwiesen, wurden kulturell und durch den Tierversuch auf das Vorliegen von Leptospiren geprüft. In keinem Falle konnten Leptospiren nachgewiesen werden. Die Ergebnisse verliefen auch negativ, wenn die Zecken während der Septicaemie künstlich infizierter Tiere an diese angesetzt wurden. Nur in einem Falle fand man nach Verfütterung einer L. grippotyphosa-Kultur an Zecken (*Haemogamasus liponyssoides*) Leptospiren. M. Rolle. 5702.

Borisov, A. M. (Borissow, A. M.); Woronesh, Zootechn. und Veterinärmed. Inst. Ėksperimental'nyj leptospiroz sobak. **(Experimentelle Leptospirose bei Hunden.)** Veterinarija, Moskva **39** (1962) Nr. 4. S. 53–54.
Bei 14 Welpen wurde durch subcutane und submuköse Applikationen von *L. grippotyphosa* die chronische Verlaufsform der Leptospirose hervorgerufen. Der anfänglich akute Krankheitsverlauf und die in hohen Verdünnungen der Langsamagglutination (1:200000) nachgewiesenen spezifischen Antikörper werden als Beweis für die gelungene Infektion herangezogen. Die klinischen Merkmale werden ausführlich beschrieben. Pathologisch-anatomische Veränderungen lassen sich vorwiegend in den Nieren nachweisen. Die an chronischer Leptospirose erkrankten Tiere schieden über längere Zeit mit dem Harn lebensfähige und zugleich pathogene Erreger aus. Ungeachtet der serologischen Unterschiede zum Typ *L. canicola* können mit *L. grippotyphosa* ebenfalls Hunde infiziert werden. W. Bathke. 5705.

Ottosen, H. E.; København, Statens Veterin. Serumlab. Leptospirosis canis i Danmark. **(Hundeleptospirose in Dänemark.)** Medlemsbl. danske Dyrlaegeforen. **45** (1962) Nr. 13. S. 455–458. — 7 Lit.

Vf. erwähnt zunächst die seit 1937 (19 Fälle) beobachtete starke Zunahme von Leptospirosefällen unter Hunden, die ihren Höhepunkt 1945 mit 964 Fällen unter 1887 untersuchten Tieren erreichte, während danach die Frequenz gradweise sank, so daß 1960 nur noch 34 Hunde zur Untersuchung kamen, und zwar mit negativem Ausfall. Zur Bekämpfung der Seuche wurden Vaccinationsversuche durchgeführt, zunächst mit formolabgetöteter Kultur und 1–2 Wochen später mit lebender Kultur. Da die bei weitem meisten Fälle *Leptospira canicola* betrafen, wurde zur Vaccineherstellung dieser Typ benutzt, nachdem Versuche an Meerschweinchen erwiesen hatten, daß dieser Typ eine Kreuzimmunität gegen *L. icterohaemorrhagiae* bewirkt. In wie großem Umfange die Vaccination gegen Leptospirose zum Verschwinden derselben in Dänemark beigetragen hat, läßt sich nach Ansicht des Vf. nicht sicher entscheiden. E. Lehnert. 5705.

Moiseev, O. N. (Moissejew, O. N.) Leptospiroz svinej. **(Die Leptospirose der Schweine.)** Veterinarija, Moskva **39** (1962) Nr. 6. S. 35–37. — 1 Tab.
In der Gegend von Rostow wurden 1958 bei einer serologischen Untersuchung auf Leptospirose positive Ergebnisse bei Schweinen ermittelt. Im Laufe von 9 Monaten wurden im Jahre 1959 von 122 Sauen 893 normal entwickelte, aber tote Ferkel geboren und bei 1774 Ferkeln von 255 Sauen in den ersten 3–5 Tagen einen Verlust von 159 Tieren festgestellt. Daß die Ferkelsterblichkeit durch Leptospiren verursacht wurde, begründet Vf. damit, daß nach der 2maligen, im Abstand von 71 Tagen erfolgten Immunisierung von 9 Muttersauen, von 6 Tieren in der ersten Zeit der Trächtigkeit und von 3 Tieren vor der Paarung mit Leptospiren-Vaccine normal entwickelte Ferkel hervorgingen, während die nicht immunisierten Kontrollsauen tote oder schwach entwickelte Ferkel gebaren. Die klinischen Symtome bei den erwachsenen Schweinen waren uncharakteristisch; bei einigen wurde Gelbsucht beobachtet. Die Saugferkel in dieser Gegend litten an Durchfall. Die erwachsenen Schweine wurden mit Streptomycin behandelt, und die Ferkel erhielten am 2. Tag nach der Geburt 2mal täglich 1 g des folgenden Mittels: Sulginpulver 0,3 + Salicylsäure 0,3 + Glukose. M. Rolle. 5720.

Kiŕjanov, E. A. (Kirjanow, Je. A.) Nabljudenija po leptospirozu svinej v Primorskom krae. **(Beobachtungen über Leptospirose der Schweine im Primorsker Bezirk.)** Veterinarija, Moskva **38** (1961) Nr. 11. S. 48–49.
Im August-September 1960 beobachtete Vf. die Leptospirose unter Absatzferkeln und Läufern im Alter bis zu 7 Mon. Klinisch wurde Futterverweigerung, Abgeschlagenheit und Cyanose der Ohren festgestellt. Die Krankheit dauerte 24 Std. Bei der Sektion fiel eine schwache Gelbfärbung, eine Schwellung des subcutanen Bindegewebes und der Skelettmuskulatur sowie eine Infiltration der Darmserosa auf. Die Leber war von ockergelber Farbe mit grauen Einschlüssen. Einen Monat später erkrankten in einer anderen Wirtschaft 120 Schweine, von denen 50 starben. Erwachsene Schweine erkrankten nicht. Die Diagnose wurde auf Grund von Blutuntersuchungen gestellt. In der Mikroagglutinations-Lysis-Reaktion fanden sich Titer gegen *L. pomona* und *L. Tarassowi.* W. Plaschke. 5720.

Blagodarnyj, Ja. A., Čumina, L. N. und Dubickij, A. P. (Blagodarny, Ja. A., Tschumina, L. N. und Dubizki, A. P.) Leptospiroz svinej v odnom iz chozjajstv juga Kazachstana. **(Schweineleptospirose in einer Wirtschaft des südlichen Kasachstans.)** Izvestija Akademii nauk Kazachskoj SSR. Serija mediciny i fiziologii, Alma-Ata **1962** Nr. 1. S. 11–13. — 1 Tab., 16 Lit. Orig.: russ., Ausz.: kasach.
Vf. geben einen Überblick über die sowjetische Literatur zur Schweineleptospirose, die in der UdSSR 1940 erstmalig von Terskich beschrieben wurde. Dann folgt der Bericht über die Beobachtungen zur Leptospirose an Hand

eines Spontanausbruches. Entgegen den in der Literatur vorhandenen Angaben traten bei erwachsenen Tieren neben Aborten auch andere klinische Erscheinungen auf. Serologisch wurden folgende Typen ermittelt: *L. pomona*, *L. Tarassowi* und *L. kasachstanica I*. Hervorgehoben wird, daß sich die Wirtschaft in einem sehr schlechten hygienischen Zustand befand, wo freilebende Nagetiere Wasser und Futtermittel verunreinigten. Vff. fordern eine jährliche Schutzimpfung der Bestände. W. Bathke. 5720.

Blagodarnyj, Ja. A. und Tomilova, T. P. (Blagodarny, Ja. A. und Tomilowa, T. P.) K dinamike leptospiroznoj infekcii u bol'šich pesčanok ostrovnych peskov Džapalak-Kum. **(Verlauf der Leptospirose bei großen Sandmäusen [Rhombomys opimus] in den Sanddünen der Dshapalak-Kum.)** Izvestija Akademii nauk Kazachskoj SSR. Serija mediciny i fiziologii, Alma-Ata **1962** Nr. 1. S. 5–10. – 7 Abb., 1 Tab. Orig.: russ., Ausz.: kasach.
In der genannten Wüste wählte eine Expedition 4 unterschiedliche Biotope auf einer Fläche von 60 km² aus, in der wildlebende Nager gefangen und auf Leptospirose untersucht wurden. Unter den im Frühjahr und Herbst gefangenen Nagetieren waren 272 große Sandmäuse. Serologisch gelang bei 15 Tieren der Nachweis folgender Leptospirentypen: *L. kasachstanica I* (4), *L. kasachstanica II* (4), *L. grippotyphosa* (4), *L. Tarassowi* (2) und *L. pomona* (1). Die Untersuchungsbefunde des Frühjahrs und Herbstes waren analog in der Anzahl der Befunde; es lag lediglich im Herbst eine Tendenz zu höheren Titern vor. Dagegen bestanden zahlenmäßige Unterschiede bei positiven Reaktionen in den einzelnen Fanggebieten. Die großen Sandmäuse in der Nähe von Weideflächen landwirtschaftlicher Nutztiere waren stärker mit Leptospiren verseucht. So konnten auch in 8 Fällen bei 72 Rindern, die in einem dieser Biotope geweidet hatten, die gleichen Leptospirentypen nachgewiesen werden. W. Bathke. 5735.

Lutochin, S. I.; Charkow, Veterinärmed. Inst. K voprosu lečenija ėksperimental'nogo toksoplazmoza. **(Zur Behandlung der experimentellen Toxoplasmose.)** Veterinarija, Moskva **39** (1962) Nr. 3. S. 60.
Vf. prüfte die Wirksamkeit einiger Antibiotica: Biomycin, Terramycin, Furacylin und Sanazin; von Sulfanilamiden: Sulfadimezin und Norsulfazol auf die experimentelle Toxoplasmose von weißen Mäusen. Ferner wurden 3 Farbpräparate getestet. Während die Kontrolltiere 6–8 Tage nach der Infektion verstarben, ergab sich bei den behandelten Tieren folgendes Bild. Die Mäuse, die 6 Tage lang mit dem Futter je 10 mg Sulfanilamide erhalten hatten, starben erst nach 19 Tagen. Die Tiere, die Biomycin und Sanazin subcutan erhalten hatten, starben gemeinsam mit den Kontrollen, diejenigen, die das Biomycin per os erhalten hatten, 25 Tage nach den Kontrolltieren, Terramycin, innerlich gegeben, verzögerte den Tod der Tiere nur gering. Auch die Kombination von Antibiotica und Sulfanilamiden verhinderte den Tod der Tiere nicht, obwohl die Tiere erst 37 Tage nach der Infektion starben. Auch die Farbstoffe Trypansin und Flavakridin waren unwirksam. W. Plaschke. 5740.

Dedjurin, M. A., Pomorcev, G. N., Emel'janov, B. M. und Petrovičeva, O. D. (Dedjurin, M. A., Pomorzew, G. N. Jemeljanow, B. M., und Petrowitschewa, O. D.) O rasprostranennosti toksoplazmoza u sobak. **(Über die Verbreitung der Toxoplasmose bei Hunden.)** Veterinarija, Moskva **39** (1962) Nr. 3. S. 58–60. – 1 Tab.
Wenn auch der positive Ausfall der KBR bei der Toxoplasmose nicht darauf hinweist, daß sich im gegenwärtigen Augenblick bei dem betreffenden Tier lebende Toxoplasmen im Blut aufhalten, so hat doch die KBR große epidemiologische Bedeutung. Mit ihrer Hilfe ist es möglich festzustellen, wie hoch der Verseuchungsgrad innerhalb einer bestimmten Population ist. Vf.

untersuchten das Blut von 91 Hunden. Ein Teil dieser Tiere war äußerlich gesund und zeigte trotzdem positive Titer, ein anderer Teil zeigte verschiedene Krankheitserscheinungen, hauptsächlich an Staupe erinnernde, sowie Aborte und Ekzeme und reagierte ebenfalls positiv. Der dritte Teil war krank bei negativer serologischer Reaktion. Die Toxoplasmose scheint unter den Hunden weit verbreitet zu sein. Die bei Flächenuntersuchungen ermittelten Reagenten sollten zum Schutze der menschlichen Gesundheit isoliert und behandelt werden. Der Verseuchunsgrad unter gesunden Hunden betrug bei den vorliegenden Untersuchungen 9,5%. W. Plaschke. 5740.

Kuznecov, N. G. (Kusnezow, N. G.); Ishama-Petschora, ASSR der Komi, Wiss. Inst. für Veterinärhyg. Listerioz ovec v Komi ASSR. **(Die Listeriose der Schafe in der ASSR der Komi.)** Veterinarija, Moskva **38** (1961) Nr. 11. S. 31–33.
Die Listeriose der Schafe wurde in der ASSR der Komi erstmalig im Jahre 1954 festgestellt. Anfangs kam es zu Fehldiagnosen (Coenurose, Futterintoxikationen und Avitaminose). Bei den erwachsenen Schafen dominierten im klinischen Bild die zentralvenösen Erscheinungen. Bei Lämmern überwiegt der septikämische Verlauf. Alttiere erkrankten fast genau so häufig wie Jungtiere. Das klinische Bild bot keine Besonderheiten. Die kleinen schwarzen Flecken (Hämosiderin) auf den weichen Hirnhäuten, die sich insbesondere im Verlauf der Blutgefäße fanden, hält Vf. für ein charakteristisches pathologisches Merkmal der nervösen Form der Listeriose. Eine präzipitierte Formolvaccine verhindert beim prophylaktischen Einsatz das Auftreten dieser Krankheit. Biomycin und Streptomycin sind für die Therapie gut geeignet. W. Plaschke. 5760.

Naletov, A. V. und Porochov, F. F. (Naletow, A. W. und Porochow, F. F.); Iwanowo, RSFSR, Gebietsverwalt. für Landwirtsch.; Landwirtsch. Inst. Diagnostika, profilaktika i lečenie otečnoj bolezni svinej. **(Diagnostik, Vorbeugung und Behandlung der Ödemkrankheit bei Schweinen.)** Veterinarija, Moskva **39** (1962) Nr. 3. S. 42–45.
Die Ödemkrankheit der Schweine ist eine akut verlaufende Krankheit der Ferkel mit Störungen des Zentralnervensystems und der Entwicklung von Ödemen in den Organen und Geweben. In verseuchten Wirtschaften werden etwa 60% der Ferkel nach dem Absetzen befallen. Die Seuche tritt plötzlich auf, verläuft sehr schnell und führt den Tod eines erheblichen Teils der befallenen Tiere herbei. Sie beginnt meist im Frühjahr und erreicht ihren Höhepunkt im Sommer. Im Winter wurden Krankheitsfälle nicht beobachtet. Man kann die Krankheit zu den Toxämien rechnen. Unter bestimmten Bedingungen nehmen im Darm der Absatzferkel beta-hämolytische Keime aus der Coligruppe überhand. Diese Mikroben erzeugen ein Toxin. Die Krankheit entwickelt sich nur unter bestimmten negativen Umweltseinflüssen. W. Plaschke. 5766.

Andrijan, E. A. (Andrijan, Je. A.); Rayon Frunse, Gebiet Lugansk, Ukrain. SSR. Diagnostičeskoe značenie prikusa pri infekcionnom atrofičeskom rinite svinej. **(Die diagnostische Bedeutung der Gebißstellung bei der infektiösen atrophischen Rhinitis der Schweine.)** Veterinarija, Moskva **39** (1962) Nr. 3. S. 45–46.
Bei der infektiösen atrophischen Rhinitis beobachtet man bei der Mehrzahl der erkrankten Tiere mehr oder weniger umfangreiche Veränderungen des Oberkiefers. Dadurch bedingt, kommt es zu Zahnstellungsanomalien. Diese sind besonders deutlich ausgeprägt bei den mopsköpfigen Ferkeln, bei denen der Überbiß bis zu 35 mm betragen kann. Dennoch ist es falsch, die Abweichung in der Zahnstellung als alleiniges diagnostisches Merkmal heranzuziehen. Einzelne Wirtschaften hatten auf Grund der Feststellung eines

Überbisses von mehr als 5 mm wertvolle Zuchtsauen und Eber abgeschafft, obwohl andere Merkmale für das Vorliegen einer atrophischen Rhinitis nicht vorhanden waren. In den Jahren 1958–1961 führte Vf. in verseuchten und nichtverseuchten Wirtschaften umfangreiche Erhebungen durch. 68,2% von 16222 klinisch gesunden Schweinen aus verseuchten Wirtschaften zeigten ein normales Gebiß; 58% von 400 gesunden Schweinen in unverseuchten Wirtschaften hatten ebenfalls ein normales Gebiß. Von den nachweislich kranken Tieren hatten ungefähr die Hälfte auch ein normales Gebiß. Dem Überbiß kommt demnach nur eine diagnostische Bedeutung zu, wenn gleichzeitig auch andere Merkmale für die Krankheit vorliegen. W. Plaschke. 5767.

Mumford, D. H. Enterotoxaemia in cattle. **(Enterotoxämie bei Rindern.)** Austral. veterin. J. **37** (1961) Nr. 4. S. 122–126.

Als Ursache einer gehäuft auftretenden Sterblichkeit bei Rindern wird die Enterotoxämie festgestellt. Das *Cl. welchii* Typ D scheint hauptsächlich als Erreger dafür verantwortlich zu sein. Rinder aller Altersklassen werden von der Erkrankung befallen, wobei die Fütterung eine prädisponierende Rolle zu spielen scheint. Verluste bei Rindern werden insbesondere in den Beständen festgestellt, in denen auch gehäufte Todesfälle bei Schafen auftreten. — Es werden eingehend die klinischen und Sektionsbefunde beschrieben. Zur genauen Diagnosestellung werden die verschiedensten Labormethoden und die dabei auftretenden Schwierigkeiten erörtert. Eine Behandlung ist meist nicht möglich, da die Erkrankung perakut verläuft und meist sehr rasch zum Tode führt. In nur akut bis subakut verlaufenden Fällen wurden Behandlungen mit Sulfonamiden und Antibiotica ohne Erfolg durchgeführt. Für die präventive Vaccination wird die Verabfolgung von 5 ml Enterotoxämie-Vaccine vom Schaf empfohlen, die nach einem Monat mit 10 ml zu wiederholen ist. Als vorbeugende Maßnahme beim Ausbruch der Erkrankung wird die Injektion von 5–10 ml Enterotoxämie-Antitoxin allein oder in Verbindung mit Vaccine angegeben. H.-J. Kuller. 5770.

Tustin, R. C., Adelaar, T. F., und Cameron, C.; Onderstepoort, Div. of Veterin. Serv., Sect. of Pathol.; Fac. of Veterin. Sci., Div. of Veterin. Serv., Sect. of Toxicol., Dep. of Med.; Div. of Veterin. Serv., Sect. of Bacteriol. An outbreak of bacterial icterus in sheep. **(Ein Ausbruch von bakteriellem Ikterus beim Schaf.)** J. South African veterin. med. Assoc. **31** (1960) Nr. 2. S. 275–283. — 5 Tab., 5 Lit.

In einer Herde von 300 Schafen erkrankten und verendeten innerhalb von 2 Wochen über 100 Tiere infolge Ikterus und Pneumonie; 10% der befallenen Schafe zeigten Photosensibilitätserscheinungen. Bilirubingehalt und Transaminasenaktivität waren erhöht; akute Arsenvergiftung konnte ausgeschlossen werden. Pathologisch-anatomisch lagen u. a. generalisierter Ikterus, Petechien, mitunter sogar Ecchymosen in Subcutis, Schleimhaut des Labmagens und des Darmes, Harnblase, Endo- und Epicard, Mesenterial-Lymphknoten und Zunge sowie Degeneration und herdförmige Nekrosen der Leber vor. Die histologischen Befunde wurden eingehend beschrieben. Durch virologische Untersuchungen konnten sowohl „Rift Valley fever“ als auch „Wesselsbron fever“ ausgeschlossen werden. Dagegen gelang es, ein bisher unbekanntes gramnegatives Bacterium in Reinkultur aus den pneumonisch veränderten Bereichen als causales Agens der Enzootie zu isolieren, dessen Morphologie, kulturelle und biochemische Eigenschaften charakterisiert wurden. Auf experimentellem Wege konnten Vf. durch s. c. Verabreichung des Erregers beim Schaf entweder eine akute Septikämie oder eine mehr protrahierte Verlaufsform, bei welcher Leberschäden und Ikterus die hervorstechendsten Merkmale waren, auslösen. Das gefundene Bacterium erwies sich außer dem Schaf pathogen für Kaninchen, Meerschweinchen und Maus. Th. Hiepe. 5770.

Chundanov, L. E., Škurko, E. D., Smirnova, L. A., Demidova, E. K. und Kulikova, G. G. (Chundanow, L. Je., Schkurko, Je. D., Smirnowa, L. A., Demidowa, Je. K. und Kulikowa, G. G.); Irkutsk, Staatl. Forsch.-Inst. für Seuchenbekämpf. in Sibirien und dem Fernen Osten. Sul'fonamidnye preparaty pri ėksperimental'nom melioidoze. **(Sulfonamidpräparate bei experimenteller Melioidosis.)** Veterinarija, Moskva **39** (1962) Nr. 4. S. 51–52. – 1 Tab.

Da zur Behandlung der Melioidosis spezifisch wirksame Präparate noch nicht bekannt sind, sollten verschiedene Sulfonamide (Norsulfazol, Sulfazil, Ätazol, Sulzimid und Streptocid) bei der experimentellen Infektion von Meerschweinchen erprobt werden. Es zeigte sich, daß das Norsulfazol als therapeutisch wirksamstes Präparat angesehen werden kann. Bei allen verendeten Tieren gelang die Anzüchtung des Erregers aus der Injektionsstelle, den Lymphknoten, inneren Organen und aus dem Blut. 28 Tage nach der Ansteckung konnten bei den durch die Behandlung geschützten Tieren keine Organveränderungen nachgewiesen werden. W. Bathke. 5770.

Awad, F. I. und Obeid, H. M.; Khartoum, Sudan, Min. of Animal Resources, Res. Div. Further studies on canine nocardiosis in the Sudan with particular reference to chemotherapy. **(Weitere Untersuchungen über die Nocardiose des Hundes im Sudan, unter besonderer Berücksichtigung der Chemotherapie.)** Zbl. Veterinärmed. **9** (1962) Nr. 3. S. 257–263. – 17 Lit. Zus. in Franz., Span., Dtsch.

Es wird über 8 Fälle von Nocardiose bei 2 Mon. bis 2 Jahre alten Hunden im Sudan berichtet. Bei allen Erkrankungen konnte als Erreger die aërobe, grampositive und säurefeste Art *Nocardia asteroides* isoliert werden. Die bei den einzelnen Krankheitsfällen beobachteten klinischen Erscheinungen, die bei der Sektion der verendeten oder getöteten Tiere gefundenen Organveränderungen sowie die Nachweismethode des Erregers werden in allen Einzelheiten dargelegt. Ferner wird über Behandlungsversuche mit Terramycin und Streptomycin, kombiniert mit Penicillin in hohen Dosen, berichtet und auf die Bedeutung der rechtzeitigen Diagnose für den Erfolg der Behandlung hingewiesen. S. Nickel. 5770.

X. HÄMATOLOGIE

Bekemeier, H.; Halle/S., Martin-Luther-Univ. Halle-Wittenberg, Pharmakol. Inst. **Einige normale Laboratoriumswerte der Hauskatze.** Dtsch. tierärztl. Wschr. **69** (1962) Nr. 9. S. 250–252. – 2 Tab., 23 Lit.

Bei weiblichen Katzen, denen Blut in Aethernarkose aus der Femoralarterie entnommen wurde, war die Alkalireserve im Plasma 37,5 $\pm$ 4,9 Vol.% CO_2. Im Serum wurden folgende Werte festgestellt: Bilirubin $<$ 0,14 mg%, Ca 10,1 $\pm$ 0,8 mg%, Cl 631 $\pm$ 26 mg%, Gesamtcholesterin 141 $\pm$43 mg%, Cholesterin (Ester) 87 $\pm$ 19 mg%, freies Cholesterin 37 $\pm$13 mg%, Fe 249 $\pm$ 61 γ%, Glutaminsäure-Brenztraubensäure-Transaminase 38 $\pm$ 11 E, Glutaminsäure-Oxalessigsäure-Transaminase 63 $\pm$ 41 E, K 20,6 $\pm$ 2,0 mg%, Koagulationsband 7½ R – 8 R, Cu 122 $\pm$ 41 γ%, Na 344 $\pm$ 20 mg%, anorg. Phosphat 3,4 $\pm$ 0,6 mg%, alk. Phosphatase 3,4 $\pm$ 2,0 KAE, Reststickstoff 39 $\pm$ 11 mg%. Im Blut wurden gefunden: Ammoniak 122 $\pm$ 15, Erythrocyten 7,39 $\pm$ 1,17 Mill./mm³, Färbeindex $\left(\frac{\text{Hb}}{20.\ \text{Erythr.}}\right)$ 0,59 $\pm$ 0,12, Hämatokrit 41,3 $\pm$ 2,1%, Hämoglobin 84,1 $\pm$ 4,2%. Sahli, Blutkörperchensenkungsreaktion nach 1 Std. 6 $\pm$ 4 mm, nach 2 Std. 15 $\pm$ 9 mm, Zucker 118 $\pm$ 30 mg%. Der Gehalt an Gesamteiweiß betrug 7,96 $\pm$ 0,83, an Albuminen 49,7 $\pm$ 5,9, an α_0-Globulinen 3,3 $\pm$ 1,1, an α_1-Globulinen 4,6 $\pm$ 1,7, an α_2-Globulinen 11,6 $\pm$ 0,5, an β-Globulinen 10,2 $\pm$ 1,9, an γ-Globulinen 20,8 $\pm$ 5,3. B. Busch. 5910.

Graf, W., Blanck, J. und Scheler, W.; Greifswald, Ernst-Moritz-Arndt-Univ., Pharmakol. Inst. **Vergleichende Untersuchungen über die Bildungskinetik von Komplexen verschiedener Methämoglobine.** Acta biol. med. german. [Berlin] **9** (1962) Nr. 1. S. 1–12. — 5 Abb., 4 Tab., 16 Lit. Zus. in Russ., Engl.
Es wird die Bildungskinetik des Pferdemetmyoglobins und der Methaemoglobine von Chironomus plumosus, vom Pferd und von Tubifex tubifex mit den Liganden CN^-, N_3^-, OCN^-, SCN^-,, NO_2^-, F^-, $HCOO^-$, und Imidazol spektralphotometrisch mit einer selbstgefertigten Apparatur untersucht. Die aus einem Oscillogramm gewonnenen Extinktionswerte ermöglichen die Berechnung der prozentualen Umwandlung des Blutfarbstoffes in dem Farbstoff-Ligand-Komplex. Die Komplexbildung verläuft beim Pferdemetmyoglobin proportinal zur Ligandenkonzentration. Beim Pferde-, Chironomus- und Tubifexmethaemoglobin nimmt die Komplexbildungsgeschwindigkeit mit der Dauer der Reaktion ab, wobei beim Pferd die Komplexverbindung am langsamsten, bei Chironomus am schnellsten erfolgt. Die Geschwindigkeitskonstanten der Komplexbildung sind ligandenspezifisch und pH-abhängig. Die Komplexbildungsgeschwindigkeit nimmt für fast alle Liganden in der Reihenfolge Pferde-Hb, Pferde-Mb, Tubifex Hb, Chironomus-Hb im Verhältnis 1:4:9:25 zu. W. Laue. 5926.

Diamond, Jared M. und Braunitzer, G.; Munich, Max-Planck-Inst. für Biochem. α-chain of rabbit haemoglobin. **(Über die α-Kette von Kaninchenhämoglobin.)** Nature [London] **194** (1962) Nr. 4835. S. 1287–1288. — 1 Tab., 23 Lit.
Im menschlichen Hämoglobin wurden nach Strukturuntersuchungen zwei homologe Aminosäureketten — die α- und die β-Kette — festgestellt. Die vorliegende Arbeit beschäftigt sich mit den Unterschieden zwischen der α-Kette des Kaninchen- und des Menschenhämoglobins. Aus den Ergebnissen konnte die Schlußfolgerung gezogen werden, daß die Peptide von Kaninchen, Pferd und Menschen sehr ähnlich, aber in den meisten Fällen nicht identisch sind. Die α-Kette hat bei allen 3 Arten die gleiche Länge, und zwar 141 Aminosäuren. Aber nur 114 Aminosäuren können in der α-Kette bei Kaninchen und Menschen als identisch angesehen werden. Auf die einzelnen Unterschiede wird eingegangen und genetische Fragen erörtert. W. Richter/Kleinmachnow. 5926.

Cherian, A. G., Vasu, B. S. und Krishnaswamy, S.; Madras, Univ., Zool. Res. Lab. A note on the haemoglobin content and sedimentation rate in blood of frog. **(Ein Beitrag zur Hämoglobin- und Blutsenkungsgeschwindigkeitsbestimmung beim Froschblut.)** Zool. Anz. **167** (1961) Nr. 5/6. S. 163–166. — 1 Tab., 11 Lit.
Vf. berichten über die Hb.-Bestimmung und die Blutsenkungsreaktion beim Frosch. Für die Versuche wurden weibliche Tiere der Gattung Rana hexadactyla verwendet. Die Tiere wurden vor den Versuchen einige Tage im Labor beobachtet, hinsichtlich ihres Gesundheitszustandes. Mit einer Spritze wurde ihnen Herzblut entnommen, Natr. citric. diente als Antikoagulantium. Hämoglobin wurde mit Fisher's Hämometer bestimmt und BSR mit der Westergren-Apparatur durchgeführt. Ergebnisse: Hb.-Gehalt g%: 5,0–8,7 g/100 ml Blut (⌀ 6,9). Durchschnittlicher Prozentsatz Hb.: 32–55% (⌀ 43,9). Senkungsgeschwindigkeit: 6,0–11,5 mm/Std. (⌀ 7,85). Die Ergebnisse werden diskutiert und mit denen anderer Autoren verglichen. Chr. Garlt. 5926.

Naets, J. P. und Heuse, A. F.; Bruxelles, Univ., Hopital Brugmann, Clin. Méd. Effect of anaemic anoxia on erythropoiesis of nephrectomized dog. **(Die Wirkung des anämischen Sauerstoffmangels auf die Erythropoiese von nephrektomierten Hunden.)** Nature [London] **195** (1962) Nr. 4837. S. 190.- 1 Tab., 4 Lit.

In vorliegender Arbeit sollte die Möglichkeit untersucht werden, ob eine Stimulierung der Erythropoiese bei Hunden durch stärkere Blutverluste nach Nephrektomie anzutreffen sei. Das Blutvolumen wurde bei den Versuchstieren durch Dextran ausgeglichen. Die Ergebnisse ließen Veränderungen im Blutstatus erkennen und führten zu der Schlußfolgerung, daß durch die Entfernung der Niere keine Regulation der Erythropoiese mehr stattfindet, weil mit der Niere die Bildungsstätte des Erythropoietins entfernt wurde. Diese Ergebnisse stehen im Widerspruch zu denen von Erslev, der entgegengesetzte Verhältnisse bei Kaninchen ermittelte.

W. Richter/Kleinmachnow. 5940.

Sinnig, Hanne-Lore. **Okularmikrometrische Bestimmung des Durchmessers an Erythrocyten des Hundes.** Diss. Univ. Berlin-Dahlem, Veterinärmed. Fak., Klin. und Poliklin. für Kleine Haustiere. **1961** **31** S. — 10 Abb., 7 Tab., 42 Lit.
Durch optische Direktmessung mit einen Zeiss-Okularmikrometer wurde die Verteilung der Erythrocytendurchmesser bei 36 verschiedenen Hunden bestimmt. Um feinere Unterschiede in der Verteilung zu ermitteln, reicht nach Angaben der Vfn. die Bestimmung von nur 100 Erythrocytendurchmessern nicht aus. Es ließ sich im allgemeinen keine Normalverteilung ermitteln, da die Verteilungskurven mehrgipflig waren. Die meisten Durchmesser schwankten zwischen 6,4 und 8,0 μ. Patienten mit anämischen Blutwerten hatten mehr Erythrocyten mit großem Durchmesser, desgleichen klinisch gesunde, erwachsene Tiere mit niedrigem Hämatokritwert. Zwischen Hämatokrit und Erythrocytendurchmesser wurde eine Korrelation $r = -0{,}517$ festgestellt. Zwei Aderlaßversuche veränderten entweder den Erythrocytendurchmesser überhaupt nicht bzw. setzten bei einem der beiden Hunde den Durchmesser herab.

E. Wiesner. 5948.

Kaludin, I. S.,; Berlin, Humboldt-Univ., Physiol.-Chem. Inst. **Veränderung des K^+ und Na^+-Gehaltes roter Blutkörperchen von Kaninchen, Ratten und Menschen bei Aufbewahrung in Kälte.** Acta biol. med. german. [Berlin] 8 (1962) Nr. 6. S. 627–629. — 1 Tab., 18 Lit.
Vf. berichtet über die Veränderung des K^+- und Na^+-Gehaltes bei den roten Blutzellen von Ratten, Menschen und Kaninchen während der Aufbewahrung bei 4 °C. Kaninchenblut wurde in der üblichen Weise erhalten. Das Blut von Ratten wurde durch Dekapitation gewonnen, Menschliches Blut wurde von der V. cubitalis abgenommen. Das Blut wurde unter ständigem Schütteln mit Glasperlen defibriniert und danach filtriert. Von dem menschlichen, Ratten- und Kaninchenblut wurden 3–4 ml abpipettiert, bearbeitet und der K^+- und Na^+-Gehalt in den roten Blutzellen flammenphotometrisch bestimmt. Das restliche Blut, 15 ml, wurde jeweils in einem Kolben zu 250 ml verschlossen und bei 4 °C 5–10 Tage aufbewahrt. Nach der Aufbewahrungszeit wurde die nötige Menge Blut abpipettiert, bearbeitet und K^+ und Na^+ bestimmt. Während der Aufbewahrung verarmten die roten Blutzellen an K^+, während Na^+ zunahm. Die gefundenen Werte deuteten an, daß der K^+-Austritt und der Na^+-Eintritt bei menschlichen und Rattenblutzellen größer war als bei Kaninchenblutzellen, bei den Kaninchen-Erythrocyten wiederum größer war als bei den Kaninchen-Retikulocyten. K^+ und Na^+ tauschten sich nicht im gleichen Verhältnis aus. Die angeführten Resultate zeigten, daß die bei 4 °C aufbewahrten roten Blutzellen von Menschen, Ratten und Kaninchen arm an K^+ und reich an Na^+ wurden.

Chr. Garlt. 5955.

Markwardt, Fritz; Erfurt, Med. Akad., Pharmakol. Inst. **Die Anwendung des spezifischen Thrombinhemmstoffes Hirudin für gerinnungs-physiologische Bestimmungen.** Medicamentum [Berlin] **1962** Nr. 5. S. 133–142. — 5 Abb., 11 Lit.

Zusammenfassende Darstellung der auf der Anwendung von Hirudin beruhenden gerinnungsphysiologischen Methoden. Es werden Prinzip, technische Durchführung, Vorteile und Anwendung der folgenden Methoden dargestellt: 1. Bestimmung des Thrombins mit Hirudin, 2. Bestimmung des Prothrombins mit Hirudin, 3. Hirudintest, eine Mikromethode zur Kontrolle des Prothrombinspiegels bei der Antikoagulantientherapie und 4. Hirudin-Toleranztest zur Diagnostik von Störungen der Thrombinbildung im Blut. E. Grün. 6000.

Busch, B.; Dummerstorf, Inst. für Tierzuchtforsch. der Dtsch. Akad. der Landwirtsch.-Wiss. zu Berlin. **Die Blutkörperchensenkungsreaktion in senkrechten und in um 60° geneigten Westergren-Röhrchen bei Milchkühen.** Mh. Veterinärmed. **17** (1962) Nr. 17. S. 702–703. — 1 Abb., 1 Tab., 26 Lit.
Vf. wendet für die Blutkörperchensenkungsreaktion beim Rind eine modifizierte Westergrenmethode an. Hierbei werden gleiche Teile Blut und 3,8%-ige Natriumcitratlösung gemischt und mit der Schrägsenkungs- und Senkrechtsenkungsmethode untersucht. Die Ablesung erfolgt nach 10, 60, 120 und 240 Min. sowie nach 24 Std. Es werden 450 Blutproben von insgesamt 122 Tieren verschiedener Rassen und verschiedener Altersgruppen verwendet. Alle angegebenen Tiere sind zum Zeitpunkt der Untersuchung tuberkulosefrei, bangfrei und klinisch gesund. Einige Tiere sind leukoseverdächtig bzw. -positiv. Bei der Senkrechtsenkung zeigt die stärkere Blutverdünnung keinen Einfluß auf den Ablauf der Blutsenkung. Die Mittelwerte liegen hierbei nach 240 Minuten unter 20% des 24-Stunden-Wertes. Bei der Schrägsenkung beträgt der entsprechende Wert bei Anwendung der gleichen Verdünnung dagegen im Mittel bereits 75% des 24-Stunden-Wertes. Mit der angewendeten Verdünnung kann der Gesamtzeitraum der Ablesung nach Angaben des Vf. auf 4 Std. verkürzt werden. Für die klinische Eignung der Methode sollen Untersuchungen an kranken Rindern ein endgültiges Urteil geben.
W. Verter. 6010.

Ansay, M. Microélectrophorèse en gel d'amidon. **(Die Mikroelektrophorese in Stärkegel.)** Ann. Méd. vétérin. **106** (1962) Nr. 3. S. 150–154.
K. Reinhardt. 6027.

Kluthe, R. und Sarre, H.; Freiburg/Br., Med. Univ.-Poliklin. **Die Bedeutung ausgewählter einfacher Serumeiweißuntersuchungen für die Beurteilung der Aktivität chronisch-entzündlicher Erkrankungen.** Med. Klin. **57** (1962) Nr. 21. S. 919–923. — 2 Abb., 32 Lit.
Bei chronisch-entzündlichen Erkrankungen ist die Bestimmung der entzündlichen Aktivität des zugrunde liegenden Prozesses schwierig. Klinische Anzeichen sind gering, daher wurde nach geeigneten Laboruntersuchungsmethoden gesucht, die die Diagnostik und die Verlaufsbeobachtungen verbessern. Gute Ergebnisse wurden mit der Blutsenkungsreaktion (BKS), der Bestimmung des C-reaktiven Proteins (CRP) und der Bestimmung des α-2-Serumhaptoglobins (Hp) erzielt. Die Serumlabilitätsproben und die Elektrophorese brachten ungleich schlechtere Resultate. Zur CRP-Bestimmung (n. Anderson u. Mc Carty) wurde eine Spezialkapillare zu etwa einem Drittel mit Anti-CRP-Serum vom Kaninchen gefüllt und die gleiche Menge von Patientenserum angesogen. Danach wurde die Flüssigkeit durch Drehen der Kapillare in die Mitte gebracht und in einen Ständer gestellt. Die Kapillare wurde 2 Stunden bei 37° inkubiert und nach einer Aufbewahrung über Nacht im Eisschrank beurteilt. Je nach der Menge des aufgetretenen Präzipitats wurde die Reaktion als (+), +, ++, +++ bezeichnet. Die Methode war sehr empfindlich und wurde schon bei einer CRP-Konzentration von unter 0,1mg% positiv. Die quantitative Bestimmung der alpha-2-Haptoglobuline war durch Vereinfachung der Jayleschen Methode auch im kleinen Laboratorium durchführbar. Gemessen wurde die Peroxydase-

aktivität des Hp-Hb-Komplexes im Vergleich zu freiem Hämoglobin. 0,02 ml Serum wurden mit einer Blutzuckerpipette aufgesogen und in einem 50 ml-Becherglas mit 0,1 ml Pferdehämoglobinlösung vermischt. Dann wurden 3 ml 0,1 n Kaliumjodidlösung hinzugegeben. In einem 2. Becherglas wurden 10 n Acetatpuffer pH 4,4; 1,0 ml Aethylperoxyd und 0,5 ml 0,01 n Jodlösung zusammengegeben. Der Inhalt des 2. Becherglases wurde in Becherglas 1 gegossen und nach 5 Minuten mit einer 0,01 n Na-Thiosulfatlösung titriert. Von dem erhaltenen Titrationswert wurde der Titrationswert einer Blindbestimmung ohne Serum abgezogen. Dann wurde mit einem Faktor 207 und einem Temperaturfaktor multipliziert und der Hp-Gehalt des Serums in mg% erhalten. Der Normalbereich lag nach Bestimmungen an 50 Gesunden bei 86 ± 49 mg%. Untersucht wurden 140 Patienten mit chron. Polyarthritis. Dabei zeigte sich, daß eine gute Korrelation zwischen klinischer Aktivität bei der BKS und der CRP bestand. Auch bei 83 Fällen von Morbus Boeck erwies sich die Kombination von 2 Proben als genügend. Bei 51 Patienten mit chron. Glomerulonephritis und Pyelonephritis zeigte sich nach den vorläufigen Ergebnissen, daß nur die Kombination CRP- und Hp-Bestimmung in Betracht kam, BKS und Hp nur mit Einschränkung. Fälle, bei denen die BKS allein erhöht war, konnten nicht als entzündlich aktiv angesehen werden. Die methodische Kombination (BKS-, CRP- und Hp-Bestimmung) kann wegen ihrer technischen Einfachheit und Empfindlichkeit auch für die Praxis empfohlen werden. Chr. Garlt. 6040.

Kellershohn, C., Comar, D. und Le Poec, C.; Gif-sur-Yvette, Seine-et-Oise, France, Commissariat à l'Energie Atomique, Dep. de Biol., Serv. Hospitalier Frédéric Joliot. Détermination de l'iode sanguin par analyse d'activation. **(Bestimmung des Jodgehaltes von Blut mittels Aktivierungsanalyse.)** Int. J. appl. Radiation Isotopes **12** (1961) Nr. 87. – 11 Abb., 4 Tab., 19 Lit. Aus: Dok.-Dienst Kernforsch. und Kerntechn.

Zur Bestimmung des Blutjodgehaltes trennen Vff. Jod nach dem Verfahren von Leloup und Lachiver (Aufschluß mit Chromschwefelsäure, Destillation mit Phosphorsäure) ab, aktivieren es im Reaktor mit Neutronen ($6 \cdot 10^{12}$n/$cm^2 \cdot s$), extrahieren und reinigen anschließend mit Cl_4 und bestimmen die Radioaktivität im Spektrometer durch die Amplitude der photoelektrischen ^{128}J-Spitze. Im anderen Falle wird das Blut nach Passieren eines Ionenaustauschers mit Neutronen aktiviert, die Abtrennung und Reinigung des Jods in gleicher Weise vorgenommen und schließlich die Aktivität durch β-Messung ermittelt. Die Erfassungsgrenze der ersten Methode liegt bei 10^{-8} g, die der zweiten bei 10^{-10} g. Die Ergebnisse werden diskutiert und die Möglichkeit der Jodeiweißbestimmung im Blut ohne chemische Trennung besprochen. Weitere Einzelheiten, insbesondere die der komplizierten Arbeitsgänge, sind dem Original bzw. der angegebenen Literatur zu entnehmen.

H.-W. Nitschke. 6050.

Turner, James H. und Wilson, Grant I.; Beltsville, Md., U. S. Dep. of Agric. ARS., Animal Disease and Parasite Res. Div., Parasitol. Lab. Serum protein studies on sheep and goats. I. Studies on Shropshire lambs exposed to different degrees of parasitism. **(Serumprotein-Untersuchungen an Schafen und Ziegen. 1. Mitt. Untersuchungen an Shropshire-Lämmern bei unterschiedlichem Parasitenbefall.)** Amer. J. veterin. Res. **23** (1962) Nr. 95. S. 718–724. – 4 Abb., 2 Tab., 16 Lit. Zus. in Ital.

An 3 Versuchsgruppen von Lämmern, die von Geburt an unter unterschiedlichen Haltungs- und Fütterungsverhältnissen gehalten wurden, erfolgte eine systematische Untersuchung der Serumproteinfraktionen unter besonderer Berücksichtigung der Beeinflussung durch Parasitenbefall. Die Tiere der Gruppe I wurden nach der Geburt unter sterilen Verhältnissen (ohne Verabreichung des Kolostrums) in Isolierställe gebracht und mittels

einer ergänzten Milchdiät aufgezogen. Die 2. Gruppe wurde im Lämmerstall gehalten und später in feste, leicht zu reinigende Ställe gebracht. In dieser Gruppe waren geringe Mengen an Eiern des *Strongylus papillosus* (weniger als 500/g) in den Faeces nachweisbar. Die 3. Gruppe wurde zusammen mit den Mutterschafen von der 4. Woche nach der Geburt an auf der Weide gehalten, wobei ein erheblicher Befall mit Parasiten (*Ostertagia circumcimcta, Hämonchus contortus* u. a.) zu verzeichnen war. Die helminthenfrei aufgezogenen Tiere hatten im Alter von 12 Mon. vergleichsweise zur Gruppe mit starkem Parasitenbefall einen niedrigeren Anteil an Gamma-Globulinen (I 10,7–16%; III 31,9–61,4%) und ein höheres Albumin: Globulin-Verhältnis (I 2,13–2,7; III 0,27–0,55). Die Gesamtproteinwerte fielen erst bei starkem Parasitenbefall ab; sie betrugen nach 2 Mon. bei Gruppe I 4,32–5,33, bei II 5,04–5,75 und bei III 5,33–6,04 g pro 100 ml — nach 7 Mon. bei I 4,94–5,69, bei II 6,06–6,6 und bei III 4,74–5,65 — sowie nach 12 Mon. bei I 5,97–6,26, bei II 6,16–6,74 und bei III 4,7–6,39 g/100 ml Serum.
E. Kolb. 6060.

Tatarinov, Ju. S. und Čirkin, Ju. D. (Tatarinow, Ju. S. und Tschirkin, Ju. D.); Astrachan, Med. Lunatscharski-Inst., Lehrstuhl für Biochem.; Lehrstuhl für Mikrobiol. Frakcionnyj sostav syvorotočnych belkov u morskich svinok, zaražennych Cl. perfringens i lečennych ėkmonovocillinom-1 ili tetraciklinom. **(Serumeiweißfraktionen von Meerschweinchen, die mit Cl. perfringens infiziert und mit Ekmonovocillin-1 oder Chlortetracyclin behandelt wurden.)** Antibiotiki, Moskva 7 (1962) Nr. 4. S. 335–339. — 4 Tab., 8 Lit. Zus. in Engl.
Veränderungen der Serumeiweißfraktionen von Meerschweinchen bei behandeltem und nicht behandeltem Gasbrand werden beschrieben. Die experimentell durch Verabreichung von 1 Dcl *Cl. perfringens* erzeugte Gasbrandinfektion führt zur Verminderung der γ-Globuline, zur Erhöhung des α_2-Globulinanteils und zu einer Verringerung der allgemeinen Eiweißkonzentration um 27%. Nachdem man ermittelt hatte, daß minimale, aber wirksame Dosierungen des Ekmonovocillin-1 und Tetracyclin keinen bedeutenden Einfluß auf die einzelnen Eiweißfraktionen bei gesunden Tieren erkennen lassen, erfolgten analoge Untersuchungen bei infizierten Tieren. Nach Verabreichung einer gerade noch wirksamen Menge Ekmonovocillin-1 beobachtet man eine bedeutende Erhöhung des β- und γ-Globulingehaltes, die im Verlauf von 2 Monaten (Beobachtungszeit) feststellbar war. Bei der unter gleichen Bedingungen durchgeführten Behandlung mit Tetracyclin tritt eine Vermehrung der β-Globuline ein; die Schwankungen der Albumine und der α_1-Globuline sind direkt entgegengesetzt. Diese Veränderungen bleiben für die Dauer von 3 Wochen bestehen. W. Bathke. 6060.

Rose, G.; Dresden, VEB Arzneimittelwerk, Biol. Forsch.-Inst. **Fermognost-Reagentien AWD für die routinemäßige Enzymdiagnostik.** Medicamentum [Berlin] **1962** Nr. 5. S. 143–146.
Die klinische Bedeutung und praktische Anwendung der folgenden Testbestecke für die enzymatische Diagnostik, welche im VEB Arzneimittelwerk Dresden hergestellt werden, werden erläutert: SGOT- und SGPT-Farbtest, der Blutzuckertest zur enzymatischen Bestimmung der Glukose und der Blutalkoholtest zur enzymatischen Bestimmung des Aethylalkohols im Serum. E. Grün. 6105.

Goll, K. H.; Berlin, Med.-Diagnost. Inst. **Die Serumcholinesterase.** Medicamentum [Berlin] **1962** Nr. 5. S. 151–153.
Es wird der klinische Wert der Serumcholinesterase-Bestimmung besprochen; besonders ihre Bedeutung in der Toxikologie und Chirurgie wird hervorgehoben. Die Einführung eines einfachen und verläßlichen Schnelltests er-

scheint daher wünschenswert. Vf. beschreibt eine Methode, bei der ein entsprechend präpariertes Indikatorpapier verwendet wird, welche jedoch in ihrer augenblicklichen Form noch verbesserungsbedürftig ist.

E. Grün. 6105.

Sybesma, W. und Veen, H. E. v. d.; Utrecht, Inst. voor Veeteeltkundig Onderzoek „Schoonoord". Over de daling van het gehalte aan eosinofiele leucocyten in het bloed na A. C. T. H.-injecties bij de stier. **(Eosinopenie nach ACTH-Injektionen bei Bullen.)** Tijdschr. Diergeneeskunde 87 (1962) Nr. 10. S. 691–698.

Vf. injizierten 6 monozygoten Zwillingsbullen-Paaren, 3–5 Jahre alt, 80 IE Cortrophin-Z, ein ACTH-Präparat mit Depotwirkung, subcutan. Alle Tiere wurden unter gleichen Bedingungen gehalten und gefüttert. Parasitäre Erkrankungen lagen nicht vor. Die eosinophilen Leukocyten wurden nach der Eosin-Aceton-Methode ermittelt. Benutzt wurden Leukocytenpipetten und Verdünnungsflüssigkeit nach Dunger sowie die Zählkammer nach Bürker-Türck. 8 Std. nach der ACTH-Injektion war die Anzahl der eosinophilen Leukocyten um 50% vermindert. Bei 4 Paaren wurde der Test 3–7 Wochen nach dem ersten mit dem gleichen Ergebnis wiederholt. Bei Bullen mit schlechter Spermaqualität, deren Ursache eine Nebenniereninsuffizenz ist, kann der ACTH-Test (Thorn-Test) als diagnostische Untersuchung von Bedeutung sein.

H. J. Rummler. 6135.

XI. VIRUSKRANKHEITEN

Grinyer, I., Savan, M. und Studdert, M. J.; Guelph, Ontario, Veterin. Coll., Dep. of Pathol. and Bacteriol. An electron microscopic comparison of bovine infectious pustular vulvovaginitis virus and infectious bovine rhinotracheitis virus in tissue culture. **(Ein elektronenmikroskopischer Vergleich des Virus der bovinen infektiösen pustulären Vulvovaginitis mit dem Virus der infektiösen bovinen Rhinotracheitis in der Gewebekultur.)** Canad. J. Microbiol. 8 (1962) Nr. 3. S. 373–378. — 3 Abb., 10 Lit.

Zunächst wird eine Technik zum Vergleich zwischen Phasenkontrast- und Elektronenmikroskopie in Monolayer-Gewebekulturen beschrieben, dann folgt ein Vergleich der Viren der infektiösen pustulären Vulvovaginitis (IPV) (Coitalexanthem) und der Rhinotracheitis (BR), aufbauend auf serologische, immunologische und weitere Untersuchungen anderer Autoren zu diesen Viren. Die IPV- und IBR-Viruspartikel erscheinen sowohl morphologisch als auch in ihrer Entwicklung identisch. Im Zellkern bestehen die Partikel aus einem Nucleoid (ca. 45 mμ Durchmesser) mit einer Hülle (ca. 110 mμ Durchmesser). Nach Durchtritt durch die Kernmembran besitzen die Partikel im Cytoplasma und im extracellulären Raum noch eine zweite Hülle (Gesamtdurchmesser ca. 150 mμ). Dies entspricht am IBR-Virus beschriebenen Befunden.

P. Schulze. 6205.

Jastrzębski, Tadeusz und Buczek, Jan; Lublin, Wyższa Szkoła Rolnicza. Pierwsze wyosobnienie wirusów jelitowych od zdrowych świń w Polsce. Doniesienie tymczasowe. **(Die ersten Isolationsversuche der intestinalen Viren von gesunden Schweinen in Polen. Vorl. Mitt.)** Med. weteryn. 18 (1962) Nr. 6. S. 342–344. — 3 Abb., 1 Tab., 7 Lit. Zus. in Russ., Engl., Franz., Dtsch.

Vff. haben Untersuchungen über die Anwesenheit der intestinalen Viren bei Schweinen in Gehöften, in denen seit langer Zeit keine infektiösen Krankheiten beobachtet wurden, durchgeführt. Das Versuchsmaterial (Schweinekot) wurde in Gewebekultur verbracht. Als Gewebekultur dienten 4–7tägige, stationäre, einschichtige, primäre Schweinenierenzellenkulturen. Den Wuchsnährböden bildete die Flüssigkeit nach Hanks mit 0,5% Lactalbuminhydrosat, 15% Kälberserum und mit gewöhnlichen Streptomycin- und Penicillinmengen. Der Festhaltungsnährboden unterschied sich nur durch kleinere

(2%) oder keine Serummengen. Die ersten cytopathischen Veränderungen in den infizierten Gewebekulturen erschienen am 2.–4. Tag. Insgesamt wurden drei cytopathogene Faktoren, die ohne Schwierigkeiten durch Gewebekulturen passagiert werden konnten, isoliert. Der Virustiter im Kot glich 2100–10000 ID_{50} pro 1 g Faeces. Nach sechs Passagen, in welchen eine theoretische Endverdünnung des Kotes 1:(3,1× 10^{23}) erreicht wurde, war der Flüssigkeitstiter der durch das Virus vernichteten Kultur auf 8,7 × 10^6 ID_{50} gestiegen. Der isolierte cytopathogene Faktor ergibt kein Wachstum auf gewöhnlichen, flüssigen und festen Nährböden, kann durch ein Immersionsobjektiv nicht gesehen werden, geht durch Glasbakterienfilter Jena G5 ohne Titerverlust durch, ist aetherbeständig und geht beim Erwärmen bei Temperatur von 60°C durch 30 Min. zugrunde. Die oben geschilderten Angaben beweisen, daß der entdeckte cytopathogene Faktor ein Virus, wahrscheinlich ein Enterovirus aus der Orphangruppe ist. W. Radomiński. 6210.

Nishimura, Yutaka, Sato, Usaburo, Hanaki, Takuma und Kawashima, Hideo; Tokio, Staatl. Veterinärprüfungsamt. **Untersuchungen über die Gewebekultur des Schweinepestvirus. 1. Mitt. Einfluß des Schweinepestvirus auf das Newcatle-Disease-Virus.** Jap. J. veterin. Sci. 24 (1962) Nr. 1. S. 29–37. — 6 Tab., 17 Lit. Orig.; dtsch., Ausz.: jap.
Werden Schweinenierenzellen zuerst mit Schweinepestvirus und nachfolgend mit Newcastle-Disease-Virus beimpft (Stamm Sato), so wird der CPE von Stamm Sato gehemmt und der Hämagglutinationstiter (HA LD_{50}) vergrößert. Von 4 untersuchten SP-Virusstämmen zeigten drei Stämme übereinstimmende Ergebnisse. Beim Stamm Miyagi konnte die vorher beschriebene Wechselwirkung zwischen den beiden Viren nicht festgestellt werden. Der CPE, HA LD_{50}, LD_{50} in bebrüteten Eiern (BE LD_{50}) und ID_{50} in Gewebekulturen (GK ID_{50}) wurden 1–8 Tage nach der Beimpfung mit Stamm Sato bestimmt. Die günstigsten Ergebnisse sind bei einer Verdünnung des Stammes Sato von 10^{-4} und nach einer drei- bis viertägigen Züchtung des SPV auf den Schweinenierenzellen erzielt worden. Die Spezifität dieser Reaktion wurde mit Hilfe eines Neutralisationstestes nachgewiesen. H. Bergmann. 6210.

Barb, K., Farkas, E., Romváry, J. und Takátsy, Gy.; Budapest, State Inst. of Hyg.; Veterin. Res. Inst. of the Hungarian Acad. of Sci. Comparative study of influenza virus strains isolated from domestic animals in Hungary. **(Vergleichsstudie über aus Haustieren in Ungarn isoliertes Influenzavirus.)** Acta virol. [Praha] 6 (1962) Nr. 3. S. 207–213. — 3 Tab., 22 Lit.
Seit 1958 nahm in Ungarn das Auftreten von Erkrankungen der Luftwege bei Haustieren zu. In 8 Schweinehaltungen und -mästereien wurden Stämme isoliert, die dem PR8-Stamm des A-Virus (Influenza) analog waren. Weder der hochempfindliche Kreuztest der Serumabsorption noch Pathogenitätsteste auf Mäusen brachten einen Unterschied zwischen den isolierten und PR8-Stämmen zutage. Das Serum von Tieren, die eine Epizootie überstanden haben, enthielt spezifische, die Anti-PR8-Hämagglutination inhibierende Antikörper. Bei erkrankten Rindern und Schafen wurde das Shope-Virus isoliert. 4–8 Wochen alte Lämmer konnten mit Laboratoriumsstämmen des A-Influenzavirus intratracheal infiziert werden. Die Lämmer wiesen einen Befall der oberen Atmungswege auf und produzierten spezifische Antikörper. Die Möglichkeit eines tierischen Reservoirs des Virus der humanen Influenza wird diskutiert. F. Nádvorník. 6210.

Sjurin, V. N. (Sjurin, W. N.); Problema aktivnoj profilaktiki virusnych zabolevanij životnych i puti ee rešenija. **(Das Problem der aktiven Prophylaxe von Viruserkrankungen der Tiere und Wege zu seiner Lösung.)** Veterinarija, Moskva 38 (1961) Nr. 6. S. 36–42.
Vf. weist darauf hin, daß in den letzten Jahren durch die Verfeinerung der virologischen Untersuchungsmethoden eine Reihe von Viruserkrankungen der

Haustiere einschließlich derjenigen des Geflügels entdeckt bzw. neu in den Vordergrund getreten sind (Rhinotracheitis, Virusenteritiden, Erkrankungen des Genitaltraktes, lymphocytäre Choriomeningitis der Rinder, HVJ-Virus, Psittakose-Lymphogranulomatose Gruppe bei Haustieren, Entenhepatitisvirus, Rhino-Amygdalitis bei Hunden, Myxo- und Orphanviren.) Er schildert die Methoden ihrer Isolierung und Züchtung (Brutei, Gewebekultur). Es werden die Verfahren der aktiven Prophylaxe geschildert (inaktivierte Vaccine, Lebendvaccine). Es wird auf Fragen der Homo- und Heteroadaption eingegangen und solche der Interferenzerscheinungen und der natürlichen Resistenz behandelt. Die Abhandlung stellt im wesentlichen einen geschichtlichen Abriß der Virusforschung der letzten 10–15 Jahre dar. Einzelheiten müssen dem sehr ausführlichen Bericht entnommen werden.
K.-H. Pehl. 6225.

Prier, James E. und Goulet, Normand E.; Philadelphia, Univ. of Pennsylvania, School of Veterin. Med. Preliminary findings concerning the formalin inactivation of herpes B virus. **(Vorläufige Ergebnisse mit der Formalin-Inaktivierung von Herpes-B-Virus.)** Amer. J. veterin. Res. **22** (1961) Nr. 91. S. 1112–1116. – 2 Abb., 3 Tab., 13 Lit.
Drei verschiedene Stämme des Herpes-3-Virus (O'Hara, Sabin und 3088), auf Zellkulturen von Kaninchen- oder Affennieren gezüchtet, wurden mit Formaldehyd inaktiviert und die Antigenität der so erhaltenen Virussuspensionen geprüft. Eine Inaktivierung bei 36 °C führt zu einer Schädigung der antigenen Eigenschaften des Virus. Bei der Inaktivierung bei 4 °C (Formalinkonzentration 1:1000) ist ein „tailing"-Effekt zu beobachten. Die Infektiosität für das Kaninchen ist mit Sicherheit erst nach 28 Tagen erloschen. Verschiedene Virussuspensionen wurden nach einer Inaktivierungszeit von 96 Std. auf ihre immunisierende Wirkung untersucht. 2×1 ml Vaccine wurden im Abstand von 14 Tagen in abgestuften Dosen (5er Potenz) an Kaninchen verimpft und diese nach weiteren 14 Tagen mit aktivem Virus infiziert. Die Tiere, die mit konzentrierten Vaccine-Dosen vorbehandelt worden waren, erwiesen sich zum größten Teil als immun. Der Gehalt an neutralisierenden Antikörpern im Serum der immunisierten Kaninchen geht parallel zur Immunität. Antiserum gegen Stamm 3088 neutralisiert Viren des Stammes Sabin, dagegen neutralisiert das Antiserum gegen Stamm Sabin nicht das Virus 3088. A.-F. Olechnowitz. 6225.

Vloten, J. van; Rotterdam, Centr. Diergeneeskundig Inst. Enzoötische leucose bij runderen. **(Enzootische Leukose beim Rind.)** Tijdschr. Diergeneeskunde **87** (1962) Nr. 18. S. 1173–1187. – 2 Abb., 10 Tab., 36 Lit. Zus. in Engl., Franz., Dtsch.
Das häufige Vorkommen der Rinderleukose in den skandinavischen Ländern und in Deutschland gab Vf. Veranlassung, Untersuchungen über die mögliche Verbreitung dieser Krankheit in den Niederlanden anzustellen. Nach einleitender Darstellung der verschiedenen Leukoseformen (enzootische Leukose, Hautleukose, Jungtierleukose) werden tabellarisch die Ergebnisse einer Umfrage dargelegt, die die bekannt gewordenen Leukosefälle in den einzelnen holländischen Provinzen erfassen sollte. Dabei erfolgte die Diagnose der Krankheit auf hämatologischem Wege unter Zugrundelegung der Beurteilungsschemata von Götze und Bendixen. Es zeigt sich, daß auch in den Niederlanden Leukose bei erwachsenen Rindern vorkommt. Eine enzootische Form konnte jedoch noch nicht ermittelt werden. E. Wiesner. 6288.

Gorškova, K. N. und Gladyševa, P. M. (Gorschkowa, K. N. und Gladyschewa, P. M.); Orenburg, Landwirtsch. Inst. Slučaj lejkoza u krupnogo rogatogo skota. **(Ein Fall von Rinderleukose.)** Veterinarija, Moskva **39** (1962) Nr. 3. S. 40–42.

Ein Kalb, das aus den USA in das Gebiet Orenburg eingeführt worden war, wurde am 15. Sept. mit der vorläufigen Diagnose Tularämie eingeliefert. Es starb am 6. Okt. Sektionsbefund: Die Schleimhäute der Mund- und Nasenhöhlen waren blaß. Das subcutane Bindegewebe im Bereich des Halses war sulzig infiltriert. Die Lymphknoten im Bereich des Kopfes und des Halses waren bedeutend vergrößert, von weicher Konsistenz und im Schnitt blaß-rötlich. Vom caudalen Rand des Unterkiefers auf der rechten Seite zog sich an der Unterseites des Halses längs der Trachea und der Speiseröhre eine Geschwulst nach links und caudal entlang. Der Ln. cervicalis caudalis profundus und der Ln. primae costae waren sehr stark angeschwollen (22 × 15 × 5 cm). Auch im Bereich der Brust- und Bauchhöhle waren die Lymphknoten stark geschwollen. Die inneren Organe waren mehr oder weniger stark verändert. Bei der histologischen Untersuchung wurde in allen lymphatischen Geweben eine diff. lymphadenoide Hyperplasie festgestellt. Im Gehirn und Rückenmark waren dystrophische Veränderungen an den Nervenzellen zu ermitteln. W. Plaschke. **6288.**

Burchenal, Joseph H., Oettgen, Herbert F., Holmberg, Ezequiel A. D, Hemphill, Sandra C. und Reppert, Jeré Anne; New York, N. Y., Sloan Kettering Inst. for Cancer Res.; Cornell Univ., Med. Coll., Div. of Exp. and Clin. Chemotherapy. Effect of total-body irradiation on the transplantability of mouse leukemias. **(Wirkung einer Ganzkörperbestrahlung auf die Transplantierbarkeit von Mäuseleukämien.)** Cancer Res. **20** (1960) Nr. 4. S. 425 bis 430. — 2 Tab., 71 Lit. Aus: Dok.-Dienst Kernfosch. und Kerntechn.
DBA-, BDF_1- und (BALB × C58)-Mäusen wurden folgende transplantierbaren Leukämien implantiert (10^6 Zellen i. p. oder s. c.): L1210, P1081, P388, P329, P815, B82 und B82T. 7–10 Tage später wurden die Tiere mit 1000–12000 r totalbestrahlt (180 kV, 25 mA, HWS 0,8 mm Cu, FA 40 cm, 89,6 r/min). Im Anschluß daran (2 bzw. 24 Std.) erfolgte eine Transplantation von den bestrahlten auf unbestrahlte Tiere. Es zeigte sich, daß für eine Reduktion des Angehens auf weniger als 50% sehr hohe Strahlendosen notwendig sind (2000–2500 r bei B82T, 3500 r bei P329 und B82, 3500–4000 r bei L1210 und P1081, über 5000 r bei P388 und P815.) Wenn auch eine Übertragung dieser Ergebnisse auf die Spontanleukämie des Menschen fragwürdig ist, darf doch, wie Vff. meinen, angenommen werden, daß eine Therapie der menschlichen Leukämien mit Röntgentotalbestrahlungen kaum Aussicht auf Erfolg verspricht. E. Spode. **6297.**

Groß, Ludwik; Bronx, N. Y., Veterans Adm. Hospital, Cancer Res. Unit. Transmission of mouse leukemia virus through milk of virus-injected C3H female mice. **(Übertragung der Mäuseleukämie durch Milch virusinfizierter weiblicher C3H-Mäuse.)** Proc. Soc. exp. Biol. Med. **109** (1962) Nr. 4. S. 830 bis 836. — 1 Abb., 2 Tab., 15 Lit.
Durch eingehende Untersuchungen konnte gezeigt werden, daß Säuglingsmäuse leukosefreier Elterntiere nach Ernährung durch künstlich infizierte weibliche Ammentiere im Alter von $3^1/_2$ bis $5^1/_2$ Monaten in einem höheren Prozentsatz (80%) an Leukämie erkranken als Säuglingsmäuse infizierter Elterntiere, die durch gesunde, leukämiefreie Ammentiere aufgezogen werden (15%). Somit wurde bewiesen, daß unter diesen experimentellen Bedingungen virusinfizierte, aber noch nicht erkrankte weibliche C3 Tiere Virus mit der Milch auf ihre Nachkommen übertragen können. W. Wittmann. **6297.**

Mirchamsy, Hossein und Taslimi, Hossein; Téhéran, Iran, Inst. d'État Razi. Adaptation de virus de la peste équine à la culture des cellules. **(Adaptation des Virus der Pferdepest an Gewebekulturen.)** C. R. hebd. Séances Acad. Sci. **255** (1962) Nr. 2. S. 424–425. — 3 Lit.
Aus dem Blute von Pferden, die während einer Epizootie im Iran an Pferdepest verstorben waren, konnte das Virus durch intracerebrale Passagen in

jungen Mäusen isoliert werden. In trypsinisierten Hamsternierenzellkulturen erzeugt das Passagevirus etwa am 2. Tage Nekrosen der Nierenzellen und nimmt an Virulenz zu. Die mit Kulturvirus infizierten Mäuse starben anfangs nach 8 Tagen, nach der 5. Kulturpassage schon nach 4 Tagen. Das Kulturvirus erscheint zur Herstellung einer Vaccine besonders geeignet.
W. Vetterlein. 6310.

Isogai, Seigo, Furutani, Takeshi und Fukusho, Kanematsu; Tokyo, Nat. Inst. of Animal Health. Attenuation of avianized rinderpest virus. **(Abschwächung des avianisierten Rinderpestvirus.)** Jap. J. veterin. Sci · **23** (1961) Nr. 5. S. 315–321. — Orig.: jap., Ausz.: engl. E. Wiesner. 6330.

Ciaccio, G.; Milano, Lab. Sci. Farmitalia. Adaptation au rat de 17 à 25 yours d'un virus aphteux du type C préalablement entretenu par voie intramusculaire chez la souris de 24 à 40 jours. **(Anpassung von Maul- und Klauenseuchevirus Typ C an 17 bis 25 Tage alte Ratten nach intramuskulären Serienpassagen an 24 bis 40 Tage alten Mäusen.)** Ann. Inst. Pasteur **103** (1962) Nr. 2. S. 296–298.
Ein vom Rind isolierter Maul-und-Klauenseuche-Virusstamm Typ C wurde nach 51 intramuskulären Serienpassagen an der Maus i.m. auf Ratten übertragen und 21mal über Tiere im Alter von 17 bis 25 Tagen passagiert. Als Passagematerial dienten Muskelextrakte, die in Dosen von 0,2 ml in das rechte Hinterbein der Ratten injiziert wurden. 17 Tage alte Ratten erkrankten mit charakteristischen Symptomen (Paralysen, Atemnot) und kamen ad exitum, während die Infektion bei älteren Tieren milder oder auch inapparent verlief. Bei 43 Tage alten Ratten zeigten sich keine Anzeichen einer Infektion.
A. Veckenstedt. 6342.

Ciaccio, G. und Giroud, P.; Paris, Inst. Pasteur, Serv. des Rickettsioses; Milano, Lab. Sci. Farmitalia. Anticorps neutralisants produits chez le bovin et chez le mouton par une souche de virus aphteux du groupe C adaptée à la souris. **(Erzeugung neutralisierender Antikörper bei Rind und Schaf durch einen an die Maus angepaßten Stamm des Maul-und-Klauenseuche-Virus Typ C.)** Ann. Inst. Pasteur **103** (1962) Nr. 2. S. 293–296.
Vff. wiesen die Gegenwart neutralisierender Antikörper im Serum von 1 Rind und 3 Schafen nach, die intramuskulär mit lebendem, an Mäuse im Alter von 24–40 Tagen angepaßtem Maul-und-Klauenseuche-Virus Typ C geimpft worden waren. Für das Rind wurde mindestens 200mal über Mäuse passagiertes Virusmaterial verwendet und für die Schafe diente Virus der 157. und 158. Mäusepassage. Ungeimpfte Kontakttiere erzeugten keine Antikörper.
A. Veckenstedt. 6342.

Schultz, H.; Hannover. **Beobachtungen über die Wirkung der Huminsäuren im Torfmull auf das Virus der Maul- und Klauenseuche.** Dtsch. tierärztl. Wschr. **69** (1962) Nr. 10. S. 270–271. — 27 Lit.
Zur erfolgreichen Bekämpfung von primären Maul-und-Klauenseuche-Ausbrüchen bei Schweinen sind neben der schnellen Meldung und der Vaccinierung der noch gesunden Schweine im Seuchengehöft gründliche Desinfektionsmaßnahmen erforderlich, die das Virus sowohl am Tier als auch im Stall abtöten. — Auf Grund der viriziden Eigenschaften der Milchsäure (pH-Wert: 4,5–6,0) gegenüber dem MKS-Virus bei der Fleisch- und Rahmreifung prüfte Vf. in einem Zeitraum von 1½ Jahren Huminsäuren (Torfmull — pH-Wert: 2,5–4,0) als Desinfektionsmittel. Täglich wurden Krippen (nach jeder Fütterung), Buchten und Stallgänge so hoch mit frischem Torfmull bestreut, daß die Einstreu durch Harn und Kot höchstens eine krümlig feuchte Konsistenz bekam. Kalk, hartes Wasser und Laugen hielt man vom Torfmull fern, um seinen pH-Wert nicht zu beeinflussen. — Mittels dieser Maßnahmen sind seit 1952 alle MKS-Ausbrüche auf dem Erstgehöft kupiert worden. — Ob durch die enterale Aufnahme dieses Einstreumaterials und durch den Kontakt mit

der Rüsselscheibe und den Klauen eine MKS-Infektion verhindert bzw. eingeschränkt wird, müßte im Experiment geprüft werden. D. Weyhe. 6342.

Poplauchin, S. G.; Altai, Epizootol. Abt. des Forsch.-Inst. für Veterinärhyg. O prodolžitel'nosti vyživanija virusa jaščura v produktach uboja krupnogo rogatogo skota. **(Die Überlebensdauer des MKS-Virus in Rinderschlachtprodukten.)** Veterinarija, Moskva **38** (1961) Nr. 10. S. 70–71. — 1 Tab.
Bei der Prüfung von im Tiefkühlschrank bei Temperaturen von —4 bis —14 °C aufbewahrtem Material aus dem Zungenepithel, aus den Hüftwirbeln und aus den Beckenknochen ergab sich bei der Testung an Meerschweinchen eine Überlebensrate des MKS-Virus bis zu 8 Monaten und mehr.
K.-H. Pohl. 6342.

Mackowiak, C., Lang, R., Fontaine, J., Camand, R. und Petermann, H. G.; Lyon, Inst. Français de la Fièvre Aphteuse. Relation entre titre d' anticorps neutralisants et protection des animaux après vaccination antiaphteuse. **(Verwandtschaft zwischen neutralisierenden Antikörpern und Schutz immunisierter Tiere gegenüber einer Maul-und-Klauenseuche(MKS)-Erkrankung nach Vaccination.)** Ann. Inst. Pasteur **103** (1962) Nr. 2. S. 252–261. — 2 Abb., 2 Tab., 2 Lit.
Nach mehrjährigen Untersuchungen kamen Vff. zu folgenden Ergebnissen: Der Serumneutralisationstest in Ferkelnierenzellkulturen ist eine ausgezeichnete Methode zur Einschätzung einer Maul-und-Klauenseuche(MKS)-Vaccine. Es besteht vollkommene Übereinstimmung zwischen neutralisierendem Antikörpertiter und dem Grad der Widerstandsfähigkeit der Versuchstiere nach MKS-Infektion. Eine gewisse Parallele besteht auch zwischen Antikörpertiter und dem Vorhandensein bzw. dem Nichtvorhandensein von örtlichen Läsionen auf der Inoculationsstelle des Provokationsvirus. Nach Vaccination mit monovalenten Vaccinen sinkt der Antikörpertiter der 3 Virustypen in der Reihenfolge der Typen: C, O und A (Fig. 2) ab. — Bei trivalenten Vaccinen wurden die gleichen Beobachtungen gemacht, die Titer, die man erhielt, waren aber niedriger als die monovalenter Vaccinen. Vff. halten diese Befunde vom Standpunkte der allgemeinen Immunitätslehre und der Erforschung der Mechanismen zwischen Gewebe- und humoraler Immunität für sehr wichtig. W. Winkler. 6360.

Chung Tao Lee, Robert; Ithaca, New York State Veterin. Coll., Dep. of Pathol. and Bacteriol. An electron microscopic study of the cytopathologic changes in cells infected with hog cholera virus and grown in vitro. **(Eine elektronenmikroskopische Untersuchung an cytopathologischen Veränderungen in mit Schweinepestvirus infizierten Gewebekulturzellen.)** Cornell Veterinarian **52** (1962) Nr. 1. S. 39–51. — 7 Lit.
Mit dem cytopathogenen Schweinepest-Virusstamm von Gillespie wurden Schweinenieren-Gewebekulturen infiziert und nachfolgend elektronenmikroskopisch untersucht. Am dritten Tage wurden cytoplasmatische Veränderungen in Form einer Vesikelbildung deutlich. 5 Tage p.i. oder später wurden im Nucleus Aggregate von elektronendichten, sphärischen Partikeln von 75 bis 130 Å Durchmesser gefunden, die umgeben waren von einem weniger dichten Hof. Diese Partikel sollen spezifisch sein und das Schweinepestvirus oder dessen Vorläufer darstellen. P. Schulze. 6382.

Gray, D. P., Bannister, G. L. und Boulanger, Paul; Hull, Canada Dep. of Agric., Animal Res. Inst., Health of Animals Div., Animal Pathol. Lab.; Grosse Ile, Exp. Stat. An evaluation of the amylase and haemolytic tests for the diagnosis of hog cholera. **(Eine Überprüfung des Amylase- und des Hämolysetests für die Diagnose der Schweinepest.)** Canad. J. Comparat. Med. veterin. Sci. **26** (1962) Nr. 6. S. 123–126. — 5 Tab., 2 Lit.
Vff. erprobten den Amylase- und den Hämolysetest, die von Taylor (vgl. LZ. Abt. IV **7** [1962] Nr. 2. S. 360.) für die Diagnose der Schweinepest empfohlen

wurden, an normalen Schweinen, Schweinen mit Schweinepest, gegen Schweinepest immunisierten Schweinen und Schweinen mit anderen Viruskrankheiten. Bei den immunisierten Schweinen wie auch den Schweinen mit anderen Viruskrankheiten führten die Teste teilweise zu falschen Resultaten; sie haben deshalb für die Labordiagnose nur beschränkten Wert. W. Wittig. 6385.

Weide, Kenneth D., Waxler, G. L., Whitehair, C. K. und Morrill, C. C. Hog cholera in gnotobiotic pigs. Clinical signs and gross pathologic findings in germfree and monocontaminated pigs. **(Schweinepest bei gnotobiotischen Schweinen. Klinische Symptome und makroskopische pathologische Befunde bei keimfreien und mit einer Keimart behafteten Schweinen.)** J. Amer. veterin. med. Assoc. **140** (1962) Nr. 10. S. 1056–1061. – 10 Abb., 1 Tab., 9 Lit.
21 Ferkel aus 3 Würfen, die durch Kaiserschnitt geboren und keimfrei aufgezogen worden waren, wurden im Alter von 14 Tagen i.m. mit Schweinpestvirus infiziert, während 6 weitere solche Ferkel als Kontrollen dienten. 10 der mit Pest infizierten Schweine und 4 Kontrollen blieben während des ganzen Versuches frei von nachweisbaren Bakterien; aus den übrigen wurde *Bacillus subtilis* isoliert. Die Kurven der Rektaltemperaturen waren bei den infizierten Tieren zweiphasig; die beiden Gipfel wurden im Mittel nach 2½ und 6 Tagen erreicht. Die Zahl der Leukocyten sank innerhalb von 24 Std. auf fast ein Drittel der Werte vor der Infektion. Das Differentialblutbild blieb konstant. Die Hämoglobin- und Hämatokritwerte sanken innerhalb 24 Std. nach der Infektion; am 6. Tag sanken sie weiter auf etwa 40% der ursprünglichen Werte. Am 5. Tag nach der Infektion erschienen im Blut in großer Zahl Erythrocyten mit Kern. Diarrhöe trat 3–9 Tage nach der Infektion auf. Neben Abgeschlagenheit und Schwäche wurden bei 5 Schweinen auch zentralnervöse Symptome beobachtet. Alle 21 infizierten Schweine starben innerhalb 4–15 Tagen nach der Infektion. Bei der Sektion waren die einzigen gemeinsamen makroskopischen Veränderungen Petechien oder Ekchymosen unter der Nierenkapsel und hämorrhagische Lymphknoten. Blutungen in anderen Organen und Milzinfarkte traten nur bei einem Teil der Tiere auf. Die festgestellten klinischen Symptome und pathologischen Veränderungen werden allein der Wirkung des Virus zugeschrieben. W. Wittig. 6390.

Žuffa, A.; Nitra, Bioveta n.p. Inaktivácia vírusu Kloboukovej choroby teplom. **(Inaktivierung von Virus der Klobouksehen Krankheit durch Wärme.)** Veterin. Časopis **11** (1962) Nr. 2. S. 165–173. – 5 Tab., 23 Lit. Zus. in Russ., Engl., Dtsch.
Man verfolgte die Wirkung verschiedener Temperaturen auf das Virus der Kloboukschen Krankheit (ansteckende Schweinelähme), das auf trypsinierten Nierenzellen kultiviert war. Die Inaktivierung des Virus bei 36 °C verläuft genau so beim frischen Virus als beim Virus, das 1–4 Mon. lang bei + 4 °C oder – 15 °C aufbewahrt worden ist, wird jedoch durch die Art des Mediums beeinflußt. Bei 60 °C wurde das Virus innerhalb von 10 Min. gänzlich inaktiviert, bei 40–55 °C blieb es noch 30 Min. in größerer Zahl am Leben. Durch Selektion von Partikeln, die bei 50 °C noch 8, 16 und 24 Std. am Leben blieben, gewann man ein Virus mit erhöhter Thermoresistenz, die jedoch nach 10 Passagen über die Gewebekultur auf den ursprünglichen Stand zurückging. Ein Vergleich der Inaktivierungsergebnisse durch Wärme zeigt, daß die vollständige Inaktivierung bei Anwendung von cerebrospinalen Suspensionen eine höhere Temperatur erforderte, als dies beim Virus der Fall war, das auf Gewebekulturen gewonnen wurde. F. Nádvorník. 6400.

Eichwald, Claus; Potsdam, Staatl. Inst. für Tollwutschutzimpf. **Die wissenschaftlichen Grundlagen der Hempt-Vaccine und ihre Anwendung.** Medicamentum [Berlin] **6** (1962) S. 165–169. – 1 Abb.
Die postinfektionelle Vaccinierung vermag zwei Drittel der zu erwartenden Todesfälle zu verhindern. Das von natürlich infizierten und erkrankten Tie-

ren isolierte „Straßenvirus" wurde durch 90 fortlaufende Hirnpassagen am Kaninchen in ein „Virusfixe" umgewandelt, das eine verringerte Incubationszeit, gesteigerte Virulenz für Kaninchen, herabgesetzte Infektiosität für Mensch und Hund sowie keine subcutane Haftfähigkeit und keine Fähigkeit mehr, Negri-Körper zu bilden, besitzt. Auch heute noch beruhen sämtliche Schutzimpfungsverfahren gegen die Tollwut auf dem Prinzip der Pasteur-Methode. Um die postvaccinalen Impfzwischenfälle zu reduzieren und das Verfahren zu vereinfachen, wurde die ursprüngliche Methode im Laufe der Jahre mehrfach abgeändert. Die gegenwärtig in Deutschland angewandte und sehr bewährte Impfmethode nach Hempt führte auch in anderen Ländern zu guten Impfresultaten. Für den Impfstoff, der aus einer homogenisierten, 10%igen Aufschwemmung von mit Aether extrahierter und in Glycerin abgelagerter virusfixehaltiger Hammelhirnsubstanz in 1%iger carbolisierter physiol. Kochsalzlösung besteht, werden nur Gehirne verarbeitet, die im Mäuse-Virulenz-Test einen Virus-Titer von mindestens $10^{-5,7}$ aufweisen. Durch die Aetherbehandlung wird die Nervensubstanz von unspezifischen Ballaststoffen, z.B. Lipoiden, weitgehend befreit, die Homogenisation gefördert und eine bessere Resorption erzielt. Die Vaccine enthält inaktiviertes, in seiner Virulenz blokkiertes Virus. Der Impfstoff ist bei einer Aufbewahrungstemperatur von +4 ° C ein Jahr haltbar. Impfkomplikationen treten bei der Hempt-Vaccine erfahrungsgemaäß nur zu 0,01% auf. Es gibt keine Kontraindikation für die Schutzimpfung. Der Impfschutz beträgt 6 Mon. Die Prognose des Impferfolges ist umso günstiger, je früher die Vaccinierung erfolgt — nach Möglichkeit innerhalb 24–48 Std. p.i. Gegenwärtig werden die Tollwutschutzimpfungen in der DDR in 21 Impfstationen vorgenommen. E. Kunter. 6425.

Holm, Henning; Kgs. Lyngby, Lyngby Dyrehospital. Aktuelle betragtninger over hundesyge og dens profylaxe. **(Aktuelle Betrachtungen über Hundestaupe und deren Vorbeugung.)** Nord. Veterinärmed. **14** (1962) Nr. 7/8. S. **493** bis 508. — 10 Lit.

Vf. diskutiert die Immunitätsverhältnisse bei der Staupe im Anschluß an die Prophylaxe mittels Serumbehandlung, Vaccination und Revaccination und gibt dementsprechende Richtlinien für den geeigneten Zeitpunkt der jeweiligen Behandlung unter Berücksichtigung der epizootiologischen Bedingungen.
E. Lehnert. 6432.

Karzon, David T., Gillespie, James H. und Bussell, Robert H.; Buffalo, Univ., School of Med., Dep. of Pediatrics, Dep. of Bacteriol. and Immunol.; Ithaca, N. Y., Cornell Univ., Virus Res. Inst. Use of cell culture-adapted canine distemper virus in the complement-fixation test. **(Verwendung des an Zellkulturen angepaßten Hundestaupe-Virus im Komplementbindungstest.)** Amer. J. veterin. Res. 22 (1961) Nr. 91. S. 1069–1073. — 4 Tab., 8 Lit.

Vff. konnten leicht ein komplementbindendes Antigen vom Staupevirus des Hundes (Onderstepoort-Stamm) herstellen, das schon an Hühnerembryo-Fibroblastenzellkulturen angepaßt war. Das Komplementbindungssystem zeigte keine antikomplementäre Wirkung oder eine unspezifische Bindung (Tab. 1). Das Antigen reagierte im Kreuzimmunitätsversuch nicht auf Tollwut-Leptospiracanicola- oder infektiöse Hundehepatitis-immune Seren. Nach Staupe-Immunisierung oder einer Infektion stieg regelmäßig innerhalb von 2–4 Wochen der Antikörpergehalt (Komplementbindungsreaktion: KBR) an, parallel dazu ein Ansteigen der neutralisierenden Antikörper (Tab. 2–4). In der Beständigkeit der beiden Antigene gab es eine Aufteilung. Während die neutralisierenden Antikörpertiter hoch blieben oder innerhalb von 6–12 Mon. leicht absanken, sank der komplementbindende Antikörper innerhalb von 2 bis 4 Mon. nach der Erstinfektion auf nicht mehr nachweisbare Werte herab.
W. Winkler. 6435.

Žuffa, A. und Škoda, R.; Nitra, Bioveta n.p.; Bratislava, Lab. Exp. Veterin. PČSAPV. Niektoré biologické vlastnosti vírusu Aujeszkého choroby. **(Einige biologische Eigenschaften von Virus der Aujeszkyschen Krankheit.)** Veterin. Časopis **11** (1962) Nr. 2. S. 155–164. – 1 Abb., 6 Tab., 20 Lit. Zus. in Russ., Engl., Dtsch.

Beim Studium bestimmter biologischer Eigenschaften des Virus der Aujeszkyschen Krankheit, das auf Hühnerfibroblasten und auf Schweinenierenzellen kultiviert wurde, stellte man fest, daß der Titer dieses Virus im Laufe von 30 Passagen unverändert blieb und daß der cytopathogene Effekt bei konzentriertem Inoculum in beiden Medien nach 24 Std. zum Vorschein kommt, wobei er in der Nierenzellkultur bereits früher einsetzt und schneller verläuft. Bei der Titration über die Berkefeldkerzen „W" kamen durchschnittlich 10%, über die Kerzen „N" 1% des Virus durch, während die Seitz-Einlagen EK das Virus überhaupt nicht durchließen. Das Zentrifugieren (10000 U/min 1 Std. lang) konnte den Titer der zu untersuchenden Emulsion nicht herabsetzen. Bei pH 5–9 und bei +4 °C blieb das Virus im großen ganzen stabil. Für langfristige Lagerung ist entweder Tiefkühlung (unter –30 °C) oder Aufbewahrung bei +4 °C geeignet. Durch wiederholtes Gefrieren und Auftauen bei –15 °C und –20 °C büßt das Virus seine Infektionskraft ein. F. Nádvorník. 6458.

Mayer, V., Škoda, R. und Závada, J.; Stúdium vírusu Aujeszkého choroby v tkaninových kultúrach. 2. Množenie vírusu v kultúrach trypsínovaných kuracích embryionálnych buniek. **(Untersuchung des Virus der Aujezkyschen Krankheit in Gewebekulturen. 2. Mitt. Vermehrung des Virus in Kulturen der trypsinierten Hühnerembryo-Zellen.)** Veterin. Časopis **11** (1962) Nr. 2. S. 181 bis 188. – 3 Abb., 1 Tab., 14 Lit. Zus. in Russ., Engl., Dtsch. 1. Mitt. vgl. LZ. Abt. IV **7** (1962) Nr. 10. S. 2158.

Die Genauigkeit der Titration des Virus der Aujeszkyschen Krankheit wurde nach der Plaque-Methode untersucht, die äußerst empfindlich ist, wenn jedes Viruspartikel einen Plaque bildet (lineare Abhängigkeit zwischen der Virusgabe und der Zahl der Plaques auf den Hühnerembryozellen). Die Temperatur von 4–43 °C beeinflußt den Virusadsorptionsgrad auf den Hühnerembryozellen während der ersten 3 Std. nicht besonders, nach 60 Min. werden durchschnittlich 63% der Viren adsorbiert. Gemischte Suspensionskulturen der Hühnerembryozellen stellten ein geeigneteres Gewebesystem dar als stationäre Kulturen. Die latente Vermehrungsperiode des Virus in der stationären Kultur dauert 2–4 Std., in der gemischten Suspensionskultur 6–8 Std., die logarithmische Phase läuft in der erstgenannten Kultur zwischen der 4. und 12., in der anderen Kultur zwichen der 8. und 18. Std. ab. Eine Zelle produzierte in den beiden Gewebekulturen durchschnittlich 20 PFU.

F. Nádvorník. 6458.

Ostrovskij, L. F. und Kirillov, A. S. (Ostrowski, L. F. und Kirillow, A. S.); Kurgan, RSFSR, Landwirtsch. Inst. Primenenie tiamina pri bolezni Aueski. **(Thiamin bei Aujeszkyscher Krankheit.)** Krolikovodstvo i zverovodstvo, Moskva **4** (1961) Nr. 7. S. 18–19.

Im Jahr 1959 wurde in einer Farm im Kurganer Gebiet ein enzootischer Ausbruch von Aujeszkyscher Krankheit bei Silberfüchsen beobachtet. Die Einschleppung war mit Schlachtabfällen erfolgt. Zur Therapie fand Immunserum in Kombination mit einem Vitamin B_1-Komplex (Thiamin) Verwendung. Je nach Alter und Schwere der Erkrankung wurden 10–15 ml Serum und Vitamin B_1 0,3–0,5 ml verabfolgt. Von den behandelten 40 Tieren starb ein Tier infolge anaphylaktischen Schocks, 26 Tiere wurden nur mit Thiamin behandelt. Alle Tiere gesundeten. Bei einem erneuten Ausbruch im Jahre 1960 ließen sich die Erfolge mit Thiamin an 73 Füchsen reproduzieren. Auf Grund der Ergebnisse wird die Anwendung von Thiamin empfohlen.

K.-H. Pehl. 6458.

Kornilova, A. L. (Kornilowa, A. L.); Gebiet Nowosibirsk, Veterinärmed. und Bakteriol. Lab. Ospa korov. **(Kuhpocken.)** Veterinarija, Moskva **39** (1962) Nr. 3. S. 33–34.
In den Jahren 1958–1960 traten im Gebiet von Nowosibirsk mehrfach Kuhpocken auf, die mit der Pockenschutzimpfung der Schulkinder oder der Revaccinierung der Erwachsenen gegen Pocken im Zusammenhang standen. Durch die Untersuchung wurde festgestellt, daß im postvaccinalen Stadium der Pustelbildung die Melkerin das Virus auf kleine Hautverletzungen an den Zitzen und dem Euter der Kühe übertragen kann. Bei den Tieren entwickelten sich typische Pocken. Bei Hochleistungskühen kam es zu schweren Störungen des Allgemeinbefindens und zum Sistieren der Laktation Am Euter traten eitrige Mastitiden auf. Zur Desinfektion der Hände der Melkerinnen werden 2%ige Chloraminlösung oder andere Desinfektionsmittel empfohlen. Außerdem sollten geimpfte Personen in der Zeit, in der sie am Körper Pusteln aufweisen, nicht im Kuhstall beschäftigt werden. In den verseuchten Ortschaften wurden die Tiere einer Notimpfung mit humanem Impfstoff unterzogen. W. Plaschke. 6463.

Schulz, O. und Völker, H.; Neubrandenburg, Bezirkstierklin.; Veterinäruntersuchungs- und Tiergesundheitsamt. **Zu Verlauf und Erscheinungsformen der Myxomatose.** Mh. Veterinärmed. **17** (1962) Nr. 11. S. 441–445. — 1 Tab., 23 Lit.
Nach einer einleitenden Literaturübersicht werden die Untersuchungsbefunde an 69 Haus- und 5 Wildkaninchen beschrieben. Die Incubationszeit beträgt bei der Myxomatose mindestens 6 bis 28 Tage. Als Seuchenreservoir sind Wildkaninchen zu betrachten. Der Übertragungsmodus wies keinen einheitlichen Chrakter auf. Insekten, Aufnahme infizierten Futters, Tröpfcheninfektionen u. a. dürften in vielen Fällen für die Infektion verantwortlich zu machen sein. Die Myxomatose gehört zu den biozönosen Seuchen mit monophagem Erreger und polyphagem Überträger. Bei der Myxomatose ist eine vorwiegend exsudativ und vorwiegend produktiv verlaufende Form zu unterscheiden. Die exsudative Form besitzt beim erstmaligen Auftreten, wie im Kreise Neubrandenburg, eine fast 100 %ige Mortalität. 5—10 Tage p.i. kommt es zum Exitus letalis. 3 an der produktiven Verlaufsform erkrankte Tiere zeigten noch nach 41 bzw. 35 Tagen keine Allgemeinstörungen trotz ständigen Kontaktes mit an der exsudativen Form erkrankten und verendeten Kaninchen. Im Gegensatz zu der exsudativen Form mit beetartigen Umfangsvermehrungen, die primär auf bestimmte Körperregionen beschränkt waren, treten bei der produktiven Krankheitsform scharf von der Umgebung abgesetzte Knoten auf. Bei 22 natürlich mit Myxamatose infizierten Hauskaninchen wurde der Krankheitsverlauf (Atmung, Temperatur, Art der Sekretion, Verhalten und Blutbild) ausführlich beschrieben. E. Kunter. 6482.

Schiøtt, C. Rindom und Hyldgaard-Jensen, C.; Aaarhus, Univ., Kommunehospital; Inst. for Almindelig Pathol., Neurol. Afd. Virologiske undersøgelser ved bovin virus diarrhoe – mucosal disease komplekset. **(Virologische Untersuchungen der bovinen Virusdiarrhoe [Mucosal disease-Komplex].)** Nord. Veterinärmed. **14** (1962) Nr. 7/8. S. 475–481. – 3 Lit.
Mittels Zellkultur aus Kälbernieren wurde von einer Kuh, die ein der „Mucosal disease" ähnliches Krankheitsbild aufwies, ein Virus isoliert, dessen Größe zwischen 100 und 450 mμ betrug. Dieses Virus war aetherempfindlich, hatte cytopathogenen Effekt gegenüber Kälber- und Meerschweinchennierenzellen, aber nicht auf humane Amnionzellen, humane Fibroblasten oder Kükenzellen. Intranucleäre oder cytoplasmatische Inclusionskörper wurden nicht ermittelt. Das Virus war pathogen für die Babymaus nach intracranialer Inoculation; die Virulenz nimmt aber mit fortlaufender Passage ab. Neutralisierende Antistoffe gegen dieses Virus wurden in Seren von Menschen wie auch von

Kühen aus Beständen nachgewiesen, in denen „Virusdiarrhoe-Mucosal disease" beobachtet worden war. Symptome und Verlauf der Krankheit werden beschrieben. Der Krankheitskomplex wird in zwei Gruppen geteilt, von denen die erste sich besonders durch Affektion der Schleimhäute der Respirationsorgane kennzeichnet, bei der anderen Gruppe die Schleimhäute des Digestionsapparates angegriffen sind. In der Morbidität sowie Incubation und klinisch bestehen zwischen diesen beiden Gruppen deutliche Unteschiede.

E. Lehnert. 6485.

Grešíkova, M. und Ernek, E.; Bratislava, Virol. Ústav. Patogenita atenuovaného kmeňa virusu Louping ill pre jahnatá. **(Pathogenität eines attenuierten Stammes des Louping ill-Virus für Lämmer.)** Veterin. Časopis **11** (1962) Nr. 2. S. 112–117. — 3 Abb., 2 Tab., 9 Lit. Zus. in Russ., Engl., Dtsch.
Ein attenuierter Stamm des Louping ill-Virus, der zum Teil seine Pathogenität eingebüßt hatte, wurde versuchsweise verwendet, um bei Lämmern Immunität gegen Infektion durch virulente Stämme des Louping ill-Virus und der immunologisch verwandten Zeckenencephalitis hervorzurufen. Bereits am 7. Tag nach der Inoculation fand man virusneutralisierende Antikörper bei subcutan infizierten Lämmern. Es wird die Anwendung dieses Stammes zur Vaccinierung von Schafen erwogen, die in Gebieten leben, die als natürlicher Infektionsherd von Louping-ill und Zeckenencephalitis gelten. F. Nádvorník. 6485.

Easterday, B. C., McGavran, M. H., Rooney, J. R. und Murphy, L. C.; Fort Detrick, Frederick, Md., U. S. Army Chem. Corps, Biol. Lab. The pathogenesis of Rift Valley fever in lambs. **(Die Pathogenese des Rifttalfiebers bei Lämmern.)** Amer. J. veterin. Res. **23** (1962) Nr. 94. S. 470–479. — 9 Abb., 3 Tab., 8 Lit. Zus. in Interlingua.
Lämmer im Alter von 1–5 Tagen wurden i.p. mit dem Virus des Rifttalfiebers (enzootische Leberentzündung) infiziert. Von der 24.–36. Std. nach der Infektion wurden in Abständen von 4 Std. jeweils 2 von ihnen geschlachtet. Die pathologisch-anatomischen und histologischen Befunde, besonders der Leber, der Nierennebenrinde und der Nieren, in den verschiedenen Krankheitsstadien werden eingehend beschrieben. Die primären Veränderungen waren kleine Lebernekrosen. Bei Tieren, die an der Krankheit verendet oder moribund getötet worden waren, bestanden massive Lebernekrosen, in denen die Reste der primären Herde sichtbar waren. Die Entwicklung der Leberveränderungen erfolgte in Abhängigkeit von der Virusvermehrung in Blut und Organen und von der Fieberreaktion. Auf Grund des Virusgehaltes in den verschiedenen Geweben und der histologischen Veränderungen wird angenommen, daß die Leber beim Rifttalfieber ein primärer Ort der Virusvermehrung ist; jedoch kann nicht ausgeschlossen werden, daß auch in anderen Organen Virusvermehrung stattfindet. W. Wittig. 6485.

Salenstedt, Carl-Rune. Immuno-histo-kemisk diagnos av HCC. **(Immunohistochemische Diagnose der Hepatitis contagiosa canis.)** Medlemsbl. Sveriges Veterinärförbund **14** (1962) Nr. 17. S. 463–469.
Vf. beschreibt eine Schnellmethode (fluoreszierende Antikörpermethodik) zur Diagnose der HCC. Ausstrich einer Abschabeprobe von der Tonsillenoberfläche wird nach Fixierung in Aceton mit einem mittels Flouresceinisothiocyanat markierten HCC-Serums gefärbt. Im Fluoreszenzmikroskop erthält man beim Vorliegen von HCC typische spezifische Bilder.

E. Lehnert. 6485.

Carmichael, L. E., Robson, D. S. und Barnes, F. D.; Ithaca, N. Y., Cornell Univ., Dep. of Plant Breeding, Veterin. Virus Res. Inst; Biometrics Unit. Transfer and decline of maternal infectious canine hepatitis antibody in puppies. **(Übertragung und Abnahme mütterlicher Antikörper der infektiösen Hundehepatitis [Infectious Canine Hepatitis — ICH] bei Welpen.)** Proc. Soc. exp. Biol. Med. **109** (1962) Nr. 3. S. 677–681. — 4 Abb., 1 Tab., 8 Lit.

Die Verwandtschaft zwischen den Antikörpern von 13 Hündinnen und deren Würfen wird im Neutralisationstest gezeigt. Die Antikörpertiter innerhalb der Wurfgruppen variierten nicht auffallend. – Die Verwandtschaft zwischen Antikörpertiter der Welpen und dem Antikörpertiter der Mutter (Hündin) kann folgendermaßen ausgedrückt werden: $\log_{10}$ Welpentiter = – .16 + .92 $\log_{10}$ mütterlicher Titer (Abb. 1). Abb 2. zeigt die Beobachtungen an einer Hündin und ihrer Nachkommenschaft. Der Antikörpertiter in der Colostralmilch sinkt in der ersten Woche rasch ab, dann bleibt er konstant bis zum 30. Tage, während die Titer der Welpen gleichmäßig absinken. In Abb. 3 wird die Wiederkehr der Haupttiter von 3 Würfen (Welpen) aufgezeigt. Maximale Titer werden um oder vor 72 Std. geschätzt, jedoch nicht 8 oder 12 Std. nach der Geburt. Die Rate des mütterlichen Antikörperabstieges bei den Welpen ging regelmäßig vonstatten und die Halbwertzeit (Lebensdauer) der die inf. Hundehepatitis (ICH) neutralisierenden Antikörper wurde mit 8,6 Tagen kalkuliert. Abb. 4 drückt die funktionelle Verwandschaft nach Alter T (Titer) Wochen aus: Welpen-Titer = Hündinnen-Titer – 0,25 T (Alter in Wochen). Danach beträgt die Halbwertzeit (Lebensdauer) der mütterlichen übertragenen Antikörper annähernd 9 Tage. W. Winkler. 6485.

Brion, A.; Alfort, École Nat. Vétérin., Med. Klin. **Die ansteckende Rhinotonsillitis – eine neue Viruskrankheit der Hunde.** Wiener tierärztl. Mschr. **49** (1962) Nr. 5. S. 417–427. – 5 Lit.
Mit dem Erreger der kontagiösen Rhinotonsillitis (KRT) des erwachsenen Hundes wird eine neue Virusart beschrieben, die primär das Tonsillargewebe und die Nasenrachenschleimhaut befällt. Die Krankheit ist früher schon beschrieben worden (z. B. „Hundeinfluenza"), aber die Ätiologie war unbekannt. Das KRT-Virus unterscheidet sich vom Staupe- und Rubarth-Virus und den menschlichen APC-Viren. Der Fuchs ist das einzige bisher bekannte empfängliche Tier. Durch Inhalation von Virus-Spray ist die Krankheit auch auf Menschen übertragen worden. Die Krankheit zeigt beim Hund eine diphasische Entwicklung. Pathologisch-anatomisch gibt es keine spezifischen Veränderungen, histologisch eine charakteristische subakute Entzündung der Tonsillen. Eine passive Immunisierung ist nicht möglich, aber es bildet sich eine gewisse Immunität geweblichen Ursprungs. P. Schulze. 6485.

XII. TUBERKULOSE UND IHRE BEKÄMPFUNG

Kneidel, H. und Laugwitz, N.; Berlin-Adlershof, VEB Berlin-Chemie, Med.-Wiss. Abt., Betriebsambulatorium; Berlin-Buch, Tbc-Forsch.-Inst. **Zur Tbc-Gefährdung im Reagenten-Rinderstall.** Mh. Veterinärmed. **17** (1962) Nr. 14. S. 563–565.
Der Tbc-Reagentenstall ist als eine erhebliche Infektionsquelle zu werten. Es wird allgemein angenommen, daß in den Tbc-verseuchten Beständen ca. 20% der Tiere Tuberkelbakterien ausscheiden. Das sind insgesamt etwa 200000 ansteckungsfähige Rinder. Damit ist im Vergleich zu den 39175 ansteckungsfähigen Menschen die Zahl der Infektionsquellen in den Rinderställen fünfmal höher als die der Menschen. In Gebieten mit einer starken Tbc-Verseuchung der Rinder liegt auch der Prozentsatz der bovinen Tbc des Menschen höher. Die Infektionsgefährdung in Rinderbeständen betrifft nicht nur das Kind, sondern auch Erwachsene, besonders Berufe, die Umgang mit tbc-kranken Rindern haben. Der Infektionsverhütung der Tbc-freien Rinderbestände wurde mehr Aufmerksamkeit geschenkt als den im Stall beschäftigten Menschen. Obwohl die überdurchschnittliche Infektionsgefährdung bei dem Stallpersonal in Reagentenbeständen bereits seit Jahren bei der Anerkennung der Tbc als Berufskrankheit berücksichtigt wird, sind die prophylaktischen Konsequenzen bisher nicht gezogen worden. Die zum Schutze der Gesundheit dieses Personenkreises von Ganguin und Wagner aufgestellten Forderun-

gen, die im Bezirk Cottbus zur Ratsvorlage erhoben wurden, sollten grundsätzlich für alle Personen gelten, die mit Tbc-Reagenten Umgang haben.

E. Kunter. 6511.

Laborie, F. und Laborie, R. Importance et rôle de l'allergie microbienne dans la tuberculose. **(Bedeutung und Wesen der mikrobiellen Allergie bei der Tuberkulose.)** Rev. Méd. vétérin. [N. S.] **25(113)** (1962) Nr. 6. S. 421–432. – 8 Abb.

Es ist von ausschlaggebender Bedeutung, wenn eine allergische Untersuchungsmethode spezifisch für eine bestimmte Krankheit ist. Dies hat man früher bei der Tuberkulinprobe mit Sicherheit angenommen. Es hat sich aber im Laufe der letzten Jahre herausgestellt, daß die Tuberkulinprobe auch positiv ausfällt bei Trichophytie sowie bei Ekzemen, die durch *Staphylococcus aureus* verursacht worden sind und bei Distomatose. In der Tierärztlichen Hochschule von Toulouse sind, sämtliche Patienten (Groß- und Kleintiere) mit Hilfe der cutanen, subcutanen, intradermalen und intravenösen Tuberkulinprobe untersucht worden. Einen gleichen positiven Ausfall der Tuberkulinprobe hat man bei der ekzematösen Diathese von Kleinkindern beobachtet. Weiterhin ist festgestellt worden, daß tuberkulöse Rinder bei der cutanen und Intradermalprobe tuberkulin-positiv reagieren und die Intradermalprobe mit Leberegelantigen ebenfalls positiv ausfällt. Zur Abgrenzung dieser 3 Kreuzallergien (Tuberkulose – Staphylococcus aureus-Infektion – Trichophytie – Distomatose) werden die verschiedenen allergischen Proben mit Tuberkulin, Divasta (Polystaphylococcen-Vaccine), Trichophytin und Leberegelantigen nacheinander durchgeführt. Mikroelektrophoretische Untersuchungen zeigen eine spezifische Vermehrung der β-Globuline bei tuberkulösen Tieren.

E. Tempel. 6522.

Meyer, W.; Berlin, Staatl. Veterinärmed. Prüfungsinst. **Vergleichende Untersuchungen von Säugertuberkulinen in- und ausländischer Produktion.** Mh. Veterinärmed. **16** (1962) Nr. 14. S. 573–584.

An Schlachtrindern prüfte Vf. die Wirksamkeit in- und ausländischer Tuberkuline. Die Anzeigesicherheit dieser Alt-, albumosefreien- und PPD-Tuberkuline wurde im Vergleich zu einem bereits amtlich geprüften PPD-Tuberkulin „Dessau" und zu den jeweiligen Schlachtbefunden ermittelt. Grundsätzlich werden alle untersuchten Tuberkuline als unschädlich und geeignet für die Tuberkulosediagnostik angesehen, wenn auch große Unterschiede zwischen den einzelnen Präparaten zu beobachten waren. Die Ophthalmoprobe zeigte gegenüber der Intracutanprobe keine genügende Sicherheit. Im allgemeinen wurden mit Tuberkulinen höherer Wertigkeit (gemessen in Tuberkulineinheiten gegen WHO-Standard) größere Hautdickenzunahme erzielt und mehr tuberkulöse Tiere erfaßt als mit Tuberkulinen geringerer Wertigkeit. Bei sehr hoch eingestellten Tuberkulinen besteht die Gefahr von unspezifischen Reaktionen. 5000 TE pro dosi werden als diagnostisch ausreichend angesehen. Für die Beurteilung der Hautreaktionen empfiehlt Vf. den Schlüssel nach Götze.

W. Richter/Jena. 6522.

Whitehead, G. L. und Corson, O. D.; Lansing, Michigan Dep. of Agric.; Washington, U. S. Dep. of Agric. Tuberculin sensitivity from oral administration of killed Mycobacteria tuberculosis. **(Tuberkulinempfindlichkeit nach oral verabreichten abgetöteten Tuberkelbakterien.)** Cornell Veterinarian **52** (1962) Nr. 1. S. 36–39.

In einigen Gegenden der USA wird in zunehmendem Maße festgestellt, daß Rinder tuberkulinpositiv reagieren, ohne daß bei der Fleischbeschau entsprechende Veränderungen zu finden wären. Zur Klärung dieser Frage wurden Meerschweinchen mit abgetöteten, in Glycerin und Öl aufgeschwemmten Tuberkelbakterien gefüttert. Diese Tiere reagierten in der Tuberkulin-

Hautprobe genauso wie solche, die tuberkulöses Lymphknotenmaterial erhalten hatten. Bei der 12 Wochen danach vorgenommenen Sektion wurden jedoch keine Anzeichen für das Vorliegen einer Tuberkulose festgestellt. Da abgetötete Tuberkelbakterien in allen möglichen Futtermitteln vorkommen können, wäre hier die Ursache für die anfangs erwähnten positiven Tuberkulinproben zu suchen. Vff. empfehlen weitere Untersuchungen in dieser Richtung. W. Richter/Jena. 6522.

Oberdorfer, Alfred und Lebek, Gerhard; München, Univ., Physiol.-Chem. Inst.; Städt. Krankenhaus, Klin.-Chem. Inst. **Über die Förderung der Vermehrung von humanen und bovinen Tuberkelbakterien durch die Livetinfraktion des Hühnereies.** Z. Naturforsch. **17b** (1962) Nr. 6. S. 400–405.
Die Vermehrung von humanen und bovinen Tuberkelbakterien in festen und flüssigen Nährmedien kann durch den Zusatz von Hühnereiern gefördert werden. Vff. untersuchten, welche Bestandteile des Hühnereies, insbesondere des Eigelbes, die Wachstumsförderung hervorrufen. Geprüft wurden einige Eigelbfraktionen, wobei sich herausstellte, daß die Lipoid- und Lipoproteidfraktion als alleinige Nährstoffquellen ungeeignet sind. Die Nährstoffe befinden sich vorzugsweise in der Livetinfraktion, die allein ebenso wachstumsfördernd wirkt wie das Gesamtei. Auch das Eiklar rief eine geringe Wachstumsstimulierung hervor, jedoch nur bei *M. bovis*. Vff. regen an, die Livetinfraktion weiter in ihre Proteine aufzuspalten und darüber hinaus zu prüfen, ob evtl. die an das Protein adsorbierten Nichteiweißstoffe für die Stimulationswirkung der Livetinfraktion verantwortlich zu machen sind.
W. Richter/Jena. 6530.

Vardaman, Thomas H. und Larsen, Aubrey B.; Auburn, Ala. Bovine tuberculosis. II. A comparison of the hemagglutination, hemolytic, and complement-fixation tests on serums from intradermal bovine tuberculin reactors. **(Rindertuberkulose. 2. Mitt. Vergleichende Untersuchungen der Hämagglutination, Hämolyse und der Komplementbindung an Reagentenseren nach intradermaler Injektion von bovinem Tuberkulin.)** Amer. J. veterin. Res. **23** (1962) Nr. 93. S. 274–276. — 1 Tab., 20 Lit. Zus. in Engl., Interlingua. 1. Mitt. vgl. LZ. Abt. IV **7** (1962) Nr. 1. S. 142.
Untersuchungen an 328 Reagenten mit und ohne deutliche Tuberkulin-Läsionen, die zur Kontrolle unter bundesstaatlicher Aufsicht im Zuge des US-Bekämpfungsprogrammes geschlachtet wurden, sowie an 232 negativen Rindern aus bundesstaatlich anerkannten Beständen zeigten, daß die Anzeige- und Aussagefähigkeit bei Untersuchungen mit der Komplementbindung (KBR) am deutlichsten und mit der Haemagglutinationsmethode (H. A.) am geringsten ist. Die Ergebnisse des Hämolyses-Tests (H. T.) liegen zwischen beiden Methoden. Rinder mit deutlichen Läsionen gaben folgende positive Ergebnisse: H.A.: H. T.: KBR = 26,8:52,5:77,6%. Rinder ohne deutliche Läsionen: 23,4:38,6:37,3%. Tuberkulinnegative Tiere: 0,4:1,3:0,8. Aus den Untersuchungen resultiert, daß die KBR eine gute Methode zur Übersichtsuntersuchung bei Rinder-Tbc darstellt. W. Boden. 6535.

Fuchs, M.; Hannover. Tierärztl. Hochschule, Inst. für Mikrobiol. und Tierseuchen. **Untersuchungen über die Eignung des Sumpfbibers (Myocastor coypus) als Versuchstier für die Typendifferenzierung von Tuberkelbakterien.** Zbl. Bakteriol., Parasitenkunde, Infektionskrankh. Hyg., I. Abt., Orig. **186** (1962) Nr. 3. S. 362–368.
Vf. überprüfte die Angaben Ippens, wonach Sumpfbiber (Nutria, *Myocastor coypus*) besonders anfällig gegenüber humanen Tuberkelbakterien sein sollen. In 4 Versuchsreihen wurde das Verhalten von Nutrias, Kaninchen und Meerschweinchen auf eine Infektion mit humanen und bovinen Tuberkelbakterien untersucht. Für die Infektion wurden sowohl frisch isolierte

wie auch Laboratoriumsstämme benutzt. Im Verlauf dieser Untersuchungen erwiesen sich Nutrias für virulente humane und bovine Stämme in gleicher Weise empfänglich. Der Sumpfbiber ist daher für die Typendifferenzierung von Tuberkelbakterien kein geeignetes Versuchstier.
W. Richter/Jena. 6540.

Gasse, H.; Paris, Min. de l'Agric., Serv. Vétérin. La lutte contre la tuberculose bovine en France en 1961. **(Die Bekämpfung der Rindertuberkulose in Frankreich im Jahre 1961.)** Recueil Méd. vétérin. **138** (1962) Nr. 6. S. 507 bis 514.
Der Gesamtrinderbestand betrug in Frankreich 20 Mill. Rinder in 1,6 Mill. Gehöften, davon waren 17 Mill. Rinder über 6 Mon. alt. Am 1. Jan. 1961 waren in die Maßnahmen der Rindertuberkulosebekämpfung 665000 Gehöfte = 41% und 6,5 Mill. Rinder = 38% des Gesamtbestandes einbezogen; diese Zahlen überschreiten das Ergebnis des Vorjahres um das Doppelte. Im Laufe des Jahres konnten von 8,89 Mill. in die Bekämpfung einbezogenen Rindern 8,805 Mill = 52% des Ges. Best. anerkannt werden. Durch eine überschlägige Rechnung wird die tuberkulöse Infektion beim Rinde in Frankreich gegenwärtig auf 4,3% geschätzt, während man bei Inangriffnahme der Bekämpfung auf eine Schätzung von 9% kam. Demnach wäre die Aufgabe bereits zur Hälfte erfüllt. Über die Aussichten den IV. Ökonomischen Plan zu erfüllen, d. h. die Sanierung der Rindertuberkulose bis zum Jahre 1964 zu beenden, werden Erwägungen angestellt, die trotz gewisser Schwierigkeiten durch MKS und Rinderbrucellose zuversichtlich sind. K. Reinhardt. 6560.

Krebs, D. und Giese, R.; Hamburg-Altona, Allg. Krankenhaus, Bakteriol. Inst.; Pathol. Inst. **Zur Beeinflussung der experimentellen Meerschweinchentuberkulose durch Trenimon.** Zbl. Bakteriol., Parasitenkunde, Infektionskrankh. Hyg., I. Abt., Orig. **186** (1962) Nr. 3. S. 355–361.
Vff. nutzten die leukocytenvermindernde Wirkung des Cytostaticums Trenimon „Bayer" (2, 3, 5-Tris-Aethylenimino-benzochinon- 1,4) aus, um damit bei Meerschweinchen die körpereigene Abwehrkraft gegen Infektionen, speziell gegen experimentelle Tuberkulose, zu schwächen. Als brauchbare Dosis wurde 0,1 mg/kg i.p. ermittelt. Das Präparat wurde gleichzeitig mit Tuberkelsbakterien (1 Mill. Keime pro dosi s.c.) verabreicht. Am 12. Tag wurden die Versuchstiere getötet, pathologisch-anatomisch, mikroskopisch (Quetschpräparat) und histologisch untersucht. Es zeigte sich, daß die Tiere mit gleichzeitiger Trenimon-Gabe Anzeichen einer verstärkten Generalisation erkennen ließen, gegenüber den nur mit Tuberkelbakterien infizierten Tieren. Vff. weisen darauf hin, daß dieses Verfahren zu einer Verkürzung des Tierversuchs bei der Tuberkulosediagnostik führen könnte. W. Richter/Jena. 6560.

XIII. CHIRURGIE

Talsma, D. Een abces met bijzondere inhoud. **(Ein Abszeß mit eigentümlichem Inhalt.)** Tijdschr. Diergeneeskunde **87** (1962) Nr. 15. S. 1035. – Zus. in Engl. E. Wiesner. 6614.

Nielsen, N. C.; København, Kgl. Veterin.- og Landbohøjskole, Kirurg. Klin. Åbning af gispbandager med indstøbt, flettet stålwire. **(Das Öffnen von Gipsbandagen mit eingelegtem, geflochtenem Stahldraht.)** Nord. Veterinärmed. **14** (1962) Nr. 4. S. 257–264. – 11 Abb., 5 Lit.
Vf. bespricht eine praktische Methode zur leichten und ungefährlichen Öffnung von Gipsbandagen. Um einen geflochtenen, durch Plastik gegen Rost geschützten Stahldraht, der an der Extremität mittels Mullbinde oder Heftpflaster fixiert ist und konvexe Lage gegen die Haut haben soll, werden sechs 12 cm breite Gipsbinden gelegt, die 6–7 Wochen liegen bleiben und dann mit Hilfe des über die angelegte Bandage hinausragenden Drahtes durchgesägt

werden. Photographien erläuterten die angewandte Technik; Diese eignet sich auch für Gipsabgüsse zur Herstellung orthopädischer Bandagen.
E. Lehnert. 6634.

Tarasewicz, Wacław; Warszawa, Szkoła Główna Gospodarstwa Wiejskiego. Całkowita mastektomia w przypadkach guzów. gruczolów mlecznych u suk. **(Totale Mastektomie bei Milchdrüsentumoren der Hündin.)** Med. weteryn. **18** (1962) Nr. 6. S. 337-341. — 5 Abb., 2 Tab. Zus. in Russ., Engl., Franz., Dtsch.
Von 340 Mammatumoren bei Hündinnen wurden 124 mittels eines chirurgischen Eingriffes geheilt, der in drei Varianten durchgeführt wurde: 1. Beseitigung von Tuber, Tuberkel oder Tumor (195 Hunde); 2. ein- bzw. beiderseitige Entfernung ganzer Milchdrüsen (101 Hunde); 3. Milchdrüsenamputation zusammen mit den entsprechenden Lymphknoten nach eigener Methode (44 Hunde). Es werden Beobachtungen über die letztere Patientengruppe beschrieben. Hierzu gehörten Hündinnen, bei denen die Milchdrüsen samt Achsel- und Leistenlymphknoten exstirpiert wurden. Diese Beobachtungen scheinen darauf hinzuweisen, daß nach einer solchen Behandlungsart der Prozentsatz an Rezidiven der geringste ist. Praktische Schlüsse, die auf Grund der Beobachtungen dieser Hundegruppe gezogen werden können: bei der Entfernung der ganzen Milchdrüse soll das gesamte neugebildete Gewebe, das eine Tumorrezidivquelle später sein könnte, restlos beseitigt werden. Da das gesunde Gewebe von dem neubildenden mit unbewaffnetem Auge, besonders im Anfangsstadium, sehr schwer oder gar nicht unterschieden werden kann, soll der lange Hautschnitt bis zur Leistengegend reichen. Das ist für die Entfernung der letzten Milchdrüsenpakete und Leistenlymphknoten notwendig. Diese Methode kann einerseits als Rezidivvorbeugungsmaßnahme betrachtet werden, anderseits bedingt sie eine bessere Wundheilung. Nach einer partiellen Milchdrüsenbeseitigung heilt die Wunde oft infolge des Verbleibens neubildenden Gewebes mit Komplikationen, dagegen verläuft die Heilung nach totaler Exstirpation überwiegend per priman intentionem.
W. Radomiński. 6715.

Kramer, J. W.; Whangarei, Dep. of Agric. A tail-bleeding technique for cattle. **(Eine Blutentnahmetechnik am Schwanz des Rindes.)** New Zealand veterin. J. **10** (1962) Nr. 2. S. 41. — 1 Abb.
Es wird die Blutentnahme beim Rind aus der mittleren ventralen Schwanzvene bzw. -arterie beschrieben. Die Einstichstelle liegt in der Mittellinie der ventralen Schwanzpartie und zwar vorzugsweise im Bereich des zweiten oder dritten Schwanzwirbels. Die Nadel wird im rechten Winkel zur Schwanzunterfläche eingestochen. Wenn zunächst nur einige Tropfen Blut abfließen, muß der angehobene Schwanz etwas gesenkt werden. Nach der Punktion entsteht meist ein kleines Hämatom, das innerhalb von 3 oder 4 Tagen resorbiert wird. O. Dietz. 6740.

Durand, Jacques; St. Hyacinthe, École de Méd. Vétérin. Lobectomie pulmonaire chez le chien. **(Entfernung von Lungenlappen beim Hund.)** Canad. J. comparat. Med. veterin. Sci. **26** (1962) Nr. 6. S. 133-138. — 15 Abb., 1 Tab., 11 Lit.
Die Entfernung von Lungenlappen beim Hund kann praktische Bedeutung haben zur Entfernung von Fremdkörpern aus der Lunge, bei bakteriellen oder Virusinfektionen, wenn nur ein Teil der Lunge angegriffen ist, bei Unfällen und bei Lungentumoren. Für die Operation wurde absichtlich ein 9 Jahre alter männlicher Hund in schlechtem Zustand gewählt. Zur Narkose wird nach 24stündigem Hungern zuerst Morphium und Atropin s.c. und dann Pentobarbital-Natrium i.v. gegeben. Nach Erreichung einer tiefen Narkose wird incubiert und der Apparat zur künstlichen Beatmung nochmals kontrol-

liert. Ein Analepticum für Atmung und Herz wird bereitgehalten. Der Hund wird in Seitenlage auf die rechte Seite gelegt. Die gesamte Rippengegend wird rasiert, gewaschen, getrocknet, mit Aether und dann mit Jodtinktur bestrichen. Über der 6. Rippe wird ein 15 cm langer Schnitt durch Haut und Unterhautbindegewebe gelegt, der M. latissimus dorsi durchschnitten, die Fasern des M. serratus ventralis am oberen Rand und die Fasern des M. obliquus abdominis externus am unteren Rand der 6. Rippe in der Faserrichtung getrennt. Das Periost wird vorsichtig abgelöst, um es später wieder zum Verschluß der Brusthöhle zu gebrauchen. Die Rippe wird nun entfernt. Da beim Hund im Gegensatz zum Menschen das Mediastinum nur unvollständig die Pleurasäcke trennt, muß jetzt die künstliche Beatmung eingeleitet werden. Die Wunde wird gespreizt und der linke Zwerchfellslappen vorsichtig aus der Wunde nach außen verlagert. Die Pleura visceralis wird möglichst geringgradig über der Arterie eingeschnitten. Drei Ligaturen werden um die Arterie gelegt und geknotet. Der Hilus wird etwas gedreht und die V. pulmonalis inferior isoliert und wie die Arterie ligiert. Arterie und Vene werden in der Mitte zwischen den beiden proximalen und der distalen Ligatur durchgetrennt. Dann werden 2 gerade Carmalt-Klemmen auf den Bronchus gelegt, der Bronchus nahe der distalen Ligatur durchschnitten. Mit einfachen Einzelheften und einer fortlaufenden Naht darüber wird der Bronchus-Stumpf verschlossen. Die Pleura visceralis wird zur Bedeckung über Bronchus, Arterie und Vene genäht. Mit 2 Catgut-Heften werden die 4. und 7. Rippe einander genähert. Das Periost wird zum Verschluß der Brusthöhle sorgfältig vernäht. Danach wird mit einer Vakuum-Maschine mit einer großen Nadel der negative Druck im Brustraum wieder hergestellt. Die Muskeln werden schichtweise mit Catgut und die Haut mit Supramid genäht. Jetzt wird die künstliche Beatmung unterbrochen, und das Tier atmet wieder selbst. Für eine Woche werden Antibiotica in hohen Dosen, für 2 Tage Elektrolyte gegeben. Der Zustand des Hundes besserte sich bis zu signifikanten Gewichtszunahmen.

K. Preißler. 6795.

Baasch, Peer; København, Kgl. Veterin.- og Landbohøjskole, Kirurg. Klin. 8-talssutur ved laparotomier hos kvaeg. **(Sutur in der 8-Form bei Laparotomien beim Rind.)** Nord. Veterinärmed. **14** (1962) Nr. 4. S. 291–293. — 2 Abb.

Bei Laparotomien in der Flanke sowie in der Mittellinie zwecks Fixierung des Omentum majus bei linksseitiger Labmagendislokation wendet Vf. die Achternaht an, wobei Peritoneum, Faszie, Muskulatur und Haut in die Naht einbezogen werden. Die Nahtführung wird beschrieben. Die Erfahrung stützt sich auf ungfähr 175 operierte Kühe. E. Lehnert. 6807.

Wintzer, H. J.; Utrecht, Netherlands, State Univ., Animal Surgical Clin. Methods for surgical treatment of bovine abdominal hernias. **(Chirurgische Behandlungsmethoden der Abdominalhernien beim Rind.)** J. Amer. veterin. med. Assoc. **141** (1962) Nr. 1. S. 131–134. — 4 Abb.

Der Nabelbruch kommt beim Rind am häufigsten vor. Er liegt entweder bei der Geburt bereits vor oder er entwickelt sich während der ersten Lebenswochen. Entweder ist die Nabelöffnung zu groß oder der natürliche Verschluß der Nabelöffnung ist durch chronische Nabelentzündung ausgeblieben. Ventralhernien entstehen meist durch Trauma. Innerhalb von 5 Jahren standen 499 Patienten mit Abdominalhernien zur Verfügung. Davon wurde wegen gleichzeitigen Vorliegens eines Nabelabszesses oder einer Nabelfistel, wegen des Alters des Patienten, wegen züchterischer Bedenken, wegen der Art der Hernie oder aus wirtschaftlichen Erwägungen in 76 Fällen von einer Operation Abstand genommen. Die restlichen 423 Tiere wurden nach 3 verschiedenen Methoden behandelt: Bei 64 Tieren wurde der Bruchsack abgebunden, bei 46 Tieren wurde nach Einstülpung des inneren Bruchsackes die Bruchpforte durch Matratzennähte (rückläufige Hefte) aus rostfreiem Stahldraht verschlossen. Dieselbe Prozedur wurde an 129 Patienten mit Nylonnahtmaterial durchgeführt. Schließlich wurde an 184 Patienten eine Nylonnetzimplantation durchgeführt. Bei Patienten mit großer Bruchpforte hat sich die Nylonnetzimplantation als sehr vorteilhaft erwiesen. 184 Tiere wurden nach dieser Methode operiert, davon wurde bei 177 Tieren Heilung erzielt.

O. Dietz. 6810.

Plonait, H.; Hannover, Tierärztl. Hochschule, Klin. für Kleine Klauentiere und Forens. Med., Ambulator. Klin. **Die Operation von Hernien und Samenstrangfisteln beim Schwein und ihre Erfolgsaussichten.** Dtsch. tierärztl. Wschr. **69** (1962) Nr. 10. S. 275–280.
Die Fixation des Patienten erfolgt zweckmäßigerweise hängend an einer Leiter. Eine Narkose ist immer zu empfehlen. Sie erfolgt auch beim Ferkel durch Injektion eines Barbitursäurepräparates in die Ohrvene. Bei der Operation der Hernia inguinalis sucht man den kranialen Schambeinrand auf und führt beidseitig von hier ausgehend einen Hautschnitt über die Leistengegend nach cranial. Nach Freilegung des inneren Bruchsackes wird der Bruchinhalt, ausgenommen der Hoden durch Aufdrehen reponiert und eine doppelte Ligatur dicht am äußeren Leistenring angelegt. Der Proc. vaginalis wird 2 cm distal der Ligatur abgesetzt. – Zur Repositition incarcerierter Hernien wird der Leistenring mit der geknöpften Schere vorsichtig nach cranial erweitert. Meist wird dabei der Proc. vaginalis eröffnet. In diesen Fällen wird nach Reposition der Darmschlingen und Ligatur des Samenstranges samt M. cremaster der innere Bruchsack abgesetzt und der Leistenring mit einigen Diagnonalheften geschlossen. – Schwierig gestaltet sich die Reposition verwachsener Darmschlingen. Hier kann man das Leben des Tieres und die Operationssituation retten, indem man die verwachsenen Darmabschnitte samt anhaftender Tunica vaginalis durch den erweiterten Leistenring in die Bauchhöhle versenkt und gut antibiotisch versorgt. Wird eine Darmresektion notwendig, so schneidet man beide Darmstümpfe schräg an und vereinigt zunächst das Gekröse, um die Situation übersichtlicher zu machen. Dann führt man die End-zu-End-Anastomose mit doppelter Lembertnaht aus dünnem Catgut durch. – Bei Samenstrangfisteln und -abszessen bis zu Hühnereigröße scheint es gerechtfertigt, einen Versuch zur konservativen Behandlung zu machen. Die Injektion von etwa 1 Mill. E. einer öligen Penicillin-Streptomycinsuspension in Form von 5–10 Depots in die veränderten Teile des Samenstranges bringt den Prozeß oft zum Stehen. Die Operation bzw. Exstirpation des veränderten Samenstrangstumpfes erfolgt nach spindelförmigem Hautschnitt. – Nabelbrüche können bei weiblichen Schweinen, und wenn die Bruchpforte nicht größer als zwei Finger ist, mittels einer elastischen Ligatur sicher behandelt werden. Zur Behandlung von Nabelbrüchen mit großen Bruchpforten und bei allen Nabelbrüchen männlicher Schweine hat sich die Implantation eines aus Perlongarn gehäkelten weitmaschigen Netzes bewährt. O. Dietz. 6810.

Sattler, H.-G.; Bad Langensalza/Thür., Bezirkstierklin. **Betrachtungen zur Frage des mechanischen Ileus bei Rind und Pferd.** Mh. Veterinärmed. **17** (1962) Nr. 15. S. 610–618.
Das klinische Krankheitsbild des akuten mechanischen Darmverschlusses beim Rind wird geschildert. Von entscheidender Bedeutung für die Erkennung eines mechanischen Ileus ist die rectale Untersuchung. Die Verschlußstelle läßt sich meist als derber Zylinder mit manchmal relativ tief eingezogenen Falten oder als kindskopfgroße Darmknolle fühlen und löst beim Betasten Schmerzen aus. Etwa 1–2 Tage nach Beginn der Erkrankung kommt es infolge der eintretenden Intoxikation zur wahrnehmbaren Schädigung des Kreislaufes. Steigt die Pulsfrequenz über 100, so ist diese Feststellung mit ein Zeichen dafür, daß baldmöglichst operiert werden muß. Einer akuten als auch der

seltener vorkommenden subakuten Verlaufsform eines mechanischen Ileus ist gemein, daß eine medikamentelle Therapie unwirksam bleibt. Differentialdiagnostisch kommen in Frage: Überladungen der Vormägen mit festen Futtermassen bzw. Ansammlung größerer Gas- und Flüssigkeitsmengen, traumatische Indigestionen, Labmagenverlagerungen und -verdrehungen, Blinddarmerweiterungen und -drehungen, Gebärmutterverdrehungen, beginnende Aborte und die diffuse exsudative Peritonitis. Präoperative Vorbereitung und postoperative Therapie sind besonders zu beachten. Nach dem Auftreten eines mechanischen Ileus vollzieht sich eine teilweise Entgleisung des Stoffwechsels. So wurden u. a. Hyperglykämie, Hypoglykämie, Acetonämie, Alkalose, Acidose und Hypochlorämie beobachtet. Zwecks Bekämpfung der Stoffwechselstörungen wurden prä- und postoperativ je nach Bedarf und vorliegendem Befund Kochsalz-, Natriumbicarbonat- und Traubenzuckerlösungen, letztere gegebenenfalls in Kombination mit 2 E. Insulin auf 2 g Dextrose, ACTH oder Cortison, Kreislauf- und Leberschutzmittel verabreicht. Der Operationsablauf wird aufgezeichnet. Resektionen bis zu 2,60 m Länge wurden mit Erfolg vorgenommen. Zur Vorbeuge von postoperativen Verklebungen hat sich die intraabdominale Applikation von angewärmtem, sterilisiertem, artgleichem Fett, die lokale Anwendung von Nebennierenrindenhormonen bzw. allgemein von ACTH und auch die Applikation der öligen Lösungsmittel der Antibiotica bewährt. Von 14 Tieren, die an einer Invagination litten, wurden 9 geheilt; von 2 Tieren, die an Volvulus erkrankt waren, wurde ein Tier geheilt; schließlich wurde ein weiterer Patient mit einer Obstipation infolge einer Stenose nach operativer Therapie geheilt aus der Klinik entlassen. — Beim mechanischen Ileus des Pferdes wird der Stoffwechsel schneller in Mitleidenschaft gezogen als beim Rind. Von insgesamt 43 operierten Pferdepatienten wurden 21 geheilt und 22 nicht geheilt. Dabei lag 17mal ein mechanischer Ileus (Obstipation, Volvulus, Incarceration, Invagination) im Bereich des Dünndarmes und 26mal ein solcher im Bereich des Dickdarmes vor (Caecumobstipation, Torsio coli, Obstipatio coli). Von diesen 43 Patienten wurden 32 durch Flankenschnitt stehend im Vinsot operiert. Hinsichtlich der Adhäsionsprophylaxe wurde wie beim Rind verfahren. O. Dietz. 6812.

Johnston, D. E.; Hamilton, Victoria. The diagnosis and surgical treatment of an intestinal obstruction in several cows and a horse. **(Diagnose und chirurgische Behandlung des Darmverschlusses bei mehreren Kühen und einem Pferd.)** Austral. veterin. J. 38 (1962) Nr. 5. S. 294–298.

Durch bestimmte Weidepflanzen, wie sie in Australien vorkommen (*Romulea bulbocodium*), und speziell durch die Aufnahme der Blätter dieser Pflanzen kam es bei Rindern und einem Pferd zu einer Art von Bezoarbildung. Dies wiederum führt zu einem Darmverschluß beim Pferd und zum Teil auch bei einigen Rindern, während andererseits der Verschluß bei Rindern auch im Pylorusteil des Labmagens erfolgte. Bei den Rindern wurden dadurch die klinischen Symptome, wie sie bei dieser Tierart bei der Invagination bzw. der Labmagendilatation bekannt sind, ausgelöst. Beim Pferd kam es zu Kolikerscheinungen, wie sie bei der Kleincolonverstopfung vorkommen. Die Erkrankung wurde bei 20 Rindern bisher beobachtet, 6 Rinder wurden operativ behandelt, von diesen genasen 3. Die Laparotomie erfolgte in der rechten Flanke unter Lokal- bzw. Leitungsanästhesie. Nach Enterotomie wurden die vorhandenen Bezoare entfernt. Beim Pferd wurde linksseitig laparotomiert und analog weiterverfahren. Der Eingriff am Pferd wurde am gelegten Patienten in Thiopental-Narkose vorgenommen. Neben einer lokalen und allgemeinen antibiotischen Nachbehandlung wurde eine Antischocktherapie durchgeführt; auch das operierte Pferd genas vollständig.

O. Dietz. 6812.

Vasko, K. A. und Keeler, R. F.; Bozeman, Montana Agric. Exp. Stat. A surgical technique useful in experimental urolithiasis studies. **(Eine chirurgische Eingriffsmöglichkeit, die für experimentelle Untersuchungen bei der Urolithiasis benutzt werden kann.)** Amer. J. veterin. Res. **23** (1962) Nr. 95. S. 875–878.
Bei 6 zehn Mon. alten Jungbullen wurde unter Allgemeinnarkose eine Laparocystotomie durchgeführt, wobei verschiedene Materialien in die Blase verbracht wurden. Durch die Untersuchungen wurde festgestellt, daß es beim Rind andere Faktoren als hohe Silikonkonzentrationen sein müssen, die zur Urolithiasis führen. In den Experimenten wurde die Silikonexkretion um das Fünffache erhöht. Durch Stilboestrolinjektionen in hohen Dosen konnte der Mukoproteinspiegel nicht erhöht und damit die Harnsteinbildung stimuliert werden. Die Operationstechnik zur Implantation der verschiedenen Materialien wird an Hand von 5 Abbildungen demonstriert. Die Implantate wurden 6 Wochen danach durch erneute Cystotomie entfernt.
O. Dietz. 6815.

Schlaaff, S.; Leipzig, Karl-Marx-Univ., Klin. und Poliklin. für Kleine Haustiere. **Zur Urolithiasis des Hundes.** Mh. Veterinärmed. **17** (1962) Nr. 17. S. 696–701.
Ein Harnstein ist niemals aus homogenem Material zusammengesetzt. Als äußere Faktoren, die für eine Steingenese verantwortlich gemacht werden, sind geographische, geologische, hydrographische, klimatische und alimentäre Einflüsse zu nennen. Jede Infektion und Entzündung der Harnwege erhöht die Neigung zur Bildung besonders von Phosphatsteinen. Neben vorhandenen Schutzkolloiden liegt der Hauptschutz des Körpers gegen die Harnsteinbildung im raschen Ablaufen des Harnes, in der Unbenetzbarkeit der Schleimhaut sowie in der Konstanz des Harn-pH. Am Beginn der Steinentstehung steht immer ein kolloidchemischer Vorgang. Im Gegensatz zum Menschen, bei dem meistens der obere Teil des Harnapparates vom Steinleiden betroffen ist, kommen beim Hund die Harnsteine häufiger in Harnblase und Harnröhre vor. Bestehen bei Vorhandensein von Harnsteinen Symptome, so sind sie auf mechanische Druckwirkung und dadurch hervorgerufene sekundäre Entzündungen zurückzuführen. Ist nur ein unbeweglicher Nierenstein vorhanden und der Prozeß aseptisch, so werden Beschwerden meist nicht wahrgenommen. Mehrere bewegliche und kantige oder rauhe Steine bewirken Verletzungen der Niere, die zeitweilig zu Harnzwang und Hämaturie führen können. Durch einen abgehenden oder auch sehr großen Stein kann der Ureter verlegt werden; das führt zur Harnstauung, Hydronephrose und manchmal durch reflektorische Reizung der anderen Niere zur Anurie mit darauffolgender Urämie. Bei der Nephrolithiasis kommt dem Harnbefund eine besondere Bedeutung zu. Das Pressen auf die entleerte Harnblase wird bei Blasensteinen als eines der markantesten Symptome bezeichnet. Die Diagnose des Harnsteinleidens dürfte heute auf keine Schwierigkeiten mehr stoßen, eine Ausnahme bilden die Nierensteine. Eine Bestimmung des Rest-N oder der Harnstoffwerte im Blut muß bei allen steinverdächtigen Patienten gefordert werden; dies gestattet einen Einblick in die Gesamtfunktion beider Nieren. — Das Röntgenbild leistet gute Dienste zur Bestimmung der Zahl und genauen Lokalisation von Blasen- und Harnröhrensteinen. Das Absorptionsvermögen für Röntgenstrahlen und somit auch die Intensität des Steinschattens hängt von der Dichte und dem Atomgewicht der Steine ab. Bei allen Fällen von Urolithiasis soll das gesamte Harnsystem auf dem Röntgenbild dargestellt werden. Die Ausscheidungsurographie stellt die Hohlräume des Harnapparates dar, wie Nierenbecken, Harnleiter und -blase. Zur Darstellung der Blasensteine eignet sich besser die Verwendung eines negativen Kontrastmittels, wie z. B. Luft, zur Hervorhebung von kontrastarmen und kleinen

Steinen. Nieren und Harnleiter können durch ein Pneumoperitoneum bzw. Pneumoretroperitoneum deutlicher dargestellt werden. – Bei kleineren Harnröhrensteinen kann der Versuch unternommen werden, einen Steinabgang mit Hilfe von Hyaluronidase zu erreichen. Als Operationsverfahren kommen in Frage: die Urethrotomie, die Harnentleerungsfistel, die Laparo-Cystotomie, die Pelviolithotomie, die Nephrolithotomie und die Nephrektomie. Nach der operativen Entfernung muß man alle Faktoren berücksichtigen, die zu einer erneuten Steinbildung und damit zu einem Rezidiv führen. Es wird eine direkte Zufuhr von Schutzkolloiden bzw. eine Anregung der Eigenproduktion solcher Schutzkolloide (Hyaluronidaseapplikation) und eine entsprechende Diät auf Grund einer chemischen Untersuchung der Harnsteine empfohlen. O. Dietz. 6815.

Miyazawa, S.; Agric. Mutual Aid Assoc., Shizuoka Prefectural Federation. Surgical treatment of habitual prolapse of the vagina in dairy cows. **(Chirurgische Behandlung des habituellen Scheidenvorfalles bei Milchkühen.)** J. Japan veterin. med. Assoc. **15** (1962) Nr. 4. S. 132–136. – Orig.: jap., Ausz.: engl.

Es wird eine neue operative Methode zur Behandlung des Scheidenvorfalles bei Kühen beschrieben. Die vorgefallene Scheide wird ventral in querverlaufender Richtung in der Mitte zwischen Orificium uteri ext. und der Urethralöffnung eingeschnitten. Das lockere Binde- und Fettgewebe werden losgetrennt. Dann wird ein längerer dicker Seidenfaden von der einen Seite der Wunde tief eingeführt, an der Sehne des Schambeines fixiert und dann auf der anderen Seite der Schnittwunde nach außen gezogen. Die Harnblase wird an beiden Seiten durch den Faden fixiert. Danach wird die Wunde verschlossen, und die beiden Fadenenden werden vorsichtig angezogen und verknotet. Somit wird ein erneuter Vorfall der Harnblase vermieden. Bisher wurden vom Vf. 16 Fälle nach dieser Methode komplikationslos operiert.
H.-J. Kuller. 6820.

Kästner, R.; Leipzig, Karl-Marx-Univ., Inst. für Huf- und Klauenkunde. **Der Rinderbehandlungsstand für Bullen.** Tierzucht **16** (1962) Nr. 4. S. 153–156. – 6 Abb.

Infolge Mangels an Pflegepersonal werden in der Landwirtschaft insbesondere die mit körperlichen Anstrengungen verbundenen Arbeiten oft vernachlässigt. Hierzu gehört auch die Klauenpflege bei Bullen, leider auch bei Altbullen der Besamungsstationen. Die Versuche der Stationen, mit Hilfe eines Zwangs- oder Notstandes die Verrichtung dieser Arbeiten zu gewährleisten, sind daher berechtigt. Leider weisen die bisher in Gebrauch befindlichen Zwangsstände beträchtliche Mängel auf, weshalb das Institut für Huf- und Klauenkunde an der vet. med. Fakultät Leipzig einen neuen Rinderbehandlungsstand konstruierte. Dieser sollte durch eine neue Art der Fixierung des gesamten Tieres und einzelner Körperteile die entsprechenden Arbeitserleichterungen verschaffen. Die Arbeitsproduktivität wird hierdurch erhöht und dem Gesichtspunkte des Arbeitsschutzes besser Rechnung getragen. Der Rinderbehandlungsstand besteht aus einem Rohrrahmen mit 4 Standsäulen, die oben diagnonal verbunden sind. Durch ein an den vorderen Standsäulen angebrachtes schwenkbares Kopfgatter und einen in 3 verschiedenen Abständen arretierbaren hinteren Querholm kann die Standlänge bis zu 50 cm verändert werden. Die lichte Weite beträgt 80 cm und ist durch Einhängen von Zusatzlängsholmen bis um 12 cm einzuengen. Die Ausweichmöglichkeiten nach der Seite und in der Längsrichtung werden dadurch vermindert. Die Fixierung am Kopf, das Anheben der Vordergliedmaße, die Befestigung des Vorderfußes mit der Lederspannschelle, das Hochheben der Hintergliedmaße durch das Hebelaggregat bei Anbringung eines Kotschutzes und die Verwendung der Zusatzlängsholme bei schmaleren Jungbullen sind durch 6 Abbildungen und textliche Erläuterungen eingehend demonstriert.

H. Busse. 6872.

Diekmann, A. und Smidt, D.; Göttingen, Univ., Inst. für Tierzucht und Haustiergenetik. **Transportabler Zwangsstand für Schweine.** Dtsch. tierärztl. Wschr. **69** (1962) Nr. 10. S. 282–283. – 2 Abb.

Der Zwangsstand besteht aus einem fahrbaren Transportkasten mit verstellbarer Seiten- und Rückwand. Die Länge des Kastens beträgt 1,50 m, kann aber in Abständen von 10 cm beliebig eingestellt werden. Die Breite ist von 20–40 cm veränderlich. Beide Seitenwände sind aus teleskopartig ineinandergreifenden Rohren höhenverstellbar. Die Türen sind schwenkbar zu öffnen. Von den vier Rädern sind zwei auf einer Achse, zwei auf Schwenkrollen montiert. Die Fixation der Tiere erfolgt mit Hilfe einer Oberkieferschlinge. Das beschriebene Gerät hat sich seit drei Jahren als vielseitiges Hilfsgerät in der Schweinezucht bewährt. O. Dietz. 6872.

Gruner, J.; Wittenberg Lutherstadt, Bezirkstierklin. **Beitrag zum medikamentellen Niederlegen des Pferdes mit „Succicuran".** Mh. Veterinärmed. **17** (1962) Nr. 17. S. 681–683.

226 Pferde wurden medikamentös mit Succinylcholinchlorid (Succicuran) niedergelegt. Als günstige Wirkungsdosis wurde in 60 Versuchen bei Misch- und Warmblutpferden 0,15 mg Succicuran je kg Kgw., bei Kaltblutpferden eine Dosis von 0,12 mg je kg Kgw. ermittelt. Ohne Bedenken kann am mit Succinylcholin niedergelegten Pferd eine Narkose eingeleitet werden. Die Anwendung von Succicuran erfolgte zunächst genau nach dem Gewicht des Pferdes. Bei späteren Anwendungen verließ man sich auf die in der Praxis übliche Gewichtsschätzung. Trotzdem wird schließlich zur Vermeidung eines länger andauernden Atemstillstandes empfohlen, Succicuran genau nach Gewicht zu dosieren. Pferde mit Herz- und Kreislaufstörungen sind vom medikamentösen Niederlegen auszuschließen. Auftretende Atemlähmungen infolge individueller Überempfindlichkeit sind bei genauer Dosierung von so kurzer Dauer, daß keine künstliche Beatmung durch Intubation gefordert werden muß. Eine kurzdauernde künstliche Beatmung ist beim Pferd ohne Schwierigkeit durch rhythmische Kompressionen des Thorax durchzuführen. In der tierärztlichen Praxis scheint das medikamentöse Niederlegen mit Succinylcholin mit den gleichen Risiken behaftet wie das Niederlegen mit Chloralhydrat. Geprüft werden muß, ob unter Prämedikation von Chlorpromazin gewisse Komplikationen (Angstgefühle, Stresswirkung) beseitigt werden können.

O. Dietz. 6874.

Fritsch, R.; München, Chirurg. Univ.-Tierklin. **Zur Narkoseindikation bei kleinen Haustieren.** Kleintier-Prax. 7 (1962) Nr. 3. S. 55–61. – 2 Tab.

Der Kleintierpraktiker soll infolge starker rassebedingter Unterschiede in Größe, Temperament und Empfindlichkeit die Narkoseformen nach individuellen Bedürfnissen der Patienten vielseitig variieren können. Zur Schmerzausschaltung stehen entweder die Lokalanästhesie, meist zusätzlich mit einem Beruhigungsmittel, oder die Allgemeinnarkose zur Verfügung. Bei der Wahl eines Narkoseverfahrens für einen bestimmten Patienten sollen folgende Punkte erwogen werden: a) Allgemeinzustand. Es sollen keine erkrankten Organsysteme besonders belastet werden. b) Alter. Infolge Kreislauflabilität und chronischer Organschäden ist bei alten Patienten die steuerbare Inhalationsnarkose vorzuziehen. Eine gute Sedation soll vor Zwangsmaßnahmen besonders cardiale Schädigungen verhindern. c) Rasseneigentümlichkeit; die Hunderassen reagieren sehr unterschiedlich auf bestimmte Narkose- und Beruhigungsmittel (z. B. Polamivet). d) Art, Dauer und Ort des operativen

Eingriffs haben entscheidenden Einfluß auf die Betäubungsart. c) Technische Einrichtung, personelle Verhältnisse in der Praxis und persönliche Erfahrung und Übung des Narkotiseurs werden im letzten den Ausschlag geben. Bei Lokalanästhesie ist i. d. R. eine vorherige Sedation notwendig. Die hohe Epiduralanästhesie ist bei kreislaufkranken Patienten wegen der Blutdrucksenkung gefahrvoll. Der analgetische Dämmerschlaf mit Phenothiazinderivaten läßt sich für oberflächliche Eingriffe und diagnostische Maßnahmen verwenden und mit Lachgas, Halothan, Aether und Thiobarbituraten zur Vollnarkose vertiefen. 2 Tabellen geben die 1961 ausgeführten 1250 Schmerzausschaltungen beim Hund und 106 bei der Katze, aufgegliedert nach Operationsgegend und Narkoseverfahren, wieder. H. Trolldenier. 6876.

Prieur, W. D.; Duisburg. **Die Inhalationsanaesthesie in der Kleintierpraxis.** Kleintier-Prax. 7 (1962) Nr. 3. S. 61–70. – 4 Abb., 1 Tab.

Bei allen größeren Eingriffen und Operationen mit Risiko zieht Vf. die Inhalationsnarkose vor; in den letzten 2 ½ Jahren wurden ca. 400 Intubationsnarkosen ausgeführt. Nach Diskussion der Systeme der Narkoseapparate (halb offen – geschlossen, Kreislauf-, Pendelsystem) wird das Pendelsystem wegen geringen Ausatemwiderstandes und kleinen Totraumes bevorzugt und auf das kostspielige Kreislaufsystem verzichtet. Das vom Vf. entwickelte Gerät besteht aus der Sauerstoff-Flasche, Reduktionsventil mit Druckmesser, Durchströmungsmesser, Feinregelventil und Aethersprudler; zum halboffenen System werden ein Stephen-Slater-Ventil und Atembeutel, zum geschlossenen Pendelsystem (To-and-Fro) für Hunde ab Cocker-Größe Atembeutel, CO_2-Absorber und Anschlußstück mit Überdruckventil benutzt. Das Gerät kostet ohne Pendelzusatz mit Zubehör 450–500 DM. Die Prämedikation vor der Intubation soll die Erregung des Tieres während der Operationsvorbereitung ausschalten, Narkosemittel einsparen und die Intubation erleichtern. Zur Dämpfung eines erhöhten Vagustonus mit der Gefahr einer Bradykardie wird in jedem Falle Atropinum sulfuricum 0,05 mg/kg injiziert. Die Prämedikation erfolgt mit Phenothiazinen, Ultrakurzbarbituraten, Dolantin oder Polamidon. Die Technik der Intubation bei 3 Möglichkeiten der kombinierten Prämedikation, die Narkoseeinleitung und Narkoseverlauf im halboffenen und im Pendelsystem werden ausführlich dargestellt. H. Trolldenier. 6876.

Teunissen, G. H. B.; Utrecht, Rijks Univ., Fac. der Diergeneeskunde, Klin. voor Kleine Huisdieren. **Anästhesiemethodik bei Thoraxchirurgie.** Kleintier-Prax. 7 (1962) Nr. 3. S. 70–73. – 1 Tab.

Die seit 1948 an der Klinik gut bewährte Technik wird im einzelnen beschrieben. Die Endotrachealnarkose wird im geschlossenen System durchgeführt, zum Intubieren erfolgt die Fixation der Epiglottis oder es wird der Kehlkopfspiegel nach Longworth gebraucht. Die Auswahl der Prämedikation hängt stark von der Einstellung des Operateurs ab, Morphin 1,5–2 mg/kg wird trotz des Erbrechens in der Regel benutzt, bei Kontraindikationen werden Eukodal, Pethiden, Polamidon, nicht dagegen Polamivet verwendet. Atropinsulfat als $^1/_{20}$ der Morphindosis ist ebenfalls erforderlich. Eine Stunde nach der Prämedikation wird die Anästhesie mit Kemithal, 30–40 mg/kg i.v., begonnen. Bei negativem Cornealreflex wird intubiert. Für die weitere Operation wird reiner Sauerstoff gebraucht, der einen Zustand der Apnoe erzeugt. Flacht die Narkose ab, führt man dem Sauerstoff Aether oder Trichloraethylen zu. Nur bei Kontraktion der Atemmuskeln, insbesondere des Zwerchfells, ist d-Tubocurarin angebracht (0,5–0,3 mg/kg). Setzt die Atmung nach Schließung des Thorax nicht ein, so wird das Atemzentrum durch Megimid (Bemegride) gereizt. Die Tabelle veranschaulicht Indikationen, Ergebnisse und Befund von 100 Thoraxoperationen während der letzten 11 Jahre.

H. Trolldenier. 6876.

Lettow, Ellen und Dienemann, Ortrud; Berlin-Dahlem, Univ., Klin. und Poliklin. für Kleine Haustiere. **Beitrag zur Anwendung der lumbosacralen Extraduralanästhesie beim Hund. 1. Mitt. Erfahrungen an Klinikpatienten.** Kleintier-Prax. 7 (1962) Nr. 3. S. 73–79. — 7 Abb., 29 Lit.
2015 Extraduralanästhesien innerhalb von 9 Jahren führten vor oder während der Operation bei 7 (0,3%), im Verlaufe des Operationstages bei 10 (0,5%) Hunden zum tödlichen Ausgang. Einen Tag p. op. verstarben 29 (1,4%), vom 2. bis 8. Tag 82 (4,1%). Infolge der höchstens 4 Std. dauernden Anästhesie wird man nur die am Operationstag erfolgten Todesfälle in den direkten Zusammenhang mit der Extraduralanästhesie bringen können (0,8%). In jedem Falle erfolgte die Injektion mit 2%iger Procainlösung mit Sperrkörper sehr langsam in 1–3 Min., die Injektionsmenge konnte um 1/4 bis ½ der im Dosierungsschema von Frey vorgesehenen Mengen verringert werden. 1677 Hunde erhielten vor oder nach der Extraduralanästhesie Sedativa (Polamidon, Polamivet, Megaphen, Combelen), 338 ruhige oder geschwächte Hunde blieben ohne Sedation. Der Prozentsatz der Todesfälle zwischen beiden Gruppen ist an den ersten beiden Tagen nicht signifikant verschieden hoch. 59,9% (1208) der Lumbosakralanästhesien wurden bei Laparotomien ausgeführt, von denen bei der Operation und am Operationstag 15 Hunde nur bei Pyometra, intraabdominalem Tumor und Probelaparotomien verstarben. Ein reversibler Kollaps trat in 5 Fällen (0,2%) auf; Spätschäden konnten bei 12 (0,6%) Tieren, von denen 7 getötet wurden, nach 7–25 Tagen als Paresen oder Paralysen beobachtet werden. Von 6 ausgeführten Sektionen zeigten 4 möglicherweise auf Lumbosakralanästhesien zurückzuführende Befunde. H. Trolldenier. 6876.

Niemand, H. G. und Niemand, S.; Mannheim; Stuttgart. **Schmerzausschaltung in der Praxis.** Kleintier-Prax. 7 (1962) Nr. 3. S. 53–55.
Die Wahl des Verfahrens zur Schmerzausschaltung hängt in der Praxis von der Zahl der Hilfspersonen, Gesundheitszustand und Lage des Operationsgebietes ab. Neue Handwaschmittel (Rapidosept, Tegopräparate) und Morphinantagonisten (Lorfan) geben weitere Erleichterungen bei Operationen. Zur Narkose wird Thiogenal, beim Hund und bei der Katze mit Prämedikation von Combelen (Hund: 0,1–0,2 mg/kg 15–30 Min. vor der Narkose; Katze: 0,6–1,0 mg i.p.) empfohlen. Thiogenal wird bis zum Erlöschen des Lidreflexes beim Hund (0,2–0,3 ml/kg i.v.), bei der gesunden Katze 90 mg/kg, bei der geschwächten 60–80 mg/kg i.p. nach einem Neuroplegicum gegeben. Bei der Narkose mit Pentothalnatrium, Trapanal, wird die Dosis niedriger gewählt. Zur Analgesie werden Neuroplegica der Phenothiazinreihe, z. B. Megaphen und Combelen, verwandt. Auch bei kleinen Eingriffen ist ein Lokalanästheticum oder Analgeticum (Eukodal, Methadon) ratsam. Durch die adreno- und parasympathicologische Wirkung der Neuroplegica werden während der Operation lebensbedrohende reflektorische Fehlschaltungen des vegetativen Nervensystems ausgeschaltet, aber auch alle kreislaufwirksamen Medikamente sind mit Ausnahme des Noradrenalin unwirksam. Von den morphinähnlich wirkenden Analgetica werden heute vorwiegend nur noch Polamidon, Polamivet und Jetrium gebraucht, die möglichst mit einem Neuroplegicum kombiniert werden. Die Lokalanästesie ist die bei weitem ungefährlichste Art der Schmerzausschaltung. Dem Betäubungsmittel soll immer ein Sperrkörper zur Unterdrückung der Resorption zugesetzt sein. Als weitere Hilfsmittel werden Muskelrelaxantien, Ganglienblocker und Hyaluronidase genannt. In der Praxis wird man vorwiegend die Kombination von Neuroplegica und Analgetica in Verbindung mit der Lokalanästhesie verwenden.
H. Trolldenier. 6876.

Schmidtke, Dorothee und Schmidtke, H.-O.; Karlsruhe. **Zur Aethernarkose bei Katzen mit der Narkosezelle.** Kleintier-Prax. 7 (1962) Nr. 3. S. 89–92. — 4 Lit. Zus. in Engl.

Bei über 1000 Aethernarkosen in der Narkosezelle mit kleinen oder größeren Eingriffen, wie Kastration, Laparotomien, Osteosynthesen, verstarb in 10 Jahren nur eine Katze. Jedoch sollen folgende Hinweise beachtet werden. Der ältere, kleinere Narkosekasten von Hauptner ist praktischer, da er nur die Hälfte Aether verbraucht, die notwendige Dampfspannung des Aethers schneller erzeugt und die Bewegungsfreiheit und damit Excitationssteigerung verhindert. Um pränarkotische Excitationen zu vermeiden, sind Katzen mit größter Ruhe aus ihrem geschlossenen (!) Behälter im Brustgriff (nicht im Nackengriff) zu heben und mit den Hinterbeinen zuerst in den Narkosekasten sinken zu lassen. Bis zur Toleranz hat sich die Umwelt still und bewegungslos zu verhalten. Der Aether (ca. 16 ml) wird über eine der Glasflächen zur schnellen Verdunstung gespritzt, das Tier soll wegen des Reizes der Verdunstungskälte nicht getroffen werden. Im Regelfall verbleibt die Katze nach dem Zusammensinken noch ca. 2 Min. in der Zelle unter Beobachtung. Bei längeren Eingriffen muß nach Wirkung nachdosiert werden, bei der Ovariektomie i.d.R. 4 ml. Atemstillstände treten vor der Muskelentspannung nach einem Excitationsstadium (reflektorischer Atemstillstand) oder nach der Muskelentspannung auf. Im ersten Fall beginnt i. d. R. die Atmung nach wenigen Sekunden durch CO_2-Anstieg oder ist auch, wie im zweiten Falle durch Hin- und Herneigen des Kastens anzuregen. Wenn nötig, kann die entspannte Katze durch Thoraxkompression beatmet werden. H. Trolldenier. 6876.

Zedler, W.; München, Univ., Chirurg. Tierklin. **Narkose der Vögel.** Kleintier-Prax. 7 (1962) Nr. 3. S. 99–100. 102–103. – 2 Abb., 20 Lit.
Zur Sedierung von Hühnern wird Serpasil (Rauwolfia), 5 ml pro 1500 g/Kgw. i.m. empfohlen. Die Somnolenz mit geschlossenen Augen und hängenden Flügeln hält länger als einen Tag an. Tranquillizer wie Megaphen, Combelen, Decentan sind bei Vögeln sogar in 10facher Dosierung ohne Wirkung. α-Chloralose erwies sich oral als unsicher und gefahrvoll, ebenso ist die Lokalanästhesie mit Tutocain für längere Eingriffe abzulehnen. Infolge schneller Resorption treten rasch toxische Erscheinungen auf. Die Inhalationsnarkosen sind infolge des komplizierten Respirationssystems mit mindestens zweimaliger Berührung der Atemluft mit der Respirationsfläche gefährlich. Aether eignet sich gut zur Kurznarkose, bei längerer Anwendung kommen Todesfälle oft noch nach 1–2 Tagen vor. Halothan-O_2-Inhalationsnarkose führte innerhalb ½ Min. zu einer längeren, steuerbaren Narkose bei Schwänen. Die i.v. Narkose ist wegen der Technik bei kleinen Vögeln nicht ausführbar, die orale oder rectale mit Chloralhydrat oder Rectidon ebenfalls nicht zu empfehlen. Zur Narkose kleiner Vögel haben sich Equi-Thesin und Sedax, Kombinationspräparate von Chloralhydrat, Magnesiumsulfat und Pentobarbitalnatrium gut bewährt. Equi-Thesin ergibt in der Dosierung von 2,75 ml/kg i.m. eine Toleranz von 20 Min. Die narkotische Breite ist sehr gering, die Dosierung ist bei geschwächten Vögeln zu erniedrigen. Narcoren ergab bei starker Verdünnung (10 mg auf 1 ml Wasser) in der Dosis von 5 ml/kg bei Spatzen und Hühnern eine unsichere Wirkung (45% Fehlresultate). Presuren dagegen rief bei relativ wenig Wirkungsschwankungen und großer narkotischer Breite eine brauchbare Narkose für 45 Min., besonders bei Hühnern, hervor. Es wird in 2,5%iger Verdünnung in der Dosierung von 3 ml/kg i.p. injiziert.
H. Trolldenier. 6876.

Klímeš, B.; Brno, Intern. Klin. Veterin. Fak. VŠZ. Anestézie kuřat a kachen thiopentalem. **(Anästhesie bei Hühnern und Enten mit Thiopental.)** Veterin. Časopis **11** (1962) Nr. 2. S. 174–176. – 9 Lit. Zus. in Russ., Dtsch.
Vf. führt Erkenntnisse an, die er bei Küken und Enten durch Anästhesieversuche mit Thiopental gewonnen hat; das Mittel ruft nach i.p., i.m. und i.v. Applikation bei diesen Tieren Schlaf und Anästhesie hervor. Die stärkste Wirkung übte die i.v. applizierte Gabe von 20–25 mg/kg Kgw. bei Küken und

25–28 mg/kg Kgw. bei Enten. Um die gleiche Wirkung zu erzielen, brauchte man bei der i.m. Applikation viermal, bei der i.p. Applikation dagegen sechsmal so große Gaben. F. Nádvorník. 6876.

Jaksztien, Kl.-P.; Berlin-Friedrichshain, Staatl. Poliklin. für Kleine Haustiere. **Über die Verwendung von Chloraethyl und von ASID 60 als Kälteanaestheticum.** Kleintier-Prax. 7 (1962) Nr. 3. S. 97–98. – 2 Lit.
Chloraethyl (Aether chloratus) besitzt als Kälteanaestheticum einen relativ hohen Siedepunkt bei 12,2 °C, während er bei ASID 60 um 25,7° tiefer, bei – 13,5 °C liegt. Dadurch beginnt schon bei Spraybeginn von ASID 60 das Gefrieren der oberflächlichen Schichten, während Chloraethyl nicht so rasch verdampft und daher ablaufen kann. ASID 60 besteht aus einem Gemisch von 30% Dichlordifluormethan und 70% Dichlortetrafluoraethan und ist im Gegensatz zum Chloraethyl nicht explosibel, wodurch es auch bei elektrochirurgischen Maßnahmen verwendbar ist (Abtragen von Papillomen). Die Gefahr des Setzens von Frostschäden ist bei ASID 60 möglich, sie muß durch Beobachtung der Oberfläche vermieden werden. Die Indikationen wie Abtragen von Hauttumoren, Warzenentfernung, Incisionen, bioptische Entnahmen konnten für die Kleintierpraxis bestätigt werden.
H. Trolldenier. 6888.

Willgerodt, W., Hüper, M., Zweiniger, J., Klimpel, K. und Burkhardt, G.; Leipzig, Wiss.-Techn. Zentrum „Medizinmechanik"; Dresden, TU, Inst. für Allg. Elektrotechn.; Inst. für Exp.-Physik; Leipzig, Karl-Marx-Univ., Klin. für Herz- und Gefäßchirurgie; Dresden, Med. Akad. „Carl Gustav Carus", Chirurg. Klin. **Über die Ursache von Explosionen bei der Aethernarkose.** Dtsch. Gesundheitswes. **17** (1962) Nr. 38. S. 1609–1618.
Gelegentlich wird über Explosionsunfälle im Operationssaal berichtet. Derartige Unfälle finden nur dann statt, wenn die Narkose mit einem explosiblen Gasgemisch, etwa Aether-Sauerstoff, durchgeführt wird. Als Ursache dieser Explosionen betrachtet man elektrische Funken, die in dem Aether-Sauerstoff-Gemisch zwischen zwei voneinander isolierten Orten überschlagen und dabei dieses Gemisch zünden können. Einige elektrostatische Gefahrenquellen im Operationssaal, insbesondere am Narkosegerät und an den im Saal arbeitenden Personen, werden aufgezeigt. Es ist wichtig, die Größe des Fußbodenwiderstandes der Operationssäle zu kennen. Der größte, bei entsprechenden Untersuchungen festgestellte Widerstandswert betrug mit 300×10^6 Ohm das Dreihundertfache des zulässigen Maximalwertes. Die Einzelteile des Narkosegerätes müssen einen kleinen elektrischen Widerstand haben. Von besonderem Interesse sind dabei die Gummiteile des Narkosegerätes. Es empfiehlt sich, nur geprüfte, antistatische Gummiteile zu verwenden. Eine besondere elektrostatische Gefahrenquelle sind Operationshandschuhe, deren elektrischer Widerstand größer als 10^{12} Ohm ist. Es besteht die Möglichkeit, daß sich auf den Handschuhflächen große Ladungsträgerkonzentrationen bilden. Das Tragen von Operationshandschuhen sollte vor allem bei der Bedienung des Narkosegerätes vermieden werden. Elektrische Ladungsträger können auch in Entfernung vom Gerät entstehen und an das Gerät herangetragen werden. Reibungsvorgänge, die sich bei Bewegung von Personen am Schuhwerk abspielen, können zu hohen statischen Spannungen führen. Die gebräuchlichen Gummischuhe stellen wegen ihres großen Widerstandes bei Reibungsvorgängen eine weitere große elektrostatische Gefahrenquelle dar. – Experimentell werden Aether-Sauerstoff-Gemische mittels elektrischer Funken gezündet. Die Funken werden durch Entladen von Hochspannungskondensatoren verschiedener Größe erzeugt. Schließlich wurden die durch Reibungsvorgänge bei der Bewegung von Personen entstehenden statischen Spannungen in das Zündvolumen geführt. – Auch bei großer Luftfeuchtigkeit können elektrostatische Aufladungen an Personen

nicht vermieden und damit die Gefahr von Aetherexplosionen nicht beseitigt werden. O. Dietz. 6898.

Bolz, W.; Hohenheim, Landwirtsch. Hochschule, Inst. für Tierheilkunde, Tierklin. **Atemstillstand und Beatmung in der Narkose bei Hund und Katze.** Kleintier-Prax. 7 (1962) Nr. 3. S. 85–89. – 18 Lit.
Ein Atemstillstand tritt in der Narkose als Apnoe durch Ausfall der stimulierenden Reize (CO_2-Mangel, O_2-Überfluß) oder als Atemlähmung nach Muskelrelaxantien oder hoher Extraduralanästhesie sowie infolge zentraler Ausschaltung der Zentren der Medulla oblongata durch Narkosewirkung ein. Der Atemstillstand tritt in verschiedenen Narkosestadien auf: 1. Im Narkosebeginn während oder nach der Injektion von Barbituraten (Atemarrest), nach Polamivetgabe, bei hochprozentigen Aethergemischen, auch nach Morphium. 2. Beim Überschreiten des Toleranzstadiums mit langsam sinkender Atemtätigkeit. Nach Atemlähmung bleiben bis zur einsetzenden Hilfeleistung höchstens 3 Min. Zeit, um den Herztod durch Hypoxie zu verhindern. Zur Behandlung des Atemstillstandes muß man die Ursache schnell ermitteln und abstellen; d. h. die Narkose muß abgebrochen werden. Die in der Praxis geübte Injektionsbehandlung mit Herz- und Kreislaufmitteln ist nicht ausreichend, da eine parenterale Injektion zu spät und eine intravenöse zu grob wirkt. Beklopfen der Brustwand, Schläge mit der flachen Hand und manuelles Komprimieren des Brustkorbes haben selten eine endgültige Wiederbelebung erreicht. Die fehlende aktive Atmung des Patienten wird am besten durch eine ausreichende Beatmung mit Luft oder Sauerstoff ersetzt. Bewährt hat sich hierbei anstelle eines kostspieligen Kreisatmungsgerätes die Mundbeatmung über eine Intubationssonde (4 Größen für den Hund, 2 für die Katze von Rüsch). Für das kräftige Aufblasen der Lungen werden $^1/_3$, für die Exspirationsphase $^2/_3$ der Zeit verwendet, in einer Minute sollten etwa 30 Atemstöße erfolgen. Durch Succinylcholin relaxierte Hunde und Katzen konnten damit ausreichend beatmet werden. Eine Zyanose, sichtbar an den Schleimhäuten und an der unpigmentierten Haut, trat stets mit einer Pulsverlangsamung auf und konnte im Versuch erzeugt und beseitigt werden. Es muß bis zu den ersten kräftigen Inspirationen, nicht nur bis zur Abdominalatmung beatmet werden; ein erneut eintretender Atemstillstand ist nicht mehr beeinflußbar. Es soll, solange Herztätigkeit und Puls feststellbar sind, wie auch mindestens bis 15 Min. nach Herzstillstand beatmet werden. Zusätzliche Behandlung ist oft nicht notwendig. Bei Erschöpfung des Herzmuskels durch Hypoxaemie kann Arterenol oder Cardiazol die Umlaufszeit des Blutes beschleunigen. Adrenalin kann ebenfalls die Herzleistung um 84% bei 1–2 mg/kg steigern. H. Trolldenier. 6898.

Bordet, R., Coulon, J. und Sevestre, J. Méthodes d'investigations radiologiques de la vessie et des voies d'excrétion urinaire postérieures chez les carnivores domestiques. **(Röntgen-Untersuchungsmethoden der Harnblase und der oberen Harnwege bei den fleischfressenden Haustieren.)** Recueil Méd. vétérin. **138** (1962) Nr. 6. S. 463–474. K. Reinhardt. 7000.

XIV. HUF-, KLAUEN- UND ZEHENKRANKHEITEN, HUF- UND KLAUENBESCHLAG

Siegel, Christoph; Emtinghausen. **Zur Lokalbehandlung des Panaritiums des Rindes.** Prakt. Tierarzt **1962** Nr. 10. S. 385–386. 7144.

XV. GEBURTSHILFE, KRANKHEITEN DER MUTTERTIERE UND DER NEUGEBORENEN

Roberts, S. J.; Ithaca, Cornell Univ., New York State Veterin. Coll., Dep. of Med. The enigma of fetal mummification. **(Die Gründe der fetalen Mumifikation.)** J. Amer. veterin. med. Assoc. **140** (1962) Nr. 7. S. 691–698. – 4 Abb.

Die fetale Mumifikation ist charakterisiert durch den Fruchttod, das Ausbleiben des Abortes, die Resorption der Fruchtwässer, die Austrocknung des Fetus und seiner Hüllen und die Involution des Uterus. — Bei den Haustieren werden mumifizierte Früchte besonders bei Rindern und Schweinen, aber gelegentlich auch bei Schafen, Pferden und Hunden festgestellt. Die Mumifikation beim Rind unterscheidet sich von der anderer Tierarten durch die Ansammlung einer gummiartigen, braunroten Flüssigkeit zwischen der Placenta materna und der Placenta fetalis. Wenngleich die Ansicht besteht, daß evtl. die Ansammlung von Blut zwischen der maternen und fetalen Placenta die Ursache der Mumifikation darstellt, so ist die Ursache des Blutaustrittes noch ungeklärt. Die Mumifikation ist eine besondere Art des pränatalen Fruchttodes, wobei der Abort mehr oder weniger lange Zeit ausbleibt. Es werden die zahlreichen infektiösen und unspezifischen Ursachen des Fruchttodes erörtert. Es wird darauf hingewiesen, daß die Gründe, weshalb die Frucht nach dem Absterben im Uterus zurückgehalten und nicht ausgestoßen wird, noch nicht bekannt sind. Bei Multiparen dürften die überlebenden Früchte die Ursache für das Fortbestehen der Trächtigkeit bilden. Wenn bei Multiparen das den Fruchttod bedingende Agens sehr stark ist, so daß alle Früchte absterben, tritt gewöhnlich der Abort ein. Bei Rindern können die mumifizierten Früchte mehrere Monate im Uterus liegen bleiben. Das Corpus luteum ist oft vorhanden, und es tritt kein Östrus ein. Dies dürfte auf den von der Frucht über das Endometrium zum Hypothalamus ausgehenden Reiz zurückzuführen sein. H.-J. Kuller. 7285.

Snoeck, M. A.; Zaltbommel. Uterus ruptuur bij een pony. **(Uterusruptur beim Kleinpferd.)** Tijdschr. Diergeneeskunde 87 (1962) Nr. 15. S. 1035–1036. — Zus. in Engl. E. Wiesner. 7380.

Frey, H.-H.; Ballerup, Dänemark, Lev Pharmac. Products, Pharmakol. Abt. **Rückwirkungen der geburtshilflichen Anästhesie auf Frucht und Neugeborenes.** Kleintier-Prax. 7 (1962) Nr. 3. S. 80–85. — 50 Lit.

Die Beeinflussung der Frucht und des Neugeborenen bei geburtshilflichen Operationen durch schmerzausschaltende Pharmaca ist primär als Folge der Placentadurchlässigkeit oder sekundär durch die Narkose mit Hypoxämie und Ischämie der Placenta möglich. Experimentelles und klinisches Material zeigt, daß ein großer Teil der Pharmaca die Placenta rasch und vollständig passieren kann. Diesbezüglich verhält sich die Placenta wie die Blut-Hirnschranke, indem Stoffe, die bei physiologischem pH teilweise unionisiert und dabei gut lipoidlöslich sind, beide durchdringen. Zu diesen rechnen die Narkotica (Aether, Chloroform, Trichloraethylen, Barbiturate, Chloralhydrat, Hydroxydion), starke Analgetica, Phenothiazin-Derivate, zentrale Analeptica und Lokalanaesthetica, die innerhalb kurzer Zeit zum Konzentrationsausgleich zwischen fetalem und maternalem Blut führen. Substanzen, die bei physiologischem pH voll ionisieren, wie z. B. Muskelrelaxantien, durchdringen auch die Placenta nur unvollständig. Dieser Konzentrationsausgleich führt bei Neugeborenen nicht zur Narkose, sondern nur zu Anzeichen einer zentralen Beeinflussung. Jedoch hält die Wirkung infolge mangelnder Fermentaktivität der Leber unverhältnismäßig länger an. Es wird daher statt der Dosis zur Erzeugung einer Toleranz für die gesamte Dauer des Eingriffs bis zur Entwicklung der Früchte die Injektion einer Teildosis empfohlen, um darauf mit einer Nachinjektion bis zum Ende des Eingriffs die Toleranz zu verlängern. H. Trolldenier. 7385.

Björkman, Nils und Sollén, Per; Stockholm, Sweden, Roy. Veterin. Coll., Dep. of Anatomy and Histol.; Dep. of Obstetrics and Gynecol. A morphological study on retentio secundinarum in cattle. **(Eine morphologische Untersuchung zur Retentio secundinarum bei Rindern.)** Acta veterin. scand. 2 (1961) Nr. 2. S. 157–177. — 12 Abb., 2 Tab., 19 Lit.

Von 93 Kühen mit Nachgeburtsverhaltung wurden die Secundinae morphologisch untersucht. Leicht lösbare Placenten zeigten zunächst ein völlig normales Bild. Später kommt es zur Lösung der Placenta durch Autolyse der Chorionvilli, so daß als eigentliche Ursache dieser Retention eine gestörte Uterus-Motilität angenommen wird. Bei festsitzenden Nachgeburten müssen mehrere Ursachen in Betracht gezogen werden, und oft ist die Retention nur ein Symptom einer generalisierten Erkrankung. Die Nachgeburten können auch hier völlig normale Bilder zeigen, nur daß die Autolyse an den Villi nicht einsetzt, sondern diese lange Zeit überleben. Charakteristisch für die Retentio secundinarum ist das Vorhandensein von Nekrosen. Schließlich spielen Hyperämie der Placentome und Placentitis noch eine wichtige ätiologische Rolle. Demgegenüber sind Infektionen als Ursache der Rentention unbedeutend. J. Martin. 7400.

Ben-David, B.; Afula, Hahaklait. A survey of the incidence and treatment of retained placenta in cattle. **(Ein Überblick über das Auftreten von Nachgeburtsverhaltung beim Rind und die Behandlungsmethoden.)** Refuah Veterinarith [Jerusalem] **19** (1962) Nr. 1. S. 48–46.
Die Ursachen der Nachgeburtsverhaltung und ihre Auswirkung auf die spätere Leistung und Konzeption werden vom Vf. kurz erörtert. Er betont, daß die Nachgeburtsverhaltung – abgesehen von Zwillingsgeburten – besonders in solchen Fällen auftritt, in denen die Tragezeit verkürzt ist. Ferner werden drei Methoden der Behandlung der Nachgeburtsverhaltung und ihre Erfolgsaussichten beschrieben. Die beste Methode ist, wenn die Nachgeburt 24–48 Std. p.p. manuell entfernt und anschließend der Uterus mit desinfizierenden Mitteln versorgt wird. In einzelnen Fällen werden zusätzlich noch Oestrogene und Antibiotica parenteral verwendet. Drei bis vier Wochen danach wird die Kuh nachuntersucht und notfalls behandelt. Bei der zweiten Methode wird die Nachgeburt im Uterus belassen, und 24–48 Std. p.p. werden Oestrogene, evtl. in Kombination mit Pituitrin und Antibiotica, parenteral verabreicht. In Einzelfällen wird der Uterus antiseptisch versorgt. Wenn keine Allgemeinstörungen auftreten, wird die Kuh nach drei bis vier Wochen nochmals untersucht. Im dritten Fall wird die Kuh erst behandelt, wenn sie Störungen des Allgemeinbefindens zeigt. Die Nachgeburt wird nicht abgenommen. Es werden nur Oestrogene und Antibiotica parenteral gegeben, evtl. wird der Uterus medikamentös versorgt. Hinsichtlich der Behandlungserfolge der einzelnen Methoden bestehen signifikante Unterschiede zwischen der ersten Methode einerseits und den beiden letzten Methoden andererseits.
H.-J. Kuller. 7400.

Simesen, Mogens G.; København, Kgl. Veterinaer- og Landbohøjskole, Lab. for Spec. Patol. og Terapi. Om kaelvingsfeberens aetiologi og profylakse. **(Über die Ätiologie und Prophylaxe der Gebärparese.)** Nord. Veterinärmed. **14** (1962) Nr. 6. S. 377–390. – 65 Lit.
Nach einer Übersicht über die bislang erzielten Versuchsresultate hinsichtlich der Ätiologie und Prophylaxe der Gebärparese zieht Vf. die Schlußfolgerung, daß diese nicht durch eine Parathyreoidea- oder Hypophysen-Nebennierenrinden-Insuffizienz bedingt wird. Die Laktation spielt eine entscheidende Rolle bei der Auslösung dieser Krankheit, doch scheint die eigentliche Ursache der Entstehung des Leidens eine zeitweilige Unterbrechung der Ca-Resorption vom Darmkanal im Verein mit unzureichenden Ca-Reserven im Knochensystem zu sein. Zuletzt werden die prophylaktischen Methoden diskutiert und kritisiert. E. Lehnert. 7400.

Jacobsson, S.-O. und Knudsen, O.; Stockholm, Sweden, Roy. Veterin. Coll., Dep. of Cattle and Sheep Diseases; Dep. of Obstetrics and Gynecol. The association between hypocalcemia and abnormal rumen function in puer-

peral paresis of cows. **(Der Zusammenhang zwischen Hypocalcämie und anormaler Pansentätigkeit bei Kühen mit Gebärparese.)** Cornell Veterinarian **52** (1962) Nr. 2. S. 173–185. — 5 Tab.
In zunehmendem Maße wird die Meinung vertreten, daß Verdauungsstörungen bei den Rindern ein wesentlicher ätiologischer Faktor für das Auftreten der Gebärparese neben der Hypocalcämie sind. Verfasser untersuchten 64 Fälle von Gebärparese. Sie nahmen dabei sowohl Untersuchungen des Blutserums als auch des Panseninhaltes vor. Sie teilten das Untersuchungsmaterial hinsichtlich der Serum-Calcium-Werte und der Störungen des Sensoriums in 3 Gruppen ein: 1) komatöse oder somnolente Tiere mit einem niedrigen Serum-Calcium-Spiegel ($<$ 6 mg%), 2) somnolente oder ungestörte Tiere mit normalem Serum-Calcium-Spiegel ($>$ 7 mg%), 3) ungestörte Tiere mit einem niedrigen Serum-Calcium-Spiegel ($>$ 7 mg%). Bei den Untersuchungen war festzustellen, daß auch bei Kühen mit ungestörtem Sensorium und mit normalen Serum-Calcium-Werten Störungen der Pansentätigkeit vorhanden waren. Sowohl bei Tieren der Gruppe 2 als auch solchen der Gruppen 1 und 3, bei denen infolge der Hypocalcämie die Darmtätigkeit herabgesetzt sein sollte, wurden Fälle mit Durchfall beobachtet. Die ungleichmäßige Darmtätigkeit der Tiere der Gruppe 2 kann kaum anders erklärt werden, als daß diese Tiere primär eine Verdauungsstörung haben. Andererseits waren diese Störungen vielfach aber wiederum auch nicht so schwerwiegend, daß sie für das Festliegen allein voll verantwortlich gemacht werden könnten.
H.-J. Kuller. 7400.

Johnson, B. L.; Minneapolis, Minn. The creeper cow. **(Die „Creeper“-Kuh [Kriechende Kuh].)** Mod. veterin. Pract. **43** (1962) Nr. 2. S. 36–39.
Vf. beobachtet besonders im Herbst bei frischgekalbten Kühen — insbesondere nach dem dritten Kalb — sehr häufig Gebärparese. Andere atypische Fälle treten jedoch auch im Winter und Frühjahr auf. Die bisherige Therapie mit Calciuminfusionen ist in diesen Fällen erfolglos. Die Tiere zeigen eine Lähmung der beiden Hinterextremitäten, sie können sich vorn aufrichten, aber nicht den Hinterkörper. An den Hinterbeinen fällt eine starke Beugung der Fesselgelenke auf, der Muskeltonus bis hoch zur Kruppe und sogar der der Bauchdecken läßt nach. Die Muskulatur fühlt sich schlaff, wie mit Flüssigkeit gefüllt, an. Durch die Aufstehversuche werden die Hinterbeine oft nach hinten weggestreckt, wobei die Kühe dann auf den Kniegelenken bzw. flach auf dem Bauch liegen. Das Allgemeinbefinden ist im allgemeinen nicht gestört. Es werden die differentialdiagnostischen Unterschiede zur eigentlichen Gebärparese aufgeführt. In therapeutischer Hinsicht sind mit der zusätzlichen Verabfolgung von Kalium zur Calciuminfusionslösung recht gute Erfolge zu erzielen, vorausgesetzt, daß die Behandlung frühzeitig genug vorgenommen wird.
H.-J. Kuller. 7400.

Ludvigsen, J.; Copenhagen, Denmark, Roy. Veterin. and Agric. Coll. ACTH for postparturient disorders in swine. **(ACTH bei nach der Geburt auftretenden Störungen bei Schweinen.)** Mod. veterin. Pract. **42** (1961) Nr. 14. S. 46–47.
Es wurde vermutet, daß nach der Geburt auftretende Störungen bei Schweinen auf Störungen des Adaptationssyndroms zurückzuführen seien. Diese theoretischen Erwägungen wurden an 124 tragenden Sauen auf 4 Farmen untersucht. Zu Beginn der Untersuchung traten bei den Sauen post partum häufig Agalaktie, Metritis und Mastitis auf, die Ferkel zeigten Arthritiden und Diarrhoe, später Rhinitis und Pneumonie. Behandlungen führten kaum zum Erfolg. Im Verlauf der Untersuchungen wurden die Mutterschweine am 110. Tag der Trächtigkeit mit ACTH (30–100 E.) behandelt. Es wurde festgestellt, daß die behandelten Tiere 25% weniger Zeit zum Werfen brauchten als die Kontrolltiere. Die Fälle mit Agalaktie traten nur noch vereinzelt auf. Die noch

vorhandenen Metritiden verliefen ohne wesentliche Störungen des Allgemeinbefindens, und auch die Zahl der Erkrankungen an Mastitis ging wesentlich zurück. Dadurch erhielten die Ferkel mehr Milch, so daß auch bei den Ferkeln bedeutend weniger Erkrankungen und Verluste die Folge waren. Die guten Ergebnisse bei der ACTH-Behandlung werden auf eine allgemeine Steigerung der Abwehrkräfte des Organismus zurückgeführt. H.-J. Kuller. 7400.

XVI. TRÄCHTIGKEITSDIAGNOSTIK, STERILITÄT, BESAMUNG

Deskur, Stanisław; Kraków, Wyższa Szkoła Rolnicza. Praktyczna wartość klinicznych metod bezpośredniego badania narządów rozrodczych w ustalaniu stanów fizjologicznych klaczy. **(Praktischer Wert klinischer Methoden der unmittelbaren Geschlechtsorganuntersuchung zur Bestimmung des physiologischen Status der Stuten.)** Zeszyty problemowe postępów Nauk rolniczych **1961** Nr. 31. S. 33–38. – 2 Tab., 4 Lit. Zus. in Russ., Engl.
Die rectale Stutenuntersuchung zur Bestimmung der Entwicklung des Graaf'schen Follikels und zur Trächtigkeitsfrühdiagnose verdrängt die Laboratoriumsmethoden; sie ist außerdem einfacher und zuverlässiger. Es wurde die Beurteilung des Wertes dieser Methode aus 130 Stuten durchgeführt. Die gesamten, für die einzelnen Trächtigkeitsperioden charakteristischen Merkmale traten gewöhnlich vom 20.–25. Tage an auf. In einigen Fällen kamen die Schwangerschaftserscheinungen schon zwischen dem 15. und 17. Tage zur Beobachtung. Die auf Grund dieser Beobachtungen gezogenen Schlüsse sind folgende: 1. Die rectale Untersuchung der Stuten gab im Zeitabschnitt bis zu 20 Tagen nach der Ovulation in 82% eine richtige und 18% eine zweifelhafte Trächtigkeitsdiagnose. Der Prozentsatz richtiger Diagnosefälle stieg mit fortschreitender Trächtigkeit. Vom 31. Tage nach der Ovulation an wurde keine fehlerhafte Unfruchtbarkeits- und vom 61. Tage keine fehlerhafte Trächtigkeitsdiagnose mehr gestellt. Eine Stutenuntersuchung in den angegebenen Zeitabschnitten scheint eine fehlerfreie Diagnose zuzulassen. 2. Die Einführung der rectalen Stutenkontrolluntersuchung auf Frühschwangerschaft sowie die natürliche Stutenbedeckung nach vorheriger Eierstocksuntersuchung führte zu einer Stutenkonzeptionssteigerung im Laufe von zwei Jahren von 68% auf 88%. Diese Ergebnisse weisen darauf hin, daß diese Untersuchungsmethode überall angewandt werden soll.
W. Radomiński. 7508.

Waldi, D.; Darmstadt, E. Merck AG, Forsch. Lab.; Biochem. Abt. **Einfache quantitative Schnellbestimmung von Pregnandiol auf Dünnschichtplatten zum Frühschwangerschaftsnachweis und zur Überwachung des Zyklus bei der Frau.** Klin. Wschr. **40** (1962) Nr. 16. S. 827–830.
Durch Ermittlung der Hydrolysebedingungen bei Steroidglukuroniden läßt sich die Erfassung von Pregnandiol im Urin routinemäßig durchführen und damit der Zyklus der Frau in einfacher Weise überwachen. Da bereits 10–14 Tage nach der Konzeption der Pregnandiolgehalt den Maximalwert der Zyklusproduktion überschreitet, kann auf diese Weise eine Frühdiagnose der Schwangerschaft erfolgen. F. Schaetz. 7525.

Heinicke, W.; Berlin, Min. für Landwirtsch., Erfass. und Forstwirtsch., Abt. Veterinärwes. **Die Auswertung zuchthygienischer Untersuchungen.** Mh. Veterinärmed. **17** (1962) Nr. 5. S. 211–213.
Die zur Steigerung der tierischen Produktion eingeleiteten Maßnahmen stellen den Tierarzt in der DDR vor große Aufgaben. Die moderne Fortpflanzungsüberwachung der Bullen und der weiblichen Rinderherden macht es erforderlich, daß die tierärztliche Befunddokumentation nach einheitlichen und objektiven Gesichtspunkten vorgenommen und ausgewertet wird. Diesen Erfordernissen trägt die Einführung der Rindergesundheitskarte Rechnung. Die Rindergesundheitskartei gibt genaue Aufschlüsse über Trächtigkeits-

und Erstbesamungs-/Erstbedeckungshundertsatz sowie über den Besamungs-/Deckindex. In dieser Form ist die Kartei keine unnötige Statistik oder Belastung für den Tierarzt, sondern Quelle für die wissenschaftliche Auswertung tierärztlicher Untersuchungsbefunde sowie Grundlage für die tierärztliche Aufklärungsarbeit in landwirtschaftlichen Betrieben und bei den örtlichen Volksvertretungen. Den zentralen staatlichen Institutionen dienen die Auswertungen als Grundlage für die Förderung der Zuchthygiene, für den Einsatz einer gezielten Forschung und für die Planung der tierischen Produktion.
W. Rommel. 7537.

Ebertus, R.; Schönow bei Bernau, Inst. für Künstl. Besam. **Die Ergebnisse des Bullengesundheitsdienstes in der DDR in den Jahren 1958 und 1959.** Mh. Veterinärmed. **17** (1962) Nr. 16. S. 659–666.
Es werden bei 1078 Besamungsbullen 2429 Untersuchungen mit ca. 45000 Einzeldiagnosen durchgeführt. Dabei erweisen sich ca. $^2/_3$ für die Besamung uneingeschränkt tauglich. Bei etwa 24% ist die Leistungsfähigkeit herabgesetzt, wobei Spermamängel wiederum $^1/_2$ bis $^2/_3$ ausmachen. Über ihre weitere Verwendung entscheiden Tierzüchter und Tierarzt gemeinsam. Ein offenes Problem stellen die tbc-positiven Bullen dar, da sie jederzeit Ausscheider werden können. Als eindeutig zuchtuntauglich werden 4% ermittelt. – Die jährlichen Abgänge betragen jeweils um 20% und betreffen vor allem Tuberkulose und züchterische Mängel. Dann folgen Schäden an den Klauen und Gliedmaßen, spastische Parese und Brucellose. – Die systematischen Kontrollen sind als unerläßlich zu bewerten, da sie eine totale Analyse des Bullenmaterials darstellen und es auf diese Weise möglich ist, kranke oder ungeeignete Tiere zu erkennen und zu eliminieren. F. Schaetz. 7537.

Jaśkowski, Lech; Bydgoszcz, Inst. Weteryn. Obecne poglądy na wpływ aklimatyzacij na płodność samców na tle importu buhajów do Polski. **(Gegenwärtige Anschauungen über den Akklimatisationseinfluß auf die männliche Fortpflanzungsfähigkeit auf Grund der Bulleneinfuhr nach Polen.)** Zeszyty problemowe postępów Nauk rolniczych **1961** Nr. 31. S. 61–76. – 8 Abb., 2 Tab., 22 Lit. Zus. in Russ., Engl.
Auf Grund eigener Beobachtungen und Literaturangaben hat Vf. folgende Schlüsse hinsichtlich des Akklimatisationseinflusses auf die männliche Fortpflanzungsfähigkeit gezogen. Die Umsetzung in eine äußerst verschiedene klimatische Zone führt meistens zur Spermatogenesestörung. Die Intensität dieser Störungen ist in erster Linie von individueller Tierempfindlichkeit abhängig. Als Hemmungsfaktoren für die Spermatogenese sind vor allem Anoxämie, erhöhte Körpertemperatur und Erkältung anzunehmen. Im Falle der Tierumsetzung in ein dem bisherigen analoges Lebensmilieu können Spermaproduktionsstörungen beobachtet werden. Diese Störungen sind meistens vorübergehender Natur, nur in einzelnen Fällen können sie dennoch beträchtlichere Komplikationen verursachen. Als Hauptursache dieser Störungen können psychische Reize, Stress-Bedingungen während des Transportes oder ungünstige Existenzbedingungen am neuen Standort betrachtet werden. Es kann auf Grund der Beobachtungen der nach Polen eingeführten Bullen geschlossen werden, daß ungünstige Transportbedingungen eine grundsätzliche Ursache der Störung der Spermiogenese während der Akklimatisationszeit sind. Die Anwendung von Anti-Stress-Mitteln (Tranquillizer oder andere Beruhigungsmittel) hat eine untergeordnete Bedeutung gegenüber der Verbesserung der Transportbedingungen. W. Radomiński. 7537.

Zemjanis, R., Larson, L. L. und Bhalla, R. P. S.; St. Paul, Univ. of Minnesota, Coll. of Veterin. Med., Div. of Veterin. Obstetrics. Clinical incidence of genital abnormalities in the cow. **(Das klinische Auftreten von Veränderungen an den Genitalorganen von Kühen.)** J. Amer. veterin. med. Assoc. **139** (1961) Nr. 9. S. 1015–1018.

In einem Zeitraum von 5 Jahren untersuchten Vff. klinisch 14 Milchviehherden von insgesamt 20913 Tieren. Dabei wurden bei 3038 Kühen Veränderungen an den Genitalorganen gefunden. In 1650 Fällen = 7,9% der insgesamt untersuchten Tiere lagen Veränderungen an den Ovarien vor (Hypoplasie, Follikelcysten, Luteincysten, Eierstocksentzündungen, Granulosazelltumoren). 274 mal (= 1,3% der insgesamt untersuchten Kühe) fanden sich Erkrankungen des Eileiters (Salipingitis, Hydrosalpinx), in 926 Fällen = insgesamt 4,37% Erkrankungen des Uterus (Uterus unicornis, chron. Endometriden, Pyometra, mangelhafte Involution post partum, Leukose), in 150 Fällen = insgesamt 0,7% Erkrankungen der Cervix und in 38 Fällen = 0,14% angeborene Mißbildungen. H.-J. Kuller. 7537.

Toureček, Karol und Müllerová, Žofia; Bratislava, Krajské Veterin. Zariadenie. Vztah mikroflóry oestrálního hlenu cervicis uteri k zabřezávací schopnosti skotu. **(Beziehung der Mikroben des oestralen Schleims in der Cervix uteri zur Befruchtungsfähigkeit des Rindes.)** Pol'nohospodárstvo **9** (1962) Nr. 2. S. 109–117. – 2 Tab., 20 Lit. Zus. in Russ., Engl.
Um die Bedeutung der Mikroflora in der Cervix uteri für die Befruchtung zu erforschen, wurden vor der Insemination bei 383 Zuchtkühen unter sterilen Bedingungen Proben des cervicalen Schleims zwecks mikrobiologischer Untersuchung entnommen und gleichzeitig wurde auch ihre Beschaffenheit aufgezeichnet. Nach Ablauf von 3 Mon. wurden die Zuchtkühe rectal auf Trächtigkeit untersucht, und die Ergebnisse dieser Untersuchung wurden bei 362 Zuchtkühen mit den Ergebnissen der obenerwähnten mikrobiologischen Untersuchung und mit der Beschreibung der Proben verglichen. Es gab drei Schleimsorten: klar (normal); ein wenig getrübt, evtl. mit Blut vermischt (zweifelhaft); eitrig, Flocken enthaltend oder grau getrübt (pathologisch). Es zeigte sich, daß, in Fällen, in denen der Schleim ein flockenhaltiges oder eitriges Aussehen besaß, die Fruchtbarkeit der Zuchtkühe herabgesetzt war. Eine nachweisliche Verminderung der Fruchtbarkeit trat ein, wenn der Schleim Flavobakterien, *Escherichia freundi*, *Corynebacterium pyogenes* und *Bac. firmus* enthielt. Am leichtesten wurden diejenigen Zuchtkühe trächtig, deren Cervicalschleim steril war. F. Nádvorník. 7552.

Lavrent'ev, M. P. (Lawrentjew, M. P.); Krasnojarsk, Forsch.-Inst. für Veterinärhyg. K diagnostike trichomonoza krupnogo rogatogo skota. **(Zur Diagnostik der Trichomonadenseuche bei Rindern.)** Veterinarija, Moskva **38** (1961) Nr. 11. S. 28–29.
1959 begann Vf. mit der Herstellung eines Allergens zur Diagnostik der Trichomonadenseuche der Rinder. Die Trichomonaden werden auf dem flüssigen Lebernährboden nach Petrow gezüchtet, nach 2–3 Tagen mit einer Pipette in sterile Petrischalen übertragen und durch Aether inaktiviert. Die Petrischalen werden im Thermostaten bei 37° aufbewahrt, bis die Aetheraufschwemmung eingetrocknet ist. Die eingetrockneten Trichomonadenkulturen werden in physiologischer Kochsalzlösung mit einem Zusatz von 0,5%igem Phenol aufgeschwemmt und abgepackt. Das Allergen wurde auf Sterilität (Nährböden) und auf Unschädlichkeit (weiße Mäuse) geprüft. Es erwies sich als hochspezifisch. Gesunde Rinder und solche mit anderen Erkrankungen reagierten negativ. Trichomonadenkranke Tiere reagierten positiv. Das Allergen wird in einer Menge von 0,2 ml intracutan oder intrapalpebral appliziert. Die Reaktion setzt schon nach 30 Min. ein, erreicht ihr Maximum nach 3 und klingt nach 24 Std. ab. Das Allergen wurde bereits in der Praxis überprüft. Zur Zeit wird mit einem gereinigten und getrockneten Allergen gearbeitet. W. Plaschke. 7570.

Fitko, Remigiusz und Domański, Eugéniusz; Warszawa, Skoła Główna Gospodarstwa Wiejskiego. Rola układu hormonalnego w patogenzie torbielo-

watści jajników u zwierząt. **(Die Rolle des Hormonsystems in der Eierstockscystenpathogenese bei Tieren.)** Zeszyty problemowe postępów Nauk rolniczych **1961** Nr. 31. S. 101–105. – 1 Tab., 1 Lit. Zus. in Russ., Engl.
Im Rahmen der Untersuchung über die Entstehung der Eierstockscysten wurden die Beobachtungen über den Oestrogen- und Hypophysenhormoneinfluß sowie die Rolle der Schilddrüse bei Ratten untersucht. Zu diesem Zweck bekamen weiße Rattenweibchen in verschiedenen Versuchsgruppen folgende synthetische und natürliche Präparate: Oestrogen, FSH (follicle stimulating hormone), Choriongonadotropin, DOC (Desoxycorticosteronacetat), Testosteron, Progesteron, ACTH (Adrenocorticotropes Hormon), Methylthiouracil, HCG (human chorionic gonadetropine). Es wurde weiterhin die Thyreoidektomie angewandt. Die Untersuchungen haben nachgewiesen, daß eierstockscystenähnliche Veränderungen sowie persistierende Follikel manchmal bei thyreoidektomierten Tieren nach Oestrogen-, FSH-, Testosteron-, Methylthiouracil + HCG + ACTH- sowie Methylthiouracil + HCG + Testosteron-Gaben auftraten. Die Anwendung von großen Stilboestrol- und HCG-Dosen bei juvenilen Weibchen verursachte eine beträchtliche Ovarfunktionsaktivität und führte gewöhnlich zu kleincystoiden Veränderungen. Bei erwachsenen Ratten zeigten dagegen die Ovarien die erwähnten Veränderungen, mit Ausnahme der Follikelfunktionsaktivitätsvermehrung, nicht auf. Es folgt daraus, daß die Empfindlichkeit auf Stilboestrol- und HCG-Wirkung parallel zum Reifungsprozeß vermindert wird. Die Schilddrüsenfunktionsverminderung mittels Methylthiouracil mit gleichzeitiger HCG-Anwendung verursacht die Entstehung von nicht zahlreichen, einzelnen, in kleine Trauben geordneten, feinen Follikelcysten bei 70% der untersuchten Ratten. Es kann daher ein Schluß daraus gezogen werden, daß Schilddrüsenhormonmangel ein cystenbildungsfördernder Faktor für HCG ist. W. Radomiński. 7580.

Eckert, Chr; Dietzenbach über Offenbach. **Ovarialcysten bei Kühen. Behandlungstechnik und Erfolg bei intrafollikulärer Anwendung von Prolan (R).** Veterin.-med. Nachr. **1962** Nr. 2. S. 111–117.
Die bisherige alleinige manuelle Behandlung der großscystischen Entartung der Eierstöcke ist unbefriedigend. Aber auch die Therapie mit Choriongonadotropin ist nach bestimmten Gesichtspunkten auszurichten, wenn sie von Erfolg sein soll. In vorliegender Versuchsserie werden 750–1000 IE Choriongonadotropin direkt in die Cyste eingespritzt. Die Injektion geschieht vom hinteren Scheidengewölbe unter rectaler Kontrolle. Die normale, konzeptionstüchtige Brunst tritt alsbald nach der Behandlung ein. Die Erfolge sind durchaus zufriedenstellend. F. Schaetz. 7580.

Dawson, F. L. M.; Cambridge, Min. of Agric., Fisheries and Food, Veterin. Investigation Serv. Corpus luteum enucleation in the cow. Therapeutic and traumatic effects. **(Die Enucleation des Corpus luteum beim Rind. Therapeutische und traumatische Wirkungen.)** Veterin. Rec. **73** (1961) Nr. 27. S. 661 bis 670.
Nach einer Literaturübersicht über die therapeutischen Wirkungen und die Nebenerscheinungen wie Blutungen und Verklebungen des Ovars mit der Eierstockstasche bei der Enucleation des Corpus luteum wird über eigene experimentelle Untersuchungen berichtet. Im Versuch standen 8 Kontroll- und 44 ausgesonderte, zuchtuntaugliche Versuchskühe. Von den letzteren erschien bei 24 der Uterus normal, 20 ließen eine Endometritis erkennen. Die Enucleation des Corpus luteum wurde bei 7 Kühen zweimal, bei 45 Kühen einmal vorgenommen. Bei 75% der Tiere trat nach der Enucleation eine Ovulation ein. Während bei den Tieren mit gesundem Uterus in 77% Ovulationen zu beobachten waren, traten diese bei den Kühen mit Endometritis nur in 33% der Fälle ein. Von den 59 insgesamt vorgenommenen Enucleationen war bei 7 Tieren kein Einfluß auf den Zyklus zu beobachten, bei 4–6 Kühen erfolgte

ein Stillstand des Zyklus von 6 Tagen bis zu 5 Wochen. Bei 4 weiteren Tieren traten nach der Enucleation cystische Entartungen an den Eierstöcken auf. Die bei der Enucleation auftretenden Blutungen sind nur von geringer Bedeutung. In zwei Fällen waren Verwachsungen des Ovars mit der Eierstockstasche die Folge, die eine Zuchtuntauglichkeit der Tiere bedingen dürften.
H.-J. Kuller. 7590.

Kozumplík, J. Příspěvek k etiologii poruch plodnosti plemenných kanců. **(Beitrag zur Ätiologie der Fruchtbarkeitsstörungen bei Zuchtebern.)** Veterinářství **12** (1962) Nr. 3. S. 75–77. – 1 Abb., 2 Tab.
Bei der Vermehrung der Zahl der Sauen und bei der Steigerung der Haltungsnutzleistungen müssen die Eber, bevor sie zur Zucht herangezogen werden, sorgfältig auf ihre Fruchtbarkeit untersucht werden. Erkrankungen oder Fehler, die eine Minderung ihrer Fruchtbarkeit zur Folge haben können, sind zu verfolgen. Bei Fruchtbarkeitsstörungen der Zuchteber kann nach Literaturangaben der Geschlechtstrieb dauernd oder vorübergehend fehlen, oder er ist normal und der Eber ist nicht paarungsfähig, oder der Eber deckt die Sau auf normale Weise, aber befruchtet sie nicht oder seine Fruchtbarkeit ist geschwächt. Außer den zitierten Literaturangaben über die Ursachen der Unfruchtbarkeit werden die Ergebnisse der Untersuchung von 53 Ebern eingehend besprochen, wobei in 18 Fällen Krankheiten oder Fehler festgestellt wurden, die eine Schwächung der Fruchtbarkeit mit sich brachten, in 6 Fällen war der Geschlechtstrieb nicht vorhanden, 5 Fälle waren paarungsunfähig und 7 Fälle waren nicht befruchtungsfähig. In 8 Fällen handelte es sich um eine Erkrankung (44,4% der mit Fehlern behafteten Tiere), in den restlichen 10 Fällen war die Erkrankung erworben. Die Verringerung des Geschlechtstriebes wurde hauptsächlich bei jungen, die Befruchtungsunfähigkeit bei älteren Ebern beobachtet. In jedem Fall muß auch das Sperma mikroskopisch untersucht werden. Bei dieser mikroskopischen Untersuchung wurden eine größere Anzahl unreifer Spermienformen, bei 2 Ebern Oligospermie und bei 1 Eber pathologisch veränderte Spermien festgestellt.
F. Nádvorník. 7602.

Bakos, K., Bane, A. und Thal, E.; Stockholm, Tierärztl. Hochschule, Veterinärmed. Staatsinst., Abt. für Geburtshilfe und Gynäkol. **Mycoplasmen (PPLO) in Beziehung zur Fruchtbarkeit bei Bullen.** Zbl. Veterinärmed. **9** (1962) Nr. 4. S. 397–410. – 6 Tab., 22 Lit.
57 Bullen wurden auf das Vorkommen von Mycoplasmen (PPLO) im Präputium, Sperma und in den Geschlechtsorganen untersucht. Bei 21 gesunden fertilen Bullen wurden in 52,4% der Fälle Mycoplasmen nachgewiesen. Weitere 36 untersuchte infertile Bullen erbrachten 64,8% Mycoplasmenbefunde, Sterilität nicht infektiöser Ätiologie 63,6%, Sterilität auf Grund histologisch nachgewiesener entzündlicher Veränderungen 75,0%, Begattungsinfektionen 77,8%. Die unterschiedliche Häufigkeit der Mycoplasmenbefunde in den einzelnen Gruppen war statistisch nicht signifikant. Auch die Häufigkeit der positiven Befunde gab keinen Hinweis zur Diagnostik von Geschlechtsinfektionen. Nur 1 Mycoplasmastamm wurde als S-Stamm im Sinne Edwards angesehen, bei allen übrigen handelte es sich um P-Stämme. Letztere zeigten serologisch untereinander eine mehr oder weniger ausgeprägte Verwandtschaft, nicht jedoch mit dem S-Stamm. Das häufige Auftreten von PPLO-positiven Bullen ließ sich nicht in irgendeine Beziehung zu einer bestimmten Art pathologisch-anatomischer Veränderungen an den Geschlechtsorganen bringen.
Th. Hubrig. 7620.

Głód, Władysław; Kraków, Wyższa Szkoła Rolnicza. Cykl płciowy a jajeczkowanie u krów. **(Geschlechtszyklus und Ovulation bei Kühen.)** Zeszyty problemowe postępów Nauk rolniczych **1961** Nr. 31. S. 11–17. – 17 Lit. Zus. in Russ., Engl.

Die Beobachtungen betreffen 123 Kühe mit 207 Brunstperioden. Die Ovulationszeit wurde mittels rectaler Eierstockuntersuchung bestimmt. Bei den Kühen der einheimischen Rasse dauert der Geschechtszyklus durchschnittlich 21,77 Tage. Es wurde kein wesentlicher Rassenunterschied festgestellt. Die Ovulation wurde in 82,80% der Fälle beobachtet. Bei den übrigen Kühen wurden dagegen ein wiederholter Schwund der Graaf'schen Follikel, eine Umwandlung in Cysten oder Follikelatresie festgestellt. Die mittlere Brunstlänge betrug 18,29 Std. Die Rassenunterschiede sind nicht wesentlich. Wesentliche Unterschiede wurden dagegen hinsichtlich der Jahreszeit beobachtet. Die Ovulation trat 29,87 Std. nach den ersten Brunsterscheinungen ein. Auch in diesem Fall waren Rassenunterschiede nicht wesentlich. Ebenso nicht signifikante Rassenunterschiede kennzeichneten den Zeitabschnitt vom Brunstende bis zur Ovulationszeit. Dieser Zeitraum betrug 11,60 Std. Die Ovulation fand häufiger im rechten Eierstock statt; dies kann in einem Verhältnis von 104,6:100 dargestellt werden. Die meisten Kühe ovulieren in der Zeit zwischen 14 und 20 Uhr. W. Radomiński. 7678.

Weil, Alfred J. und Rodenburg, Jean M.; New York, Bronx Hospital, Dep. of Bacteriol. The seminal vesicle as the source of the spermatozoa-coating antigen of seminal plasma. **(Die Samenblasendrüse als Quelle des Spermienhüllenantigens im Seminalplasma.)** Proc. Soc. exp. Biol. Med. **109** (1962) Nr. 3. S. 567-570. — 4 Abb., 10 Lit.
Bei verschiedenen Säugetierarten enthält das Seminalplasma eine hochantigene und hoch organ- sowie artspezifische Verbindung, die beim Mann und Kaninchen die Spermien während der Wanderung durch die samenableitenden Wege umhüllt. Von dieser Hülle wird die antigene Eigenschaft ejakulierter Spermien, die den testikulären Spermien fehlt, bestimmt. Bei Untersuchungen über die Bildungsstätte des Spermienhüllenantigens (SHA) stellte sich heraus, daß Samenblasensekret sowie wäßrige Extrakte aus Samenblasen und Prostata mit Anti-SHA-Serum eine Komplementbindungsreaktion eingehen. Vff. konnten mit Hilfe der Immunofluoreszenz den Nachweis erbringen, daß beim Mann und Kaninchen SHA nur in den Samenblasendrüsen gebildet wird. Die Untersuchungsmethoden werden genau beschrieben.
W. Rommel. 7680.

Petroff, Chr.; Pleven, Bulgarien, Inst. für Veterin. Bakteriol. **Über die Lebensdauer der Spermatozoiden unter dem Einfluß von Bakterien und monochromatischem Licht.** Naturwissenschaften **49** (1962) Nr. 5. S. 117-118. — 2 Tab., 5 Lit.
Untersucht wurde die Lebensdauer der Spermatozoiden nach Beimischung verschiedener Bakterien, die unter natürlichen Verhältnissen als Flora des Spermas und des Verdünnungsmittels gefunden wurden (hauptsächlich Mikro- und Staphylokokken). Es zeigte sich, daß die Vitalität der Spermatozoiden nicht nur von der Art der Bakterienverunreinigung, sondern auch von der Menge der Mikroorganismen abhängig ist. Bei Einwirkung von monochromatischem Licht wurde durch rotes Licht die Lebensdauer verlängert, durch blaues Licht dagegen verkürzt. J. Martin. 7680.

Bartlett, D. J.; Cambridge, Univ., Unit of Reproductive Physiol. and Biochem., Dep. of Veterin. Clin. Studies. Studies on dog semen. I. Morphological characteristics. **(Das Sperma des Hundes. 1. Mitt. Morphologische Eigenschaften.)** J. Reproduct. Fertility **3** (1962) Nr. 2. S. 173-189.
Von drei geschlechtsreifen Rüden (Kreuzungstiere) wird über mehrere Jahre hinweg Samen mit Hilfe der künstlichen Vagina gewonnen. Während des ersten Jahres zweimal, im zweiten Jahr einmal wöchentlich und im dritten Jahr zweimal monatlich. Die Samenergüsse werden fraktioniert aufgefangen. Die durchschnittliche Ejakulationsdauer liegt bei 11 Min., wobei die erste Phase etwa in 8 Min. abgesondert wird. Das durchschnittliche Ejakulatvo-

lumen umfaßt 12,0 ml. Die Werte für die 1., 2. und 3. Fraktion liegen bei 0,9 ml, 2,6 ml und 9,2 ml. Die Dichte der Ejakulate liegt im Durchschnitt bei 53 × 10^6 Spermien pro ml Samenflüssigkeit. Bei der 2. Fraktion wird eine Dichte von 247 × 10^6/ml und bei der 3. Fraktion 10 × 16^6/ml festgestellt. Der mit Hilfe von Nigrosin-Eosin-Färbungen ermittelte Prozentsatz an toten Spermien variiert von 15% in Samenproben der 2. Fraktion bis zu 20% im Gesamtejakulat. Die Abmessungen der ungefärbten Samenzellen sind folgende: Gesamtlänge 68μ, Kopflänge 7μ, Kopfbreite 5μ, Länge des Mittelstückes 11μ und Schwanzlänge 50μ. Die meisten pathologischen Veränderungen kommen am Kopf und am Schwanzstück vor. Phosphatpuffer und Eidottercitrat-Lösungen eignen sich für die Aufbewahrung des Hundespermas.

K. Rothe. 7680.

Bartlett, D. J.; Cambridge, Univ., Unit of Reproductive Physiol. and Biochem., Dep. of Veterin. Clin. Studies. Studies on dog semen. II. Biochemical characteristics. **(Das Sperma des Hundes. 2. Mitt. Biochemische Eigenschaften.)** J. Reproduct. Fertility **3** (1962) Nr. 2. S. 190–205. – 1. Mitt. vgl. vorst. Ref.

Die Untersuchungen umfassen sowohl Gesamtejakulate als auch fraktioniert gewonnene von drei geschlechtsreifen Rüden. Die durchschnittlichen pH-Werte liegen bei 6,4. Für die einzelnen Fraktionen werden Werte von 6,2, 6,3 und 6,5 gefunden. Die höchsten Werte an Calcium und Magnesium werden in der zweiten Fraktion festgestellt. Das Gesamtejakulat wird durch einen höheren Gehalt an Kalium und das Samenplasma durch höhere Werte an Natrium charakterisiert. Fructose ist im Hundesperma nur in kleinen Mengen vorhanden. Untersuchungen des Spermienstoffwechsels zeigen, daß unter anaëroben Bedingungen zugegebene Fructose besser umgesetzt wird, als das vom Sperma anderer Arten bekannt ist. Die Konzentration an Proteinen liegt im Gesamtejakulat höher als im Samenplasma. Die höchste Konzentration findet sich aber in der spermienreichen Ejakulatfraktion.

K. Rothe. 7680.

Bell, D. J. und Lake, P. E.; Edinburgh, King's Buildings, A. R. C. Poultry Res. Centre. A comparison of phosphomonoesterase activities in the seminal plasmas of the domestic cock, turkey tom, boar, bull, buck rabbit and of man. **(Ein Vergleich der Phosphomonoesteraseaktivität im Samenplasma des Hahnes, des Puters, des Ebers, des Bullen, des Kaninchenbockes und des Mannes.)** J. Reproduct. Fertility **3** (1962) Nr. 3. S. 363–368. – 1 Tab., 21 Lit.

Die saure Phosphatase-Aktivität ist im Samenplasma des Menschen am höchsten und ähnlich hoch bei Hahn und Puter. Die niedrigste saure Phosphataseaktivität weist die Samenflüssigkeit des Ebers und des Kaninchenbockes auf. Die höchste alkalische Phosphatase-Aktivität ist im Samenplasma des Ebers und des Kaninchenbockes, die niedrigste beim Hahn, Puter und beim Mann nachweisbar. H.-A. Ketz. 7680.

Anonym. Les méthodes employées pour l'amélioration de l'élevage. **(Die zur Verbesserung der Tierzucht angewandten Methoden. Ein Reisebericht aus der UdSSR.)** Élevage et Inséminat. **1962** Nr. 67. S. 5–11.

Die Vergrößerung der Viehbestände, die Verbesserung der Rassen, die Steigerung der Erträge, die Gewinnung einer soliden Futtergrundlage und die Steigerung der Produktivität sind die Wege zu einer besseren Zuchtleistung. Die zahlreich durchgeführten Kreuzungen stellen einen Weg zur Leistungssteigerung dar. Die Fachleute geben zu, daß die besseren Selektionsmöglichkeiten bei der Zucht mit reinrassigen Individuen auf der Basis der klassischen Genetik bei Anwendung besserer hygienischer Verfahren (im Hinblick auf die allgemeine Hygiene und die Ernährung) gegeben sind. Es gibt in der UdSSR 1842 Besamungsstationen, die 80000 Inseminationen durchführen. Die Betriebsgrößenstruktur der Sowchosen und Kolchosen begünstigt die Anwen-

dung des Verfahrens. 1960 wurden 14,5 Mill. Kühe, 40000 Zuchtsauen und 68% der Mutterschafe besamt. Die Rauhheit des Klimas, die großen Entfernungen und der Zustand der Wege bedingen eine gewisse Autarkie der Betriebe bezüglich der Versorgung mit Vatertieren. Die Verdünnungs- und Konservierungsmethoden und die Technik werden genau beschrieben. Auf den Bullen kommen etwa 1000 zu besamende Kühe, jeder Bulle wird alle 3–4 Tage zur Samenentnahme herangezogen. Die Konzeptionsrate beträgt 65–70% bei etwa 95% Gesamtträchtigkeit. Im Versuchsinstitut der Ukraine erfolgt eine systematische Trächtigkeitskontrolle 14 Tage p.i. mit Hilfe des Scheidenschleimtestes (Plattenverfahren). Die nach 3–4 Besamungen nicht befruchteten Tiere werden geschlachtet. Zur Verbesserung der Befruchtung werden verschiedene Methoden angewandt. Der Zusatz von Biogen, 15% zum Verdünner, einem Extrakt aus embryonalen Lebern, die Mischung von Sperma verschiedener Tierarten (nach Milovanov) mit 30% Bock- und 70% Bullensperma und die Mischung des Spermas verschiedener Bullen zur Erzeugung von Kälbern zur Fleischgewinnung werden mit ausgezeichneten Resultaten angewandt. Bei 600 Sauen wurden 90–95% der Sauen tragend bei einer mittleren Wurfstärke von 12 Ferkeln. Die Besamung wird 24 Stunden nach Feststellung der Rausche vorgenommen. Pro dosi werden bei Jungsauen 1,5 Md., bei Alt-Sauen 2,5 Md. Spermien inseminiert. Die Wurfgewichte betragen in Poltawa im Durchschnitt 75 kg mit 4 Wochen und 240 kg mit 8 Wochen.
H. Busse. 7687.

Zorin, I. G. (Sorin, I. G.) Vlijanie iskusstvennogo osemenenija korov na vosproizvoditel'nuju sposobnost', udoi i žirnost' moloka potomstva. **(Der Einfluß der künstlichen Besamung der Kühe auf die Fortpflanzungsfähigkeit, die Milchleistung und den Milchfettgehalt der Nachkommen.)** Životnovodstvo, Moskva 24 (1962) Nr. 3. S. 46–56. – 7 Tab.
Während im Jahre 1940 in der Ukrain.SSR 232000 (= 4%) aller Kühe künstlich besamt wurden, waren es 1961 6258000 (=80%). Im Durchschnitt der vorhandenen 407 Stationen wurden mit dem Samen jedes Bullen 1037 Kühe besamt. Spitzentiere wie der Bulle Ethik 760 (5001 Kühe) erreichten weit höhere Zahlen. Die KB übte auf die Fortpflanzungsfähigkeit der Kühe und auf die Milchleistung ihrer Nachkommen keinen negativen Einfluß aus. Diese Tatsachen werden durch genaue Zahlenangaben für die Simmentaler-, Rote Steppen-, Lebedinsker- und Weißköpfige Ukrainische Rasse bestätigt. Die Töchter künstlich besamter Simmentaler Kühe z. B. hatten pro Laktation eine Milchleistung von 2728 kg und einen Milchfettgehalt von 3,8%, während die Töchter der natürlich gedeckten Kühe nur 2560 Milch-kg mit 3,75 Fett-% aufweisen konnten. Im TM-Vergleich schnitten die KB-Tiere wegen der höheren Qualität der Bullen ungleich besser ab als die natürlich gedeckten Vergleichspaare. Der Bulle Tross 20 z.B. verbesserte die Leistungen der Töchter um 928 Milch-kg und 0,22 Fett-%. Bei den anderen Rassen wurden ähnliche Ergebnisse erzielt.
S. Willer. 7687.

Matthäi, W.; Berlin. **Die Erkenntnisse sowjetischer Wissenschaftler und Praktiker bei der künstlichen Besamung von Schweinen.** Tierzucht **16** (1962) Nr. 5. S. 196–200.
In Auswertung einer Studienreise in die Sowjetunion wird über den derzeitigen Entwicklungsstand der künstlichen Besamung (KB) beim Schwein berichtet. Die KB beim Schwein ermöglicht eine breitere Anpaarung von Ebern mit guten Erbeigenschaften. In der Sowjetunion ist das sogenannte Tourabferkeln weit verbreitet. Die KB ermöglicht die Einführung dieses Systems ohne Erweiterung des vorhandenen Eberbestandes. So sind in einem Betrieb z. B. bei der Bedeckung von 500–600 Stammsauen und 2000–3000 einmalig abferkelnden Tieren etwa 200 Eber vorhanden. Bei der Anwendung der KB kommt man mit dem achten bis zehnten Teil der Eber aus. Des weiteren wird

ein Vorteil darin gesehen, daß man schwere Alteber mit guten Leistungsmerkmalen ohne Schwierigkeiten auch an Jungsauen anpaaren kann. Die Besamung der Schweine wird in den Sowchosen und Kolchosen von ausgebildetem, betriebseigenen Personal durchgeführt. Dei Samengewinnung, Beurteilung des Spermas und die Besamung selbst wird in der Regel von ein und derselben Person ausgeführt. Den Technikern stehen dafür in den Betrieben ausgebaute Räumlichkeiten zur Verfügung. K. Rothe. 7687.

Šostak, V. P. (Schostak, W. P.); Charkow, Forsch.-Inst. für Tierzucht des Waldsteppen- und Polessje-Gebietes der Ukrain.SSR. Kačestvo spermy i vosproizvoditel'naja sposobnost' inbrednych proizvoditelej. **(Spermaqualität und Fortpflanzungsfähigkeit von Inzuchtbullen.)** Vestnik sel'skochozjajstvennoj nauki, Kiev **4** (1961) Nr. 5. S. 114–117. — 5 Tab. Orig.: ukrain., Ausz.: russ.
In Aktivität, Resistenz, Konzentration und Sauerstoffverbrauch unterschieden sich die Spermien von Inzuchtbullen nicht von denen der Fremdzuchtbullen. Jedoch in der Lebensfähigkeit, im Anteil an pathologischen Formen und im Verhalten gegenüber Tiefkühlung wurden kleine, jedoch nicht signifikante, zahlenmäßige Unterschiede zugunsten der Fremdzuchtbulllen gefunden. Samen von Kreuzungsbullen zeigte eine bessere Qualität als der o. a. Gruppen. Wegen ihres Wertes sollen Inzucht-Bullen ungeachtet der ermittelten Unterschiede in der Spermaqualität in Besamungsstationen und zur natürlichen Bedeckung eingesetzt werden. S. Willer. 7700.

Pantjuchova, O. I. (Pantjuchowa, O. I.) Mikroflora semeni plemennych proizvoditelej. **(Die Mikroflora des Zuchttiersamens.)** Naučnye trudy. Kievskaja opytnaja stancija životnovodstva **7** (1961) S. 95–97. — 1 Tab., 4 Lit.
Vf. wies im Samen gesunder Bullen, Böcke und Eber folgende Mikroorganismen nach: Eitererreger (*Staph. aureus, Staph. pyogenes albus, Strept. pyogenes, Bact. pyocyaneum*), Bodenkeime (*Bac. subtilis, Bac. mesentericus, Bac. megaterium, Bac. mycoides, Bac. herbicola*), Anaerobier (*Bac. oedematiens, Bac. perfringens, Bac. histolyticus, Bac. tetani, Bac. botulinus*), Erreger der Paratyphus-Enteritis-Gruppe (*Bac. suipestifer, Bac. enteritidis Gärtner, Bac. coli commune, Bac. coli-aerogenes*) und bei einigen Tieren auch Pilze (*Aspergillus niger* und *glaucus*). *Vibrio fetus* wurde nicht gefunden. Bei einer Verdünnung von 1:1000 mit 1%iger NaCl-Lösung wuchsen nach 24 Std. in einer Petrischale (Fleisch-Pepton-Agar) bei Bullen im Durchschnitt 20,8 Kolonien (2–66), bei Böcken 87,4 (49–125) und bei Ebern 11,5 (6–31). Nach 2–3 Tagen waren es jeweils 55,8 (8–117), 211,2 (115–285) und 25,0 (13–52). S. Willer. 7700.

Bielański, Władisław, Branny, Jerzy und Ratomski, Aleksander; Kraków, Wyżsa Szkoła Rolnicza. Flora bakteryjna nasienia tryków. **(Bakterienflora des Schafbocksamens.)** Zeszyty problemowe postępów Nauk rolniczych **1961** Nr. 31. S. 89–92. — 1 Tab., 3 Lit. Zus. in Russ., Engl.
Die sieben Böcke umfassende Untersuchungen wurden im Zeitabschnitt von 12 Mon. durchgeführt. Der Samen wurde mittels künstlicher Scheide entnommen. Nach der Entnahme wurde der Samen von jedem Bock in einer Menge von je 0,05 ml auf eine Glukoseagar- und Blutagarplatte ausgestrichen. Nach 48stündiger Incubationszeit wurden Zahl und Art der ausgewachsenen Bakterien bestimmt. Die Bakterienzahl wurde als Mittelwert der auf Glukoseagarplatte ausgewachsenen Kolonien berechnet. Zum Vergleich wurden auf denselben Nährböden auch die Art und Menge der Luftbakterien an der Samenentnahmestelle bestimmt. Gleichzeitig wurden die Spermatozoenüberlebensfähigkeit nach der Methode von Aslanian sowie das morphologische Samenbild untersucht. Die aus den Ergebnissen gezogenen Schlüsse sind folgende: 1. Der mittels künstlicher Vagina entnommene Samen zeigt stets Verunreinigungen mit saprophytischen Bakterien, deren Menge in verhältnismäßig breiten Grenzen

(6000–17000 Bakterienkolonien pro 1 ml Samen) schwanken kann. 2. Die am häufigsten im Schafbocksamen vorkommende saprophytische Bakterienart ist *Sarcina*, die der Luftmikroflora zugehört. 3. Die Bakterienmenge hat keinen Einfluß auf die Überlebenszeit der Spermien und deren Morphologie. 4. Der Vergleich der Zahl der Bakterienkolonien pro 1 ml Samen der drei untersuchten Schafrassen zeigt keine bezeichnenden Unterschiede. Bei derselben Rasse (Merinoschaf) finden sich Böcke mit höchsten und niedrigsten Samenbakterienmengen. W. Radomiński. 7700.

Rob, Oldřich. Použití spermatokritu pro stanovení koncentrace spermatu plemenných býků. **(Die Benutzung vom Spermatokrit bei der Konzentrationsfeststellung des Spermas bei Zuchtbullen.)** Veterinářství **12** (1962) Nr. 3. S. 77 bis 80. – 2 Abb., 5 Tab. Zus. in Russ., Engl.

Zur Bestimmung der Spermakonzentration von Zuchtbullen mit Trennschleuder (Bratanoff) hat Hickman als erster Spermatokrit mit Kapillaren verwendet, die vor dem Zentrifugieren zugeschmolzen werden müssen. Die Zentrifuge machte 10000 U/min. Das Spermatokritgerät bestand aus einem Kunststoffgehäuse mit 4 eingelegten Kapillaren von 0,1 cm Lichtweite, die zum Einsaugen von Sperma bestimmt sind. Nach dem Zentrifugieren, das auch mit normalen Schleudermaschinen erfolgen kann, werden die Sedimentsäulen mit Hilfe eines Spermatokritmeßgerätes abgelesen. Der Versuch bezog sich auf 176 Spermaproben teils von gesunden Bullen, teils von solchen, die mit Befruchtungsstörungen behaftet waren. Die Spermakonzentration vor dem Zentrifugieren wurde in einer Bürkerschen Zählkammer und daraufhin durch Zentrifugieren im Spermatokrit bei 2400–2900 U/min 5–30 Min. lang bestimmt. Auf Grund der Ergebnisse arbeitete die Zentrifuge weitere 12 Min. bei 2400–2900 Umdrehungen. Endlich wurde eine Umrechnungstabelle aufgestellt, die auf Grund des Niveaus der Spermatokritsäule die Spermakonzentration pro 1 mm^3 angibt. Auf diese Weise kann man die Probenuntersuchung wesentlich beschleunigen und die Ergebnisse stimmen im großen ganzen mit den Ergebnissen der Bürkerschen Kammer überein. Die Zentrifugierung hat spätestens 12 Std. nach der Probenahme zu erfolgen, da später die Spermienköpfe anschwellen. Am gefärbten Sperma stellte man auch den Prozentsatz pathologischer und unreifer Spermien sowie beigemischter Fremdstoffe fest. F. Nádvorník. 7700.

Pozdnjakov, P. M. (Posdnjakow, P. M.); Alma-Ata, Zuchtstat. Opredelenie koncentracii živčíkov. **(Die Ermittlung der Spermienkonzentration.)** Životnovodstvo, Moskva **24** (1962) Nr. 3. S. 81–84. – 3 Abb., 2 Lit.

Unter Zählkammerkontrolle wurde die Eignung einer Methode zur Spermienkonzentrationsbestimmung, die sich eines elektrischen Hämometers bedient, mit der Kolorimetermethode verglichen. Erstere brachte mit einem Korrelationskoeffizienten von $0,79 \pm 0,042$ bessere Ergebnisse als letztere mit $0,72 \pm 0,052$. Bei der Hämometermethode wurden nach den Ergebnissen der Kammerzählung mit 1%iger NaCl-Lösung verdünnte Ejakulate gegen reine NaCl-Lösung mit Blaufilter gemessen. S. Willer. 7700.

Jones, W. Alun. Abnormal morphology of the spermatozoa in Guernsey bulls. **(Morphologische Anomalien der Spermien bei Guernsey-Bullen.)** Brit. veterin. J. **118** (1962) Nr. 6. S. 257–261. – 1 Abb., 1 Tab., 8 Lit.

Von 7 Guernsey-Bullen, deren schlechtes Befruchtungsergebnis auffiel, wurde der Samen eingehend überprüft. Mikroskopisch konnten nur 5% normale Spermien nachgewiesen werden, obwohl bei kleiner Vergrößerung die Vorwärtsbewegung zufriedenstellend erschien. Die normal aussehenden Köpfe waren von den Schwänzen, die einen hohen Prozentsatz an Abnormitäten aufwiesen, vielfach abgetrennt. Die am Hoden zweier Bullen durchgeführte histologische Untersuchung zeigte größtenteils normales Gewebe. Bei dem einen Tier wurden in einigen Zonen des Nebenhodens Auflösungsprozesse der Spermien, bei dem anderen Tiere eine kleine Anzahl atrophischer Tubuli beobachtet. Wie Abstammungsprüfungen ergaben, ist diese Abnormität wahrscheinlich erblich und manifestiert sich nur bei den männlichen Tieren, obgleich es auch von den weiblichen vererbt wird. In Zukunft werden Kontrollmaßnahmen vorgenommen und jeder Bulle vor dem Export auf Fruchtbarkeit untersucht. G. Becker. 7700.

Ebertus, R.; Schönow bei Bernau, Inst. für Künstl. Besam. **Die Verdünnung von Hengstsperma mit Rindervollmilch.** Mh. Veterinärmed. **17** (1962) Nr. 15. S. 618.

Die Arbeiten auf dem Gebiet der Pferdebesamung sind im Jahre 1960 wieder aufgenommen worden. Die Verdünnung des Hengstspermas erfolgt bei 32 °C unmittelbar nach der Samengewinnung. Der Verdünnungsgrad hängt von der Qualität der Ejakulate ab. Verdünnungen unter 1:2 scheinen nicht günstig zu sein. Der erprobte Verdünner aus 1,4 Glukose, 25,0 Eidotter, 100,0 Rindervollmilch (sterilisiert), 50000 IE Penicillin und 0,05 g Streptomycin eignet sich gut. Die Aufbewahrung des verdünnten Spermas erfolgt bei 2 bis 4 °C. Die Veränderung des Eidotterzusatzes nach oben oder unten bewährt sich nicht. Nach 48stündiger Aufbewahrung des verdünnten Spermas werden noch 50% der anfangs geschätzten vorwärtsbeweglichen Spermien beobachtet. Die äußerste Lebensdauer beträgt im Durchschnitt 9–15 Tage, höchstens aber 15 Tage. 5 besamte Stuten konzipieren. Auch über 40 Std. altes Sperma erweist sich als befruchtungsfähig. K. Rothe. 7710.

Smirnov, I. V. und Postavnaja, V. I. (Smirnow, I. W. und Postawnaja, W. I.) Sochranenie semeni bykov v razbaviteljach, nasyščennych dvuokisju ugleroda. **(Bullenspermaaufbewahrung in mit Kohlensäure gesättigten Verdünnern.)** Naučnye trudy. Kievskaja opytnaja stancija životnovodstva **7** (1961) S. 71–81. — 3 Abb., 9 Tab., 11 Lit.

Die Spermaverdünner nach den Vorschriften von Van Demark und Sharma (I) sowie von Miliwanow und Sytina (II) gaben bei Simmentaler Bullen nach CO_2-Sättigung bis zu einem pH-Wert von 6,35 gleich gute Samenqualitäten. II hatte wegen seiner relativ einfachen Herstellungsweise geringe methodische Vorteile vor I. Eine Aufbewahrungstemperatur zwischen 5 und 15 °C war günstiger als Zimmertemperatur oder Unterkühlung auf 0 °C. Nach einer Aufbewahrungsdauer von 4 Tagen überlebten bei 15 °C 12000 Spermien, bei schneller Unterkühlung auf 0°C 2000 und bei langsamer Unterkühlung auf 0°C 9000. Bei Temperaturen von 5–15°C erfuhren die Spermien keine Einschränkung der Befruchtungsfähigkeit, während diese bei höheren Temperaturen oder ohne CO_2-Sättigung schon nach drei Tagen vermindert war. Während der ersten drei Tage wurden mit Glykose-Citrat-Eidotter-Verdünner (Vergleichsgruppe) Erstbesamungserfolge von 60,6% erzielt, in der Versuchsgruppe (15 °C) 59,9%. Vom 4.–6. Tag war hier im Gegensatz zur Vergleichsgruppe ein Anstieg auf 60,9% zu verzeichnen, und noch am 6. und 7. Tag wurden 36,4% Befruchtungen erreicht. S. Willer. 7710.

Smirnov, I. V. und Postavnaja, V. I. (Smirnow, I. W. und Postawnaja, W. I.) Vlijanie stepeni razbavlenija i veličiny dozy semeni byka na oplodotvorjaemost' korov. **(Einfluß des Verdünnunsgrades und Größe der Dosis von Bullensamen auf die Befruchtung der Kühe.)** Naučnye trudy. Kievskaja opytnaja stancija životnovodstva **7** (1961) S. 82–88. — 2 Abb., 7 Tab., 13 Lit.

Mit steigender Samenverdünnung wurden von Simmentaler Bullen schlechtere Spermaeigenschaften und schlechtere Befruchtungsergebnisse erhalten. Während bei zehnfacher Verdünnung 60,3% Erstbesamungserfolge erzielt wurden, waren es bei zwanzigfacher Verdünnung 56,7% und bei vierzigfacher 50,7%. Eine vierzigfache Verdünnung sollte nur bei Bullen mit ausgezeichneter Samenqualität durchgeführt werden. In einem Milliliter der Verdünnung dürfen dabei nicht weniger als 1 Md. Spermien enthalten sein. Für die überwiegende

Mehrzahl der Bullen sind Verdünnungen von 1:10 oder 1:20 empfehlenswert. Bei Samenmangel verringert man vorteilhafter die Dosierung (0,5 ml anstelle des üblichen 1 ml) als die Konzentration. S. Willer. 7710.

Rosłanowski, Kazimierz; Poznań, Zakład Unasieniania Zwierząt. Wyniki unasieniania krów nasieniem rozcieńczanym rozrzedzalnikiem mlekowo-żółtkowym a dodatkiem glicerolu. **(Ergebnisse der Rinderbesamung mittels dem mit der Milch-Eidotter-Verdünnungsflüssigkeit mit Glycerolzusatz verdünnten Sperma.)** Zeszyty problemowe postępów Nauk rolniczych **1961** Nr. 31. S. 153 bis 156. – 1 Tab., 4 Lit. Zus. in Russ., Engl.
Es wurden Beobachtungen über das Verhalten der Bullenspermatozoen in der Milch-Eidotter-Verdünnungsflüssigkeit mit und ohne Glycerolzusatz unternommen. Zum Versuch wurden 137 Ejakulate von 32 Bullen gebraucht. Zur jedesmaligen Samenkonservierung wurden folgende Verdünnungsmittel angewandt: a) die Milch-Eidotter-Flüssigkeit mit Streptomycinzusatz und b) Milch-Eidotter-Streptomycin-Glycerolflüssigkeit. Die Befruchtungsdiagnose wurde auf Grund rectaler Untersuchung gestellt. Die Ergebnisse des durchgeführten Versuches lassen folgende Schlüsse ziehen: 1. Glycerolzusatz zu dem mit Milch-Eidotter-Flüssigkeit konservierten Samen verlängert die Spermatozoenbefruchtungsfähigkeit, was in der Praxis eine viertägige Spermakonservierung ermöglicht. 2. Die verkürzte Glycerolisationstechnik besitzt eine praktische Brauchbarkeit und bietet im Vergleich mit anderen Methoden keine Schwierigkeiten in der Spermabehandlung. Die genannte Technik beruht darauf, daß die Einleitungsverdünnung 1:1 mit Verdünnungsflüssigkeit ohne Glycerol, die Endverdünnung dagegen mit glycerolisierter Flüssigkeit durchgeführt wurde. Diese Flüssigkeit wurde auf einmal und in einer einzigen Dosis bei Zimmertemperatur beigemischt. W. Radomiński. 7710.

Rosłanowski, Kazimierz; Poznań, Zakład Sztuoznego Unasieniania. Zachowanie się plemników buhaja w rozrzedzalnikach z dodatkiem glicerolu. II. Dalsze obserwacje nad dodatkiem glicerolu do nasienia buhaja. **(Verhalten der Bullenspermatozoen in Verdünnungsflüssigkeiten mit Glycerolzusatz. 2. Mitt. Weitere Beobachtungen über den Glycerolzusatz zum Bullensperma.)** Med. weteryn. **17** (1961) Nr. 10. S. 616–618. – 2 Tab., 9 Lit. Zus. in Russ., Engl., Franz., Dtsch.
Der Glyceroleinfluß auf das Spermatozoenverhalten hängt von der Glycerolkonzentration in der Verdünnungsflüssigkeit ab. Es wurden drei Glycerolzugabemethoden angewandt: 1. Glycerol wurde einmalig (in einer Portion) der Verdünnungsflüssigkeit bei Zimmertemperatur hinzugefügt (sog. gekürzte Glycerolisation), 2. Glycerol wurde einmalig erst nach Spermaabkühlung bis zu +5 °C zugegeben, 3. Glycerol wurde portionsweise (drei volumetrisch gleiche Dosen) im Laufe von 10 Min. dem auf +5 °C abgekühlten Sperma beigemischt. Die Beurteilung dieser drei Methoden von Glycerolzugabe beruhte auf Überlebensergebnisse in Temperaturen von 37 °C und 46,5 °C. Die Untersuchungsergebnisse zeigen, daß nach 18stündiger Spermakonservierung das Überlebensvermögen in einer Temperatur von 46,5 °C bei der Glycerolisationsanwendung nach der Methode 3 am längsten war. Die übrigen Ergebnisse zeigten keine statistisch gesicherten Unterschiede. Nach 10tägiger Aufbewahrung bei +5 °C zeigten sich die besten Erfolge mit Sperma, dem Glycerol nach der Methode 3 beigemischt wurde. Jedoch besitzt glycerolinisiertes Sperma, unabhängig von der Glycerolzugabetechnik, ein besseres Überlebensvermögen als Kontrollsperma (Sperma ohne Glycerolzusatz).
W. Radomiński. 7710.

Smirnov, I. V. und Postavnaja, V. I. (Smirnow, I. W. und Postawnaja, W. I.) Sravnitel'naja ocenka razbavitelej dlja semeni chrjakov. **(Vergleichende Bewertung von Verdünnern für Ebersamen.)** Naučnye trudy. Kievskaja opytnaja stancija životnovodstva **7** (1961) S. 89–94. – 6 Tab., 10 Lit.

Die bisher zur Verdünnung von Ebersamen üblichen Medien nach Miliwanow, Gussew, Muschenko, Kossenko, Van Demark und Bratanow bieten allesamt nicht die Gewähr, daß sich Lebens- und Befruchtungsfähigkeit der Spermien über zwei Tage hinaus sicher erhalten. Man muß deshalb nach besseren Rezeptvorschriften suchen. S. Willer. 7710.

Jaśkowski, Lech, Korycki, St. und Biwejnis-Kłosowska, Danuta; Bydgoszc, Zakład Fizjol. Rozrodu PAN. Dalsze badania nad konserwowaniem nasienia w temperaturze pokojowej. **(Weitere Untersuchungen über die Samenkonservierung bei Zimmertemperatur.)** Zeszyty problemowe postępów Nauk rolniczych **1961** Nr. 31. S. 143–148. – 1 Abb., 3 Tab., 4 Lit. Zus. in Russ., Engl.
Es wurden Untersuchungen über das Überleben der Spamatozoen in der „Illini"-Verdünnungsflüssigkeit durchgeführt. Es kamen in Betracht: 1. „Illini"-Flüssigkeit (I) +10 mg Respirationskatalase pro 100 mg (IK); 2. „Illini" mit gewaschenem Hühnereidotter (IpZ). Hühnereidotter wird zusammen mit Citratpuffer gemischt, im Kühlschrank während 24 Std. aufbewahrt, zentrifugiert und dann der „Illini"-Flüssigkeit beigemischt; 3. „Illini" mit geswachenem Eidotter + 10 ml/100 ml Respirationskatalase (IpZK). Auf Grund der durchgeführten Samenüberlebensuntersuchung hat sich am besten IpZK- vor IpZ-, IK- und I-Verdünnungsflüssigkeit bewährt. Die unter Praxisbedingungen durchgeführten Versuche haben folgende Ergebnisse gezeigt. Nach der ersten Insemination wurden bei „I"-Flüssigkeitsanwendung von 321 Kühen 55,4%, nach IpZ-Flüssigkeit von 182 Tieren 48,9%, nach IK-Verdünnungsmittel von 765 Kühen 57,0%, nach IpZK-Flüssigkeit von 562 Stück 61,7% und nach Kontrollflüssigkeit („Illini" selbst) von 857 Kühen 61,1% trächtig. Nach der nächsten Inseminationsserie wurden bei alleiniger „Illini"-Verdünnungsmittelanwendung von 815 durchgeführten Inseminationen 55,5% und beim IK-Flüssigkeitsgebrauch von 968 inseminierten Kühen 58,9% befruchtet. Die Ergebnisse dieser Beobachtungen zeigen einen beträchtlichen ökonomischen Vorteil bei Anwendung der Verdünnungsflüssigkeit „Illini". W. Radomiński. 7710.

Bolz, W.; Hohenheim, Landwirtsch. Hochschule, Inst. für Tierheilkunde und Tierklin. **Über ein Gerät zur Elektroejakulation beim Bullen.** Tierärztl. Umschau **17** (1962) Nr. 6. S. 191–194. – 4 Abb., 1 Lit.
Die Elektroejakulation ist beim Bullen dann angezeigt, wenn die Absamung mit der künstlichen Vagina nicht oder nur unter Umständen herbeigeführt werden kann (Impotentia coeundi, Libidomangel). Die Elektroejakulation wird mit den herkömmlichen Apparaturen durch sog. Schwellströme ausgelöst. Dabei kann es zur Tonuserhöhung an der Skelettmuskulatur und zur Unruhe kommen. Zur Vermeidung dieser Störungen wurde ein neuer Apparat konstruiert, mit Hilfe dessen ein langsam ansteigender kontinuierlicher Stromzufluß mit stufenloser Regelung erzeugt werden kann. Gleichzeitig wurde eine Rectalelektrode in zwei Ausführungen entwickelt (eine kleinere für Bullen unter 800 kg und eine größere für schwerere Bullen), die, mit zwei Elektrodenanteilen ausgerüstet, außer für die Elektroejakulation, auch für die Herbeiführung eines Penisprolapses verwendet werden kann. Das Gerät ist unter den Bedingungen der Praxis einsetzbar, da es von einer Batterie gespeist wird und mit Anschlüssen für Beleuchtung des Arbeitsplatzes und Heizung des Spermaauffangbehälters ausgerüstet ist. Die Technik der elektrischen Absamung und der Herbeiführung eines Penisprolapses werden ausführlich beschrieben.
W. Rommel. 7720.

Maksimov, Ju. (Maximow, Ju.) Termostatičeskaja iskusstvennaja vagina. **(Wärmeregulierte künstliche Vagina.)** Moločnoe i mjasnoe skotovodstvo, Moskva **7** (1962) Nr. 4. S. 46–47. – 4 Abb.

Es wird eine wärmeregulierte künstliche Vagina mit den Funktionseinrichtungen eines Thermostaten beschrieben. Das Kontaktthermometer ist in der Regel auf 40 °C eingestellt. Sinkt die Temperatur unter 40 °C, so wird der Heizstromkreis geschlossen. Die starken Temperaturschwankungen, die bei der Warmwasserfüllung auftreten, fallen fort. S. Willer. 7720.

Inger, E. und Müller, W.-D.; Nürnberg, Rindergesundheitsdienst in Bayern, Abt. Unfruchtbarkeitsbekämpf. **Erfahrungsbericht über das Deckverhalten von Bullen mit übersteigerter Libido.** Tierärztl. Umschau **17** (1962) Nr. 6. S. 183–186. — 1 Tab., 7 Lit.
Auf Grund von Beobachtungen bei Bullenuntersuchungen im Rahmen des Bayrischen Rindergesundheitsdientes wird über eine verbreitete falsche Einschätzung des Deckverhaltens, über fehlerhafte Deckanweisungen und über die Ergebnisse spermatologischer Untersuchungen bei Bullen mit überhastetem Deckakt berichtet. Im allgemeinen wird beklagt, daß in den meisten Bullenhaltungen das Bewegen der Vatertiere sehr vernachlässigt wird, daß der Deckbetrieb sich auf festgesetzte Zeiten (morgens und abends) beschränkt, daß keine Vorbereitung der Bullen zum Deckakt erfolgt usw. Langsam deckende (hyposexuelle) Bullen sind dem Bullenhalter unbequem und werden gern gegen schnell deckende (hypersexuelle) Bullen ausgewechselt. Diese letzteren Bullen sind aber weniger fruchtbar, da die Samenqualität bei überhastetem Deckakt meistens schlecht ist. Diese den Vff. bekannte Tatsache wird erneut belegt, indem 21 Bullen mit schlechten Deckergebnissen spermatologisch untersucht wurden. Das nach den ortsüblichen Deckgepflogenheiten gewonnene Sperma war bei den meisten dieser Bullen quantitativ und qualitativ schlecht. Das nach entsprechender Anreizung gewonnene Sperma war wesentlich besser und nach den Trächtigkeitsergebnissen aus Erstbedeckungen, die diesen Untersuchungen folgten, auch wesentlich fruchtbarer. Auf Grund dieser Erfahrungen halten es Vff. für angebracht, eine stärkere Beachtung des Sexualverhaltens hypersexueller Bullen zu propagieren und bei Zuchttauglichkeitsuntersuchungen immer spermatologische Untersuchungen durchzuführen.
W. Rommel. 7740.

Dmitriev, N. (Dmitrijew, N.); Detskoselo, Gebiet Leningrad, Stat. für Zuchtarb. und Künstl. Besam. Vlijanie uslovij transportirovki na kačestvo semeni. **(Einfluß der Transportbedingungen auf die Spermaqualität.)** Moločnoe i mjasnoe skotovodstvo, Moskva **7** (1962) Nr. 5. S. 37–38. — 1 Tab.
Voll- und halbgefüllte (8 bzw. 4 ml) Samenampullen wurden einer mechanischen Belastung durch ein halbstündliges Schütteln (130 mal/Min.) oder einem Transport über 250–300 km unterworfen. Beim Transport vollgefüllter Ampullen trat kein Wirkungsabfall gegenüber dem Vergleichssamen ein. In halbgefüllten Ampullen sank die Beweglichkeit um $^1/_3$, nach dem Schütteln unter oben angegebenen Bedingungen um $^2/_3$. S. Willer. 7750.

Nikitin, A.; Perm, Landwirtsch. Inst. Kak vlijaet močevina na kačestvo spermy. **(Einfluß des Harnstoffs auf die Spermaqualität.)** Moločnoe i mjasnoe skotovodstvo, Moskva **7** (1962) Nr. 5. S. 15.
In der Ration von Bullen wurden bis 20% des Eiweißes durch allmählich gesteigerte Harnstoffgaben (von 50 auf 100 g tägl.) ersetzt. Während der 135 Tage dauernden Versuchsperiode erhielt jeder Bulle 7 kg Harnstoff. Bei dieser Fütterungsart stieg der Appetit der Tiere, und es verbesserte sich die Lebensfähigkeit der Spermien. In den Versuch wurden Bullen mit schlechtem Samen genommen. Die Zeit der Befruchtungsfähigkeit der Samen wurde bei ihnen von 2 auf 6 Tage verlängert. S. Willer. 7750.

Persson, Yngve. Antibioticabehandling simultant med AI på omlöpare. **(Simultane Antibioticabehandlung mit künstlicher Besamung beim Umrindern.)** Medlemsbl. Sveriges Veterinärförbund **14** (1962) Nr. 17. S. 461–463.

Das Material umfaßt 19203 umrindernde Kühe. Eine Gegenüberstellung der Trächtigkeitsfrequenz bei simultan ausgeführter Besamung mit Antibioticabehandlung (Penicillin + Dihydrostreptomycin) im Vergleich zur Besamung ohne Antibiotica zeigt im ersteren Falle höheren Trächtigkeitsausschlag. Die Vorteile der Kombinationsmethode werden hervorgehoben.

E. Lehnert. 7750.

Sachno, V. F. und Sinjaeva, A. A. (Sachno, W. F. und Sinjajewa. A. A.); Dubrowizy, Gebiet Moskau, Unions-Inst. für Tierzuchtforsch. Predupreždenie bakterial'noj zagrjaznennosti semeni chrjaka. **(Die Verhütung der bakteriellen Verunreinigung von Ebersamen.)** Životnovodstvo, Moskva **24** (1962) Nr. 3. S. 79–80. – 1 Abb., 1 Tab.

Durch Waschen und Desinfektion von Präputium und Umgebung sowie durch Abdecken des Eingangs der künstlichen Vagina mit einem geschlitzten Kunststoffläppchen konnte der Colititer um 2–25000- und die Gesamtzahl der Bakterien um 10–20000mal gegenüber den Kontrollen verringert werden.

S. Willer. 7750.

Doroškov, V. B. (Doroschkow, W. B.); Poltawa, Forsch.-Inst. für Schweinezucht. Izbiratelnost' oplodotvorenija u svinej, ėksperimental'no osemenennych smešannoj spermoj raznoporodnych chrjakov. **(Selektive Befruchtung bei Schweinen, die mit gemischtem Sperma verschiedenrassiger Eber experimentell besamt wurden.)** Vestnik sel'skochozjajstvennoj nauki, Kiev **4** (1961) Nr. 9. S. 86–90. – 4 Tab., 6 Lit. Orig.: ukrain., Ausz.: russ.

Auf Wachstum und Entwicklung von Cygote und Embryo übte Mischsperma (Schweine der Großen Weißen und der Mirgoroder Rasse) je nach seiner prozentualen Zusammensetzung unterschiedliche Wirkungen aus. Geringe Dosen der Fremdspermien zeigten eine Wachstumsförderung und große Dosen eine Wachstumshemmung. S. Willer. 7750.

XXV. anno dalla fondazione dello Istituto Sperimentale Italiano "L. Spallanzani" per la fecondazione artificiale. Milano: Istituto Sperimentale Italiano "L. Spallanzani per la fecondazione artificiale. 1962. (627 S. m. Abb. u. Tab.) 16,5 × 23,5 cm = Zootecnica e Veterinaria la fecondazione artificale. Band 17. Nr. 5/6.

XVII. KRANKHEITEN DER MILCHDRÜSEN

Zabolicki, K.; Warschau, Hochschule für Landwirtschaftswes., Veterin.-Med. Fak., Klin. für Geburtshilfe und Fortpflanzungsstör. **Zur Operation perforierender Zitzenrisse und Zitzenfisteln bei Milchkühen.** Berliner Münchener tierärztl. Wschr. **75** (1962) Nr. 6. S. 107–109. – 4 Abb., 8 Lit. Zus. in Engl.

Es wird eine Operationsmethode bei perforierenden Zitzenwunden beschrieben, die ohne Berücksichtigung des Laktationsstadiums durchgeführt werden kann. Die Naht der operierten Zitzenwunden erfolgt in zwei Etagen in einer Modifikation der von Götze, Aehnelt und Merkt beschriebenen Methodik. Die Einführung einer Zitzenkanüle aus Kunststoff ermöglicht einen guten Erfolg auch bei laktierenden Eutern. 15 von 16 Fällen (= 93,8%) konnten geheilt werden. W. Kötsche. 7820.

Hale, H. H., Plastridge, W. N. und Stula, E. F.; Storrs, Univ. of Connecticut, Storrs Agric. Exp. Stat. Streptococcus agalactiae reinfection and eradication in a commercial herd. **(Reinfektion mit Streptococcus agalactiae und Sanierung einer Milchkuhherde.)** Cornell Veterinarian **51** (1961) Nr. 2. S. 200 bis 204.

Eine Milchkuhherde war durch entsprechende Überwachungsmaßnahmen über einen Zeitraum von 11 Jahren frei von Streptokokkeninfektionen gehalten worden. Bei allen zugekauften Tieren wurde vor der Einstellung die Milch bakteriologisch untersucht. Eine hochtragende Färse wurde ohne Untersuchung in den Bestand eingestellt. Sie kalbte nach einigen Monaten ab. Danach waren alle 4 Viertel erkrankt. Obwohl das Tier sofort geschlachtet wurde, waren bei der nächsten Untersuchung bei 26 der 86 vorhandenen Milchkühe die Euter mit *Streptococcus agalactiae* infiziert. Durch sofort eingeleitete hygienische Maßnahmen, wie Benutzung eines speziellen mit einer desinfizierenden Lösung getränkten Eutertuches, Reinigung der Zitzen mit fließendem Wasser und Eintauchen der Zitzen nach dem Melken in eine desinfizierende Lösung, konnten die Infektionen getilgt und somit der Bestand wieder völlig saniert werden. H.-J. Kuller. 7860.

Nilsson, P. O. und Thörne, H.; Västerås, Sverige, Veterinärbakteriol. Lab. Colimastit-infektion med Escherichia, Klebsiella eller Aerobacter? **(Colimastitis-Infektion mit Escherichia, Klebsiella oder Aerobacter?)** Nord. Veterinärmed. **14** (1962) Nr. 4. S. 286–290. – 9 Lit.
Vff. diskutieren die Definition „coliforme Bakterien" und geben eine Übersicht über die biologischen Kennzeichen zur Differenzierung derartiger Bakterien. Im Material von Rindermastitiden in der Provinz Västmanland scheint die Mehrzahl coliformer Stämme *Escherichia* anzugehören, während *Aerobacter* und *Klebsiella* nur in begrenztem Umfange nachgewiesen wurden. Fälle chronischer Mastitis werden beschrieben. In einem mit *Aerobacter cloacae* behafteten Mastitis-Bestande war die Antibioticatherapie erfolglos, während dieselbe in einem anderen Bestande mit Klebsiella-Infektion zum Erfolg führte. Die Prognose wechselt mit dem Infektionstyp. E. Lehnert. 7865.

Renk, W.; Berlin-Dahlem, Univ., Inst. für Veterin.-Pathol. **Euterentzündungen bei Brucellose.** Zbl. Veterinärmed. **9** (1962) Nr. 5. S. 486–498. – 16 Abb., 69 Lit. Zus. in Engl., Franz., Span.
Die durch Brucellose hervorgerufenenEuterentzündungen sind bei allen Kühen nachzuweisen, die den Erreger mit der Milch ausscheiden. Das sind ca. 50% der infizierten Kühe. Es wurden 25 von Schlachtrindern stammende Euter, in denen außer *Brucella abortus* keine Krankheitserreger nachzuweisen waren, untersucht. Makroskopisch ließen sich auf der Schnittfläche keine Veränderungen nachweisen oder allenfalls bis pfennigstückgroße, rötlichgraue, derbelastische Bezirke. Die Lymphknoten zeigten öfter markige Schwellung und wechselnde Grade der Hyperämie. Histologisch wurden innerhalb verstreut liegender Läppchen und in Umgebung der Milchgänge Zellansammlungen gefunden, die sich zwischen den Wänden der Alveolen oder in den Wänden der Milchgänge infiltrativ ausbreiteten oder rundliche Herde bildeten. Sie bestanden vorwiegend aus Lymphocyten und Histiocyten, weiterhin Plasmazellen und vereinzelten Monocyten und Riesenzellen. Die Alveolen wurden dadurch eingeengt und mitunter in fortgeschrittenen Fällen die Drüsenendstücke einzelner Läppchen insgesamt überwuchert. In zugehörigen Lymphknoten war immer Verbreiterung der Sinus durch Wucherung von Reticuloendothelien und Lympho-, Leuko- und Plasmazellvermehrung festzustellen. Mitunter wurden auch Knötchen aus Epitheloidzellen in den Sinus oder im lymphatischen Gewebe gefunden. Die Zellproliferationen entsprechen den Granulombildungen bei der menschlichen Brucellose. Zur Differentialdiagnose wird bemerkt, daß ähnliche Veränderungen auch bei brucellosefreien Kühen im Verlauf chronischer Galaktophoritis gefunden wurden. Die Pathogenese wird erörtert und dabei das disseminierte Auftreten auf eine hämatogene Entstehung zurückgeführt. Abschließend wird auf die Bedeutung des Euters als Erregerreservoir – Ausscheidung, endogene Reinfektion – hingewiesen.
W. Seffner. 7885.

Renk, W.; Berlin-Dahlem, Univ., Inst. für Veterin.-Pathol. **Mastitiden bei Infektionen mit Escherichia coli, Aerobacter aerogenes und Klebsiella.** Zbl. Veterinärmed. **9** (1962) Nr. 3. S. 264–281. – 19 Abb., 1. Tab., 55 Lit. Zus. in Engl., Franz., Span.

Nach einer einleitenden Literaturübersicht über die Ätiologie sowie das Wesen der natürlichen und künstlichen hier behandelten Infektionen wird eine eingehende Beschreibung der pathologisch-anatomischen Veränderungen gegeben. Die besprochenen Mastitiden treten meist als akute Formen auf und äußern sich teils in katarrhalischer, teils fibrinöser Entzündung, die mit starker Ödematisierung sowie Hyperämie, Blutungen, Thrombenbildung und zu Sequesterbildungen führenden Nekrosen einhergehen. Weiterhin werden die histologischen Befunde der einzelnen Erkrankungsformen abgehandelt. Hinsichtlich der Pathogenese liegen Ergebnisse vor, die für eine haematogene Infektion des Euters sprechen, die meist mit Intestinalstörungen im Zusammenhange steht. Toxische Colikeime, die vor allem durch ihre Endotoxine wirksam werden, durchbrechen hierbei die Gewebeschranke des Darmkanals. Weitere prädisponierende Faktoren sind Temperaturschwankungen, Erkältungen, Trauma, Futterumstellung, einseitige Rübenblattfütterung, Enteritiden sowie allgemeine Infektionen, W. Kötsche. 7890.

Pier, A. C. und Enright, J. B.; Davis, Univ. of California, School of Veterin. Med. Nocardia asteroides as a mammary pathogen of cattle. III. Immunologic reactions of infected animals. **(Nocardia asteroides als euterpathogener Keim für Rinder. 3. Mitt. Immunologische Reaktionen bei infizierten Tieren.)** Amer. J. veterin. Res. **23** (1962) Nr. 93. S. 284–292. – 1 Abb., 6 Tab., 13 Lit. Zus. in Interlingua. 2. Mitt. vgl. LZ. Abt. IV **7** (1962) Nr. 3. S. 549.

Um mit *Nocardia asteroides* infizierte Kuhherden erkennen zu können, wurden 2 immunologische Nachweismethoden entwickelt. Durch einen Hauttest wurde eine verzögerte Hypersensibilität 4 Wochen nach experimenteller Infektion festgestellt. Es können hierdurch infizierte Tiere in ergriffenen Herden ermittelt werden. Kreuzreaktionen zum Tuberkulin oder Reaktionen tuberkulinpositiver Tiere mit dem *Nocardia*-Antigen wurden nicht beobachtet. Die Antigenherstellung wird eingehend beschrieben. Mittels der Komplementbindungsreaktion wurden Antikörper im Serum experimentell und natürlich infizierter sowie auch klinisch gesunder Kühe nachgewiesen.

W. Kötsche. 7890.

Kato, H.; Iwate, Univ., Fac. of Agric., Dep. of Veterin. Microbiol. Resistance-tester, an invention for rapid detection of drug-resistant strains from cow udders. **(Resistenzprüfung – eine neue Methode zur schnellen Feststellung therapieresistenter Bakterien im Kuheuter.)** J. Japan veterin. med. Assoc. **14** (1961) Nr. 6. S. 240–241. – Orig.: jap., Ausz.: engl.

Für eine gezielte Therapie der Mastitis ist eine vorherige bakteriologische Untersuchung des Sekretes notwendig. Da dies in der Praxis aber oft nicht möglich ist bzw. zu viel Zeit verloren geht, wird die Behandlung sofort eingeleitet. Dadurch ist es aber möglich, daß bestimmte Bakterienstämme gegenüber einzelnen Medikamenten resistent werden. Vf. beschreibt eine neue Methode der Resistenzprüfung, die am Farbumschlag der zugefügten Testflüssigkeit leicht abgelesen werden kann, wodurch diese Methode für die Praxis ein wertvolles Hilfsmittel darstellt. H.-J. Kuller. 7905.

Meyn, A. und Gedek, W.; München, Univ., Inst. für Mikrobiol. und Infektionskrankh. der Tiere. **Zur Differenzierung von Streptococcus agalactiae mit Hilfe des CAMP-Tests.** Berliner Münchener tierärztl. Wschr. **75** (1962) Nr. 15. S. 281–282.

Im Rahmen von Sanierungsuntersuchungen mittels des Camp-Tests ergab sich bei 84 Streptokokkenstämmen ein unterschiedliches Verhalten auf Rinder-, bzw. Hammelblut-Agar, indem 77 Stämme auf Rinderblut-Agar positive, auf Hammelblut-Agar negative Camp-Reaktionen zeigten, umgekehrt 7 Stämme auf Rinderblut-Agar Camp-negativ, jedoch auf Hammelblut-Agar

Camp-positiv reagierten. Untersuchungen mit der Quarzlampe ergaben bei diesen Stämmen, daß sie Aesculin nicht spalten. Nach 3 Nährbodenpassagen zum Zwecke der Reinheitskontrolle wurde eine erneute Prüfung im Camp-Test vorgenommen. Die morphologische Beurteilung erfolgte nach mikroskopischer Untersuchung mit dem Phasenkontrastverfahren, wobei die Ausbildung von Ketten festgestellt wurde. Präzipitationen mit spezifischem Antiserum vom Kaninchen wiesen auf die Zugehörigkeit der fraglichen Streptokokkenstämme zur Lancefield-Gruppe B hin, weshalb sie als *Sc. agalactiae* angesehen werden können. Abschließend wird darauf hingewiesen, daß bei Verwendung von Rinderblut-Agar zum Camp-Test mehr positive, zur Lancefield-Gruppe B gehörige Streptokokkenstämme erfaßt werden als mit Hammelblut-Agar.
Chr. Dietz. 7925.

Nový, Julius. Mléčné cévky z umělé hmoty domácí výroby. **(Die Milchkanüle aus einheimischen Kunststoffen.)** Veterinářství **12** (1962) Nr. 3. S. 86–88. — 4 Abb.
Auf Grund von praktischen Erfahrungen mit der Anwendung von Milchkanülen aus Kunststoff nach Dyckjaer und nach einem eigenen tschechoslowakischen Modell führt Vf. an, worin sich die von ihm konstruierte Kanüle vom Schweizer Typus unterscheidet. Die Kanüle ist aus Polyaethylen hergestellt, durchsichtig, läßt sich in den Zitzenkanal leicht einschieben und besitzt ein Verlängerungsstück zum leichten Aufsetzen des Konus der Injektionsspritze (Rekord) oder des Verschlusses einer Pentestrepten enthaltenden Tube usw., und kann in 1%iger Chloramin- oder Chlorseptollösung leicht desinfiziert werden. Der Kanülensatz befindet sich in einem Etui, das mit einer Desinfektionssalbe (weiße Vaseline mit 1% Rivanol) gefüllt ist. Da der Preis sehr niedrig ist, kann man in jedem Falle eine neue Kanüle benutzen. Vf. beschreibt die Einführung der Kanüle in den Zitzenkanal und führt einen Fall an, wo eine Perforation der hinteren Zitze bei verweilender Milchkanüle behandelt wurde. F. Nádvorník. 7950.

XVIII. JUNGTIERKRANKHEITEN

Brodauf, H.; Freiburg/Br., Univ., Tierhyg. Inst. **Schaffung eutergesunder Bestände als Grundlage einer wirksamen Betreuung der Vorzugsmilchbestände.** Arch. Lebensmittelhyg. **13** (1962) Nr. 5. S. 118–121. — 3 Abb., 6 Lit.
Die tierärztliche Tätigkeit bei der Überwachung der Vorzugsmilchbestände sollte nicht nur rein amtlichen, sondern darüber hinaus im Sinne des Eutergesundheitsdienstes beratenden Charakter annehmen. An Hand zahlreicher Staphylokokkenfunde in der Milch von Kühen aus Vorzugsmilchbeständen im badischen Raum wird die Notwendigkeit dieser Forderung unterstrichen. Das heute gültige Milchgesetz bietet keine Handhabe, eine staphylokokkenstreuende Kuh ohne Mastitissymptome für die Vorzugsmilchlieferung zu sperren. Wirklich ungestörte Betriebe sind in der Minderzahl. Vf. hat alle seit 1958 bei den monatlichen Vorzugsmilchkontrollen ermittelten Staphylokokkenfunde karteimäßig erfaßt. Daraus ergaben sich neue Kenntnisse über diese Keime, die für die Schaffung eutergesunder Bestände als Grundlage dienen sollten. Stapylokokken, die einmal einen Euterinfekt hervorgerufen haben, können, wenn sie nicht therapeutisch angegangen werden, zum Ausgangspunkt einer sich ausbreitenden Infektionskette werden. Dies wird am Beispiel eines Bestandes mit reichlich 90 Kühen veranschaulicht. Interessant ist hierbei, daß die Staphylokokkenbefunde in der Masse immer bei denselben Kühen gleichsam als Rezidive festgestellt werden können, während ein Stamm von Kühen über mehrere Kontrolljahre (1959–61) hin ungestört blieb. Vf. nennt die Staphylokokken Indikatoren der Anfälligkeit, der Eutergesundheit. Latente Staphylokokkeninfektionen sind ständige Unruheherde für die Be-

stände. Zur Schaffung eutergesunder Bestände wird eine Trennung des Bestandes in 2 Abteilungen gefordert (stabile und labile Abt.) entsprechend der bakteriologisch ermittelten Staphylokokkenbefunde. Ein Restbestand behandlungsresistenter Kühe sollte ausgemerzt werden. Auf diese Weise kann auch dem Tierarzt in seiner Verantwortung sowohl für die Eutergesundheit als auch für die Gesundheit der Milchverbraucher eine wesentliche Hilfe zuteil werden. Die Schaffung einer gesetzlichen Handhabe, Kühe mit Staphylokokkeninfektionen generell von der Vorzugsmilchlieferung auszuschließen, wird vorgeschlagen. H. Heimbürge. 7970.

Neumann, W.; Rostock, Univ., Inst. für Tierzucht. **Untersuchungen über die Aufzucht weiblicher Rinder bis zu tragenden Färsen in sozialistischen Landwirtschaftsbetrieben.** Tierzucht **16** (1962) Nr. 4. S. 144–149.

Die Zuchtreife der Färsen mit 18–21 Mon. wird in zahlreichen Betrieben der sozialistischen Landwirtschaft nicht erreicht. Zur Untersuchung des Einflusses der Aufzuchtintensität auf die körperliche Entwicklung weiblicher Jungrinder wurden 3 VEG, 2 Versuchsgüter und 1 LPG herangezogen. Im Geburts-, dem Vierwochen- und dem Dreimonatsgewicht lagen die Kälber sämtlicher Betriebe unter dem Normalgewicht, und die Gewichtszunahmen erreichten die erhofften Durchschnittswerte nicht. Im Alter von 6 Mon. wurden die geforderten Mindestzunahmen erreicht, das normale Durchschnittsgewicht bei dieser Altersgruppe von den Jungrindern eines Betriebes überschritten, von allen anderen Betrieben jedoch nicht erreicht. Mit 12 Mon. entsprachen im Durchschnittsgewicht, nur 2 Betriebe den Anforderungen annähernd, während von der erwünschten Durchschnittszunahme von 600 g täglich nur 399 g erzielt wurden. Im Alter von 18 Mon. wiesen die Tiere eines Betriebes statt des Mindestgewichtes von 350 kg nur ein Durchschnittsgewicht von 335,9 kg auf, in allen anderen Betrieben lagen die Durchschnittsgewichte unter 300 kg. Die mangelnde Übereinstimmung der körperlichen Entwicklung der Färsen mit ihrem Alter ist, wie in vielen anderen Betrieben, die Ursache zur Nichterfüllung des Färsenbedeckungsplanes. Die Gründe hierzu sind in der ungenügenden Vorbereitung der hochtragenden Mütter und der mangelnden Berücksichtigung der physiologischen Bedeutung der Colostralmilch für das Kalb zu suchen, die vielfach zu spät und täglich nicht in ausreichender Häufigkeit bei zu kalten Temperaturen (Mindesttemperatur 25 °C) verabreicht wird. Beim Zusatz von Kälpan wird die zulässige Höchstmenge oft weit überschritten. Der zu zeitige Entzug der Magermilch, das Fehlen des Kälberheues und eine unzureichende Zusammensetzung der Kraftfuttermischung bedingen die Entwicklungsdepressionen in den ersten 3 Mon. Für die Absatzkälber (nach 16–18 Wochen) werden bei Stallfütterung 1½ kg einer eiweißreichen Kraftfuttermischung und 2 kg besten Heues sowie Saftfutter gefordert. Auch eine nährstoffreiche Weide reicht bei den Altersgruppen bis zu 6 Mon. allein nicht aus. Bis zum Alter von 9 Mon. ist eine Zufütterung, insbesondere von Mineralstoffen, erforderlich. Bei ausreichender Entwicklung der Tiere kann ihnen mit 9 Mon. das Kraftfutter entzogen werden. Die Ursachen der unzureichenden Entwicklung in der Altersgruppe 6–12 Mon. sind in dem zu späten Aufstallen der Tiere im Herbst und dem Fehlen einer nennenswerten Zufütterung zu suchen. In der Haltung muß für Kälber bis zur 8. Lebenswoche die Haltung in Einzelboxen gefordert werden, um das gegenseitige Ansaugen des Nabels zu verhindern. Die Betriebe dürfen durch eine mangelhafte Kraftfutterversorgung der weiblichen Rinder zugunsten der preisgünstigen Aufzucht der Mastbullen keinen Raubbau am Nachwuchs der weiblichen Zuchtrinder treiben. Dann wird die gerade in den Großbetrieben vorhandene Möglichkeit einer Kälberaufzucht nach modernen wissenschaftlichen Erkenntnissen auch ihre praktischen Früchte tragen. H. Busse. 8012.

Walser, K.; München, Univ., Gynäkol. und Ambulator. Tierklin. **Zur Klinik der Meningitis im Verlauf der Coli-Sepsis des Kalbes.** Berliner Münchener tierärztl. Wschr. **75** (1962) Nr. 17. S. 321–323. – 2 Abb., 5 Lit.

Vf. berichtete über die Untersuchungsergebnisse von 12 Coli-Sepsisfällen mit cerebralen Störungen. Die Kälber zeigten zwischen 3. und 6. Lebenstag als erstes bei ungestörter Freßlust einen mittleren Temperaturanstieg. Am 2. Krankheitstag traten zunehmende Schwäche und Benommenheit hinzu. Gleichzeitig verstärkten sich die Sepsissymptome in Form von Pulserhöhung, zunehmender Atemfrequenz, schmutzigroten Conjunctiven und stark injizierten Skleralgefäßen. Meist waren die Tiere schon an diesem Tage nicht mehr in der Lage aufzustehen oder stehenzubleiben, sie lagen vorwiegend auf der Seite. Konnte der Kopf noch angehoben werden, so führten sie entweder unphysiologische, kreisende Kopfbewegungen aus oder es kam zur Ausbildung des Opisthotonus. Vom 2. Krankheitstage an trübte sich bei etwa der Hälfte der Tiere die vordere Augenkammer milchig grau-weiß, später bildeten sich Fibrinschlieren aus. Während die Enteritis nur bei 3 von 12 Tieren auftrat, wurden noch serös-eitriger Nasenausfluß, Mydriasis, Nystagmus, Zwangsbewegungen und tonische Krämpfe beobachtet. Letztere ließen sich durch Berührung auslösen. Bis auf einen perakuten Fall mit tödlichem Ausgang innerhalb von 24 Std., verendeten die übrigen zwischen 4. und 15. Krankheitstag. In den ersten Krankheitstagen war die Milchaufnahme noch ausreichend, sie verringerte sich aber in zunehmendem Maße. Die pathologisch-anatomische und -histologische Untersuchung ergab in dem perakuten Falle eine Meningitis catarrhalis acuta diffusa und in den übrigen eine Meningitis bzw. Meningoencephalitis serofibrinosa, fibrinosa oder purulenta. Bei fast allen Tieren bestand eine Polyarthritis mit serofibrinösen Gelenkergüssen, bei der Hälfte Rhinitis, Sinusitis und Erguß in die vordere Augenkammer und in Einzelfällen Pleuritis, Pericarditis oder Peritonitis. Bakteriologisch wurden bei allen Kälbern Coli-Septikämien nachgewiesen. Die therapeutische Beeinflussung der cerebralen Störungen ist von der Fähigkeit der verabfolgten Medikamente abhängig, die Blut-Liquorschranke zu durchdringen. Insgesamt wird die Behandlung der durch die Meningitis komplizierten Colisepsis als kaum erfolgversprechend beurteilt und deshalb die Notwendigkeit prophylaktischer Maßnahmen in Form von einwandfreier Geburts-, Haltungs- und Fütterungshygiene bei Muttertier und Kalb, passiver Immunisierung der Kälber und gleichzeitige prophylaktische Gabe von Antibiotica herausgestellt. Im Vordergrund steht jedoch die frühzeitige Verabreichung von Gammaglobulinen mit dem Colostrum, die möglichst in den ersten beiden Lebensstunden erfolgen sollte. Die Herstellung eines Gammaglobuline enthaltenden Impfstoffes wird diskutiert. H. Haase. 8062.

Fey, Hans und Lindt, Samuel; Bern, Univ., Veterin.-Bakteriol. Inst.; Veterin.-Pathol. Inst. **Zur Pathogenese der Colisepsis des Kalbes. 3. Mitt. Die Bedeutung des Vitamin A.** Zbl. Veterinärmed. **9** (1962) Nr. 7. S. 643–652. – 2 Abb., 1 Tab., 34 Lit. Zus. in Engl., Franz., Span. 2. Mitt. vgl. LZ. Abt. IV **7** (1962) Nr. 5. S. 1068.

Von vielen Forschern wird die Kälberruhr als eine Faktorenseuche angesehen. Solche Faktoren sind Wetter, Saison, Klima, Mangel an Vitamin A und evtl. anderen Vitaminen, Überfütterung, fehlerhafte Ernährung, Colostrummangel, schlechte Pflege, allgemeine Schwäche. Das trifft jedoch nicht eindeutig zu bei Todesfällen von Kälbern infolge einer Infektion mit dem Colityp 78:80 B, der 35–50% aller Colisepsisfälle verursacht. Bei 7 Kälbern mit Colisepsis wird das Pansenepithel histologisch untersucht; 2 zeigen keinerlei Veränderungen, während bei den übrigen Tieren eine Para- bzw. Hyperkeratose ermittelt wird, die zweifelsohne für einen Vitamin A-Mangel sprechen. Bei der Untersuchung von Lebern der 11 Kälber mit Colisepsis und von 10 normalen

Kälbern auf ihren Vitamin A-Gehalt zeigt es sich, daß die Vitamin A-Werte bei letzteren zweifelsohne höher sind als bei ersteren. Dies ist aber trotzdem kein Beweis dafür, daß der unternormale Vitamin A-Gehalt als primär disponierender Faktor oder als Ursache für die Kälberruhr anzusehen ist. Das Kalb kommt mit wenig Vitamin A auf die Welt und deckt seinen Vitamin A-Bedarf aus dem Colostrum. Vff. nehmen an, daß der Vitamin A-Mangel bei Colisepsiskälbern entweder auf ein unternormales Colostrumangebot oder auf vermehrtem Verbrauch von Vitamin A infolge des Krankheitsprozesses anzusehen ist. Die Bedeutung des Vitamins A für die Pathogenese der Colisepsis ist durch die Versuche noch nicht eindeutig geklärt.
E. Tempel. 8095.

Fey, Hans und Margadant, Anita; Bern, Univ., Veterin.-Bakteriol. Inst. **Zur Pathogenese der Kälber-Colisepsis. 4. Mitt. Agammaglobulinämie als disponierender Faktor.** Zbl. Veterinärmed. **9** (1962) Nr. 7. S. 653–663. – 5 Abb., 1 Tab., 20 Lit. Zus. in Engl., Franz., Span. 3. Mitt. vgl. vorst. Ref.
Zur Klärung der Frage von der Bedeutung der Agammaglobulinämie im Geschehen der Colisepsis bei Kälbern werden immunoelektrophoretische Untersuchungen an Seren von 22 an Colisepsis gestorbenen und 46 „normalen" Kälbern durchgeführt. 5 = 11% der normalen und 21 Colisepsis-Kälber weisen eine Hypo- oder Agammaglobulinämie auf. Es läßt sich nun vorläufig nicht entscheiden, ob die Agammaglobulinämie die Ursache oder gar die Folgeerscheinung der Colisepsis darstellt. Kurz nach der Geburt mit Colostrum gefütterte Kälber zeigen einen normalen Gammaglobulinwert und können mit dem pathogenen Colityp 78:80 B nicht infiziert werden. Kälber, die kein Colostrum erhalten, sterben häufig an Colisepsis. Derartige Kälber lassen sich auch künstlich infizieren und sterben bald danach.
E. Tempel. 8095.

Ivanova, P. S. (Iwanowa, P. S.); Witebsk, Veterinärmed. Inst. Furazolidon pri protozojnych ėnterokolitach porosjat. **(Behandlung der durch Protozoen bedingten Enterocolitiden der Ferkel mit Furazolidon.)** Veterinarija, Moskva **39** (1962) Nr. 4. S. 34–35.
Bei Ferkeln treten in der Saugperiode häufig Darmentzündungen auf, die durch Trichomonaden (*Trichomonas suis*) hervorgerufen werden. Nach dem Absetzen gewinnen dann Infusorien (*Balantidium coli* und *B. suis*) und Coccidien (*Eimeria delblicki*, *E. perminuta* und *E. scarba*) als ätiologischer Faktor an Bedeutung. Neben dem Osarsol, das als wirksames Medikament bereits bekannt war, sollte jetzt Furazolidon, ein Präparat der Nitrofuranverbindungen mit einem sehr weiten Wirkungsspektrum überprüft werden. Anlaß hierzu waren die bei derartigen Enterocolitiden häufig beobachteten bakteriellen Sekundärinfektionen. Furazolidon zeigte eine gute therapeutische Wirksamkeit bei der Dosierung von 10 mg/kg Kgw. zweimal täglich im Verlauf von 6 Tagen. Im Gegensatz zum Osarsol, das aufgrund seiner Toxizität individuell verabreicht werden muß, kann das Furazolidon nach Vermengung mit dem Futter an Tiergruppen ausgegeben werden, woraus sich Arbeitserleichterungen und Zeitersparnis ergeben. W. Bathke. 8145.

Lagacé, André, Pounden, W. D., Bell, D. S. und Weide, K. D.; Wooster, O., Dep. of Veterin. Sci.; Dep. of Animal Sci., Agric. Exp. Stat. Factors influencing the incidence of chronic pneumonia in lambs. **(Faktoren, die das Auftreten von chronischer Pneumonie bei Lämmern beeinflussen.)** Amer. J. veterin. Res. **22** (1961) Nr. 91. S. 1015–1019. – 5 Abb., 1 Tab., 6 Lit. Zus. in Interlingua.
Zur Untersuchung der Bedeutung verschiedener Umweltfaktoren für das Auftreten chronischer Pneumonie bei Lämmern wurden 4 Gruppen Lämmer

entweder in geschlossenen oder offenen Ställen mit elektrischen Heizlampen oder ohne solche gehalten; eine 5. Gruppe wurde abwechselnd warm und kalt untergebracht. 27% der Lämmer der letztgenannten Gruppe hatten ausgedehnte pneumonische Veränderungen bei der Schlachtung, dagegen 37–58% in den 4 anderen Gruppen. Die Sterblichkeit in den ersten 15 Lebenstagen war jedoch in der abwechselnd warm und kalt gehaltenen Gruppe mit 33% viel höher als in den anderen Gruppen (0–17%). Die Lämmer, die im Oktober geschlachtet wurden, zeigten zwei- bis fünfmal so häufig Pneumonien wie die zur gleichen Zeit geborenen und im August geschlachteten Lämmer. In weiteren Versuchen ergaben sich zwischen der Rasse und der Frühsterblichkeit sowie der Häufigkeit von Pneumonien keine signifikanten Unterschiede.
W. Wittig. 8170.

XIX. FLEISCHBESCHAU, LEBENSMITTELÜBERWACHUNG

Bartels, H. und Klemm, G.; Gießen, Kulmbach. **Die hygienische Bedeutung des Schlachtens von Rindern im Hängen.** Fleischwirtschaft **14** (1962) Nr. 7. S. 645–653. – 2 Tab., 50 Lit.
Diese Schlachtmethode, die u. a. die UdSSR, die USA, Dänemark, Litauen, Finnland, Mexiko anwenden, bringt eine Reihe von Vorteilen gegenüber der Schlachtmethode im Liegen: Entbluten in einem gesonderten Raum, wodurch eine räumliche Trennung von unreiner und reiner Seite gewährleistet wird, personelle Trennung bei der Tötung und beim Ausschlachten, Verhinderung der Verschmutzung des Fleisches vom Fußboden her u. a. m. Um die Unterschiede zwischen beiden Schlachtmethoden in bakteriologischer Hinsicht festzustellen, wurden an 2 Schlachthöfen, in denen bei dem einen im Hängen, bei dem anderen im Liegen geschlachtet wurde, je 40 Rinderschlachtungen durchgeführt. Man verglich die hygienischen Verhältnisse in der näheren Umgebung der Ausschlachtstellen und den Oberflächenkeimgehalt der Tierkörper miteinander. Nach dem Spalten der Tierkörper wurden steril ca. 2 mm dicke Gewebescheiben aus Halsstumpf, Schulter, Bauch, Rücken und Außenflächen der Hinterschenkel entnommen, zu einem Homogenisat verarbeitet und die Keimzahlen mit dem Koch'schen Plattengußverfahren bestimmt. Außerdem wurden von der Schlachthauswand, von den Händen der Fleischer, Schürzen und Messern Abstriche gemacht. Hierbei stellte man fest, daß die bei der Schlachtung im Liegen gefundenen Keimzahlen etwa doppelt so hoch wie bei der Schlachtung im Hängen waren. Allerdings müssen alle anderen grundsätzlichen hygienischen Forderungen für Schlachthäuser genau beachtet werden. So ist auf Grund der durchgeführten Untersuchungen das Vorhandensein einer ausreichenden Zahl von Wasch- und Sterilisationseinrichtungen unbedingt notwendig. H. Heimbürge. 8275.

Alterauge, Werner; Dortmund. **Über die Entstehung und Verhütung von Muskelblutungen bei Schlachtschweinen.** Schlacht- u. Viehhof-Ztg. **62** (1962) Nr. 7. S. 253–258.
Nach der Schlachtung werden Muskelblutungen bei Schweinen des öfteren festgestellt, besonders in der Hüfte, im Schenkel, in der Rückenmuskulatur, dem Zwerchfell und in einigen Schultermuskeln. Über die in der Literatur niedergelegten verschiedenen Ansichten über ihre Entstehung wird berichtet (Gefäßerweiterung, Betäubungsart, Infektions- und Intoxikationskrankheiten, unsachgemäßer Transport, Überfütterung usw.). Vf. ist der Ansicht, daß Muskelblutungen eine Folge der sich in der Körperflüssigkeit vollziehenden Gesetzmäßigkeit der Überkompensation und Resorption sind, die ihre Ursache in den o. a. Anreizen haben, wobei Alter, Fettsucht, Vererbung noch hinzugerechnet werden müssen. Es wird die dänische Schlachtmethode beschrieben,

die eine nur wenige Sekunden währende Spanne zwischen Betäubung und Entblutung bewirkt mit dem Erfolg, daß Muskelblutungen sozusagen überhaupt nicht mehr auftreten, wohingegen sie bei 70 sek. Verzögerung sich in störender Weise einstellen. Aller Umgang mit den Schlachttieren bis zur Entblutung muß daher nach Möglichkeit die Ursachen der Entstehung von Muskelblutungen vermeiden. W. Mathieu. 8275.

Kotter, L. und Terplan, G.; München, Univ., Tierärztl. Fak., Inst. für Nahrungsmittelkunde. **Schlachthygiene und Fleischbeurteilung.** Schlacht- u. Viehhof-Ztg. **62** (1962) Nr. 8. S. 279–281.

In den meisten Ländern konzentriert sich die Fleischuntersuchung auf die Erfassung von Eigenschaften, die die menschliche Gesundheit gefährden können und auf substantielle Mängel. Nur vereinzelt waren bisher auch Verstöße gegen die Schlachthygiene zu maßregeln. Es ist aber notwendig, in § 34, 17 AB. A eine Konfiszierung schon dann zu verlangen, wenn eine gründliche Reinigung der beschmutzten Körperteile nicht möglich war. Bei Organen und Fleischteilen in intakten serösen Überzügen kann eine Reinigung durchgeführt werden, nicht aber bei Läsionen der Serosa oder bei völlig freiliegenden Fleischteilen und Unterhautbindegewebe. Hier muß Abschneiden und Nachprüfung erfolgen, und zwar vor der Freigabe des Tierkörpers. Die fleischverarbeitenden Betriebe haben selbst ein Interesse daran, Verunreinigungen bei der Schlachtung zu verhindern, denn sonst werden Keime eingeschleppt, die zu Fehlfabrikaten mangels ausreichender Haltbarkeit der Waren führen. Auch der Verbraucher darf erwarten, daß nur einwandfrei sauberes Fleisch verarbeitet wird. Schlechtes Entborsten an leicht zugänglichen Stellen sollte ebenfalls vor Abstempelung korrigiert werden. Auf umgehendes Ausweiden eines Tieres nach der Tötung ist größter Wert zu legen. Die bisherigen Befugnisse des Beschautierarztes bedürfen in hygienischer Hinsicht noch der Erweiterung. W. Mathieu. 8280.

Šur, I. V., Jakovlev, L. A., Kucharkova, L. L. u. a. (Schur, I. W., Jakowlew, L. A., Kucharkowa, L. L. u. a.) O sanitarnoj ocenke mjasa pri brucelleze ovec. **(Die Fleischbeurteilung bei der Schafbrucellose.)** Veterinarija, Moskva **38** (1961) Nr. 11. S. 60–65. – 1 Tab.

In der Fleischbeschau besteht z. Zt. noch keine einheitliche Meinung über die Beurteilung der Schafbrucellose. Nach umfangreichen Erörterungen und Untersuchungen fassen die Autoren ihre Erkenntnisse in folgenden Vorschlägen zusammen: Klinisch kranke Schafe aus brucelloseverseuchten Beständen und Tiere aus diesen Beständen, die vor weniger als 3 Mon. abortierten oder gelammt haben, dürfen nicht an Fleischkombinate geliefert werden. Beim Transport solcher Tiere werden massenhaft Keime ausgeschieden. Gegenwärtig müssen die Tiere in der Wirtschaft selbst geschlachtet werden, und ihr Fleisch soll industriell verarbeitet werden. Das Fleisch ist nur nach ausreichender Erhitzung genußtauglich. Die Tiere, die allergisch positiv reagierten, jedoch keine klinischen Anzeichen der Krankheit zeigen, sollen vor Ablieferung serologisch untersucht werden. Der § 29 der gültigen „Richtlinien für die veterinärhygienische Beschau von Schlachttieren und die veterinärhygienische Beurteilung von Fleischerzeugnissen" sollte entsprechend geändert werden. Da das Fleisch von Schafen mit einer chron. Brucellose erwiesenermaßen nur gering mit Brucellakeimen infiziert ist und die Keime durch längere Lagerung bei niedrigen Temperaturen zugrunde gehen oder doch mindestens zahlenmäßig stark zurückgehen, sollte das Fleisch von Schafen, die aus brucelloseverseuchten Beständen 3 Mon. nach dem Abort oder dem Lammen angeliefert werden, für 3 Mon. eingefroren werden.

W. Plaschke. 8280.

Struck, Max; Hamburg, Fleischbeschauamt, Zentralschlachthof. **Trichinenfunde.** Arch. Lebensmittelhyg. **13** (1962) Nr. 5. S. 114–115. – 1 Abb.
Während es sich bei den meisten Veröffentlichungen über Trichinenfunde bei Importfleisch um sogenannte „schwach trichinöse Schweine" handelte (jeweils nur 1 Trichine, Nachuntersuchungen zahlreicher Präparate negativ), beschreibt Vf. einen Sonderfall. Vom Fleischbeschauamt Hamburg wurden 1957 in einem Stück leicht gesalzenen amerikanischen Rückenspecks Trichinen gefunden. Trotz der weit verbreiteten Meinung, Trichinen in Importspeck seien nicht mehr invasionstüchtig (zahlreiche in den letzten 20 Jahren negativ verlaufene Tierversuche mit trichinösem Importfleisch bestärken diese Meinung), wurde ein Tierversuch angesetzt. Eine Ratte bekam 10 Tage lang zu frischem trichinenfreien Schweinefleisch täglich steigende Mengen des trichinösen Materials. Die Fütterung wurde am 25. 11. 57 beendet und die Ratte am 27.1. 58 getötet. In der Muskulatur des Versuchstieres konnten in mehreren Präparaten eingekapselte Trichinen gefunden werden. Auch ein entsprechender Kontrollversuch mit einer zweiten Ratte verlief positiv. Aus den Ergebnissen geht hervor, daß Trichinen sehr lange ihre Invasionstüchtigkeit behalten können und daß die etwa 1955 von einigen Autoren anstelle der Trichinenschau propagierte Gefrierbehandlung des Fleisches mit Vorsicht aufgenommen werden muß. Abschließend werden einige Fälle angeführt, bei denen verirrte Larven von Strongyliden, Ascariden und Lungenwürmern Anlaß zu einem Trichinenverdacht gaben. H. Heimbürge. 8320.

Groß, R.; Darmstadt. **Zur Rechtsgültigkeit der Verordnungsermächtigungen in den §§9 und 10 des Vieh- und Fleischgesetzes.** Schlacht- u. Viehhof-Ztg. **62** (1962) Nr. 8. S. 294–296.

Die §§ 9 und 10 des Vieh- und Fleischgesetzes der BR verstoßen in ihrer ursprünglichen Fassung gegen Art. 80, Abs. 1 des Grundgesetzes der BR. Seit Inkraftreten des Gesetzes über Ermächtigungen zum Erlaß von Rechtsverordnungen vom 3. 7. 1961 gelten sie aber nunmehr mit der Maßgabe, daß die Landesregierungen zum Erlaß der vorgesehenen Rechtsverordnungen ermächtigt sind. Hiergegen ist also nichts mehr einzuwenden, sofern keine Berufsregelung dadurch erfolgt. Es wird zudem dargelegt, daß auch die §§ 5, 14 und 15 des Gesetzes eine Verordnungsermächtigung enthalten.
W. Mathieu. 8340.

Hurst, Karl; Köln. **Zulassung von Sammlern zur gewerblichen Verwertung von beschlagnahmten Organen und Fleischteilen zum Zwecke der Gewinnung therapeutischer Präparate.** Schlacht- u. Viehhof-Ztg. **62** (1962) Nr. 8. 293 bis 294.
Die Tätigkeit des Sammlers hat an sich mit dem eigentlichen Zweck der Schlachthöfe nichts zu tun. Der Erlaß des fr. RuPrMdI vom 27.5. 1935 stellt Richtlinien zur Regelung der Sammlertätigkeit und Überwachung des Verbleibs der Teile auf. Für alle Berufsausübung in der BR hat das Bundesverfassungsgericht sehr scharfe Bedingungen gestellt. Ein Gesetz der Zulassung zum Sammlerberuf und Beschränkung der Ausübung besteht nicht, Richtlinien sind nicht gesetzrangig. Folglich muß der Schlachthof grundsätzlich jeden Sammler zulassen, somit auch mehrere Sammlerfirmen. Die Ausübung des Gewerbes ist durch die höhere Verwaltungsbehörde zu untersagen, wenn Tatsachen vorliegen, die die Unzuverlässigkeit des Sammlers dartun, sofern dadurch eine Gefährdung der Gesundheit anderer resultiert und dieser nur durch Gewerbeuntersagung begegnet werden kann. (§ 35 GewO). Entsprechende Tatsachen hat die Schlachthofverwaltung, die durch den Beschautierarzt Kenntnis erhält, der höheren Verwaltungsbehörde mitzuteilen. Bei Störung der öffentlichen

Sicherheit oder Ordnung des Betriebes auf dem Schlachthofe kann die Schlachthofverwaltung den Sammler für vorübergehend oder dauernd vom Schlachthofe verweisen. W. Mathieu. 8350.

Temper, K.; Halle, Veterinäruntersuchungs- und Tiergesundheitsamt. **Zur Frage der Lebensmittelvergiftungen.** Z. ges. Hyg. Grenzgebiete 8 (1962) Nr. 7. S. 474–485. – 2 Abb.
Lebensmittelvergiftungen werden durch spezifische Keime, z. B. *Clostridium botulinum*, die Keime der TPE-Gruppe und enterotoxinbildende Mikrokokken, ferner aber auch durch sog. unspezifische Lebensmittelvergifter verursacht (Colibakterien, *Proteus vulgaris*, Bakterien der *Mesentericus-Subtilis*-Gruppe, *Clostridium perfringens*, Streptokokken). Die unspezifische Lebensmittelvergiftung ist als Fäulnisintoxikation aufzufassen, während die spezifischen Vergiftungen durch Wirkung von Bakterientoxinen ausgelöst werden. Durch gemeinsames Vorhandensein beider Keimarten können die pathogenen Eigenschaften verstärkt werden. Auf die menschlichen Ausscheider und Zwischenträger wird besonders hingewiesen. Vorkochen oder Anbraten von Gerichten birgt besondere Gefahren in sich. Bei Ermittlungen wird immer wieder festgestellt, daß neben Erkrankten eine ganze Anzahl von Personen nachweislich ohne Beschwerden blieben; dies beruht auf persönlicher Veranlagung im allgemeinen oder am Tage des Genusses neben den Wirkungen all dessen, was außerdem noch gegessen und getrunken wurde, sowie auf der Menge der Keime. Die Beurteilung von Lebensmitteln in Verfolgung von Erkrankungen soll sich auf die qualitative und quantitativ-bakteriologische Untersuchung stützen; Grenzkeimzahlen werden genannt. Abschließend wird über 250 Lebensmittelvergiftungen berichtet, wobei viele Einzelheiten besprochen werden. W. Mathieu. 8420.

Johannsen, A.; Lund, Hälsovårdsnämndens Lab. Förekomst och utbredning av Cl. botulinum typ E med särskild hänsyn till Öresundsområdet. **(Vorkommen und Ausbreitung von Cl. botulinum Typ E mit besonderer Berücksichtigung des Gebietes am Öresund.)** Nord. Veterinärmed. **14** (1962) Nr. 7/8. S. 441–474. – 13 Abb., 38 Lit.
Auf Grund eines nach dem Genuß von Hering durch *Cl. botulinum* Typ E verursachten Botulismusausbruches untersuchte Vf. das Stadtgebiet von Lund, die Küsten von Süd- und Mittelschweden, größere Binnenseen und Seebodenproben aus dem Öresund auf die Verbreitung (650 Proben) dieses Keimes sowie die natürlichen Bedingungen für einen Botulismusausbruch. Die festgestellte hohe Konzentration von Sporen des E-Typs längs den Küsten Südschwedens wird dem dominierenden Zufluß von Süßwasser aus Flüssen in die Ostsee zugeschrieben, wodurch derselben große Mengen von *Cl. botulinum* Typ E enthaltendem Schlamm aus Landgebieten zugeführt werden. Vf. beleuchtet die Rolle der Ostsee als Reservoir dieses Mikroorganismus und weist darauf hin, daß *Cl. botulinum* Typ E terrestrischen Ursprunges ist und den dominierenden Typ im Wassersystem der Erdmasse bildet. Das reichliche Vorkommen von E-Sporen im Öresund und in der Ostsee muß vom lebensmittelhygienischen Gesichtspunkt beachtet werden. Im Öresund und in den benachbarten Gewässern gefangene Fische sind als Infektionsträger zu betrachten und entsprechend zu behandeln. Angaben zur Vorbeuge werden gemacht. Vom bakteriologischen Gesichtspunkt wird auf die sehr niedrige Thermostabilität der E-Sporen hingewiesen. E. Lehnert. 8420.

Brag, Hilkka und Kämpe, Åke. Om den bakteriologiska kvaliteten hos vissa importerade charkuterivaror. **(Die bakteriologische Qualität gewisser importierter Fleischwaren.)** Medlemsbl. Sveriges Veterinärförbund **14** (1962) Nr. 11. S. 337–340. – 4 Lit.
Für eine wirksame Importkontrolle fertiger Fleischwaren sind zweckmäßige Normen für die Beurteilung der bakteriologischen Ergebnisse Voraussetzung.

Vff. geben an Hand eigener Beobachtungen bei der bakteriologischen Untersuchung von Stichproben aus verschiedenen Ländern importierter Fleischwaren gewisse diesbezügliche Richtlinien. Als selbstverständliche Forderung wird die Abwesenheit humanpathogener Keime aufgestellt. Im übrigen werden als Beurteilungsnorm für eine taugliche Ware folgende Angaben gemacht: Anzahl coliformer Bakterien bei 37 °C unter 100 pro g Ware, bei 45 °C unter 10 pro g, hämolytische Bakterien unter 100 pro g. Die Anzahl von Clostridien soll 10 pro g Ware nicht übersteigen. E. Lehnert. 8430.

Grau, R. und Frieß, A.; Kulmbach, Bundesanst. für Fleischforsch., Inst. für Chem. und Physik. **Einfluß der Trocknung von Fleisch und der Lagerung von Trockenfleisch auf Leitfähigkeit, Extraktivstoffe, Asche, Phosphor, Stickstoff, Farbe und Muskelproteine in wässerigen Extrakten.** Fleischwirtschaft **14** (1962) Nr. 7. S. 675–678. – 2 Abb., 3 Tab., 39 Lit.
Wässerige Extrakte aus in einem modifizierten Vakuumtrocknungsverfahren bei niedriger Trocknungstemperatur hergestellten würfelförmigen Trockenfleisch (5malige Extraktion mit dest. Wasser – pH ⌀ 5,56 – im Verhältnis 1:5 bei Zimmertemperatur, jeweils 20 Min. unter Rühren) zeigten eine Verminderung der Anteile an Extraktivstoffen um 6,3%, an Asche um 6,1%, Phosphor 10,9%, Reststickstoff 10,4%, Amino-Stickstoff 2,4% und eine Abnahme der Leitfähigkeit um 15,7% gegenüber Frischfleischextrakten. Der Gesamt-Stickstoffanteil blieb unverändert. Extrakte aus bis zu 12 Mon. gelagertem Trockenfleisch zeigten stärkere Verminderung des Gehaltes an Extraktivstoffen und Gesamtstickstoff, geringere Abnahme an Asche und Amino-Stickstoff, ferner geringgradige Zunahme der Phosphor- und Reststickstoffanteile sowie der Leitfähigkeit. Auch Farbe und Muskelproteine der wässerigen Extrakte wurden durch die Trocknung nur unwesentlich beeinflußt, während schon nach kurzer Lagerung (2 Mon.) Verluste der Oxymyoglobinmaxima zu bemerken waren, die sich bei längerer Lagerung (4 Mon.) so weit verstärkten, daß die für Oxy- und Metmyoglobin gültigen spektralen Charakteristica nur noch angedeutet waren. Die Ursache liegt in einem verminderten Löslichwerden der Hämatinpigmente. Die bei der papierelektrophoretischen Untersuchung frisch getrockneten Fleisches auftretenden Einzelfraktionen verschwinden bei der Trockenfleischlagerung. Es sind nur noch mehrere „Bruchstücke" zu erkennen, Ursache einer mit dem Auftreten von Spaltprodukten einhergehenden Myogendenaturierung. – Während der Lagerung tritt also eine langsame Qualitätsminderung des Trockenfleisches infolge Proteindenaturierung und Carbonyl-Amin-Bräunung ein.
H. Heimbürge. 8440.

Hamm, Reiner; Kulmbach, Bundesanst. für Fleischforsch., Inst. für Chem. und Physik. **Die Wechselwirkung zwischen Muskeleiweiß und Wasser und ihre Bedeutung für die kolloidchemischen Eigenschaften des Fleisches.** Fleischwirtschaft **14** (1962) Nr. 7. S. 678–680. – 2 Abb., 20 Lit.
Hauptträger des Wasserbindungsvermögens sind strukturelle Muskelproteine, hier besonders das Actomyosin. Sarkoplasmaproteine tragen nur sehr wenig dazu bei. Durch Messung der Adsorptionsisotherme wurde festgestellt, daß etwa 4–5% der im Fleisch vorhandenen Wassermenge als „wirkliches Hydratationswasser" von den Muskelproteinen gebunden wird. Man nimmt an, daß das Wasser auf Grund seines Dipolcharakters an polare Gruppen des Proteinmoleküls in mono- und multimolekularer Adsorption gebunden ist. Struktur und Ladung der Muskelproteine beeinflussen kaum die Menge des Hydratationswassers. Die vom Muskel festgehaltenen Mengen „freien Wassers" überschreiten die des „wirklichen Hydratationswassers" erheblich (300–360 g Wasser/100 g Protein). Dieses freie Wasser wird durch das Netzwerk der Membranen und Filamente der Muskelproteine und durch Querverbindungen und elektrostatische Wechselwirkungen zwischen den Peptidketten „immo-

bilisiert“. Die Menge des freien, aber im Muskel immobilisierten Wassers ist stark von der räumlichen Struktur des Gewebes abhängig. So führt eine Verdichtung des Protein-Netzwerkes zu einer Abnahme an immobilisiertem und einer Zunahme an lockerem Wasser, während eine Aufweitung der Gewebestruktur die entgegengesetzte Wirkung hat. Hierbei sind elektrische Ladung des Eiweißes und Querverbindungen zwischen den Filamenten von besonderer Bedeutung. H. Heimbürge. 8440.

Grünewald, Theo; Karlsruhe, Bundesforsch.-Anst. für Lebensmittelfrischhalt. **Die Behandlung von Fleisch und Fleischprodukten mit ionisierenden Strahlen.** Schlacht- u. Viehhof-Ztg. **62** (1962) Nr. 7. S. 243–249. – 1 Abb., 1 Tab., 11 Lit.

Vf. gibt eine Übersicht über das sehr interessante Problem, ohne über grundlegende Neuerungen zu berichten, was allerdings auch unter der Themenstellung nicht möglich ist. In der Bundesrepublik werden die technologischen Versuche in der Bundesforschungsanstalt für Lebensmittelfrischhaltung Karlsruhe, die chemisch-analytischen Untersuchungen in der Deutschen Forschungsanstalt für Lebensmittelchemie München und die Fütterungsversuche im Physiologisch-chemischen Institut der Universität Mainz durchgeführt. In Karlsruhe werden ein 1 MeV Elektronenbeschleuniger, eine Weichstromröntgenanlage und eine Hochstromröntgenanlage eingesetzt, mit der eine Dosisleistung von 60000 r/min erreicht wird. H. Worseck. 8450.

Kraus, H. und Könekamp, R.; Hannover, Tierärztl. Hochschule, Inst. für Tierärztl. Lebensmittelkunde und Milchhyg. **Die Analyse von Fleischgemengen und Wurstwaren durch Sedimentierung. Vorl. Mitt.** Arch. Lebensmittelhyg. **13** (1962) Nr. 5. S. 101–103. – 7 Abb., 12 Lit.

Ein völlig neues analytisches Verfahren, bei dem durch Zentrifugieren infolge verschiedenen spezifischen Gewichtes der einzelnen Gewebsteile eine Trennung erreicht wird, wird beschrieben. Die Versuche wurden zunächst mit angekauftem Schabefleisch, angekauftem zubereitetem Hackfleisch, einfacher Rohwurst und Teewurst, ferner mit 2 Modellbrühwurstsorten und einfacher angekaufter Brühwurst durchgeführt. 50 g des zu unteruchenden Materials (z. B. Wurst und heiße Gelatine, 25%ig, gut vermischt im Verhältnis 1:1) werden 30 Min. lang in einem Röhrchen bei 3500 U/min zentrifugiert. Aus den Untersuchungen ist folgendes zu entnehmen. Die sedimentierte Skelettmuskulatur erscheint bei rohem Fleisch und bei Brühwurst unter der Gelatineschicht. Knorpel und Sehnenteile bilden den untersten Bodensatz. Die Schicht über der Gelatine unterteilt sich in mehrere Fraktionen: oberste Schicht: Fett und Fettgewebe. Darunter hauptsächlich bindegewebige Substanzen mit noch viel Fettgewebe. Schließlich wenig Fettgewebe, viel bindegewebige Substanzen und auch – je nach der zentrifugierten Probe – fest anhaftende Skelettmuskulatur. Die so erfolgte Auftrennung macht die einzelnen Gewebsanteile einer schnellen und sicheren Beurteilung und weiteren Untersuchung zugänglich. H. Heimbürge. 8480.

Lochmann, E.-H.; Hannover, Tierärztl. Hochschule, Inst. für Tierärztl. Lebensmittelkunde und Milchhyg. **Die Verteilung des Bindegewebes in zerkleinertem Muskelfleisch, z. B. Hackfleisch, in Abhängigkeit von der Durchmischung.** Arch. Lebensmittelhyg. **13** (1962) Nr. 5. S. 103–108. – 6 Abb., 6 Tab., 11 Lit.

Zur Untersuchung von Fleischwaren werden in der Regel aus verfahrenstechnischen Gründen mehr oder weniger kleine Teilproben von dem Untersuchungsmaterial entnommen. Diese Teilproben sollen repräsentativ für das gesamte Untersuchungsgut sein. Um den Effekt einer gründlichen Durchmischung des Gutes zu prüfen, wurden mit Hilfe des Trypsin-Verdauungsverfahrens nach Schönberg und Lochmann Untersuchungen durchgeführt.

Als Untersuchungsmaterial diente grob entsehntes, zerschnittenes und mit einem Fleischwolf (2,5 mm-Scheibe) zerkleinertes Rindfleisch (6 Portionen à 2,5 kg), von dem z. T. nach weiterer Durchmischung je Versuchsreihe 9 Proben zu 50 g entnommen wurden. Außerdem unterwarf man 2 Versuchsreihen mit je 9 Proben dem Verdauungsverfahren nur bis zum Abschluß der Trocknung und Entfettung, mischte dann die Masse durch Schütteln und unterzog sie nun den weiteren Phasen des Verdauungsverfahrens. Diese Methode der Trockenmischung ist jedoch nicht brauchbar, weil die gröberen Sehnenpartikel und die pulverfeinen Muskelanteile sich beim Schütteln nicht völlig mischen, eher bis zu einem gewissen Grade entmischen. Aus den Untersuchungsergebnissen geht hervor, daß zur Erhaltung einer für das gesamte Untersuchungsgut repräsentativen Teilprobe vor der Probeentnahme eine gründliche Durchmischung des Untersuchungsmaterials erfolgen muß, die um so intensiver sein muß, je kleiner die Teilproben sind. Es wird angenommen, daß die Ergebnisse auch Glütigkeit für andere Fleischwarenbestandteile haben. H. Heimbürge. 8480.

Hultsch, M.; Berlin, Veterinäruntersuchungs- und Tiergesundheitsamt. **Kurze Mitteilung über seltene Salmonellatypen aus Wurstwaren.** Mh. Veterinärmed. **17** (1962) Nr. 17. S. 706. – 4 Lit.
Bei den Untersuchungen der Lebensmittelplanproben wurden des öfteren in Rohwurst, vereinzelt auch in Kochwurst, Salmonellen gefunden. Neben den bekannten Salmonellatypen konnten in zwei Fällen Keime der Gruppe B gefunden werden: in Bratwurst *S. california* (4,12; gmt) und in Zungenwurst *S. haifa* (1, 4, 5, 12; z_{10}; 1,2). Bemerkenswert ist, daß zur gleichen Zeit bei Kindern im Alter von 4 Mon. bis zu 2 Jahren Infektionen mit *S. california* und *S. haifa* ermittelt wurden. Auf Grund der Funde von für uns seltenen Salmonellatypen in Wurstwaren wird eine vermehrte bakteriologische Untersuchung von Fleischwaren im Rahmen der Lebensmittelüberwachung gefordert. H. Heimbürge. 8485.

Lochmann, E.-H. und Kramer, H.; Hannover, Tierärztl. Hochschule, Inst. für Tierärztl. Lebensmittelkunde und Milchhyg. **Untersuchungen über die Unterschiede zwischen sogenanntem „Fleisch wie gewachsen" und „gut entsehntem Fleisch" bezüglich des Gehaltes an Bindegewebe.** Arch. Lebensmittelhyg. **13** (1962) Nr. 5. S. 110–114. – 1 Abb., 4 Tab., 7 Lit.
Ein Rinderkörper (Kuh, Handelsklasse B, 4 Jahre alt, 630 kg) wurde gewerbeüblich in zwei Hälften zerlegt. Das Fleisch der einen Hälfte entsehnte man sehr gründlich, das der anderen beließ man „wie gewachsen". Die einzelnen Fleischproben aus 19 verschiedenen Körperregionen wurden zerkleinert (Fleischwolf, 2,5 mm-Scheibe) und gründlich durchmengt. Nach Entnahme einiger Proben wurden Mengen zu je 50 g der tryptischen Verdauung nach Schönberg und Lochmann unterworfen. Aus den Untersuchungen geht hervor, daß der Unterschied im Bindegewebsgehalt zwischen „Fleisch wie gewachsen" und „gut entsehntem Fleisch" sehr deutlich ist. Er beträgt im Durchschnitt 7% (2,98–15,8%). Der Sehnengehalt des „gut entsehnten Fleisches" liegt noch unter dem eines früher untersuchten, nicht entsehnten A-Tieres. Die erhaltenen Bindegewebswerte werden mit denen früherer Untersuchungen (Tierkörper der Handelsklassen A, B, C) verglichen. Die Einteilung der Schlachttiere in die Handelsklassen darf nach den vorliegenden Untersuchungen auch hinsichtlich des Sehnengehaltes des Muskelfleisches noch immer als zutreffend angesehen werden. Außerdem wurde das Fleisch eines Rinderkörpers (Bulle B, 445 kg, 2 Jahre) in drei Gruppen aufgeteilt: I Fleisch für den Frischverkauf, II für Rohwurstspitzenqualitäten und III für übrige Verwendungszwecke. Das Fleisch der Gruppe II entsehnte man. Jeweils 5 Proben zu 50 g wurden der tryptischen Verdauung unterworfen. Ermittelte Durchschnittswerte: Fleisch der Gruppe I 9,24%, II 12,23% und

III 20,09%. Die Werte der Gruppe II hängen natürlich ganz besonders von der Gründlichkeit der Entsehnung ab, so daß bei sorgfältigster Arbeit weit niedrigere Bindegewebsanteile ermittelt werden können.

H. Heimbürge. 8520.

Pfau, A., Kallistratos, G. und Schröder, J.; Mariensee, Max-Planck-Inst. für Tierzucht und Tierernähr. **Zur Bestimmung des Fleischgehaltes im Schweineschinken mit Hilfe von ^{40}K-Gammaaktivitätsmessungen.** Atompraxis 7 (1961) Nr. 8. S. 279–284. – 5 Abb., 21 Lit. Aus: Dok.-Dienst Kernforsch. u. Kerntechn.

In einem Großraumzähler werden in zwei Kanälen die ^{40}K-Aktivität und die Aktivität im Bereich des ^{137}Cs-Spektrums von Schinken gemessen. Die ^{40}K-Werte sind durch den normalen K-Gehalt bedingt, während die des ^{137}Cs etwas höher liegen. Prozentual gesehen hatte das Fleisch 74% Fremdaktivität gegenüber Knochen, Schwarte und Fett vom Schinken. Für die Anwendung in der Praxis ist der für die Humanmedizin bestimmte Großraumdetektor nicht geeignet. Es müßten Geräte mit kleineren Abmessungen konstruiert werden, aber auch diese wären zur Ermittlung des Fleischgehaltes für die Verwendung in fleischverarbeitenden Betrieben wegen der langen Meßzeiten nicht zu gebrauchen, wohl aber für wissenschaftliche Untersuchungen.

M. Worseck. 8520.

Fritzsche, G. und Rößger, M.; Rostock, Veterinäruntersuchungs- und Tiergesundheitsamt; Rat der Stadt, Abt. Veterinärwes. **Darf in Netzen gefangenes und wassergestorbenes Wildgeflügel als Lebensmittel in den Verkehr gelangen?** Mh. Veterinärmed. **17** (1962) Nr. 16. S. 666–670.

In großer Zahl gelangen Blesshühner und Wildenten in die Stellnetze der Fischer und verenden dort durch Ertrinken oder Strangulation. Bei Entleerung der Netze werden sie als „Beifang“ eingesammelt und über die Fachgenossenschaft in den Fischläden oder auf dem Markte verkauft. In Fischerkreisen wird die Ansicht vertreten, daß diese Fangmethode nicht als Jagd im Sinne der gesetzlichen Bestimmungen aufzufassen ist. Daher erfolgt der Absatz, ohne daß die Jagdbehörde davon Kenntnis erhält und ohne Wildursprungsschein. Ein derartiger Fall ist in Rostock durch den Kreistierarzt aufgegriffen worden. Dabei wurde festgestellt, daß die Tierkörper bei Lagerung und Verkauf stets Berührung mit Fischen hatten. Die Kundschaft konnte die Einzeltiere betasten und sich ihr zusagende Vögel heraussuchen; sie wurden billiger verkauft als im Preiskatalog vorgesehen. Preisgenehmigung der Finanzbehörde lag nicht vor. Über die Herkunft der Tiere war die Kundschaft nicht unterrichtet, sie nahm allgemein an, daß es sich um geschossenes Wild handele. Im VUTGA wurden einige Tiere untersucht. – Unter Auswertung der Bestimmungen des Lebensmittelgesetzes, des Jagdgesetzes und seiner DB sowie der AO über die veterinärhygienische Überwachung des Wildbrets vom 23.12. 1957, das TGL-Entwurfs 11391 vom 15.6. 1961, der AO über den Handel mit Wild und Wildgeflügel vom 25.3. 1958 kommen Vff. zu dem Schluß, daß auf solche Art vor unbekannter Zeit auf die geschilderte Weise, die mit verlängertemTodeskampf verbunden ist, ums Leben gekommene Tiere, die obendrein unbestimmt lange im Wasser gelegen haben, überhaupt niemals den Charakter eines Lebensmittels angenommen haben, sondern Kadaver sind. Das Verwerten stellt somit einen groben Verstoß gegen das Lebensmittelgesetz dar, wobei zusätzlich die handels- und preisrechtlichen Gründe das Verbot des Inverkehrbringens rechtfertigen. Es ist zudem zu bedenken, daß durch den Vertrieb in Teilselbstbedienungsläden Salmonellen und andere Krankheitserreger verschleppt werden können. W. Mathieu. 8540.

Hülße, Heinrich; München, Städt. Veterinäramt. **Zur Untersuchung und Beurteilung von Eiern im Rahmen der tierärztlichen Lebensmitteluntersuchung.** Arch. Lebensmittelhyg. **13** (1962) Nr. 5. S. 124–125.

Neben der Gewichtsbestimmung der Eier und der Prüfung der äußeren Beschaffenheit der Eischalen auf Aussehen, Verschmutzung und Geruch, der Durchleuchtung und Begutachtung des Eiinneren muß auch die Verpackung hinsichtlich der Einhaltung der bestehenden Vorschriften überprüft werden. Im wesentlichen beziehen sich Beanstandungen bei der Eiuntersuchung auf Verstöße gegen die Verordnung „Deutsches Standardei" und auf irreführende Bezeichnungen. So werden z. B. Schmutzeier oder sogar Auslandseier, von denen man nicht weiß, wann sie gelegt und bei welchen Temperaturen sie gelagert wurden, als Standardeier abgestempelt. Falsche Verpackungsdaten, falsche Gewichtsklassen und das Anbieten von „vollfrischen Auslandseiern" sind Beispiele irreführender Bezeichnungen. – Es werden klare, einfache, verbraucherfreundliche Bestimmungen und Verordnungen für den Eierhandel im gesamten Bundesgebiet gefordert. H. Heimbürge. 8560.

Aldrin, J. F. Considérations pratiques sur le verdissement du thon tropical. **(Praktische Betrachtungen über die Grünfärbung von tropischem Thunfisch.)** Rev. Élevage Méd. vétérin. Pays trop. [N.S.] **15** (1962) Nr. 1. S. 23–29. – 1 Abb., 2 Tab. Zus. in Engl., Ital.
Im Sommer 1961 wird die Grünfärbung des Thunfisches das erste Mal an der Elfenbeinküste festgestellt. Japaner und Amerikaner haben diese Veränderung des Fleisches von tropischen Thunfischen schon früher beobachtet. Die grüne Verfärbung des Muskelfleisches tritt nach dem Kochen auf. Die einzelnen Körperregionen sind verschieden stark betroffen, am stärksten die Muskulatur am Bauch. Die Farbe schwankt zwischen frischgrün bis bräunlich. Das Fleisch wird bröckelig und riecht säuerlich und widerlich. Am meisten sind die großen Thunfische im Gewicht von 55 bis 80 kg (ausgeweidet und geköpft) davon betroffen. Ihr Fleisch enthält wenig Fett. Mit Hilfe einer Untersuchung von Nierengewebe läßt sich vor dem Kochen bereits feststellen, welche Thunfische grün werden. Wenn die Nierenprobe eine rote oder braunrote Farbe aufweist, bleibt die Muskulatur dieser Thunfische unverändert, während bei schwarzer oder braunschwarzer Verfärbung sich die Thunfischmuskulatur grün verfärbt. Durch das Aussortieren der grünen Thunfische vor dem Kochen wird viel Zeit und Geld gespart, und das Endprodukt ist von besserer Qualität. E. Tempel. 8675.

Scheibner, G.; Berlin, Staatl. Veterinärmed. Prüfungsinst. **Zum Vorkommen von Schwefelwasserstoff in Fleisch- und Fleischwarenkonserven.** Mh. Veterinärmed. **17** (1962) Nr. 17. S. 703–706. – 5 Tab., 3 Lit.
Alle im Laufe eines Jahres überprüften Fleisch- und Fleischwarenkonserven (Dosen aus Schwarz- und Weißblech und Gläser) wurden auf das Vorkommen von Schwefelwasserstoff untersucht. Als Nachweis diente mit Bleiacetatlösung getränktes Filterpapier. Frische Konserven gelangten spätestens 2 Tage nach der Herstellung zur Untersuchung, wurden bei 37 °C 3–5 Tage bebrütet und dann untersucht. ½ Jahr alte, 1 Jahr alte und ältere Konserven wurden ebenfalls geprüft. Hierbei stellte man fest, daß bei einem hohen Prozentsatz der frischen Konserven (bis zu 60%) H_2S nachgewiesen werden konnte, ohne daß ein positiver bakteriologischer oder organoleptischer Befund vorlag. Bei Glaskonserven war der prozentuale Anteil niedriger (ca. 40%). Auch bei älteren Konserven war annähernd im gleichen Prozentsatz H_2S nachweisbar. Als Ursache der H_2S-Bildung wird die bloße Hitzeeinwirkung, vor allem unter Beteiligung der schwefelhaltigen Aminosäuren Cystin, Cystein und Methionin, angenommen. Der geringere H_2S-Gehalt in Glaskonserven wird damit erklärt, daß hier kein so hermetischer Verschluß vorliegt und H_2S bereits beim Erhitzen entweichen kann. Außerdem wurde in einem Versuch die Einwirkung verschiedener Temperaturen auf die H_2S-Bildung getestet. Hieraus geht hervor, daß mit steigender Sterilisierungstemperatur vermehrt Schwefelwasserstoff auftritt. Abschließend wird in Übereinstimmung mit den Ansichten von

Baumgärtner und Baum festgestellt, daß dem Nachweis von H_2S in Fleisch- und Fleischwarenkonserven so lange keine Bedeutung zukommt, als nicht stärkere Veränderungen an Inhalt oder Verpackung erkenntlich sind oder ein positiver bakteriologischer Befund vorliegt. H. Heimbürge. 8640.

XX. MILCHKUNDE

Archangel'skij, I. I., Beljaevskij, Ju. I. und Olenev, V. A. (Archangelski, I. I., Beljajewski, Ju. I. und Olenew, W. A.); Moskau, Unions-Forsch.-Inst. für Veterinärhyg.; Unions-Inst. für Elektrifizier. der Landwirtsch. Veterinarno-sanitarnyj kontrol' za kačestvom moloka pri mašinnom doenii. **(Veterinärhygienische Überwachung der Milchqualität beim maschinellen Melken.)** Veterinarija, Moskva **39** (1962) Nr. 6. S. 62–68. – 5 Abb., 2 Tab.
Am Anfang der Arbeit wird auf die Vorzüge der Melkstände gegenüber dem Melken im Stall hingewiesen. Bei Melkständen wird das Euter mit Hilfe einer Brause mit warmem Wasser gereinigt. In einem Kolchos, in dem früher 15–20% aller Kühe an Mastitis litten, war nach Einrichtung der Melkstände und dem Abwaschen des Euters mit warmem Wasser im Laufe von 5 Jahren kein Mastitisfall mehr aufgetreten. Um einwandfrei saubere Milch zu gewinnen, wird empfohlen, nach jedem Melken die Maschine und alle Milchleitungsrohre zuerst mit kaltem und nachher mit heißem Wasser bei Zusatz von 0,5% Soda oder mit 0,15%igem Ätznatron auszuspülen und mit klarem Wasser nachzuspülen. Einmal wöchentlich sollen die Maschinen auseinandergenommen und sämtliche Teile mit der Bürste sorgfältig gereinigt werden. Die Milchqualität vier verschiedener Typen von Melkmaschinen wurde nach der üblichen und nach sorgfältiger Reinigung bakteriologisch untersucht, wobei im ersten Falle 19–32 Mill. Keime in 1 cm^3, im zweiten, je nach dem Melkmaschinentyp, nur 12 Mill. bis 0,5 Mill. Keime ermittelt wurden. Als beste Melkmaschine wurde der Typ „Jolotschka" bezeichnet, bei der die Reinigung leicht durchzuführen ist. Besonders saubere Milch wurde gewonnen bei Entfernung der ersten Milchstrahlen vor dem Ansetzen der Maschine. M. Rolle. 8715.

Hauke, H. und Richter, B.; Leipzig, Karl-Marx-Univ., Inst. für Lebensmittelhyg. **Zur hygienischen Beschaffenheit maschinengemolkener Milch unter besonderer Berücksichtigung der TGL 8064 für Rohmilch.** Mh. Veterinärmed. **17** (1962) Nr. 11. S. 454–458.
Vff. nehmen zu der TGL 8064 Stellung, die am 1.1.62 teilweise in Kraft getreten ist. Sie bemängeln dabei besonders, daß die hauptsächlichen hygienischen Forderungen an das Erzeugnis Milch, wie die Werte für die Temperatur, Reduktasezeit, den Säuregrad, die Keimzahl und den Colititer der Anlieferungsmilch, erst ab 1.1. 66 für verbindlich erklärt werden. Dadurch werden aber auch die Richtlinien für die hygienische Milchgewinnung der TGL bis dahin nicht verwirklicht werden und ein ähnliches Schicksal wie die Forderungen des Milchgesetzes erleiden; dies um so mehr, als die häufig vorgefundene mangelhafte Qualität der Rohmilch weniger durch unzureichende technische Voraussetzungen als durch subjektive Mängel seitens des Melkpersonals bedingt ist. Nach Erörterung einiger Untersuchungsmethoden für die Qualitätsbestimmung der Milch und Bekanntgabe von Ergebnissen für Reduktasezeit, Keimzahl, Colititer und Zellgehalt werden Vorschläge für einen tierärztlichen Eutergesundheits- und Milcherzeuger-Beratungsdienst unterbreitet. Dieses Aufgabengebiet gehört in die Hand des Tierarztes, da ihm eine Überwachung der Eutergesundheit nur möglich ist bei gleichzeitiger Kontrolle der Hygiene der Milchgewinnung. R. Held. 8715.

Anonym. **Bactofugierung — neues Verfahren zur Ausscheidung von Bakterien.** Molkerei-Ztg., Welt d. Milch **16** (1962) Nr. 37. S. 1236–1237.

Der belgische Professor Simonar versuchte in langjährigen Arbeiten, die Milchbakterien durch Superzentrifugation auszuscheiden, anstatt sie durch Erhitzung nur abzutöten. Seit einiger Zeit wird an die Brüsseler Bevölkerung diese bactofugierte Milch abgegeben. Durch eine Bakterienausscheidung von 99,9% (und sichere Zerstörung der restlichen Keime durch gleichzeitige Erhitzung) ist die Lagerungszeit dieser Milch im Vergleich mit gewöhnlicher pasteurisierter Milch verdoppelt worden, vermutlich zurückzuführen auf die Entfernung der lebenden und getöteten Bakterien. Bactofugierte Milch hat einen natürlichen, angenehmen Geschmack, da ihre Zusammensetzung nicht angegriffen wird. Der Arbeitsgang ist etwa folgender. Die Milch wird in einer Ultrazentrifuge nach vorheriger Erwärmung auf 75 °C geschleudert. Durch radikale Saugung, wobei eine gewisse Flüssigkeitsmenge durch 0,3 mm große Löcher in der Trommel entkommt, erfährt die Ausschleuderungsleistung keine Abschwächung. Zur Erhöhung des Prozentsatzes der entfernten Bakterienzellen (99,5%) hat man zwei Ultrazentrifugen hintereinander angeschlossen, und es wird somit ein kombinierter Effekt von 99,99% erreicht. Der Milchverlust infolge Entkommens durch die kleinen Düsen in der Trommelwand beträgt 1,5%. – Die Alfa-Laval-Gesellschaft hat eine entsprechende Anlage gebaut und nach sechsmonatigen Testversuchen zur Milchverarbeitung freigegeben. Sie wird noch als Versuchsanlage betrachtet. Erst nachdem ähnliche Anlagen von ihr in anderen Ländern ausprobiert worden sind, will sie sich dazu entscheiden, größere Serien von Bactofugierungsanlagen auf den Markt zu bringen. Chr. Dietz. 8755.

Beck, Gg.; Nürnberg, Bayer. Staatl. Veterinäruntersuchungsanst. **Milchuntersuchung in den Veterinäruntersuchungsämtern.** Arch. Lebensmittelhyg. **13** (1962) Nr. 5. S. 121–124. – 8 Lit.

Die laboratoriumsmäßige Untersuchung der Milch erstreckt sich auf Veränderungen, die geeignet sind, im Sinne der §§ 3 und 4 des Milchgesetzes bzw. der 1. AV zum Milchgesetz die menschliche Gesundheit zu schädigen, und darauf, ob Anhaltspunkte für ein Verdorbensein nach § 6 vorliegen. In den letzten Jahren hat jedoch die qualitätsmäßige Bewertung von Lebensmitteln eine immer größere Bedeutung erhalten. Deshalb kann mit der Feststellung pathogener Keime die Überwachung des Grundnahrungsmittels Milch noch nicht als abgeschlossen angesehen werden. Vor allem spielt der allgemeine Keimgehalt, der die Qualität der Milch bestimmt, eine große Rolle. Hier ist nicht nur die Ermittlung der Keimzahl, sondern auch die der Keimart wichtig. Nach einheitlichen Untersuchungsmethoden werden auch die nicht als spezifisch-pathogen anzusprechenden Keimarten ermittelt, wie z. B. Säure- und Alkalibildner, Caseolyten, Anaërobier, nicht zuletzt die Keime der Coli-Aerogenes-Gruppe, denen sehr viele Ernährungsstörungen zuzuschreiben sind. Vf. streift kurz die wichtigsten Untersuchungsmethoden für rohe und bearbeitete Trinkmilch, wobei er die einzelnen Schnelltests, Färbetechniken und Nährmedien erwähnt. H. Heimbürge. 8770.

Booth, A. N., Robbins, D. J. und Dunkley, W. L.; Albany, Calif., U.S. Dep. of Agric., A.R.S., Western Regional Res. Lab. Occurrence of salicyluric acid in milk. **(Anwesenheit von salicylsaurem Harnstoff in Milch.)** Nature [London] **194** (1962) Nr. 4825. S. 290–291. – 1 Abb., 1 Tab., 5 Lit.

Salicylsaurer Harnstoff verhindert das Anwachsen des Oxydationsgeschmackes der Milch durch Entwicklung von Antioxydantien. – Für die Versuche wurde der Flavonabkömmling Quercetin als Antioxydantium an Milchkühe verfüttert und täglich Urin- und Milchproben entnommen; in ihnen konnte Quercetin nicht, dafür aber Salicylsäure nachgewiesen werden. Bei papierchromatographischen Bestimmungen wurden vor allem die aromatischen Säuren Salicylharnstoff, Hippursäure und Salicylsäure nachgewiesen. Handelsübliche Kondensmilch hatte ungefähr 400 und zwei Trockenmilchproben 200 und 300 μg Salicylsauren Harnstoff pro ml. M. Worseck. 8820.

Behrenz, W.; Wuppertal-Elberfeld, Farbenfabriken Bayer AG, Veterinärmed. Lab. **Über den Einfluß von Behandlungszeit und Laktationszustand der Euter auf den Wirkstoffgehalt der Milch nach oraler Anwendung von Neguvon (R) bei Milchkühen.** Veterin.-med. Nachr. **1962** Nr. 2. S. 95–100. – 2 Tab., 2 Lit.

Vf. verabreichte an Versuchskühe, die im 12stündigen Zyklus gemolken wurden, Neguvon in einer Dosis von 80 mg/kg Kgw. als 10%ige wäßrige Lösung oral und bestimmte den Gehalt der Milch an Neguvon in den ersten 3 Gemelken nach der Behandlung. Bei fast allen behandelten Kühen war der Neguvongehalt im 2. auf die Behandlung folgenden Gemelk unter die nachweisbare Grenze von 0,05 ppm gefallen. Nach cutaner Neguvonanwendung ließen sich wesentlich geringere Wirkstoffmengen in der Milch nachweisen; außerdem war keine deutliche Abhängigkeit des Neguvongehaltes in der Milch vom Zeitpunkt der Behandlung zu konstatieren. Mach cutaner Neguvonapplikation liegen also andere Resorptionsverhältnisse als nach oraler Verabreichung des Wirkstoffes vor. Vf. empfiehlt, bei oraler Neguvonbehandlung die Kühe so spät wie möglich nach der Verabreichung des Mittels zu melken. Es erscheint zweckmäßig, die Kühe morgens unmittelbar nach dem Melken zu behandeln und sie erst 12 Std. oder noch später danach zu melken.

E.-A. Nickel. 8825.

Høgh, Peter und Rasmussen, Folke; Copenhagen, Roy. Veterin. and Agric. Coll., Dep. of Pharmacol. and Toxicol.; State Veterin. Serum Lab. Tracer dye green S (Food Green No. 4) in penicillin preparations for intramammary application. III. Contamination of bulk milk with penicillin following use of intramammary preparations with and without tracer dye. **(Grün S als Anzeigefarbe in Penicillin-Präparaten zur Euterbehandlung. 3. Mitt. Die Penicillin-Kontaminierung von Sammelmilch nach Euterbehandlung mit und ohne Anzeigefarbe.)** Acta veterin . scand. **3** (1962) Nr. 1. S. 51–64. – 3 Tab., 16 Lit. Zus. in Dän., Dtsch. 2. Mitt. vgl. LZ. Abt. IV **7** (1962) Nr. 12. S. 2625.

Behandelt wurden akute und chronische Mastitiden mit Handels- und besonderen Versuchspräparaten sowie mit und ohne Anzeigefarbe. Untersucht wurden Kannenproben sowie Proben aus Tankwagen von Entrahmungsstationen. Der Nachweis der Anzeigefarbe erfolgte mit Hilfe einer Ionenaustauschtechnik. Während der Zeit des Milchanlieferungsverbotes war die Zahl der Kannen, in denen Penicillin nachgewiesen wurde, in den Beständen größer, wo Penicillin ohne Anzeigefarbe verwendet war, als in den Beständen, in denen die Anzeigefarbe Verwendung fand. Somit schränkt die Anwendung einer Anzeigefarbe die Beimischung penicillinhaltiger Milch ein. Die Anzeigefarbe selbst hatte keinen nachteiligen Einfluß auf den therapeutischen Wert der Präparate. Die Kontaminierung der Milch war bei der Verwendung von handelsüblichen Präparaten gegen Ende, bei Anwendung der Versuchspräparate zu Beginn der Zurückhaltezeit am stärksten. C. Wolf. 8825.

Christ, W.; Wangen/Allgäu, Staatl. Milchwirtsch. Lehr- und Forsch.-Anst. **Über das Reaktionsvermögen von Proteinen mit synthetischen Netzmitteln als Grundlage zum Verständnis des California-Mastitis-Testes.** Dtsch. tierärztl. Wschr. **69** (1962) Nr. 4. S. 108–110. – 3 Abb., 23 Lit. Zus. in Engl.

Vorwiegend auf Grund von Literaturangaben werden Betrachtungen zur Wirkungsweise des CMT angestellt. Nach Meinung des Vf. kann die mehrfach bestätigte Beobachtung, daß Stärke der Reaktion und Zellgehalt der Milch ungefähr parallel verlaufen, weder die Reaktion ursächlich erklären noch die Spezifität beweisen. Eine wichtige Rolle wird den Molkenproteinen beigemessen, die in sekretionsgestörter Milch eine Konzentrationsverschiebung erfahren und besonders leicht und typisch mit den anionaktiven Netzmitteln reagieren. Nur die Einhaltung optimaler Versuchsbedingungen (Art und Menge des Netzmittels, pH-Wert) wird vergleichbare und auszuwertende Ergebnisse bringen. W. Kötsche. 8830.

Prete, L., Castagnoli, B., Macri, A. und Tiecco, G.; Roma, Ist. Superiore di Sanita, Lab. di Veterin. Indagini batteriologiche sui campioni di Mozzarelle del mercato di Roma. **(Bakteriologische Forschungen über Proben von Mozzarella auf dem römischen Markt.)** Zooprofilassi [Rom] **17** (1962) Nr. 5. S. 353–359. – 2 Tab., 13 Lit.
Frischer Käse vom Typ Mozzarella wurde bisher ausschließlich aus Büffelmilch hergestellt, in neuerer Zeit aber auch aus Kuhmilch. Zur bakteriologische Untersuchung wurden sterile Proben aus dem Inneren des Käses entnommen und 10 g mit 30 cm³ physiol. Kochsalzlösung versetzt und Verdünnungen bis 10^{-6} auf Tryptoseagar ausgestrichen. Der Gesamtkeimgehalt schwankte zwischen 10^6–10^8 Keimen/g, der Coliliter war sehr unterschiedlich, und pathogene Bakterien (Tuberkelbakterien, Brucellen und Salmonellen) wurden in keiner Probe gefunden. Da 40% der untersuchten Proben gute Befunde aufwiesen, ist der Beweis erbracht, daß es möglich ist, einen hygienisch einwandfreien Käse zu erzeugen. M. Worseck. 8845.

Belousova, N. und Gibšman, V. (Beloussowa, N. und Gibschman, M.); Zentr. Forsch.-Inst. für Butter- und Käse-Ind. Identifikacija moločnokislych bakterij, primenjaemych pri vyrabotke sovetskogo syra. **(Die Identifizierung von Milchsäurebakterien, die zur Produktion von sowjetischem Käse verwandt werden.)** Moločnaja promyšlennost', Moskva **22** (1961) Nr. 11. S. 35–38. – 3 Tab., 21 Lit.
Milchsäurebakterien werden in der Lebensmittelindustrie zu verschiedenen Reifungsprozessen gebraucht. Der Charakter der Milchsäureprozesse wird bestimmt von den Bakterienspecies. Die Qualität eines Käses hängt auch von den in ihm zur Entwicklung kommenden Milchsäurekeimen ab. Eine genaue Klassifikation der Milchsäurebakterien hat daher große praktische Bedeutung. Vff. gehen auf die im Ausland empfohlenen Bakterienkulturen zur Herstellung von Käse ein. Neben den Lactobazillen spielen auch Streptokokken eine Rolle. Vff. geben ein Schema zur Klassifizierung der Lactobazillen an, in dem sie *L. casei*, *L. plantarum*, *L. helveticum*, *L. jughurt*, *L. bulgaricus*, *L. lactis*, *L. delbrücki*, *L. acidophilus* und *L. thermophilus* nach folgenden Merkmalen unterscheiden: Form der Zellen, Typ der Kolonien, Oberflächenwachstum, minimale, optimale und maximale Wachstumstemperatur, Verhalten gegenüber Kohlenhydraten (Glykose, Lactose, Saccharose, Maltose, Raffinose, Salicin u.a.), Aesculin, Milchsäurebildung, Thermoresistenz, Wachstum bei Anwesenheit von Kochsalz oder Galle, Caseinspaltung und Vergärung von Citronensäure. W. Plaschke. 8845.

Belousova, N. und Gibšman, M. (Beloussowa, N. und Gibschman, M.); Zentr. Forsch.-Inst. für Butter- und Käseind. Identifikacija moločnokislych bakterij, primenjaemych pri vyrabotke sovetskogo syra. **(Die Identifizierung von Milchsäurebakterien, die zur Produktion von sowjetischem Käse verwandt werden.)** Moločnaja promyšlennost', Moskva **22** (1961) Nr. 12. S. 33–34. – Vgl. vorst. Ref.
Zur Gewinnung bestimmter Bakterienstämme untersuchten Vff. 65 Bakterienstämme, die sie aus dem In- und Ausland erhielten. Es handelte sich dabei um Lactobazillen, Streptokokken und 3 Propionsäurebakterienstämme. Die morphologischen und biochemischen Eigenschaften dieser Stämme wurden untersucht. Anschließend wurden die Stämme in verschiedenen Kombinationen bei der Käseproduktion als Säurewecker zugegeben und ihr Einfluß auf die Qualität des Käses festgestellt. Der beste Säurewecker setzte sich aus einem

energischen Milchsäurestamm, dem *L. helveticum*, in der Kombination mit *L. lactis* und thermophilen Streptokokken, zusammen. Der Zusatz von *L. casei*, wie er früher vorgeschlagen wurde, ist nicht notwendig, da dieser Bakterienstamm beim Zusammentreffen mit dem energischen *L. helveticum* sehr schnell zugrundegeht. Außerdem beobachtet man das Vorhandensein von *L. casei* in einer bestimmten Phase der Käsereifung in jedem Falle, unabhängig davon, ob dieser Stamm als Säurewecker zugegeben wurde oder nicht.

W. Plaschke. 8845.

Kielwein, G.; Aulendorf, Staatl. Tierärztl. Untersuchungsamt. **Eine chemische Laboratoriumsprobe zur Marken- und Vorzugsmilchuntersuchung.** Arch. Lebensmittelhyg. **13** (1962) Nr. 5. S. 116–118. – 1 Abb., 3 Tab., 11 Lit. Die bei Euterentzündungen stark vermehrt auftretenden Immunglobuline sind mit Hilfe der Hitzekoagulationsprobe mit $CaCl_2$ in Anlehnung an die Weltmannprobe zu erfassen. Insgesamt wurden 1114 Einzelmilchproben mit dieser Methode untersucht, deren Technik beschrieben wird. Die Koagulationsprobe ist ab etwa 21 Tagen nach dem Abkalben anwendbar und ergab bei akuten Mastitiden in 71%, chronischen Mastitiden und infizierten Euterkatarrhen in 93,8% und bei Ausscheidern in 59,6% der Fälle ein positives Resultat. Bei nicht infizierten Euterkatarrhen war sie in 75,2% und bei normalem Milchbefund in 27,2% positiv. In weiteren Untersuchungen wurde festgestellt, daß bei kurzfristigen Euterinfektionen nicht selten nur die Koagulationsprobe anspricht, weshalb ein solcher Befund zumindest als verdächtig anzusehen ist. Für die Untersuchung von Marken- und Vorzugsmilch wird vorgeschlagen, die Koagulations- und Schalmprobe routinemäßig anstelle der arbeitsraubenden Zellgehaltsbestimmung einzuführen. Fällt nur die Koagulationsprobe positiv aus, wird die Überprüfung der entsprechenden Kühe empfohlen.

H. Heimbürge. 8847.

Karyševa, A. und Kudasov, L. (Karyschewa, A. und Kudassow, L.); Kursk, Landwirtsch. Inst. Vlijanie skarmlivanija močeviny na sostav i technologičeskie svojstva moloka. **(Einfluß der Harnstoffütterung auf Zusammensetzung und technologische Eigenschaften der Milch.)** Moločnaja promyšlennost', Moskva **23** (1962) Nr. 5. S. 35–36. – 3 Tab.
Nach einer allmählichen Steigerung der tägl. Harnstoffütterung von 20 auf 100 g über eine Periode von 2 Mon. stiegen der Eiweißgehalt der Milch um +0,1%, der Caseingehalt um +0,1% und der Gehalt an nichteiweißgebundenem Stickstoff um + 8,3 mg-%. Die technologischen Eigenschaften der Milch (Quark- und Kefirproduktion) veränderten sich nicht. S. Willer. 8885.

XXI. TIERZUCHT UND FÜTTERUNGSLEHRE

Schoop, G., Groth, W. und Becker, W.; Frankfurt/M., Johann-Wolfgang-Goethe-Univ., Inst. für Zoonosenforsch.; Bonn, Univ., Inst. für Anatomie und Physiol. der Haustiere; Frankfurt-Höchst, Farbwerke Hoechst, Med.-Wiss. Abt. **Rassenbedingte Unterschiede im Wachstum und Eisenstoffwechsel beim Ferkel.** Dtsch. tierärztl. Wschr. **69** (1962) Nr. 10. S. 272–275. – 3 Tab., 5 Lit. Zus. in Engl.
In vorliegender Arbeit werden statistische Auswertungen von Behandlungsversuchen mit Myofer bei Mutterschweinen und Ferkeln der Rassen Deutsches Veredeltes Landschwein (DVL) und schwarzbunter Tiere (SBS) vorgenommen, und zwar in Hinblick auf Gewichtszunahmen und Hämoglobinwerte. Bei Tieren der SBS im Alter von 3–8 Tagen konnten signifikant höhere Hämoglobinwerte ermittelt werden als bei gleichaltrigen Tieren des DVL. Myofer-Gaben wirkten sich bei graviden Sauen durch günstigere Gewichtsentwicklungen, bei Ferkeln durch höhere Hämoglobinwerte aus. Auf eine prophylaktische Behandlung der Ferkel des DVL reagierten diese mit einer Wachstumsbe-

schleunigung. Die Ursachen der Differenzen beider Rassen mögen im unterschiedlichen Eisenstoffwechsel und dem genetischen Verhalten zu suchen sein. W. Richter/Kleinmachnow. 8916.

Kravčenko, N. A. und Benechis, B. M. (Krawtschenko, N. A. und Benechis, B. M.); Ukrain. Akad. der Landwirtsch.-Wiss. Sravnitel'nye metody ocenki nasledstvennosti proizvoditelej po rodoslovnoj. **(Vergleichende Methoden der Erblichkeitsbewertung von Vatertieren nach der Abstammung.)** Vestnik sel'skochozjajstvennoj nauki, Kiev **4** (1961) Nr. 7. S. 70–77. — 4 Tab., 7 Lit. Orig.: ukrain., Ausz.: russ.
Nach einer ausführlichen Literaturbesprechung erarbeiteten Vff. an Simmentaler Rindern folgende Formel zur Bewertung der voraussichtlichen Vererbung der Milchleistung durch Bullen:

$$E_B = \frac{2\,V + 2\,M + MM + MV + VM + VV + 8\,C}{16}.$$

Hierin bedeutet E_B = Erblichkeit durch Bullen, 2 V = die mit zwei multiplizierte theoretische Milchleistung des Vaters, die sich aus der durchschnittlichen Leistung seiner Töchter errechnet, 2 M = die mit zwei multiplizierte Durchschnittsleistung der Mutter, MM, MV, VM, VV = die durchschnittlichen Werte der entsprechenden theoretischen und absoluten Leistungen der Großeltern väterlicher- und mütterlicherseits, 8 C = die mit 8 multiplizierte durchschnittliche Herdenleistung der letzten zehn Jahre. S. Willer. 8920.

Barthelmeß, Alfred; München. **Ursachen der gegenwärtigen pathogenen Mutabilität beim Menschen.** Forsch. u. Fortschr. **36** (1962) Nr. 2. S. 33–37. — 49 Lit.
Infolge der Gefährdung der menschlichen Erbgesundheit durch ionisierende Strahlen entsteht die Forderung, die Mutationsrate beim Menschen künftig fortlaufend zu überwachen. Als Vergleichsbasis wird dabei die Mutationsrate vor Beginn der weltweiten Verbreitung von Strahlenquellen und der Strahlenanwendung dienen. Es wird also die Mutationsrate in relativ strahlenarmer Zeit, nämlich während des Lebens der Eltern der derzeitig lebenden Person zu bewerten sein. Nach bisherigen Versuchsergebnissen können aber auch noch andere, bisher unbeachtete Faktoren die Höhe der augenblicklichen Mutationsrate bestimmen. Hierzu gehören chemische Einflüsse, die entweder feinste, submikroskopische Strukturveränderungen am Nucleoprotein (GEN- oder Punktmutationen) oder mikroskopisch feststellbare Veränderungen an den Chromosomen erzeugen oder Verteilungsstörungen und damit Änderungen der Zusammensetzung des Genoms bedingen. Die zweite Gruppe der mutagenen Substanzen sind parasitäre Krankheitserreger, die toxische, chemisch hoch aktive Stoffwechselprodukte ausscheiden, die über die Blutbahn die Keimbahn, die Keimdrüsen und die Keimzellen erreichen können. Zur dritten Gruppe der mutagenen Faktoren gehören die Alterseinflüsse. Hier haben u.a. de Vries bei *Oenothera lamarckiana* eine Zunahme der Mutanten bei längerer Aufbewahrung des Samens und Casteledge und Stubbe bei *Datura stramonium* und *Antirrhinum majus* einen Anstieg der Mutationsrate mit zunehmendem Alter der Keimzellen festgestellt. Diese Befunde werfen die dringende Frage auf, inwieweit Säugetierspermien, beispielsweise das tiefgefrorene Sperma von Bullen, bei längerer Aufbewahrung mutative Veränderungen erfahren, und geben zu einer systematischen Nachprüfung des Problemes Anlaß (D. Ref.). Bei Menschen häufen sich die Beweise, daß bei Kindern mit mongoloider Idiotie häufig ein bestimmtes Chromosom überzählig vorhanden ist, also eine Genommutation vorliegt, und außerdem die Frequenz der Mutation mit zunehmendem Alter der Eltern ansteigt. Auch die Chondrodystrophie, die Akrocephalosyndaktylie und die Totgeburten rechnen zu den bei höherem Alter der Eltern häufiger werdenden Erbkrankheiten. Außer diesen Indizien

ist bisher jedoch nicht bewiesen, daß dysgenetische Faktoren der genannten Art auch beim Menschen einen Anteil an der spontanen, besser der momentanen Mutationsrate haben. Die Möglichkeit wird jedoch nicht zu bestreiten sein, weshalb ihre Prüfung eine ernste Aufgabe darstellt. Das bisherige Feststellungsverfahren der Untersuchung auslesefreier Stichproben der Bevölkerung wird jedoch durch gezielte statistische Untersuchungen an gegenüber mutagenen Einflüssen besonders stark exponierten Personenkreisen zu ergänzen sein. H. Busse. 8930.

Vos, N. de; Gent, Rijksuniv., Veeartsenijschool, Lab. voor Ontleedkunde der Huisdieren. Aangeboren misvormingen in verband met afwijkende chromosomenformules. **(Angeborene Mißbildungen in Verbindung mit abweichenden Chromosomensätzen.)** Meded. Veeartsenijschool Rijksuniv. Gent **6** (1962) Nr. 1. S. 1–44. – 5 Abb., 7 Tab., 35 Lit. Zus. in Engl., Franz., Dtsch,

Angeborene Mißbildungen können durch zahlreiche innere und äußere Einflüsse hervorgerufen werden. Die Lehre hierüber, die Teratologie, Teil der pränatalen Pathologie, war bislang vorwiegend deskriptiv eingestellt. In den letzten Jahren war eine Reihe angeborener Mißbildungen des Menschen auf Chromosomendefekte zurückzuführen. Diese Befunde gestatten einige Rückschlüsse für die pränatale Pathologie der Tiere. Die verschiedenen Letalfaktoren der Tiere stellen Gen-Veränderungen dar und sind in reicher Zahl bekannt, während die Chromosomen-Veränderungen noch selten beobachtet werden. Die großen Fortschritte der Franzosen, Engländer, Schweden und Amerikaner auf dem Gebiet der Chromosomenpathologie berechtigen zu der Annahme, daß bald einige ätiologisch unklare Erkrankungen der Tiere als Folgen von Chromosomendefekten erkannt werden. W. Kuhlmann. 8930.

Schmahlstieg, R. und Mätzke, U.; Hannover, Tierärztl. Hochschule, Inst. für Tierzucht und Vererbungsforsch. **Untersuchungen zur Klärung des Sitzes, der Ätiologie und Erblichkeit der Spastischen Parese des Rindes. 2. Mitt. Manganversorgung bei gesunden und an Spastischer Parese erkrankten Tieren.** Zbl. Veterinärmed. **9** (1962) Nr. 5. S. 507–519. – 1. Mitt. vgl. LZ. Abt. IV **8** (1963) Nr. 2. S. 392.

Mangan ist in vielen Fermentsystemen enthalten. Es ist für die Knochenentwicklung und die Geschlechtsfunktion ein unentbehrlicher Bestandteil des Stoffwechsels. Manganmangelstörungen sind beim Geflügel, Schwein und Rind beschrieben worden. Andere Elemente können die Manganresorption negativ beeinflussen. Beim Rind sind Manganmangelsymptome beschrieben, die denen der spastischen Parese ähnlich sind. Allgemein liegt die Manganaufnahme über dem Bedarf, so daß ein Manganmangel nur bei einseitiger Fütterung mit manganarmen Futtermitteln möglich ist. Als geeigneter Indikator über die Manganversorgung eines Tieres erwies sich der Mangangehalt der Haare, der den Versorgungsgrad eines Tieres besser wiedergibt als die Futteranalyse. Insgesamt wurde bei 92 Kälbern, Färsen und Jungbullen im Alter von 1–15 Mon. der Mangangehalt der Haare bestimmt. Der Mittelwert für alle Tiere war 19,3 ppm $\pm 1{,}1$ mit einer Variationsbreite von 5,0 bis 63,3 ppm (ppm = pars per million = 1 γ/g oder 1 mg/kg). Zwischen gesunden, an spastischer Parese erkrankten und klinisch verdächtigen Tieren konnten keine wesentlichen Differenzen gefunden werden. Es ließ sich kein Manganmangel bei kranken Tieren ermitteln, im Gegenteil, die Manganversorgung war bei spastisch erkrankten Tieren mit 21,5 ppm noch besser als bei gesunden Tieren mit 19,3 ppm. Aus den Einzelergebnissen und den Ermittlungen über die innerbetrieblichen Verhältnisse ist zu folgern, daß ein Manganmangel als Ursache der spastischen Parese nicht in Frage kommt. Manganmangel führt gelegentlich zu Veränderungen in der Gelenkstellung, diese sind jedoch nicht identisch mit der spastischen Parese. O. Dietz. 8930.

Morgan, J. P., Carlson, William D. und Adams, O. R.; Fort Collins, Colorado State Univ. Hereditary multiple exostosis in the horse. **(Erbliche multiple Exostose beim Pferd.)** J. Amer. veterin. med. Assoc. **140** (1962) Nr. 12. S. 1320–1322. E. Wiesner. 8930.

Barnett, Keith C.; London, Roy. Veterin. Coll., Beaumont Hospital. Hereditary retinal atrophy in the poodle. **(Erbliche Netzhautatrophie beim Pudel.)** Veterin. Rec. **74** (1962) Nr. 24. S. 672–675. – 1 Tab., 4 Lit.
Innerhalb dreier Jahre bis zum Juni 1961 wurden 50 Fälle der Netzhautatrophie bei Klein- und Zwerg- (Toy-) Pudeln beobachtet. Die ersten Krankheitsanzeichen wurden zwischen 1½ bis 8 Jahren festgestellt. Oft beginnt die Erkrankung nach Besitzeraussage mit Nachtblindheit, später folgt Berühren von Gegenständen. Durch Schärfen anderer Sinne wird fehlendes Sehen kompensiert. Der erkrankte Hund zeigt einen vorsichtigen Gang, leeren Gesichtsausdruck und dilatierte Pupillen. Die Untersuchung der Augen ergibt keine entzündlichen Veränderungen, der Pupillarreflex ist verringert, die Iris kontrahiert und wenig sichtbar. In einigen Fällen fand man Kolobome, Kerben und Hypoplasie der Iris. Ein Katarakt entwickelt sich sekundär nach Retinaatrophie in vielen Fällen, er wird als unausbleibliche Folge angesehen. Beide Augen zeigen oft verschiedene Entwicklungsstadien des Stars. Meist beginnt ein Rindenkatarakt der hinteren Fläche, der in einen diffusen, granulierten Star übergeht. Dieser unterscheidet sich vom primären Star durch fehlende Pupillenreaktion. Die Papille wird weiß und strukturlos, am Tapetum nigrum entwickelt sich eine ausgewaschene, blaßgraue oder braune Oberfläche mit ausgebreiteter dunkler Pigmentgranula. Das Tapetum lucidum verliert, vor allem am Rand, seine intensive Farbe und wird hauptsächlich orange. Die am deutlichsten eintretenden Reaktionen betreffen die retinalen Blutgefäße, sie sind verengt und im fortgeschrittenen Fall nicht mehr feststellbar. Eine Erblichkeit im rezessiven Erbgang wird durch Prüfung der Zuchten angenommen. Die Prognose ist durch die fortschreitende Erblindung infaust. H. Trolldenier. 8930.

Ilančić, Dragan und Fuks, Ratimir; Sarajevo, Univ., Veterin, Fak., Zootechn. und Zoohyg. Inst. **Follikelgröße und Epithelgröße der Schilddrüse bei Schweinen bestimmter Rassen- beziehungsweise Produktionstypen.** Z. Tierzücht. Züchtungsbiol. **76** (1962) Nr. 4. S. 361–373. – 6 Abb., 3 Tab., 12 Lit. Zus. in Engl.
Von Vff. wird die Vermutung bekräftigt, daß zwischen bestimmten Schweinerassen, und zwar Fleisch-, Fleischfett- und Fettrassen, in der Mast Unterschiede im Hinblick auf anatomische Merkmale, besonders dem Gewicht, der Follikelgröße und Epithelhöhe der Schilddrüse bestehen. Als Untersuchungsmaterial wurden 3 Schweinerassen mit annähernd gleichen Durchschnittsgewichten verwandt (männliche Kastrate und weibliche unkastrierte Tiere). Die Tiere hatten ein Durchschnittsalter von 6–10 Mon. und wogen 65–100 kg. Verwandt wurden Tiere der weißen Mangalitza-Fettrasse, der schwarzen slawonischen Fleischfettschweine und Fleischschweine der weißen engl. Rasse (Bacon- und Schinkenschweine). Nach der Schlachtung wurde die Schilddrüse herausgenommen und Follikellängen, -breiten sowie die Epithelhöhe gemessen. Aus diesen Messungen konnten signifikante Unterschiede zwischen bestimmten Rassentypen festgestellt werden, und zwar in der Form, daß die Follikellänge und -breite bei den großen Fleischschweinen am größten war. Sie nahm ab bei den schwarzen slawonischen Fleischfettschweinen und war am kleinsten bei den Mangalitza-Fettschweinen. Bei der Bestimmung der Epithelhöhe lagen die Verhältnisse gerade umgekehrt. M. Richter. 8960.

Gorjašin, V. A. (Gorjaschin, W. A.) Primenenie sčetno-vyčislitel'nych mašin v plemennoj rabote. **(Die Anwendung von Rechenmaschinen in der Zuchtarbeit.)** Životnovodstvo, Moskva **39** (1961) Nr. 10. S. 71–75. – 4 Abb., 1 Tab.

Im Laboratorium von Puschkino wurde eine Methode zur Verwendung von Rechenmaschinen (Tabulator, Lochmaschine, Sortiermaschine, Reproduktor und Rechenautomaten und -halbautomaten) in der Milchkuhzucht erarbeitet. Es wurden die Formen der primären zootechnischen Buchführung in den Betrieben und die Formen der Rechnungslegung für die Zuchtstationen, in denen diese Angaben bearbeitet werden, festgelegt und Schemata für die Lochkarten, die Bearbeitung der Materialien und die Anwendung großer Rechenmaschinen ausgearbeitet, die auch detailliert erläutert werden. Auf diese Weise können 7–8 AK die Zuchtbuchführung von 100000–150000 Kühen durchführen.

F. Schenk. 8970.

Arzumanjan, E. (Arsumanjan, Je.) Kak sozdavalaś černopestraja poroda. **(Die Entstehung der Schwarzbunten Rasse.)** Moločnoe i mjasnoe skotovodstvo, Moskva 7 (1962) Nr. 5. S. 32–35. — 3 Abb.

Nach der Verbreitung nimmt die Schwarzbunte Rasse in der UdSSR den ersten Platz ein, nach der Zahl jedoch hinter den Simmentalern und den Roten Steppenrindern den dritten. Das Tiermaterial der Schwarzbunten Rasse ist äußerst heterogen zusammengesetzt. Man unterscheidet heute drei verschiedene Schläge. Der mittelrussische Schlag umfaßt sehr schwere, rumpfige Tiere mit einem Kgw. von 550–650 kg. Die Widerristhöhe beträgt 130–132 cm, Rumpflänge 160–170 cm, Brusttiefe 69–72 cm, Brustbreite 43–45 cm, Brustumfang 190–200 cm und Röhrbeinumfang 20–22 cm. In guten Herden beträgt die Milchleistung der Kühe um 4000 kg mit 3,5–3,6 Fett-%. Bei der Züchtung dieses Schlages unterscheidet man 4 Etappen: 1. Die Kreuzung des Großrussischen Rindes mit Jaroslawler und Cholmogoren-Bullen (1880–1910), 2. Kreuzung der Nachkommen mit Schwyzer und Simmentaler Bullen (1930 bis 1945), 3. Kreuzung mit holländischen und ostfriesischen Bullen und 4. Weiterzüchtung „in sich selbst“ (1945–1958). Der Ural-Schlag ist aus im Jahre 1936 begonnenen Kreuzungen von tagilischen Kühen mit ostfriesischen und holländischen Bullen hervorgegangen. Die Tiere sind im Körperbau etwas leichter (Kgw. 500–600 kg), trockener und geschlossener. Die durchschnittl. Widerristhöhe beträgt 130–132 cm, Rumpflänge 160–165 cm, Brusttiefe 67 bis 70 cm, Brustbreite 40–42 cm, Brustumfang 180–190 cm und Röhrbeinumfang 18–20 cm. In ausgeglichenen, guten Herden beträgt die Milchleistung 4500 bis 5500 kg mit 3,8–3,9 Fett-%. Bei diesem Schlag wurden Rekordleistungen erzielt, die sich durchaus mit denen der Originalrassen messen können. Der sibirische Schlag geht auf im Jahre 1929/30 begonnene Einkreuzungen von holländischen und Ostfriesenbullen in das einheimische sibirische Rind zurück. Typmäßig sind die Tiere die leichtesten (450–550 kg Kgw.). Die Widerristhöhe beträgt 127–129 cm, Rumpflänge 155–160 cm, Brusttiefe 65–68 cm, Brustbreite 38–40 cm, Brustumfang 170–180 cm und Röhrbeinumfang 16 bis 18 cm. Die Milchleistung liegt in guten Herden bei 4000–5000 kg mit 3,7 bis 3,8 Fett-%.

S. Willer. 8997.

Starcev, D. I. und Klabukov, P. G. (Starzew, D. I. und Klabukow, P. G.); Dubrowizy, Gebiet Moskau, Unions-Inst. für Tierzuchtforsch. Rezul'taty skreščivanija Cholmogorskogo skota s džersejskim. **(Die Ergebnisse der Kreuzung von Cholmogoren-Kühen mit Jersey-Bullen.)** Životnovodstvo, Moskva 39 (1961) Nr. 10. S. 61–63. — 6 Tab.

1956–57 wurden im Versuchsbetrieb „Dubrowizy“ reinrassige Cholmogoren kühe und -färsen mit Jerseybullen gekreuzt. Die Kreuzungstiere (I), deren Lebendgewicht und Körpermaße etwas niedriger waren als die der reinrassigen Tiere (II), wurden mit diesen zusammen aufgezogen. Während der 1. Laktation betrug der Milchfettgehalt von I 4,94% und von II 3,67%. Die Milchfettmenge in 300 Laktationstagen betrug 192 (I) und 148,2 kg (II). Während der 2. Laktation haben die Kreuzungstiere ihren Milchfettgehalt gehalten

oder erhöht. Der Eiweißgehalt der Milch betrug bei I 3,99%, bei II 3,73%.
F. Schenk. 8997.

Nedava, V. E. (Nedawa, W. Je.) Metodičeskie osobennosti ocenki bykov zavodskich linij po kačestvu potomstva na primere linii Al'ruma 49 KS-7. **(Methodische Besonderheiten der Wertung von Bullen aus Zuchtlinien nach der Qualität ihrer Nachkommen [am Beispiel der Linie Alrum 49 KS 7].)** Naučnye trudy. Kievskaja opytnaja stancija životnovodstva 7 (1961) S. 21 bis 29. – 7 Tab., 5 Lit.
Der 1940 geborene Simmentaler Bulle Alrum 49 KS 7 wurde der Ausgangspunkt einer im Smolensker Gebiet beheimateten Zuchtlinie. Vff. analysierte diese Linie im CC-Test. Die Besonderheiten der Methode werden herausgearbeitet. Die Töchter des Bullen Alrum brachten in der III. Laktation eine Leistung von 5895 Milch-kg mit 3,64 Fett-% und 214,8 Fett-kg. Die entsprechenden Vergleichstiere gaben 5514 Milch-kg, 3,70 Fett-% und 204,3 Fett-kg. Am Beispiel weiterer Vertreter der Linie wird ihre Bedeutung für die Landeszucht herausgestellt. S. Willer. 8997.

Penner, E. und Kiesewalter, Ch.; Karl-Marx-Stadt, Rat des Bezirkes, Inst. für Landwirtsch. **Beziehungen zwischen Abkalbetermin und Jahresmilchleistung bei Kühen.** Tierzucht 16 (1962) Nr. 6. S. 255–257. – 7 Tab., 3 Lit.
An 478 ganzjährig geprüften Kühen wurde zu ermitteln versucht, welche Zusammenhänge zwischen Abkalbedatum und Jahresmilchleistung bei Kühen bestehen. Es konnte festgestellt werden, daß bei Abkalbungen in den Monaten Januar-April die höchsten Jahresleistungen zu verzeichnen waren. Sie betrug im Durchschnitt aller Kühe 2920 kg. Bei Kühen mit Sommer- und Spätherbstabkalbung war schon ein erheblicher Abfall in der Milchleistung zu beobachten, während Kühe, die im August-September abkalbten, die niedrigsten Jahresleistungen erbrachten. Individuelle Fütterung oder Gruppenweide, zumindest angemessene Beifütterung werden zur gezielten Leistungssteigerung empfohlen. Auf alle Fälle sollte man Sommerabkalbungen weitgehend vermeiden. Angeführte Futterbeispiele und -rationen und eine richtige Organisation der Futterwirtschaft sollen zur Steigerung der Milchproduktion beitragen.
M. Richter. 9005.

Čubabrija, V. P. (Tschubabrija, W. P.); Irkutsk, Landwirtsch. Versuchsstat. Ispol'zovanie džerseev v povyšenii žirnomoločnosti. **(Die Ausnutzung von Jerseys zur Verbesserung des Milchfettgehalts.)** Životnovodstvo, Moskva 24 (1962) Nr. 3. S. 57–61. – 5 Abb., 2 Tab.
Das im Irkutsker Gebiet ursprünglich vorhandene sibirische Rind (800–1000 Milch-kg mit 4–5 Fett-%) wurde zunächst mit Simmentalern und Ostfriesen gekreuzt. Eine Verbesserung des Körpergewichts und der Milchmengenleistung war die Folge, während der prozentuale Fettgehalt der Milch bei den Simmentalerkreuzungen auf 3,9–4% und bei den Ostfriesenkreuzungen auf 3,5–3,6% absank. Einzelne Tiere mit über 90000 kg Lebensleistung oder über 11000 kg Jahresleistung werden beschrieben. Zur Verbesserung des Milchfettgehalts stehen zur Zeit 14 Jerseybullen oder deren Nachkommen in den Besamungsstationen. Es werden z. T. hohe Tierzahlen pro Bulle besamt. Die Nachkommen haben ein höheres Kgw. als die Orginaltiere (18 Mon.-Alter 310 bzw. 321 kg). Der prozentuale Milchfettgehalt wurde bei den Töchtern um 1–2% gesteigert, die Milchmengenleistung dagegen nicht wesentlich beeinflußt. Die Milch hatte im Durchschnitt einen Gehalt von 5,30% Fett, 4,28% Eiweiß und 6,33% Zucker, die der Irkutsker Rinder bisher von 3,74% Fett, 3,71% Eiweiß und 5,61% Zucker. S. Willer. 9005.

Lebedev, L. S. (Lebedew, L. S.) Izučenie chozjajstvenno-biologičeskich kačestv molodnjaka krupnogo rogatogo skota, polučennogo pri promyšlennom skreščivanii porod moločnogo i moločno-mjasnogo napravlenija s gerefordskoj porodoj. **(Erforschung der wirtschaftlich-biologischen Qualitäten von Jungrindern aus den Kreuzungen der Rassen mit Milch- und Milchfleischrichtung und Herefordbullen.)** Naučnye trudy. Kievskaja opytnaja stancija životnovodstva 7 (1961) S. 30–41. — 13 Tab., 17 Lit.

Nachkommen aus der Kreuzung mit einem aus den USA importierten Herefordbullen zeigten höhere tägl. Kgw.-Zunahmen als die Originaltiere der Simmentaler und Weißköpfigen Ukrainischen Rasse. Die Zunahmen bei den Simmentalern betrugen durchschnittl. 95% und bei den Weißköpfigen Ukrainischen Rindern 88,5% der Herefordzunahmen. Für 1 kg Kgw. wurden 7 bis 16% weniger FE als bei den Vergleichsrassen benötigt. Bei den Herefordnachkommen wurde ein Ausschlachtergebnis von 60,9%, bei den Simmentalern von 59,7% und bei den Ukrainischen Weißen von 57,8% erzielt. Das Fleisch-Knochen-Verhältnis war entsprechend 83,5% und 16,5%, 81,4 und 16,6% sowie 80,6 und 19,4%. Die Fleischqualität (Wasser- und Fettgehalt) lag nach der Bewertung in der gleichen Reihenfolge. Es wird vorgeschlagen, Kühe mit geringer Leistung zur Gebrauchskreuzung abzustellen. Die erzielten Nachkommen sollen in der Wirtschaftsmast bei tägl. Kgw.-Zunahmen von 600–700 g ein Mastendgewicht (18 Mon.) von 380–400 kg erreichen. S. Willer. 9005.

Eliseev, Ju. K. (Jelissejew, Ju. K.); Gorki, Landwirtsch. Inst. Nekotorye itogi porodoispytanija v svinovodstve. **(Einige Ergebnisse der Rassenprüfung in der Schweinezucht.)** Životnovodstvo, Moskva **24** (1962) Nr. 3. S. 62–64. — 4 Tab.

Es werden drei im Gebiet Gorki gehaltene Schweinerassen in der Fleisch- und Zuchtleistung sowie in der Futterverwertung miteinander verglichen. Die Kgw.-Entwicklung war bei den Urjumsker Schweinen am intensivsten (12 Mon. 165–200 kg). Es folgten in der Reihenfolge Große Weiße (153–190 kg) und Breitowoer (132–166 kg). Bei der Entwicklung der Rumpflänge wurde die gleiche Reihenfolge festgestellt (139–147, 130–144, 126–139 cm), wogegen im Brustumfang die Großen Weißen (125–141) vor den Breitowoern (130–138) und den Urjumskern (118–133) lagen. In der Fruchtbarkeitsleistung (Ferkelzahl, Ferkelsterblichkeit und Gewichtsentwicklung) führten die Großen Weißen vor den Urjumskern und Breitowoern. In der gleichen Reihenfolge lagen die tägl. Kgw.-Zunahmen (642, 625, 574 g). Um 1 kg Kgw.-Zunahme zu erreichen, mußten jeweils 4,56 und 4,64 sowie 5,00 FE aufgewandt werden. S. Willer. 9022.

Sidorova, L. M. (Sidorowa, L. M.); Askanija-Nowa, Gebiet Cherson, Ukrain. Iwanow-Forsch.-Inst. für Tierzucht der Steppengebiete „Askanija-Nowa". Vlijanie tipa kormlenija na plodovitost' matok ukrainskoj stepnoj rjaboj porody. **(Der Einfluß des Fütterungstyps auf die Fruchtbarkeit der Sauen der Ukrainischen Bunten Steppenrasse.)** Svinovodstvo, Moskva **15** (1961) Nr. 12. S. 34–35.

7–10 Mon. alte Jungsauen erhielten bis zum Abferkeln 80% Kraftfutter und 20% Rauh-, Grün- und Saftfutter (I); 60% Kraftfutter und 40% Rauhfutter usw. (II); 40% Kraftfutter und 60% Rauhfutter usw. (III). Die Wurfgrößen betrugen 10 (I); 10,25 (II) und 9,57 (III) Ferkel; das Geburtsgew. der Ferkel 1,25; 1,19 und 1,25 kg. Die Ferkelsterblichkeit lag bei 6,5 (I); 1(II) und 4,17 (III) Ferkel/Wurf. Der 2. Fütterungstyp kann nicht nur für die Zeit vor dem Abferkeln, sondern auch während der Trächtigkeit und in der Säugeperiode empfohlen werden. F. Schenk. 9025.

Korolev, N. A. (Koroljow, N. A.); Askanija-Nowa, Gebiet Cherson, Ukrain. Iwanow-Forsch.-Inst. für Tierzucht der Steppengebiete „Askanija-Nowa". Nekotorye osobennosti rosta i razvitija molodnjaka svinej ukrainskoj stepnoj beloj porody pri raznych tipach kormlenija. **(Einige Besonderheiten im Wachstum und in der Entwicklung von Ferkeln der Ukrainischen Weißen Steppen-**

rasse bei unterschiedlichen Fütterungsarten.) Vestnik sel'skochozajstvennoj nauki, Kiev 4 (1961) Nr. 5. S. 75–79. – 1 Abb., 4 Tab. Orig.: ukrain., Ausz.: russ.
Die Verwendung großer Mengen Saft- und Rauhfuttermittel in der Ration von Schweinen der Ukrainischen Weißen Steppenrasse wirkte sich in Hinsicht auf den Typ günstig aus. Im Exterieur und nach der Berechnung (Gedrungenheitsindex) zeigte sich der erwünschte Fleischtyp. S. Willer. 9025.

Schörg, Gustav. **Die Bedeutung des Gestütes Landshut in den vergangenen zehn Jahren für die Pferdezucht Niederbayerns.** Diss. Univ. Berlin-Dahlem, Veterinärmed. Fak., Inst. für Tierzucht und Erbpathol. **1961** 35 S. – 4 Abb., 11 Tab., 35 Lit. 9050.

Rudolph, Felicitas. **Entwicklung und Stand der Schafhaltung in der Bundesrepublik Deutschland unter besonderer Berücksichtigung ihrer wirtschaftlichen Bedeutung für die Landwirtschaft.** Diss. Univ. Berlin-Dahlem, Veterinärmed. Fak., Inst. für Tierzucht und Erbpathol. **1961** 56 S. – 5 Abb., 1 Tab., 150 Lit. 9060.

Širinskij, M. A. (Schirinski, M. A.) Selekcija po razmeru zavitka i polnocennoe kormlenie sujagnych matok – važnye faktory plemennoj raboty v karakulevodstve. **(Selektion nach dem Grad der Lockenbildung und vollwertige Ernährung sind wichtige Faktoren bei der Zuchtarbeit mit Karakulschafen.)** Ovcevodstvo, Moskva 8 (1962) Nr. 4. S. 23–27. – 7 Tab.
Kasachstan ninmt nach der am Ende der dreißiger Jahre begonnenen Verdrängungskreuzung der Kurdenschafe mit Karakulböcken heute in der Karakulzucht hinter Usbekistan den 2. Platz ein. Die Qualität der Tiere läßt aber, besonders in den südlichen Gebieten, noch zu wünchsen übrig. Elitetiere sind durchschnittl. nur zu 0,9% vorhanden. Eine Verbesserung ist möglich durch entsprechende Auswahl der Zuchttiere und eine Verbesserung der Fütterung der tragenden Schafe. Vf. gibt eine statistische Aufstellung des Erbgangs der Lockenbildung bei der Paarung von Tieren mit schlechter, mittlerer und guter Lockenbildung. Bei der Paarung der Extremtypen wurden 5,5% Lämmer mit geringer, 63,7% mit mittlerer und 35% mit guter Lockenbildung erhalten. Die verstä·kte Zucht auf Lockenbildung ist gleichzeitig mit einer Verbesserung der Geburtsgewichte der Lämmer verbunden, da Geburtsgewichte über 5 kg bei guter Lockenbildung zu 88,9%, bei mittlerer zu 42,9% und bei schlechter zu 25% auftreten. S. Willer. 9070.

Galloway, J. H., Pulvirenti, G. und Silberman, G.; Queensland, Univ., Veterin. School, Dep. of Animal Husbandry. Effect of hormone implants on the growth rate and wool growth of lambs on pasture. **(Die Wirkung einer Hormonimplantation auf die Wachstumsrate und das Wollwachstum bei Lämmern.)** Veterin. Rec. **74** (1962) Nr. 20. S. 575–577.
Der Versuch wurde mit 3 vergleichbaren Gruppen von Lämmern bei Weidegang und beliebiger Wasseraufnahme durchgeführt. Außer der Naturweide stand den Lämmern während der gesamten Versuchsdauer kein anderes Futter zur Verfügung. Infolge lang anhaltender Trockenheit ließ das Wachstum der Weidenarbe in der zweiten Versuchshälfte nach. Bei jedem Lamm wurden in der rechten Flanke 10 cm² geschoren und die betreffende Stelle mit Farbe gekennzeichnet. Die Wägungen fanden jeweils zum Wochenbeginn statt. Die ersten 7 Wochen dienten bezüglich des Einflusses der Behandlung als Kontrollperiode. Am 49. Tage wurden die Lämmer erneut geschoren und an der markierten Stelle die Wolle gemessen. Dabei wurde den Tieren der Gruppe 2 15 mg Hexoestrol, den Lämmern der Gruppe 3 Synovex (25 mg Progesteron und 2,5 mg Oestradidbenzoat) s. c. implantiert. Gruppe 1 blieb als Vergleichsgruppe unbehandelt. Am 98. Tage erfolgte an der bezeichneten Stelle wiederum eine Probeschur. Im Gesamtvliesgewicht, der Stapellänge oder dem Faserdurchmesser bestanden keine durch die Behandlung hervorgerufenen Diffe-

renzen. Die Gewichtszunahmen der behandelten Lämmer waren bei Weidegang höher als die der Kontrolltiere. Die Wachstumsunterschiede zwischen beiden Gruppen waren hoch gesichert. H. Busse. 9075.

Spešneva, Z. V. und Nečinena, T. V. (Speschnewa, S. W. und Netschinena, T. W.); Askanija-Nowa, Gebiet Cherson, Ukrain. Iwanow-Forsch.-Inst. für Tierzucht der Steppengebiete „Askanija-Nowa". Opredelenie količestva čistoj šersti, polučennoj ot plemennych baranov askanijskoj tonkorunnoj porody. **(Bestimmung der Menge reiner Wolle von Askanija-Feinwoll-Zuchtböcken.)** Vestnik sel'skochozjajstvennoj nauki, Kiev **4** (1961) Nr. 12. S. 62 bis 66. — 3 Tab. Orig.: ukrain., Ausz.: russ.
Um die Wollqualität von Feinwoll-Zuchtböcken zu bestimmen, ist es nicht nötig, eine Schur durchzuführen. Es genügt eine Probenahme in der Mitte der Rumpfseitenfläche. Da für das ganze Vlies gesehen, eine Abweichung von der Hauptwollqualität zu erwarten ist, müssen 2% Nachlaß gegeben werden. S. Willer. 9075.

Fradkin, B.; Orenburg, Forsch.-Inst. für Fleischviehzucht. Strič' ovec tol'ko po-orenburgski! **(Schafschur nur nach der Orenburger Methode.)** Ovcevodstvo, Moskva **8** (1962) Nr. 4. S. 10–11. — 1 Abb., 1 Tab.
Vf. stellt ein zweiwöchiges Programm für einen Kursus zum Erlernen der Orenburger Schurmethode zusammen. Für die Ausbildung in Schafzucht und Wollkunde sind 5 Std. vorgesehen, für Grundlagen der Elektrotechnik 2, für den Aufbau der Schermaschine 7, für die Inbetriebnahme der Aggregate 4, für Arbeitsschutz 2, für die Durchführung der Schur 70 und für die Vlieskontrolle 7 Std. S. Willer. 9085.

Ferenčík, M.; Bratislava, Veterin. Vyšetrovací Stanica. Stanovenie aminokyselín a amínov pomocou vysokovoltovej elektroforézy na papieri za použitia tlmivých roztokov o nízkej iónovej sile. I. Aplikácia v dietetike krmív a v toxikológii. **(Bestimmung von Aminosäurn und Aminen mittels Papierelektrophorese von hoher Voltzahl unter Anwendung von Pufferlösungen geringer Ionenstärke. 1. Mitt. Anwendung in der Fütterungsdiätetik und Toxikologie.)** Veterin. Časopis **11** (1962) Nr. 3. S. 306–315. — 3 Abb., 2 Tab., 21 Lit. Zus. in Russ., Engl., Franz., Dtsch.
Es wird die Methode zur Bestimmung von Aminosäuren und Aminen mittels der Hochspannungs-Papierelektrophorese (auf Whatman Papier 1) unter Anwendung von Pufferlösungen geringer Ionenstärke und mit breitem pH-Umfang (2,2–8) beschrieben. Einzelne Aminosäuren und der zu ihrer Abtrennung geeignete pH-Wert werden besprochen, und zwar besonders bei der Bewertung der Methode zur Futtermittelbeurteilung auf Grund des Aminosäuregehalts. Die Elektrophorese wurde in Küvetten durchgeführt, die gewöhnlich zum elektrophoretischen Abtrennen plasmatischer Eiweißsubstanzen dienen. Die Detektionsreaktionen richteten sich nach den von Hais und Macek (ČSAV Prag 1959) beschriebenen Methoden. Bei Überprüfung von Pufferlösungen mit verschiedenen pH-Werten erzielte man die beste Trennung von Aminosäuren bei pH 2,2; etwas schlechter gelang die Trennung bei pH 11,3, am schwierigsten war sie innerhalb der neutralen pH-Zone. Bei der Bestimmung von Aminen und Aminosäuren im biologischen Material ist eine kombinierte Anwendung der Chromatographie und Elektrophorese bei pH 4–6 vorteilhaft. Die beschriebene Methode wird wegen ihrer Einfachheit für serienweise Futtermitteluntersuchungen, in der Diätetik, Toxikologie u.a. empfohlen.
F. Nádvorník. 9142.

Crasemann, E.; Zürich. **Die Verzehrsleistung des Wiederkäuers und ihre Beeinflussung.** Mitt. Tierhalt. **1962** Nr. 78. S. 3–8. — 19 Lit.
Im Übersichtsreferat wird dargelegt, daß die Verzehrsleistung, d. h. die Größe des Futterverzehrs beim Wiederkäuer von verschiedenen Faktoren abhängig

ist. Als solche sind zunächst die hierfür zuständige Erbanlage sowie deren Entfaltung durch die Umwelt bedeutsam. Von seiten des Tieres wird der Futterverzehr durch das Fassungsvermögen des Vormagensystems beeinflußt, wobei dem Energiegehalt des Futters nicht die Bedeutung wie beim Tier mit einhöhligem Magen zukommt. Ausschlaggebend für den Umfang des Futterverzehrs ist vielmehr der Grad der erzielten Pansenfüllung und die Dauer ihrer Wirksamkeit. Die Frage nach dem Einfluß einer Zerkleinerung der Futtermittel auf die Verzehrsleistung ist unterschiedlich beantwortet worden. Dagegen konnte eine sichere Abhängigkeit von der zeitlichen Ordnung der Fütterung nachgewiesen werden, indem Tiere mit hoher Freßgeschwindigkeit einen höheren Futterverzehr als langsam fressende Tiere aufwiesen. Durch eine besondere Fütterung im jugendlichen Alter ließ sich eine Beeinflussung der Futteraufnahme der erwachsenen Tiere nicht erzielen. Mischsilagen werden in größeren Mengen als solche aus Monokulturen aufgenommen.
H. Gürtler. 9142.

D'jačkov, N. A. (Djatschkow, N. A.); Inst. für Landwirtsch., Fak. für Zootechn. O tipe kormlenija skota pri propašnoj sisteme. **(Die Fütterung der Tiere beim Hackfruchtsystem.)** Životnovodstvo, Moskva **24** (1962) Nr. 3. S. 17–22. – 3 Tab.
Vf. gibt eine zusammenfassende Übersicht mehrerer Versuche, die den Zweck haben, die Vorteile des Feldfutterbaus zu demonstrieren. Im Vordergrund steht die Herstellung div. Silagezusammensetzungen, da die Sicherung der Winterfütterung Hauptaufgabe ist. S. Willer. 9142.

Kalašnikov, A. (Kalaschnikow, A.); Swerdlowsk, Ural. Forsch.-Inst. für Landwirtsch. Pri propašnoj sisteme – novyj tip kormlenija životnych. **(Hackfruchtsystem — neue Fütterungsart des Viehs.)** Moločnoe i mjasnoe skotovodstvo, Moskva **7** (1962) Nr. 4. S. 5–9. – 3 Abb., 3 Tab.
Der Übergang vom Trawopolnaja-System (Feldgraswirtschaft) zum Hackfruchtsystem ermöglicht die Verbesserung der Milchviehfütterung und -haltung. In der Fütterung steht die Verwendung von Maissilage im Vordergrund. Hinsichtlich der notwendigen Eiweißmenge kann mit Körnerhülsenfrüchten oder deren Heu ausgeglichen werden. Auch Silagemischungen werden empfohlen. Harnstoff hilft bei der Ausbalancierung. Die Einführung der neuen Fruchtfolge macht eine Änderung der bisher üblichen Haltungsmethoden notwendig. Es empfehlen sich die modernsten Methoden der Tierhaltung, wie Aufzucht der Kälber in Sauggruppen oder Laufstallhaltung mit Selbstfütterung. S. Willer. 9142.

Voelkel, Zenon; Olesno Śl. Mocznik w żywieniu bydła. **(Harnstoff in der Rinderfütterung.)** Med. weteryn. **18** (1962) Nr. 5. S. 296–299. – 2 Tab.
Es wurden Beobachtungen über die Rinderfütterung mit dem durch Harnstoff ergänzten Futter durchgeführt. Der Versuch umfaßte 120 Milchkühe, 8 Färsen im Alter über 6 Mon. und 15 Mastkühe. Anfangs wurde der Harnstoff in Dosen von 20 g pro Tag und Tier verabreicht. Nach 10 Tagen steigerte man die Harnstoffdosis bis 60 g täglich pro Kuh. Die Fütterung vor und während der Harnstoffanwendung erlitt keine Veränderungen. Durch teilweisen Ersatz der Kraftfuttermittel durch 60 g Harnstoff täglich pro Tier konnten pro Kuh 150 g pflanzliches Eiweiß bzw. 1,5 kg Getreideschrot gespart werden. Trotz Harnstoffanwendung blieb die Milchleistungsfähigkeit des ganzen Viehstalles auf der gleichen Höhe. Es wurden nur einige individuelle, in drei Gruppen zu teilende Unterschiede beobachtet. 1. Gruppe: Kühe mit nicht veränderter Milchleistungsfähigkeit; 2. Gruppe; Kühe, welche nach Harnstoffanwendung mit erniedrigter Milchproduktion reagierten und 3. Gruppe: Kühe, die infolge der Harnstoffverabfolgung eine erhöhte Milchproduktion aufwiesen. Die Ursachen der so verschiedenen Reaktionsweise

der Rinder sind in individuellen Tiereigenschaften und -empfindlichkeiten zu suchen. Die Harnstoffanwendung bei Färsen hat keinen schädlichen Einfluß auf die Geschlechtsvorgänge wie Brunst, Ovulation und Trächtigkeit erwiesen. Aus den an Mastvieh durchgeführten Beobachtungen geht hervor, daß der beste Körpergewichtszuwachs während der Harnstoffanwendung erlangt wurde. Auf Grund der durchgeführten Beobachtungen kann der Schluß gezogen werden, daß die Anwendung von synthetischen Stickstoffverbindungen bei Wiederkäuern eine Kraftfuttermittelersparung und Unterhaltungskostensenkung zur Folge hat. W. Radomiński. 9145.

Žukov, A. (Shukow, A.); Nowosybkow, Gebiet Brjansk, Pädagog. Inst. Kormovoj ljupin – chorošij pomoščnik kukuruzy. **(Die Futterlupine, eine guter Partner des Maises.)** Moločnoe i mjasnoe skotovodstvo, Moskva **7** (1962) Nr. 5. S. 5–7. – 1 Tab.

Die Grünmasse der blauen Lupine enthält vor der Blüte 10,47% Trockensubst., 2,76% Eiweiß, 3,07% Rohfaser, 0,19% Calcium und 0,05% Phosphor. Im Blütestadium sind es jeweils 12,47%, 2,87%, 3,46%, 0,27% und 0,06%. Die Samen enthalten entsprechend 15,83%, 3,07%, 5,29%, 0,27% und 0,08%. Daneben sind noch ca. 14% N-freie Extraktstoffe und in Spuren Carotin und Vitamin C vorhanden. Die Lupine ist sehr gut geeignet, in Mischsilagen mit Mais den notwendigen Kohlenhydrat- und Eiweißbedarf von Milchkühen zu decken. Bei genauer Einhaltung der agrotechnischen Termine, sorgfältiger Bodenbearbeitung und ausreichender Düngung wurden 820 Ztr. Grünmasse/ha geerntet. Das sind 9480 FE oder 1968 kg verdaul. Eiweiß. S. Willer. 9145.

Bolotov, K. D. (Bolotow, K. D.) Kormovoj bob – cennaja silosnaja kul'tura. **(Die Futterbohne — eine wertvolle Silopflanze.)** Životnovodstvo, Moskva **23** (1961) Nr. 10. S. 49–51. – 4 Tab.

Die Futterbohnen müssen zum Silieren im Stadium der Fruchtbildung gemäht werden; da die Grünmasse 9,84% zuckerhaltige Stoffe in der Tr.-Subst. enthält, eignet sie sich sehr gut zum Silieren. Die Silage enthält 14,8% zuckerhaltige Stoffe in der Tr.-Subst.; 0,78% Milchsäure; 0,08% gebundene Essigsäure und 0,04% freie Essigsäure. Einen besonders hohen Ertrag an Grünmasse (410,4 dt/ha und 201,2 dt/ha) und Protein (9,92 dt/ha und 8,34 dt/ha) bringen Gemengesaaten von Mais und Bohnen sowie von Wicken, Peluschken und Bohnen, die im Quadratnestverfahren gesät werden und als Silage besonders in der Schweinezucht Verwendung finden. F. Schenk. 9145.

Semenova, M. (Semjonowa, M.) Opyt ispol'zovanija belkovoj pasty iz kamyša i solomy. **(Versuch zur Anwendung einer Eiweißpaste aus Schilf und Stroh.)** Životnovodstvo, Moskva 24 (1962) Nr. 3. S. 28–30. – 2 Abb., 1 Lit.

Die nach den Angaben von Lintschenko im Belgograder Biochem. Werk aus Schilf und Stroh hergestellte Paste verdient eine verstärkte Würdigung, da sie nur geringwertige Rohstoffe erfordert, aber in ihrer Zusammensetzung den Anforderungen eines guten Futtermittels entpricht. In einer Menge von 200–800 g, je nach dem Eiweißbedarf an Schweine verfüttert, konnten die tägl. Kgw.-Zunahmen auf 494 g gegenüber 395 g bei den Kontrollen verbessert werden. Auch in der Geflügelfütterung hat sich die Paste bewährt.
S. Willer. 9145.

Lacis, A. A., Anderson, P. P. und Kazarova, R. A. (Lazis, A. A., Anderson, P. P. und Kasarowa, R. A.) Vitaminnaja cennost' sennoj i chvojnoj muki. **(Der Vitaminwert von Heu- und Nadelmehl.)** Pticevodstvo, Moskva **1962** Nr. 5. S. 10–11. – 3 Tab.

Luzerne-, Klee-, Weidegras-, Kiefernnadeln-, Tannennadeln- und Baumwollblättermehl sowie industrielle Vitamin A-Präparate wurden in die Ration von Küken aufgenommen. Die Pflanzen wurden in der Menge von 0,6–15% der Ration gegeben, von Vitamin A-Acetat 200 IE/100 g Futtermasse. Die durchschnittlichen tägl. Zunahmen lagen in allen Fällen um ca. 40% höher als bei den Kontrolltieren. Optimale Gaben von Luzernemehl sind 10–15% der Ration, von Weidegras 15%, von Kleemehl 5–10%, von Tannennadelmehl 5–10% und von Kiefernnadelmehl 1,8%. Eine Steigerung der Kiefernnadelgabe auf 5% ergibt negative Ergebnisse. Auch die industriellen Präparate konnten in der angegebenen Dosierung eine genügende Wirksamkeit aufweisen. S. Willer. 9145.

Lewicki, Czesław und Wójciak, Marian; Olzstyn, Wyższa Szkoła Rolnicza. Przydatność zepsutego ziarna zbóż. Cz. III. Strawność i przyswajalność przez świnie składników pokarmowych zepsutego jęczmienia. **(Brauchbarkeit des verdorbenen Getreidekorns. 3. Mitt. Verdaulichkeit und Assimilationsfähigkeit der Nahrungskomponenten der verdorbenen Gerste bei Schweinen.)** Med. weteryn. 18 (1962) Nr. 5. S. 299–302. — 3 Tab., 13 Lit. Zus. in Russ., Engl., Franz., Dtsch.
Der Versuch bezweckte festzustellen, ob und in welchem Grad verdorbene Gerste die Futterverwertungsfähigkeit bei Schweinen beeinflußt. Die Verderbnis des Gerstenschrots wurde durch Lagerung in durch *Tyroglyphus farinae* stark befallenen und feuchten Kammern erlangt. Als Assimilationsfähigkeitskriterium wurde die Verdaulichkeitsbilanz angenommen. Als Versuchstiere dienten 4 Mastschweine. Die Verdauungsquotienten für Kontrolltiere (mit nicht verdorbenem Gerstenschrot gefütterte) betrugen für Rohprotein 78,1%, für Rohfett 58,4%, für Rohfaser 27,2% und für N-freie Extraktstoffe 91,7%. In der Versuchsgruppe (mit verdorbener Gerste gefütterte Schweine) lauteten dieselben Werte: 80,6%, 56,2%, 33,1% und 92,6%. Auf Grund der erhaltenen Versuchsergebnisse können folgende Schlüsse gezogen werden: 1. Die chemische Futteranalyse liefert kein maßgebendes Bild der Futterbrauchbarkeit; nur eine Zunahme des wasserlöslichen Stickstoffs kann als Eiweißveränderungsindex betrachtet werden. 2. Die erhaltenen Verdauungsquotienten beider Futterarten zeigen unbeträchtliche Unterschiede, und es können aus diesem Grunde keine Schlüsse hinsichtlich des Futterschädigungsgrades gezogen werden. 3. Die Stickstoffretention ist deutlich niedriger bei Verfütterung von verdorbenem Futter. So muß in solchen Fällen wenigstens eine Verschlechterung des wirtschaftlichen Fütterungseffektes in Betracht gezogen werden. Diese Verschlechterung äußerst sich durch Zunahmeerniedrigung und durch erhöhte Futtermenge pro kg Gewichtszuwachs. 4. Der Geschmack des verdorbenen Gerste enthaltenden Futters ist schlechter, und daher konnte in solchen Fällen eine Appetitsverminderung beobachtet werden. W. Radomiński. 9145.

Semak, I. und Mosolov, N. (Semak, I. und Mossolow, N.); Charkow, Forsch.-Inst. für Tierzucht des Waldsteppen- und Polessje-Gebietes der Ukrain. SSR. Sacharnuju sveklu — v racion otkormočnikov. **(Die Zuckerrübe in der Futterration für Masttiere.)** Moločnoe i mjasnoe skotovodstvo, Moskva 7 (1962) Nr. 5. S. 12–13.
Auf Grund ihres Nährwertes und hohen Hektarertrags steht die Zuckerrübe in der ersten Reihe der Saftfutterpflanzen. Sie übertrifft in der Anzahl der FE die Futterrübe dreimal. In einigen Betrieben werden Hektarerträge von 450–500 Ztr. erreicht. Der Wert der Zuckerrübe besteht vor allen Dingen in ihrem Gehalt an leichtverdaulichem Zucker in der Rübe und der großen Eiweißmenge im Blatt. In der Futterration ist sie eine gute Ergänzung bei der Maissilagefütterung, da sie durch ihren Zucker den Säuregehalt verringert. Appetit, Stoffwechsel und Verdaulichkeit der Nährstoffe sind erhöht. Im Fütterungsversuch mit Jungrindern wurden nach der Erhöhung der Rübenmenge von 2 auf 7 kg tägl. um 100 g höhere tägl. Kgw.-Zunahmen erreicht (840 g). Für 1 kg Zunahme wurden in der Versuchsgruppe 7,51 FE und 690 g verdaul. Eiweiß benötigt, in der Kontrollgruppe 7,46 FE und 670 g. S. Willer. 9145.

Taranov, M.T., Luk'janov, F. M., Chorošilov, F. P. und Guseva, K. G. (Taranow, M. T., Lukjanow, F. M., Choroschilow, F. P. und Gussewa, K. G.); Gebiet Stawropol, Tersker Gestüt. Konservirovanie ljucerny. **(Konservierung von Luzerne.)** Pticevodstvo, Moskva **1962** Nr. 5. S. 12–13. – 1 Abb.
Luzerne ist in allen ihren Zubereitungen ein wertvolles Futtermittel für Geflügel. Als besonders wirtschaftlich hat sich die Verfütterung von Luzernesilage erwiesen. Die Verluste an Trockensubstanz betragen beim Trocknen 25–30%, die Proteinverluste 35–45% und die Carotinverluste 50–85%. Beim Silieren ohne Sicherheitszusatz sind es 15–20%, 15–30% und 20–30%. Mit einem Zusatz von 3–4 kg Natriumpyrosulfit ($Na_2S_2O_5$) pro t Grünmasse sind es jeweils 3–8%, 3–5% und 0–5%. Die so hergestellte Silage ist von ausgezeichneter Beschaffenheit und wird vom Geflügel gern aufgenommen. Man gibt pro Legehenne tägl. 30–40 g. S. Willer. 9155.

Ter-Karapetjan, M. A. und Petrosjan, V. A. (Ter-Karapetjan, M. A. und Petrosjan, W. A.); Akad. der Wiss. der Armen.SSR; Armen. Forsch.-Inst. für Tierzucht und Veterinärmed. Silosovanie botvy sachrnoj svekly s pomošč'ju sernistych preparatov. **(Silierung von Zuckerrübenblatt mit schwefelhaltigen Präparaten.)** Životnovodstvo, Moskva **39** (1961) Nr. 10. S. 54–56. – 3 Tab.
Man ließ die Zuckerrübenblätter 12–14 Std. abwelken und reinigte sie dann durch Aufschütteln von anhaftender Erde. Die Blätter wurden in 40–50 cm dicken Schichten eingebracht, zwischen die entweder flüssiges Schwefelsäureanhydrid oder pulverförmiges Kaliummetabisulfit (2–2,5 bzw. 3,75–4 kg/t Silogut) geschüttet wurde. Nach sorgfältigem Verdichten wurden die Silos mit Lehm und Erde abgedeckt. Diese Silage zeichnete sich durch hellgrüne Farbe, angenehmen Geruch und Geschmack, gute Struktur der Blätter, verringerten Zelluloseanteil, geringen Verlust an löslichen Kohlenhydraten und einen niedrigen pH-Wert (besonders wenig Essig- und Buttersäure) aus, während die Silage, die ohne die genannten Präparate hergestellt worden ist, sehr schlecht war. F. Schenk. 9155.

Berezovskij, A. A. und Zubrilina, Z. A. (Beresowski, A. A. und Subrilina, S. A.); Dubrowizy, Gebiet Moskau, Unions-Inst. für Tierzuchtforsch. Ispol'zovanie nebelkovych azotsoderžaščich veščestv pri silosovanii. **(Der Einsatz eiweißfreier N-haltiger Stoffe beim Silieren.)** Životnovodstvo, Moskva **39** (1961) Nr. 10. S. 52–59. – 3 Tab.
Die Anreicherung von Silage mit N-haltigen Stoffen (Harnstoff, Ammoniumsulfat u.a.) soll beim Silieren erfolgen. Da Harnstoff einen pH-Wert von 8,2 bis 8,4 hat, muß es mit 20% sauren Salzen (z. B. Ammoniumbisulfat) vermischt werden; das erhaltene Präparat hat einen niedrigeren pH-Wert als die fertige Silage und trägt so zur intensiven Anhäufung der erforderlichen Menge organischer Säuren bei. Es wird in Höhe von 0,5–0,6% zum Gewicht des Silogutes zugesetzt. Um die mit dem Abfließen des Saftes verbundenen Harnstoffverluste zu vermeiden, werden dem Silogut bis zu 20% Trockenfuttermittel zugesetzt, wenn es über mehr als 70% Feuchtigkeit verfügt.
F. Schenk. 9155.

Ožigov, E. (Oshigow, Je.); Fernöstl. Zweigstelle der Sibir. Abt. der Akad. der Wiss. der UdSSR. Silosovanie s primeneniem formalina i urotropina. **(Anwendung von Formalin und Urotropin beim Silieren.)** Moločnoe i mjasnoe skotovodstvo, Moskva **7** (1962) Nr. 4. S. 20–22. – 1 Tab.
Zur Mais-, Klee-, Grummetgras-, Grünroggen- und Kartoffelkrautsilierung werden als Sicherungszusätze Formalin oder ein Gemisch von Formalin und Urotropin empfohlen. In 3000 l Wasser werden 3,3 kg Formalin und 2 kg Salmiakgeist gelöst. Diese Menge reicht zur Silierung von 100 t Grünmasse aus. Man kann auch auf 1 t Futter 37 l einer Lösung geben, die 4,5 g Urotropin und 14 ml 40%iges Formalin enthält. Die Silage ist von sehr guter Quali-

tät und früher verwendungsfähig als die unbehandelte. Sie wird von Rindern gut vertragen. Die Milchleistung der Kühe steigt höher als bei den mit unbehandelter Silage gefütterten Tieren. S. Willer. 9155.

Trošin, I. P. und Charitonova, S. M. (Troschin, I. P. und Charitonowa, S. M.); Nowosibirsk, Landwirtsch. Inst. Vyraščivanie teljat na suchich pachte i obrate. **(Kälberaufzucht mit Trockenbuttermilch und Magermilchpulver.)** Vestnik sel'skochozjajstvennoj nauki, Moskva **6** (1961) Nr. 11. S. 52–55. — 3 Tab. Zus. in Engl., Franz., Dtsch.
An Kälbern der Schwarzbunten Rasse und an Kreuzungsnachkommen mit Jerseys wurde der Einfluß herabgesetzter Vollmilchgaben auf die Gewichtsentwicklung der Tiere untersucht. Pro Kalb der Versuchsgruppe wurden während der ersten 4 Lebensmonate 150 kg Vollmilch, 215 kg Magermilch, 27 kg Magermilchpulver, 27 kg Trockenbuttermilch, 83,5 kg Kraftfutter, 80 kg Kartoffeln, 84 kg Heu und 85 kg Silage verfüttert. Die Kontrolltiere erhielten durchschnittl. 320 kg Vollmilch, 600 kg Magermilch, 52 kg Kraftfutter, 87 kg Heu und 85 kg Silage. Die Versuchstiere bekamen somit 337 kg FE und 45 kg verdaul. Eiweiß, die Kontrollen jeweils 315 kg und 38 kg. Nach 4 Mon. wurden bei den Versuchskälbern ein um 12,4 kg höheres Kgw. und um 98 g höher als bei den Kontrollen liegende tägl. Gewichtszunahmen errechnet. Dieser Vorsprung blieb auch bis zu den im Alter von 6 Mon. durchgeführten Ausschlachtungsversuchen erhalten, in deren Verlauf entsprechend erhöhte Gewichte der einzelnen Körperpartien ermittelt wurden. Derartige Schemata der Kälberfütterung unter Nutzung von Ersatzprodukten sind nach Vff. auch unter Praxisbedingungen anwendbar. S. Willer. 9160.

Karnackaja, O. I. (Karnazkaja, O. I.); Kiew, Versuchsstat. für Tierzucht. Obmen veščestv i ėnergii u moločnogo skota v zavisimosti ot sostava grubych kormov raciona. **(Stoff- und Energiewechsel bei Milchvieh in Abhängigkeit von der Zusammensetzung des Rauhfutters in der Ration.)** Vestnik sel'skochozjajstvennoj nauki, Kiev **4** (1961) Nr. 8. S. 81–85. — 4 Tab. Orig: ukrain., Ausz.: russ.
Hohe Rauhfuttergaben (je nach Alter 30–70% der Ration) verringerten die Verdaulichkeit der Rohnährstoffe bis auf die der Rohfaser. Die Stickstoffassimilation dagegen wurde verbessert, Kgw.-Zunahme und Milchleistung im vorliegenden Untersuchungsmaterial nicht beeinflußt. Ausbalancierte Rationen müssen 16–20% verdaul. Eiweiß enthalten. Disproportionen sind durch Silage von hoher Qualität auszugleichen. S. Willer. 9160.

Derevcev, Ju. und D'jačkov, N. (Derewzew, Ju. und Djatschkow, N.); Altai-Inst. für Landwirtsch. Zamena sena v racione korov kukuruznym silosom. **(Maissilage statt Heu in der Futterration für Kühe.)** Moločnoe i mjasnoe skotovodstvo, Moskva **7** (1962) Nr. 4. S. 10–12. — 1 Tab.
Das Heu (2,8 kg) in der Ration von Milchkühen konnte ohne Schaden für die Milchleistung (durchschnittl. 8,3 und 9,0 kg) durch eine Steigerung der tägl. Maissilagegabe (von 21,5 auf 33,0 kg) ersetzt werden. Mit Gaben von 70–80 g Carbamid wurde die Milchmenge noch gesteigert (9,5 kg). Gleichzeitig sank der Futteraufwand pro Milch-kg von 1,22 über 1,20 auf 1,10 FE. In der gleichen Reihenfolge wurden die Verdauungskoeffizienten aller Nährstoffe, besonders aber der Zellulose, gesteigert. Blutanalysen ergaben eine Erhöhung des Hämoglobin- und einen Abfall des Ca- und P-Gehalts. Neben dem Eiweißausgleich (z. B. durch Futterbohnen) ist bei der Maissilagefütterung auch eine Mineralstoffzulage notwendig. S. Willer. 9160.

Filatov, I. und Gromovaja, V. (Filatow, I. und Gromowaja, W.); Kokinsker Landwirtsch. Technikum; Brjansk, Landwirtsch. Versuchsstat. Silosnoe kormlenie moločnych korov letom. **(Silagefütterung der Milchkühe im Sommer.)** Moločnoe i mjasnoe skotovodstvo, Moskva **7** (1962) Nr. 5. S. 10–11. — 1 Tab.

An analogen Gruppen von Kühen der Schwyzer Rasse wurde der Einfluß einer Sommerfütterung mit Maissilage auf die Milchleistung untersucht. Die Versuchstiere bekamen Maissilage und Bohnenstroh, die Vergleichstiere Grünfutter (Mais, Wickhafer, Erbsen-Hafer-Mischung). Die Tiere der Silagegruppe gaben in der Versuchsperiode vom 1. Juli bis 9. September durchschnittlich 9,8 kg Milch mit 3,71 Fett-%, die der Vergleichsgruppe 10,6 kg mit 3,63%. Eine Umrechnung der Milchleistung auf ha Ackerland zeigte jedoch den hohen Wert der Maissilagefütterung. Die Selbstkosten der Milchproduktion sind bei dieser Fütterungsart wesentlich geringer, und die Milchkurve nimmt einen gleichmäßigeren Verlauf. S. Willer. 9160.

Dedov, M. (Dedow, M.); Dubrowizy, Gebiet Moskau, Unions-Inst. für Tierzuchtforsch. Ešče raz o kormlemii stel'nych suchostojnych korov. **(Noch einmal zur Fütterung trockenstehender Kühe.)** Moločnoe i mjasnoe skotovodstvo, Moskva **7** (1962) Nr. 5. S. 13–15. – 1 Abb., 3 Tab.
Trockenstehende Kühe erhielten unterschiedliche Nährstoffmengen (14,8 FE mit 1679 g verdaul. Eiweiß, 10,8 FE mit 1165 g und 10,9 FE mit 1193 g). Die Tiere der Gruppe I brachten als folgende 300-Tage-Leistung: 4259 Milch-kg mit 3,44 Fett-%, der Gruppe II 4354 kg mit 3,48% und der Gruppe III 4536 kg mit 3,45%. Mit einer übermäßigen Fütterung in der Trockenperiode ist also die Leistung in der nächsten Laktation nicht positiv zu beeinflussen. S. Willer. 9160.

Ladan, P. E. und Belkina, N. N. (Ladan, P. Je. und Belkina, N. N.); Nowotscherkassk, Veterinärmed. und Zootechn. Inst. Zagotovka i skarmlivanie derniny svińjam. **(Die Verfütterung von Rasensoden an Schweine.)** Svinovodstvo, Moskva **15** (1961) Nr. 12. S. 44–45.
Rasensoden enthalten neben Mineralien viel Eiweiß, Fermente und Vitamine. Um einer Anämie vorzubeugen bzw. sie zu heilen, sollten Schweine aller Altersklassen in der Stallperiode Rasensoden erhalten, die im Herbst bei trokkenem Wetter 10–15 cm tief abgestochen werden. Bei Versuchen wogen Ferkel, die Rasensoden erhielten, mit 30 Tagen 0,5 kg mehr als die Kontrolltiere und mit 2 Mon. 3,1 kg mehr. Das Blut der Versuchstiere enthielt eine höhere Konzentration an Eiweißfraktionen. F. Schenk. 9160.

Šebitčenko, N. F. (Schebittschenko, N. F.); Poltawa, Forsch.-Inst. für Schweinezucht. Bekonnyj otkorm pri raznom urovne obščego i belkovogo pitanija. **(Die Baconmast bei unterschiedlicher Gesamt- und Eiweißnahrung.)** Svinovodststvo, Moskva **15** (1961) Nr. 12. S. 21–23. – 1 Abb., 4 Tab.
Von 100 Läufern aus der Kreuzung Große Weiße × Mirgoroder Rasse erhielten die Veruchsgruppen 25% mehr Eiweiß (I), eine 25% höhere Gesamtration (II) oder 15–20% mehr Eiweiß und eine 15–20% höhere Futterration (III) als die Kontrollgruppe, deren Futterration im Rahmen der Norm lag (82,6% Kraftfuttergemisch; 15,1% Futtermittel tierischer Herkunft und 2,3% Grün- und Saftfutter). Diese Erhöhung der Gesamt- und Eiweißnahrung brachte weder in bezug auf die Verkürzung der Mastzeit, die Verbesserung der Qualität oder die Senkung der Kosten pro kg Zunahme wesentliche Vorteile, so daß sie nicht zu empfehlen ist. F. Schenk. 9160.

Patrik, I. A.; Zentr. Forsch.-Inst. für Geflügelverarb. Ind. Novye komponenty racionov. **(Neue Komponenten den Futterrationen.)** Pticevodstvo, Moskva **1961** Nr. 9. S. 16–19.
Es werden Mangelerscheinungen, Vorkommen und Bedarf der Vitamine Cholin Nicotinsäure, Riboflavin und B_{12} sowie der Aminosäure Methionin angegeben. Der Gehalt je kg Trockenfutter der angeführten Komponenten soll 1500–1700 mg, 15 mg, 8–12 mg, 0,02–0,03 mg und 0,5% betragen. Außerdem wird auf die Notwendigkeit des Zusatzes von 0,1 mg Kobalt, 100–110 mg Mangan, 5–6 mg Jod, 10 mg Kupfer und 10–12 mg Zink zu 1 kg Trockenfutter hingewiesen. H. Pingel. 9170.

Nigul', L. (Nigul, L.); Tartu, Estn. Forsch.-Inst. für Schweinezucht und Veterinärmed. Vlijanie različnych podkormok na rost i razvitie porosjat. **(Der Einfluß unterschiedlicher Beifuttermittel auf Wachstum und Entwicklung der Ferkel.)** Svinovodstvo, Moskva **15** (1961) Nr. 12. S. 14–16. — 3 Tab.
Ferkel der Großen Weißen Rasse wurden entsprechend dem unterschiedlichen Beifutter in 6 Gruppen eingeteilt (I — Gruppe der frühen Beifütterung [vom 24. Lebenstag an], II — Vollmilchgruppe, III — Magermilchgruppe, IV — Fischmehlgruppe, V — Trockenfuttergruppe [von der Mitte der 5. Dekade an], VI — Gruppe mit Trockenfutter + Biomycin [vom 11. Lebenstag an 15 ml Biomycin pro Tier und Tag]). Alle Gruppen erhielten auch Kraftfutter und gedämpfte Kartoffeln. F. Schenk. 9170.

Gebauer, H.; Wahlstedt, Versuchsgut Hülsenberg. **Zur Mineralstoff- und Spurenelement-Versorgung von Boden, Pflanze, Tier und Mensch.** Tierärztl. Umschau **17** (1962) Nr. 7. S. 236–240.
Auch bei sorgfältiger Analyse der Böden und Futterpflanzen, der Beachtung der meteorologischen Schwankungen, der Düngung, der Spritzung, der Schnittzeit, der Konservierung und der botanischen Zusammensetzung ist eine optimale Versorgung unserer Nutztiere nicht zu gewährleisten. Die einzelnen Faktoren wechseln von Jahr zu Jahr, was immer wieder eine Verschiebung zugunsten oder zum Nachteile des einen oder des anderen Elementes bedingt. Auch die Düngung der Futterpflanzen vermag auf die Dauer den Ansprüchen der Nutztiere nicht zu genügen. Um sie bei Gesundheit und Fruchtbarkeit zu erhalten und im Erkrankungsfalle die Rekonvaleszenz herbeizuführen, muß das betriebseigene und das zugekaufte Futter eine Mineralstoffanreicherung erfahren. Dem Einwand, daß die Ergänzung des Futters mit Mineralstoffen und Spurenelementen nicht dieselbe günstige Wirkung hat wie eine Anreicherung der Pflanzen mit diesen Stoffen, ist eine gewisse Berechtigung nicht abzusprechen. Andererseits vermag jedoch das Schwein z. B. anorganischen Phosphor besser zu verwerten als den in diesen Pflanzen vorhandenen Phytinphosphor. Unter den jetzt herrschenden Haltungs- und Fütterungsmethoden ist nur bei ergänzender Zufuhr mineralstoff- und spurenelementhaltiger Beifuttermischungen die Versorgung des Tierkörpers mit allen essentiellen Stoffen gewährleistet. H. Busse. 9172.

Solun, A.; Moskau, Veterinärmed. Akad. **Aktuelle Probleme der Vitaminversorgung landwirtschaftlicher Nutztiere.** Int. Z. Landwirtsch. **1962** Nr. 3. S. 65–70.
Ein Mangel an Vitamin A, D, B, Calcium und Phosphor führt bei Stuten zu sogenannten sterilen oder durch Paratyphus hervorgerufenen Aborten. Bei ungenügender Bewegung der Tiere verstärken sich die Fortpflanzungsschäden. — In der 2. Winterhälfte auftretende Lungen- und Magen-Darmerkrankungen von Sauglämmern sind durch Vitamin A und D günstig beeinflußt worden. Bei Fütterung einer Ration bestehend aus 2 bis 3 kg Heu, 3 bis 4 kg Silage, Futterrüben, und nur geringer Beifütterung von Kraftfutter und Grünfutter sowie Weidegang im Sommer wurden keine Avitaminosen und Erkrankungen der Lämmer beobachtet. Im Versuch erwies sich ein Lebertranzusatz bei kranken und bei trächtigen Mutterschafen als sehr günstig. Um das Zuchtergebnis zu verbessern, wird das zeitige (Winter)-Ablammen angestrebt. Während der Deckperiode sind die Weiden noch sehr gut, und die Lämmer können die Frühjahrswiesen bereits ausnützen. — Bei Kühen beobachtete man bei einer Fütterung mit unzureichenden Mengen löslicher Kohlenhydrate und höherem Eiweißanteil Störungen der Calcium-, Carotin- und Vitamin A-Aufnahme. Als günstiges Verhältnis zwischen Kohlenhydraten und Eiweiß wurde für trächtige Kühe $\frac{0{,}9\text{–}1{,}0}{1{,}0}$ bezeichnet. — Bei Schweinen und Geflügel wird die Vitamin B-Versorgung durch Fütterung von Dextrin, rohen Kartoffeln

und Maisstärke verbessert, weil dadurch die Entwicklung der Mikroflora gefördert wird. Höhere Gewichtszunahmen durch Versorgung mit Vitaminen des B-Komplexes wurden beobachtet bei Zufütterung von Nicotinsäure oder von angekeimtem Mais. Bei Absatzferkeln, gefüttert mit Gerste, Kleie, Hafer und Ölkuchen, wirkte die phosphatidhaltige Hefe stärker auf die Gewichtszunahme als synthetische B-Vitamine. Weiterhin wird die Bedeutung der Orotsäure bei Fütterung von Rationen mit geringem Anteil an tierischem Eiweiß erwähnt. I. Müller. 9174.

Wronkowski, Czesław; Olsztyn, Wyższa Szkoła Rolnicza. Wpływ dodatku kobaltu na przyrost wagi prosiąt. **(Einfluß des Kobaltzusatzes auf die Gewichtszunahmen der Ferkel.)** Med. weteryn. **18** (1962) Nr. 6. S. 357–358. – 1 Abb., 2 Tab., 9 Lit. Zus. in Russ., Engl., Franz., Dtsch.
Zum Versuch wurden 50 Ferkel (30 kg) benutzt. Kobalt wurde in Form des Kobaltchlorids ($CoCl_2$) in der Dosis von 10 mg/100 kg Kgw., sorgfältig mit Futter gemischt, verabreicht. Anfangs wurde das Präparat alle zwei Tage, danach jeden Tag einverleibt. Der Experimentalabschnitt betrug 2 Mon. Schlüsse, die auf Grund der Versuchsergebnisse gezogen werden können, sind folgende: 1. Die Versuchsergebnisse bestätigen den günstigen Einfluß des in Form eines Salzes angewandten Kobalts auf den Gewebestoffwechsel, was sich durch höhere Produktionsfähigkeit erwies. 2. Während der Versuchszeit wurden eine Gesundheitsverbesserung der Herde, Appetitssteigerung und Verschwinden der kachektischen Zustände festgestellt. 3. In den Kontrollgruppen sind die kachektischen Erscheinungen hingegen bis zum Versuchsende bestehen geblieben. 4. Die Gewichtszunahmen der zur Versuchsgruppe gehörenden Ferkel unterscheiden sich deutlich von denen der Kontrollgruppe. In der Versuchsgruppe betrug diese Gewichtszunahme 70,7% bis 111,6%, dagegen in der Kontrollgruppe nur 46,3% bis 75,2% der Zunahmen normal ernährter Tiere. W. Radomiński. 9182.

Głód, Władyslaw; Kraków, Wyższa Szkoła Rolnicza. Zmiany w rozmazach pochwowych u jałówek kastrowanych w okresie akarmiania lucerny i wypasania ich na pastwisku. **(Vaginalausstrichveränderungen bei kastrierten Färsen während der Luzerneverfütterung und des Weideaustriebs.)** Zeszyty problemowe postępów Nauk rolniczych **1961** Nr. 31. S. 21–24. – 11 Lit. Zus. in Russ., Engl.
Untersuchungen verschiedener Autoren haben gezeigt, daß das Futter pflanzlicher Herkunft oestrogene Stoffe enthält. Da solche Experimente bisher nur an Laboratoriumstieren durchgeführt wurden, bezweckte die vorliegende Arbeit, diese Beobachtungen an großen Haustieren nachzuprüfen. Es wurden darum 10 Färsen kastriert und dann in zwei Versuchsgruppen geteilt. Gruppe I bekam 20 kg Luzerne als Futterergänzung, Gruppe II blieb während des ganzen Versuchsabschnittes unter Weidebedingungen. Von allen Tieren wurden einmal täglich Vaginalausstriche entommen und mikroskopisch untersucht. Es wurden die Epithelzellgröße und -gestalt, das Verhältnis der acidophilen und basophilen Zellen und die Leukocytenzahl ermittelt. Ergebnisse: 1. Die an kastrierte Färsen verfütterte Luzerne verursacht Vaginalausstrichveränderungen, die sich den nach Oestrogengaben feststellbaren Veränderungen annähern. 2. Der Weideaufenthalt zeigte einen unbeträchtlichen Einfluß auf die Vaginalausstrichveränderungen. Es konnte daraus der Schluß gezogen werden, daß die Pflanzen dieser Weide nur minimale Mengen der oestrogenen Stoffe enthielten. 3. Die kastrierten Färsen stellen ein geeignetes Versuchsmaterial für die Bestimmung des Oestrogengehalts im Futter dar.
W. Radomiński. 9185.

Artemitschew, M. **Biostimulatoren in der Viehwirtschaft.** Int. Z. Landwirtsch. **1962** Nr. 2. S. 53–56.

Um die Leistungsfähigkeit der Nutztierbestände in der UdSSR zu erhöhen, werden Biostimulatoren eingesetzt. Zu diesen gehören Gewebepräparate, Lysate, spezifische Seren, bakterielle Präparate und synthetische Heilmittel. Eine Stimulation ist nur dann zulässig, wenn die Funktion der einzelnen Organe oder des Gesamtorganismus nicht gestört wird. Die Nutzungsdauer der Tiere darf nicht verkürzt werden. — Seit 1933 werden von W. P. Filatow und seinen Schülern umfangreiche praktische und theoretische Untersuchungen über die Anwendung biogener Stimulatoren (Gewebepräparate) durchgeführt. Sie zeigten, daß die Gewebepräparate den Grundumsatz normalisieren, den Stickstoffwechsel und die Fermentsysteme des Organismus aktivieren und das Nerven- und Hormonsystem günstig beeinflussen. Die Tätigkeit einiger innersekretorischer Drüsen und die Bildung von Antikörpern werden angeregt. Chemische Untersuchungen der Gewebepräparate haben gezeigt, daß ihre Aktivität in hohem Maße von der Anhäufung an Carbonsäuren sowie einigen Aminosäuren in den Geweben abhängt. Seit 1957 werden die Präparate in großem Umfang zur Leistungssteigerung der Tierbestände angewandt. Es werden zahlreiche Beispiele aus den einzelnen Republiken angeführt. Einige Fortentwicklungen auf diesem Gebiet werden geschildert. Die Gewebepräparate werden auch therapeutisch ähnlich einer unspezifischen Reiztherapie eingesetzt. Über die Erfahrungen mit den eingangs genannten anderen Biostimulatoren wird berichtet. Besonders erwähnenswert ist der Einsatz von Milchsäurebakterien. W. Plaschke. 9187.

Szwabowicz, Adam; Warszawa, Centr. Lab. Toksykol. Zatrucia bydła mocznikiem. **(Harnstoffvergiftungen beim Rind.)** Med. weteryn. **18** (1962 Nr. 6. S. 330–333. — 2 Abb., 19 Lit. Zus. in Russ., Engl., Franz., Dtsch.
Die häufigere Benutzung von harnstoffhaltigem Futter für das Rind hat oft auch gesundheitsschädliche Folgen. Auf Grund eines reichlichen Materials des Toxikologischen Zentrallaboratoriums in Polen können diese Vergiftungsfälle in drei Gruppen geteilt werden: 1) die besonders schwer verlaufende, durch Verabreichung von harnstoffhaltigem Futter in flüssigem Zustand verursachte Vergiftung; 2) Vergiftungsfälle durch unsachgemäße Fütterung mit stark harnstoffhaltigem Futter, welches nicht sorgfältig genug zerkleinert und gemischt wurde, wobei außerdem die Tiere nicht langsam genug an diese Futterart gewöhnt wurden; 3) Vergiftungsfälle aus Unkenntnis der Tatsache, daß das Tier ein harnstoffhaltiges Futter bekommt. — Die akute Vergiftung verläuft gewöhnlich sehr heftig. Nach Ablauf von 20–30 Min. nach Futteraufnahme zeigen sich Benommenheit mit Bewußtlosigkeit, Ataxie, Wanken und Taumeln, dann Hyperästhesie, tonische Krämpfe, Kollaps und Tod. Kurz vor dem Tode kann Erbrechen beobachtet werden. Der Symptomkomplex zeigt eine große Ähnlichkeit mit der Strychninvergiftung. Obwohl die klinischen Erscheinungen sehr deutlich vorkommen, sind die pathologisch-anatomischen Veränderungen unbeträchtlich und beschränken sich auf ein Lungenödem. Im histologischen Bild wird eine fettige Leber- und Nierendegeneration beobachtet. Die beste Behandlungsmethode beruht auf peroraler Verabreichung einer Mixtur, die aus 600 ml 0,5%iger Essigsäure, 600 ml Wasser und 600–700 g Zucker besteht. Nach 1–2 Std. ist ein halbes Liter Ol. Lini bzw. Ol. Sojae gleichfalls per os anzuwenden. Symptomatisch können auch mit Erfolg Beruhigungsmittel verabreicht werden. W. Radomiński. 9190.

Young, Stuart und Hawkins jun., W. W.; Bozeman, Montana State Coll., Agric. Exp. Stat. Nutritional muscular dystrophy in lambs — The effects of the disease and selenium treatment on preweaning weight gains. **(Eine nahrungsbedingte Muskeldystrophie bei Lämmern. Der Einfluß der Erkrankung und der Selentherapie auf die Gewichtszunahmen vor dem Absetzen.)** Amer. J. veterin. Res. **23** (1962) Nr. 92. S. 106–108. — 2 Tab., 10 Lit. Zus. in Esperanto.

Die Erkrankung wurde durch Fütterung der Muttertiere während der Trächtigkeit und Laktation mit bestimmtem Naturheu bei den Lämmern experimentell ausgelöst. In einer Gruppe bekamen die Muttertiere 10 mg einer wässerigen Natriumselenitlösung in jedem der letzten 3 Trächtigkeitsmonate und beim Ablammen s.c. appliziert. Die Lämmer wurden im Alter von 3 Wochen und beim Absetzen gewogen, einige erhielten zu dem erstgenannten Zeitpunkte eine Seleninjektion. Die Selenbehandlung der Muttertiere in der Trächtigkeit war anscheinend ohne Einfluß auf das Dreiwochengewicht der Lämmer. Bei den 3 Wochen alten gesunden Lämmern hatte sie auf die Entwicklung bis zum Absetzen ebenfalls keine Wirkung. Die Selenbehandlung erkrankter Lämmer führte zu diesem Zeitpunkt aber zu einer geringeren Depression der Zunahmen. H. Busse. 9190.

Wensvoort, P. und Hoskam, E. G.; Rotterdam, Centr. Diergeneeskundig Inst.; Noord-Holland, Prov. Gezondheidsdienst voor Dieren. Kopervergiftiging bij schapen na het langdurig verstrekken van krachtvoer. **(Kupfervergiftung bei Schafen nach längerer Kraftfutterfütterung.)** Tijdschr. Diergeneeskunde 87 (1962) Nr. 10. S. 687–690.
In den Niederlanden war das Auftreten von Kupfervergiftungen nach der Anwendung von kupferhaltigen Pflanzenschutzmitteln bekannt. Wenig Beachtung schenkte man der Möglichkeit der chronischen Kupfervergiftung durch längere Verfütterung von kupfersulfathaltigen Mineralstoffgemischen und Kraftfuttermischungen. In den drei letzten Jahren wurden bei Schafen, die unter den Erscheinungen des Ikterus und der Hämoglobinurie starben, pathologisch-anatomisch die Anzeichen einer Kupfervergiftung gefunden. Der Krankheitsverlauf war in der Regel schnell (24 Std.). Der Kupfergehalt der Leber schwankte zwischen 1672 und 3050 mg/kg Trockensubstanz. Diese in gutem Ernährungszustand befindlichen Tiere hatten über mehrere Monate täglich bis zu 1 kg Kraftfutter erhalten. Die Untersuchung von 4 Kraftfuttergemischen ergab einen Kupfergehalt, der zwischen 29 und 199 mg/kg schwankte. H. J. Rummler. 9190.

Hesselbarth; Echem über Lüneburg, Lehr- und Versuchsanst. für Viehhalt. **Mitteilung über Beifütterungsversuche mit Samenkörnern des Stechapfels (Datura stramonium) bei Rindern und Schweinen.** Prakt. Tierarzt **1962** Nr. 7. S. 266–267.
Nach Literaturangaben soll ein Besatz des Sojaschrotes von 0,01% *Datura stramonium*-(Stechapfel-)Samen, das sind ca. 15 Samenkörner/kg Schrot, bereits gesundheitsschädigend wirken oder gar den Tod zur Folge haben. Zur Überprüfung wurden Versuche an jungen Rindern und Schweinen durchgeführt, wobei *Datura*-Samen mit einem Gesamtalkaloidgehalt bis zu 0,26% Gesamthyoscyamin verfüttert wurden. Die in dieser Arbeit beschriebene Versuchsgruppe bestand aus je 2 Rindern und Schweinen. Vom 1.–39. Versuchstag wurden von 0,09 bis zu 14,00 mg Gesamtalkaloid verfüttert; andererseits erhielten Kontrolltiere eine einmalige *Datura*-Gabe (9,5 mg), um eine mögliche Gewöhnung der Tiere auszuschalten. Unter beiden Versuchsbedingungen zeigten die Tiere weder verändertes Verhalten, noch Gesundheitsstörungen oder Gewichtsabnahmen. Die Ergebnisse sind in Tabellenform im Text festgehalten. H. Liebenow. 9190.

Hesselbarth. **Mitteilung über Beifütterungsversuche mit Samenkörnern des Stechapfels (Datura stramonium) bei Rindern und Schweinen.** Prakt. Tierarzt **1962** Nr. 8. S. 304–305. — Vgl. vorst. Ref.
In einer 2. Versuchsgruppe befanden sich 7 Rinder und 10 Schweine. Erstere erhielten 17–117 mg Hyoscyamin als Tagesration. Es war keine unmittelbare Beziehung zwischen *Datura*-Beifütterung und Gewichtsentwicklung feststellbar; außerdem waren Puls, Atmung, Verdauung, Freßlust sowie Augen-

pupille unverändert. Die für das Rind ungefährliche Menge von 17 mg Hyoscyamin entspricht ca. 1000 *Datura*-Körnern oder 7,0 g oder bei 3 kg Sojaschrot täglich 0,23% *Datura*-Saat. Die in der Praxis vorkommenden Sojaschrotpartien haben einen Maximalbesatz an *Datura*-Saat von ca. 0,023%. Als Tagessatz erhielten die Schweine 60–240 mg Hyoscyamin; sie zeigten bei letzteren Dosen leichten bis stärkeren Durchfall. 14,0 mg Hyoscyamin = 5,0 g *Datura*-Saat werden also ohne Nachteil vertragen, was bei einem Sojaschrotverzehr von 400–500 g täglich einem Gehalt von rd. 1% oder einer *Datura*-Menge von ca. 1500 Körnern/kg Sojaschrot entsprechen würde. Beimengungen von 0,01% *Datura* im Schrot führen also nicht zu Gesundheitsschädigungen oder gar zum Tode. Die Ergebnisse sind in Tabellenform im Text enthalten. H. Liebenow. 9190.

Kurmanov, I. A. (Kurmanow, I. A.); Moskau, Unions-Forsch.-Inst. für Veterinärhyg. Fuzariotoksikoz ovec v Stavropol'skom krae. **(Fusariumtoxikose im Bezirk Stawropol.)** Veterinarija, Moskva **38** (1961) Nr. 11. S. 30–31. Die Fusariumtoxikose ist eine Pilzvergiftung, die nach der Verfütterung von pilzbefallenem Futter auftritt. Im inländischen Schrifttum finden sich keine Angaben darüber, wie die Krankheit bei Schafen verläuft. Vf. beobachtete 1961 eine massenhafte Erkrankung dieser Tierart. Die Vergiftungen traten in den Monaten Dezember bis Februar auf und erfaßten große Teile des Bestandes. Viele Tiere aller Altersgruppen starben. Die erkrankten Tiere verloren ihre Lebhaftigkeit, sie standen mit gesenktem Kopf und sonderten sich von der Herde ab. Die Empfindlichkeit war verringert. Es bestand Areflexie, Pansenlähme und zu Beginn Durchfall. Die Zahl der Leukocyten und der Erythrocyten war verringert. Bei der Sektion fanden sich hämorrhagische Entzündungen im Bereich des Magen-Darm-Kanals, Petechien am Herzen, an der Milz und an den Nieren. Die Darmlymphknoten waren geschwollen. Die Krankheitserscheinungen hörten sofort auf, nachdem einwandfreies Futter verabreicht wurde. Bei der mykologischen Untersuchung wurde *Fusarium sporotrichiella* festgestellt. Diese im Boden und auf Pflanzen weitverbreitete Pilzart vermehrt sich bei Wärme und Feuchtigkeit und kann dann toxisch wirken. Solche klimatischen Bedingungen herrschten im Sommer und Herbst 1960. Die Behandlung bestand in Futterwechsel.
W. Plaschke. 9190.

XXII. PARASITOLOGIE

Ciordia, H., Bizzell, W. E., Vegors, H. H., Baird, D. M., McCampbell, H. C. und Sell, O. E. The effect of three grazing intensities of winter temporary pasture on internal parasitism of beef-type yearling cattle. **(Der Einfluß dreier Intensitätsstufen der Nutzung von Winterwechselweiden auf die endoparasitäre Wurmbürde bei Jährlingsrindern der Fleischrassen.)** Amer. J. veterin. Res. **23** (1962) Nr. 92. S. 15–19. – 3 Tab., 12 Lit. Zus. in Esperanto. Die Untersuchungen fanden in drei aufeinanderfolgenden Winterweideperioden statt. Bei Versuchsende stimmte der Parasitenbefall eines Versuchstieres bei dessen Sektion bezüglich der Zahl der festgestellten Magen- und Darmparasiten mit der Intensität der Weidenutzung überein. Auf den übermäßig stark beweideten Flächen wurden bei den Tieren mehr Würmer als auf den mäßig oder gering beweideten Flächen gefunden. Der Viehbesatz und die Dauer der Weideperiode hatten nicht die Bedeutung wie die Kombination dieser beiden Faktoren (Weidetage). Die Zahl der Würmer stieg mit zunehmender Zahl der Weidetage an. Andere ökologische Faktoren wie das Klima, die Zeit des Weideganges und die Höhe des Futters beeinflussen den Grad des Wurmbefalles ebenfalls. Die täglichen Gewichtszunahmen nahmen mit der Dichte der Grasnarbe zu und entsprechend der Zahl der gefundenen Parasiten ab. Die Schlachtqualität war umso besser, je geringer die Intensität der

Beweidung war. Womit diese Befunde zusammenhängen, ob mit der Menge des verfügbaren Futters und dem Ernährungszustande der Tiere, der Stärke der Parasitenbürde oder einer Kombination dieser Faktoren, läßt sich nicht entscheiden. H. Busse. 9220.

Schindler, R. und Dennig, H. K.; Hamburg, Bernhard-Nocht-Inst. für Schiffs- und Tropenkrankh., Abt. Veterinärmed. **Über eine Methode zum Nachweis von Antikörpern gegen intraerythrocytäre Protozoen.** Berliner Münchener tierärztl. Wschr. **75** (1962) Nr. 6. S. 111–112. – 1 Tab., 2 Lit. Zus. in Engl.

Vff. berichten über einen Versuch, mit Hilfe der Komplement-Bindungs-Reaktion (KBR) Antikörper gegen intraerythrocytäre Protozoen nachzuweisen. Zur Antigenherstellung wurden aus dem Blut von 30 mit *Plasmodium berghei* infizierten Mäusen die Plasmodien isoliert, in 5 ml Aqua dest. überführt, dadurch lysiert und danach durch Zentrifugieren alle Erythrocytenstromata aus der Flüssigkeit entfernt. Als Antigen wurde der klare Überstand mit den löslichen Inhaltsstoffen der Plasmodien genutzt. Mit der KBR, in der üblichen Technik mit 1½ Komplementeinheiten und vierfachem Ambozeptortiter durchgeführt, gelang es, mit dem gewonnenen Antigen im Serum von Kaninchen und Meerschweinchen, die vorher wiederholt i.v. bzw. i.p. mit den aus Mäusen auf dem Höhepunkt der Infektion isolierten Plasmodien infiziert worden waren, komplementbindende Antikörper nachzuweisen. Das Serum eines Malaria-Patienten reagierte mit dem *Pl. berghei*-Antigen nur schwach. Die Reaktion scheint demnach recht spezifisch zu sein. Eine mit *Babesia rodhaini*-Antigen durchgeführte Untersuchung der Anti-Plasmodium-Seren hatte ein negatives Ergebnis. Mit dem homologen Serum reagierte dieses Antigen nur schwach. S. Nickel. 9245.

Sielicka, Bronisława; Wrocław, Wyższa Szkoła Rolnicza. Odczyn hemaglutynacji z antygenem Fasciola hepatica. **(Hämagglutinationsreaktion mit dem Fasciola hepatica-Antigen.)** Med. weteryn. **18** (1962) Nr. 5. S. 279–283. – 1 Tab., 79 Lit. Zus. in Russ., Engl., Franz., Dtsch.

Es wurden Versuche mit der Anwendung der Hämagglutinationsreaktion für die Leberegeldiagnose unternommen. Antigene wurden mittels physiol. NaCl-Lösungsextraktion frischer oder getrockneter Leberegel bereitet. Es wurden im allgemeinen sieben Antigenbereitungsmethoden angewandt: 1) getrocknete Egel wurden in physiol. NaCl-Lösung im Verhältnis 1:50 suspendiert; 2) wie oben angefertigtes Antigen wurde durch EK Seitzfilter filtriert; 3) das wie zu 1) vorbereitete Antigen wurde 5 Min. bei 100 °C erhitzt; 4) das Antigen wurde als eine aus dem Alkoholpräzipitat des leicht sauren Egeltrockenextrakts gewonnene Polisaccharidlösung 1:1000 bereitet; 5) als eine aus frischen, der Ultraschalleinwirkung ausgesetzten Egeln gewonnene Masse; 6) aus *Ascaris suum* analog wie zu 1); 7) aus *Moniezia expansa*, analog wie Antigen 1). Rote Hammelblutkörperchen wurden mit entsprechenden Antigenen sensibilisiert, indem man zu 0,5 ml Erythrocyten 2 ml Antigen der Einleitungskonzentration für 2 Std. bei 36 °C beimengt. Erythrocyten wurden dann gewaschen und eine 0,25%ige Suspension bereitet. Es wurden im allgemeinen 250 Rinder untersucht. Auf Grund der Versuchsergebnisse können folgende Schlüsse gezogen werden: 1. Wasserextrakt von gepulverten *Fasciola hepatica*-Egeln hat sich (unabhängig von der Zubereitungsmethode) als gutes Antigen in der Hämagglutinationsreaktion bewährt. 2. Die Hämagglutinationsreaktion ergab mit *Fasciola hepatica*-Antigenen und mit den von leberegelkranken Rindern stammenden Seren positive Befunde. 3. Die HA-Ergebnisse beim Rind sind von der *Fasciola*-Invasionsintensität abhängig. W. Radomiński. 9245.

Stephen, L. E.; Vom, Nigeria, West African Inst. for Trypanosomiasis Res. Experimental trypanosoma congolense infection in a horse. **(Experimentelle**

Infektion mit Trypanosoma congolense bei einem Pferde.) Veterin. Rec. **74** (1962) Nr. 31. S. 853–855. K. Reinhardt. 9262.

Bhattacharya, B. K., Das, P. und Sen, A. B.; Lucknow, India, Centr. Drug Res. Inst. Changes observed in Trypanosoma evansi from antrycide and suramin treated rats. **(Veränderungen in Trypanosoma evansi, beobachtet in Anthrycid- und Suramin-behandelten Ratten.)** Arch. int. Pharmacodynam. Thérap. **135** (1962) Nr. 3/4. S. 356–363. – 2 Abb., 3 Tab., 8 Lit.
Vff. stellten morphologische und cytologische Veränderungen in *Trypanosoma evansi*, Mathura, bei Ratten fest, die mit Anthrycide und Suramin behandelt worden waren. 125–150 g schwere, weiße Ratten wurden i.p. mit je 5 Mill. Trypanosomen infiziert, die am 3. Tag eine mittelgradig bis schwere Infektion auslösten. Danach erhielt eine Anzahl von Ratten 0,02 mg Anthrycid je 100 g Kgw. intraperitoneal, eine andere Gruppe 0,06 mg Suramin je 100 Kgw., der Rest blieb als unbehandelte Kontrolle. Die Auszählung der Trypanosomen begann nach 24 Std. und wurde dann alle 6–8 Std. solange fortgesetzt, bis keine Trypanosomen mehr nachgewiesen werden konnten. Die quantitative Bestimmung erfolgte in einer Blutkörperchen-Zählkammer mit einer die Erythrocyten auflösenden Flüssigkeit nach der Methode von Hawking und Sen. Zusätzliche Anfertigung von dicken Tropfen dienten der Vollständigkeit des Nachweises. Es konnte festgestellt werden, daß in der Antrycid-Gruppe 10–15% und in der Suramin-Gruppe 20–30% der Trypanosomen mehr als 2 Kerne aufwiesen. Bei mit Anthrycide behandelten Ratten traten zweikernige Formen bis zum Zeitpunkt des Verschwindens der Trypanosomen aus dem Blut auf, während sie in der Suramin-Gruppe wesentlich spärlicher vorhanden waren und im letzten Stadium durch das Auftreten von verunstalteten, mehrkernigen Formen abgelöst wurden. Einschlußkörperchen konnten 8–12 Std. nach der Behandlung in der Anthrycid- bzw. Suramin-Gruppe beobachtet werden. R. Jungmann. 9262.

Tuchmanjanc, A. A. und Šachurina, E. A. (Tuchmanjanz, A. A. und Schachurina, Je. A.); Inst. für Zool. und Parasitol. der Akad. der Wiss. der Usbek.SSR. Vozbuditel' teljazioza krupnogo rogatogo skota i ego promežutočnyj chozjain. **(Der Erreger der Thelaziose bei Rindern und sein Zwischenwirt.)** Uzbekskij biologičeskij žurnal, Taškent **6** (1962) Nr. 1. S. 40–44. – 1 Abb., 2 Tab., 10 Lit. Orig.: russ., Ausz.: usbek.
Vff. untersuchen einige Fragen der Biologie von *Thelazia rhodesi* im Taschkenter Gebiet und erwähnen den ersten Fund von *Th. gulosa* und den Fund einer neuen Art *Thelazia petrovi nov. sp.* in Usbekistan. Der Zwischenwirt von *Th. rhodesi* in diesem Gebiet ist *Musca larvipara*. Die engen Wechselbeziehungen des Zwischenwirtes mit dem Parasit zeigt eindeutig das Zusammenfallen der Flugmaxima von *M. larvipara* (Ende Mai, September) mit dem gehäuften Auftreten von geschlechtsreifen Parasiten (Weibchen mit Larven). Analoge Untersuchungen im Surchandarinsker Gebiet ergaben ähnliche Resultate, nur gab *Th. rhodesi* hier nicht wie im Taschkenter Gebiet zwei, sondern drei Generationen. Bei den prophylaktischen Maßnahmen sind die klimatischen Bedingungen des jeweiligen Gebietes zu beachten. V. Palm. 9270.

Almejew, Ch.; Riga, Lett. Landwirtsch. Akad., Inst. für Pathol. Anatomie und Parasitol. **Über die durch Balantidien hervorgerufene Dysenterie bei Schweinen.** Mh. Veterinärmed. **17** (1962) Nr. 15. S. 619–622. – 50 Lit.
Nach Beobachtungen des Vf. traten in einigen Fällen von Balantidiosis über 40% Verluste unter den erkrankten Jungtieren auf. Diese für die Tierzucht nicht unerheblichen ökonomischen Schäden fordern erhöhte Aufmerksamkeit, nicht zuletzt auch deshalb, weil für die durch Balantidien hervorgerufene Dysenterie oftmals Fütterungsfehler als Ursache verantwortlich gemacht werden. Vf. ist der Meinung, daß eine detaillierte Untersuchung der balanti-

diösen Schweinedysenterie die Möglichkeit gibt, sie zu erkennen und differentialdiagnostisch von anderen Schweinekrankheiten abzugrenzen. Es handelt sich hierbei bekanntlich um eine Infektionskrankheit mit dem Bild einer katarrhalisch-hämorrhagischen Gastro-Enteritis, einhergehend mit blutigen, zu Kachexien führenden Diarrhöen. Die Erreger, *Balantidium suis* und *B. coli*, leben parasitisch in der Schleimhaut und den tieferen Schichten des Darmes. Zu den pathologisch-anatomischen Veränderungen bei der Balantidiosis gehören: allgemeine Kachexie, Anämie, serös-katarrhalische Gastro-Enteritis, Nekrose des Darmschleimhautepithels, Hepatitis und Nephrose. Die pathologisch-histologischen Veränderungen lassen sich auf Entzündungsprozesse und regressiv-progressive Alteration zurückführen. G. Diez. 9275.

Marquardt, William C.; Bozeman, Montana State Coll., Veterin. Res. Lab. Subclinical infections with coccidia in cattle and their transmission to susceptible calves. **(Subklinisch verlaufende Coccidien-Infektionen beim Rind und die Übertragung auf empfängliche Kälber.)** J. Parasitology **48** (1962) Nr. 2. S. 270–275. – 3 Tab., 17 Lit.
Es konnte der Beweis erbracht werden, daß während der kalten Jahreszeit in Montana Coccidien-Infektionen bei Jungrindern stattfanden. Das hauptsächlichste Agens der sog. Winter-Coccidiose ist im allgemeinen *Eimeria zürnii*. Bei der Coccidiose einer Gruppe von Absatzkälbern rangierte *Eimeria zürnii* jedoch erst an 4. Stelle, 78% aller ausgeschiedenen Oocysten gehörten den Arten *Eimeria bovis*, *E. canadensis* und *E. ellipsoidalis* an. Als Ursache für das Zustandekommen der Winter-Coccidiose wird neben anderen Faktoren die große Anzahl infektionstüchtiger Oocysten angesehen; ein Zeichen dafür, daß auch bei relativ niedriger Außentemperatur die Sporulation stattfinden kann. Th. Hiepe. 9305.

Beneš, Stanislav und Schanzel, Hubert. Akutní balanopostistis býků jako forma strongyloidózy. **(Die akute Balanoposthitis bei Bullen als Form der Strongyloidose.)** Veterinářství **12** (1962) Nr. 3. S. 66–67. – Zus. in Russ., Dtsch.
Bei einem Bullen in der Gemeinde K., wo er zur natürlichen Zucht verwendet wurde und wo das Umrindern eine häufige Erscheinung war, wurde eine akute Vorhautentzündung festgestellt. Bei der Ausspülung des Vorhautsackes fand man zahlreiche Epithelien und Leukocyten, ferner lebende bewegliche Larven der Gattung Strongyloides (*Str. papillosus*). Koprologisch wurden vereinzelte Eier der genannten Gattung festgestellt. In der Folgezeit wurden Larven derselben Gattung durch Präputialausspülung bei einem der 11 im Quarantänestall untergebrachten und bis dahin noch nicht in der Zucht verwendeten Bullen sowie bei 24 Bullen, die sonst ohne andere Befunde waren, auf vier verschiedenen Standorten gefunden. Der Präputialsack der Bullen wurde wiederholt mit 0,5% Lugollösung ausgespült, und nach zweiwöchiger Behandlung waren die Larven verschwunden. Es handelte sich durchweg um erwachsene Bullen. Die Jahreszeit machte keinen Unterschied, obwohl diese Larven nach Literaturangaben in frühem Alter auftreten und bei anderen Formen der Strongyloidose auch eine Saisondynamik beschrieben wird.
F. Nádvorník. 9340.

Pogrebnjak, L. P.; Zool. Inst. der Akad. der Wiss. der Ukrain.SSR. K morfologii ličinočnych stadij Oesophagostomum dentatum domašnich svinej. **(Zur Morphologie der Larvenstadien von Oesophagostomum dentatum aus Hausschweinen.)** Doklady Akademii nauk Ukrainskoj SSR, Kiev **1962** Nr. 1. S. 128–130. – 1 Abb., 1 Lit. Orig.: ukrain., Ausz.: russ., engl.
Reife Eier von *O. dentatum* wurden in sterilem Schweinekot kultiviert. Danach erfolgte das Heraussondern der geschlüpften Larven, ihre Untersuchung und Abmessung. Besonderer Wert wurde auf das Abmessen einzelner morpholo-

gischer Elemente gelegt, da die Maße bei der Diagnose der Oesophagostomose nach den einzelnen Larvenstadien sehr wichtig sind. V. Palm. 9340.

Boch, J. und Nürnberg, H.; Berlin-Dahlem, Univ., Inst. für Parasitol. **Lungenwürmer der Schafe.** Veterin.-med. Nachr. **1962** Nr. 2. S. 101–107. – 11 Abb., 4 Lit.
Auf Grund der Untersuchung von 520 Schaflungen vom Schlachthof Berlin-Spandau, wobei die Schafe aus der Bundesrepublik und aus Westberlin stammten, wurde am häufigsten *Muellerius capillaris*-, *Cystocaulus ocreatus*- und *Protostrongylus rufescens*-Befall festgestellt. Eine Infektion mit *Dictyocaulus filaria* war wesentlich seltener. Ein Befall mit *Neostrongylus linearis* wurde nur in einzelnen Fällen ermittelt. In den meisten Fällen lagen Mischinfektionen mit 2 bis 4 Parasitenarten vor. *Dictyocaulus filaria* fand sich ausschließlich in den großen und mittleren Bronchien, *Protostrongylus rufescens* ausschließlich in den mittleren Bronchien, *Muellerius capillaris* in den Bronchiolen und Alveolen und *Cystocaulus ocreatus* in den kleinsten Bronchien. Die durch die einzelnen Lungenwürmer hervorgerufenen Lungenveränderungen werden beschrieben und durch farbige Abbildungen belegt. Außerdem enthält die Arbeit Mikroaufnahmen der geschlechtsreifen Parasiten.
E.-A. Nickel. 9346.

Nürnberg, Heinz. **Dictyocaulus- und Protostrongylidenbefall bei Schafen.** Diss. Univ. Berlin-Dahlem, Veterinärmed. Fak., Inst. für Parasitol. **1961** 70 S. – 16 Tab., 98 Lit. (Vgl. vorst. Ref.)
Die Lungenwurmseuche der Schafe ist eine über die ganze Welt weit verbreitete Erkrankung. Obwohl bereits zahlreiche Medikamente empfohlen wurden, ist die Bekämpfung vor allem der kleinen Lungenwürmer sehr problematisch, weil noch keine genaueren Angaben über den Sitz und die Verteilung dieser Parasiten in der Schaflunge vorliegen. Vf. ermittelte an Schlachtschafen in Deutschland folgende Lungenwürmer: *Muellerius capillaris* (40,8%), *Cystocaulus ocreatus* (38,36%), *Protostrongylus rufescens* (33,0%). Im ersten Stadium der Larveninvasion sind die Läsionen im Lungengewebe noch gering und als Blutpunkte und Wurmknötchen hauptsächlich auf die Lungenlappenränder begrenzt. Im zweiten Stadium, dem der Lokalisation der geschlechtsreifen Würmer, werden hingegen der ganze Lappen infiltriert und auf der Lungenoberfläche Wurm- und Brutknoten (hauptsächlich *Mullerius capillaris*) und in der Tiefe der Lunge atelektatische Bezirke beobachtet. Nach dem ersten Auftreten verkalkter Knoten werden auch in den noch nicht verkalkten keine lebenden Würmer mehr gefunden. Der Zeitpunkt der Verkalkung wird vom Wirtsorganismus bestimmt. Stärke der klinischen und der pathologisch-anatomischen Veränderungen korrelieren nicht miteinander. Während *Muellerius capillaris* nur im Alveolarsystem lebt und dort den Gasaustausch beeinträchtigt, parasitieren *Dictyocaulus filaria* und *Protostrongylus rufescens* meist in den luftleitenden Bronchien und *Cystocaulus ocreatus* als Übergangsform sowohl im gasaustauschenden Alveolensystem als auch im Anfangsteil der luftleitenden Bronchien. Der gut durchlüftete Spitzenlappen ist regelmäßig geringer befallen als der gut durchblutete Zwerchfellslappen. Da die Lungenwurmlarven die Lungen hämatogen erreichen, soll die stärkere Durchblutung eines Lungenlappens mit einer stärkeren Lungenwurminvasion verbunden sein.
E. Wiesner. 9346.

Tongson, M. S. und Romero, F. R.; Univ. of the Philippines, Coll. of Veterin. Med. Observations on the periodicity of Dirofilaria immitis in the peripheral circulation of the dog. **(Beobachtungen über die Periodizität von Dirofilaria immitis im peripheren Kreislauf des Hundes.)**. Brit. veterin. J. **118** (1962) Nr. 7. S. 299–304. – 1 Tab., 9 Lit.
Der mature weibliche Wurm entläßt seine Larven direkt in den Blutstrom, und ihre Anwesenheit im peripheren Kreislauf ist eine unschätzbare Hilfe

bei der Diagnose der Dirofilariasis. Vff. teilen ihre in 2stündigen Intervallen ausgeführten Beobachtungen über Mikrofilarienkonzentrationen im peripheren Kreislauf des Hundes mit. Die höchsten Mikrofilarienzahlen wurden zwischen 19.45 Uhr und 0.40 Uhr und die niedrigsten zwischen 6.50 Uhr und 16.55 Uhr festgestellt. Die Minimalzahlen betrugen nur 2 bis 22% der höchsten Larvendichte, die fast immer in den Nachtstunden verzeichnet wurde. Offenbar vermehrt die Nahrungsaufnahme die Mikrofilarienkonzentration im peripheren Kreislauf. Die Körpertemperaturen zeigen keine Beziehung zur periodisch auftretenden Mikrofilarienvermehrung. G. Diez. 9348.

Jackson, Ronald F., von Lichtenberg, Franz und Otto, Gilbert F.; St. Augustine, Fla., Jackson Veterin. Hospital; Boston, Mass., Harvard Univ., Med. School, Pathol. Dep.; North Chicago, Ill., Abbott Lab., Veterin. Res. Div. Occurrence of adult heartworms in the venae cavae of dogs. **(Vorkommen von adulten Herzwürmern in den Venae cavae bei Hunden.)** J. Amer. veterin. med. Assoc. **141** (1962) Nr. 1. S. 117–121. – 3 Abb., 2 Tab., 15 Lit.
Als normaler Wohnort des Herzwurmes *Dirofilaria immitis* gilt allgemein der rechte Ventrikel oder die Lungenarterie. Nur gelegentlich wurde berichtet, daß auch ein adulter Wurm in den Bronchiolen, im Gehirn, im Auge und in der hinteren V. cava isoliert wurde. Vff. berichten hier über 18 Hunde, in deren Vv. cavae massenweise adulte Herzwürmer gefunden wurden. Bei 14 Hunden gab es klinisch keine klassischen Symptome, wie sie für die Dirofilariasis bekannt sind. Im Gegenteil, diese Fälle wurden durch plötzliches Auftreten von Schwäche, Hämoglobinurie, Bilirubinurie und durch den Tod innerhalb weniger Tage charakterisiert. Die Tiere boten eher das Bild einer Nephritis als das einer Herzwurminfektion. Bei der Sektion ergab sich eine Verdickung der Vv. cavae-Wandungen; ein Beweis, daß hier die Parasiten einige Zeit ihren Wohnsitz gehabt haben müssen. G. Diez. 9348.

von Lichtenberg, Franz, Jackson, Ronald F. und Otto, Gilbert F.; Boston, Mass., Harvard Univ., Med. School, Pathol. Dep.; St. Augustine, Fla., Jackson Veterin. Hospital; North Chicago, Ill., Abbot Lab., Veterin. Res. Div. Hepatic lesions in dogs with dirofilariasis. **(Leberschäden bei Hunden mit Dirofilariasis.)** J. Amer. veterin. med. Assoc. **141** (1962) Nr. 1. S. 121–128. – 16 Abb., 5 Lit.
Bei 12 Hunden mit dem klinischen Syndrom einer plötzlichen Schwäche, Bilirubinurie, Hämoglobinurie und Tod wurden neben adulten Würmern in den Vv. cavae und den gewöhnlichen Schäden des Herz-Lungen-Gebietes schwere Leberschädigungen gefunden. Sie bestanden in einer Cavernösen Umbildung der Lebervenülen. Dieser Schaden scheint eine Variation der Herzcirrhose, besonders bei Dirofilariasis zu sein und meldet die Anwesenheit von Würmern in der hinteren V. cava und ihren zugehenden Gefäßen. Nichts deutete auf hämorrhagische Lungeninfarkte hin, und man nimmt an, daß der effektive Kollateralkreislauf des Hundes die Entwicklung solcher Schäden lindert. G. Diez. 9348.

Britov, V. A. (Britow, W. A.); Kasan, Veterinärmed. Inst. O diagnostičeskom značenii vozrastnych izmenenij ličinok tichinell i ich kapsul. **(Über den diagnostischen Wert altersbedingter Veränderungen der Trichinellenlarven und deren Kapseln.)** Veterinarija, Moskva **39** (1962) Nr. 4. S. 41–44. – 12 Abb.
Während die frühzeitigen Veränderungen der Trichinellenlarven und der Kapseln in der Literatur ausführlich beschrieben sind, liegen über die späteren Veränderungen nur wenige und widersprechende Angaben vor. Zum Studium der altersbedingten Veränderungen wurden Kaninchen, Hunde und Füchse experimentell infiziert, zu verschiedenen Zeitpunkten getötet und untersucht. Die bei Kaninchen bis zu 2 Jahren, bei Hunden und Füchsen bis zu 4½ Jahren beobachteten morphologischen und insbesondere die größenmäßigen Verän-

derungen werden ausführlich beschrieben und in Abbildungen dargestellt. Es ergeben sich Unterschiede, die diagnostisch verwertbar sind. Auf Grund der Untersuchungen schlußfolgert Vf., daß eine vollständige Ausheilung der mit Trichinellen infiziert gewesenen Tiere durchaus möglich ist. So waren bei Kaninchen nach 2 Jahren keine Trichinellen und bei Hunden nach 4, 5 Jahren nur noch $^1/_3$ der vorhanden gewesenen Erreger nachweisbar.
W. Bathke. 9351.

Björkman, N. und Thorsell, Walborg; Stockholm, Sweden, Veterinärhögskolan, Dep. of Chem.; Dep. of Anatomy and Histol., Lab. of Electron Microscopy. The fine morphology of the mitochondria from parenchymal cells in the liver fluke (Fasciola hepatica, L.) **(Die Feinstruktur der Mitochondrien der Parenchymzellen im Leberegel Fasciola hepatica, L:)** Exp. Cell Res. **27** (1962) Nr. 2. S. 342–346. – 4 Abb., 8 Lit.
Auf Grund von elektronenmikroskopischen Untersuchungen lassen sich Mitochondrien in verschiedenen Zellen des Leberegels nachweisen. Die Mehrzahl von ihnen findet sich jedoch in den Parenchymzellen. Ihre Form ist rund oder ovoid, ihre Größe sehr verschieden. Die Matrix dieser Mitochondrien weist eine hohe Elektronendichte auf. Die Mitochondrien werden von einer doppelten Membran umgeben, und die meisten enthalten eine oder zwei gerade verlaufende Christae. Die größte Zahl der Mitochondrien in den Parenchymzellen des Leberegels spricht dafür, daß diese Zellen möglicherweise eine wichtige Rolle im Stoffwechsel des Parasiten spielen. E.-A. Nickel. 9372.

Fejzullaev, N. A. (Feisullajew, N. A.); Zool. Inst. der Akad. der Wiss. der Aserbaidshan.SSR. Novaja trematoda ot sultanskoj kuricy Porphyrio porphyrio L. v Azerbajdžane. **(Eine neue Trematodenart aus Porphyrio porphyrio L. in Aserbaidshan.)** Doklady Akademii nauk Azerbajdžanskoj SSR, Baku **17** (1961) Nr. 9. S. 928–831. – 1 Abb., 1 Lit. Orig.: russ., Ausz.: aserbaidshan.
Die neue Trematode *Athesmia kassimovi nov. sp.* gehört der Gattung *Athesmia Looss*, 1899, und der Familie *Dicrocoeliidae Odhner*, 1911 an. Vf. weist darauf hin, daß alle bisher bekannten Vertreter der Gattung *Athesmia* in Amerika gefunden wurden. Der neue Fund in Asien ist daher sehr interessant. Die neue Art ist 3,6–4,2 mm lang und 0,276–0,395 mm breit. Sie unterscheidet sich von den anderen Arten dieser Gattung durch folgende Merkmale: Hoden oval, mit glatten Rändern hintereinander gelegen, Eierstock rund, nicht gelappt und kleiner als der Hoden. V. Palm. 9380.

Hässler, Lars. Ett fall av echinococcus hos häst. **(Ein Echinococcus-Fall beim Pferd.)** Medlemsbl. Sveriges Veterinärförbund **14** (1962) Nr. 11. S. 356.
Die Leber des betreffenden Pferdes, das wegen Kraftlosigkeit geschlachtet wurde, war mit bis zu taubeneigroßen Cysten durchsetzt; auch in den Lungen fanden sich solche. Es handelte sich um *Echinococcus polymorphus*. Über die Invasionsquelle ist nichts Sicheres bekannt; möglicherweise kommt ein Hund des Besitzers in Frage. E. Lehnert. 9387.

Tagil'cev, A. A. (Tagilzew, A. A.); Kasach. Inst. für Epidemiol., Mikrobiol. und Hyg. Nekotorye sravnitel'no-ėkologičeskie dannye o pastbiščnych i gnezdovych kleščach. **(Einige vergleichende ökologische Untersuchungen über Zecken von Weiden und Nestern.)** Medicinskaja parazitologija i parazitarnye bolezni, Moskva **31(40)** (1962) Nr. 1. S. 73–78. – 1 Abb., 31 Lit.
Vf. unterzieht die Zecken als Überträger von Naturherderkrankungen einer vergleichenden ökologischen Untersuchung. Die Grenze des Areals von Zekken, die auf Weiden vorkommen, wird nicht durch Ernährungsbedingungen bestimmt, denn sie sind fast alle polyphag, sondern durch das Klima, da sie auf offenen Flächen vorkommen und damit direkt dem Einfluß der für diese Biotope charakteristischen Schwankungen von Temperatur und Feuchtigkeit ausgesetzt sind. Aus diesem Grunde hat die Gruppe der Zecken von Weide-

plätzen keine Vertreter mit denen der Taiga und Wüste gemeinsam. Der Verbreitung von Gamasidae aus Vogelnestern sind fast keine Grenzen gesetzt, da sie Temperatur und Feuchtigkeitsschwankungen leicht ertragen und durch ihre Polyphagie ein breites Wirtsspektrum besitzen. Sie sind folglich sowohl in gemäßigten als auch südlichen Zonen, in Wäldern und auch Wüsten zu finden. V. Palm. 9405.

Petrov, V. G. (Petrow, W. G.); Moskau, Abt. für Natürl. Infektionsherde des Gamaleja-Inst. für Epidemiol. und Mikrobiol. der Akad. der Med. Wiss. der UdSSR, Lab. für Tularämie. O transovarial'noj peredače vozbuditelja tuljaremii u kleščej Dermacentor marginatus Sulz. **(Über transovariale Verbreitung des Erregers der Tularämie bei Dermatocentor marginatus Sulz.)** Medicinskaja parazitologija i parazitarnye bolezni, Moskva **31(40)** (1962) Nr. 1. S. 62 bis 66. – 1 Tab., 12 Lit. Zus. in Engl.
Vf. untersuchte 46000 *D. marginatus* während der postembryonalen Phase, davon 35025 Zecken mit Hilfe der Fütterungsmethode auf 190 gegenüber Tularämie-Erregern stark empfindlichen Tieren (vorwiegend Nager) und 11000 durch intradermale Injektion einer Suspension aus Zecken bei weißen Mäusen. Die Versuche zeigten, daß *D. marginatus* trotz massiver Infektion die Erreger der Tularämie transovarial nicht weitergibt. In einigen Fällen fand Vf. in Eiern, die von infizierten Weibchen gelegt wurden, den Erreger. Nach Ansicht des Vf. handelt es sich hier um eine mechanische (Oberflächen-) Verunreinigung der Eier. Das Fehlen einer transovarialen Weitergabe des Erregers deutet auf eine unvollständige Adaptation zwischen Erreger und Zecken hin. V. Palm. 9405.

Semenov, P. V. (Semenow, P. W.); Altai-Forsch.-Inst. für Veterinärhyg. Itogi bořby s podkožnym ovodom krupnogo rogatogo skota v Altajskom krae. **(Erfahrungen bei der Bekämpfung der Dassellarven der Rinder im Altai.)** Veterinarija, Moskva **39** (1962) Nr. 3. S. 33.
Die in den Jahren 1956–1958 durchgeführten Bekämpfungsmaßnahmen gegen die Dasselfliege der Rinder im Altai hatten zur Folge, daß heute nur noch 12% der Tiere befallen sind. Die besten Ergebnisse wurden in den Steppengebieten erzielt. Hier konnte der Invasiongrad von 40% auf 1,6% gesenkt werden. Am wirksamsten erschien Vf. das Chlorophos, das als 3%ige wäßrige Lösung alle Parasitenlarven in der Haut abtötet. In geringerem Umfang sammelte Vf. auch Erfahrungen bei der Anwendung des Nicochlorans. Bei der einmaligen äußerlichen Anwendung einer wäßrigen Lösung dieses Präparates wurden 86,3% der Larven abgetötet. W. Plaschke. 9460.

Robson, John; Mpwapwa, Tanganyika, Veterin. Res. Lab. Prophylaxis against trypanosomiasis in Zebu cattle. IV. A field trial of metamidium and isometamidium. **(Trypanosomen-Prophylaxe beim Zebu. 4. Mitt. Feldversuch mit Metamidium und Isometamidium.)** Veterin. Rec. **74** (1962) Nr. 34. S. 913 bis 917. – 3. Mitt. vgl. LZ. Abt. IV **7** (1962) Nr. 11. S. 2443.
E. Wiesner. 9476.

Gregoire, C. und Pouplard, L. Synthèse de pathologie parasitaire. Les progrès récents dans la lutte contre les parasites internes. **(Zur Pathologie der parasitären Erkrankungen. Neuerliche Fortschritte in der Bekämpfung der Endoparasiten.)** Ann. Méd. vétérin. **106** (1962) Nr. 3. S. 175–188.
K. Reinhardt. 9480.

Esikov, V. I. (Jessikow, W. I.); Kirgis. Forsch.-Inst. für Tierzucht und Veterinärmed. Lečenie krupnogo rogatogo skota pri gemosporidiozach. **(Die Behandlung der Hämosporidiosen bei Rindern.)** Veterinarija, Moskva **39** (1962) Nr. 3. S. 38–39.
Seit 1958 benutzt Vf. zur Bekämpfung von Blutparasitosen der Rinder (Piroplasmose, Francaiellose, Theileriose) das Berenil. Die Behandlungsversuche

wurden sowohl in der Klinik als auch unter Praxisbedingungen durchgeführt. Das Präparat wurde als 7%ige Lösung in einer Menge von 3,5 mg/kg i.m. angewendet. Im Laufe von 3 Jahren wurden von 355 erkrankten Tieren 330 geheilt. Bei der Piroplasmose und der Francaiellose genügt zu Beginn der Krankheit eine einmalige Behandlung. Die Blutparasiten verschwanden schon in den ersten Tagen nach der Behandlung aus dem peripheren Blut. Manchmal kam es zu tödlichen Zwischenfällen, die damit erklärt werden, daß die massenhaft absterbenden Parasiten toxisch wirken. Bei der Theileriose genügte eine einmalige Injektion in der Regel nicht. Es hatte auch keinen Zweck, die Impfdosis auf das doppelte zu erhöhen. Das Trypaflavin und das Sulfantrol stehen in ihrer Wirkung dem Berenil nicht nach. Sie sind jedoch schwieriger herzustellen und müssen 2-3mal appliziert werden. W. Plaschke. 9480.

Soltys, A.; Nassau, Bahamas, Animal Clin. Treatment of dogs with heartworms. **(Die Behandlung von Hunden mit Herzwürmern.)** J. Amer. veterin. med. Assoc. **141** (1962) Nr. 1. S. 129-130. – 2 Abb.
Mehrere Methoden zur Herzwurmbehandlung sind im Laufe der Zeit empfohlen worden, aber keine ist befriedigend; hauptsächlich, weil diese Methoden nicht genügend Zeit zwischen den Behandlungen für die Auflösung der abgetöteten Parasiten lassen. Das Abtöten großer Wurmzahlen in einer relativ kurzen Zeit verursacht die Freilassung übermäßiger Mengen toxischen Materials, die den Tod des Patienten bedeuten kann. Vf. fand bei der Sektion von 312 herzwurmkranken Hunden, daß viele Würmer in 6 bis 15 Tagen nach der i.v. Injektion des arsenhaltigen Parasitizides abstarben, und 10 bis 20 Tage nach der Injektion deren Auflösung begann. Am 30. Tag erweicht das chitinöse Außenskelett der Würmer, und am 47. Tag nach der Injektion ist es eine weiche, breiige Masse. Zur Vermeidung einer Überbelastung der Entgiftungs- und Absorptionsfähigkeiten des Hundes führt Vf. die Natriumthiacetarsamid-Behandlungen in monatlichen Abständen durch. Vor der Behandlung gibt Vf. den Patienten wenigstens 2 Wochen lang einen Vitaminzusatz, so daß diese zum Behandlungszeitpunkt in bester Verfassung sind. Dann wird die 1. Injektion i.v. einmal monatlich und 3-5 Mon. lang in einer Dosierung von 0,44 ml/kg Kgw. gegeben. Ohne Rücksicht auf das Gewicht des Tieres werden 10 ml niemals überschritten. Im 4. Mon. erfolgt eine Prüfung auf Mikrofilarien. Werden Parasiten entdeckt, dann bekommt das Tier 4 Tage lang 4,4 bis 11 mg Dithiazaninjodid (Dizan) pro kg Kgw. oral verabreicht. Resultiert nach dieser Behandlung noch keine Parasitenfreiheit, dann werden zwei weitere Injektionen Natriumthiacetarsamid in 4wöchigem Abstand gegeben und einen Monat später die Dizan-Behandlung wiederholt. G. Diez. 9480.

Danelius, Gustav; Uppsala, Sweden. Carbon disulfide treatment for bots and ascarids in horses. **(Kohlenstoffdisulfid-Behandlung für Dassellarven und Ascariden bei Pferden.)** Cornell Veterinarian **52** (1962) Nr. **1**. S. 16-20.
Auf Ascariden und Dassellarven zurückzuführende parasitäre Krankheiten können zwar therapeutisch behandelt werden, aber die Meinungen gehen hinsichtlich Methoden und Heilmittel auseinander. Vf. behandelte seit 1936 insgesamt 21263 Pferde mit Kohlenstoffdisulfid und 330 Pferde mit Kohlenstofftetrachlorid. Nach seiner Erfahrung ist Kohlenstoffdisulfid das wirksamste Mittel gegen Dassellarven und Ascariden bei Pferden. Wenn das Medikament im Verhältnis zum Zustand und zum Alter (Größe) des Tieres verabreicht wird, ist es praktisch harmlos. Manche Pferde zeigen nach der Behandlung Reaktionen wie Appetitlosigkeit, Unruhe oder Mattigkeit. Nie wurden ernste Situationen erlebt. Zur Verabreichung des Medikamentes ist der Magensonde das praktischste Instrument. Fohlen sollten das erste Mal im Alter von 3,5 bis 4 Mon. behandelt werden. Am wirksamsten gegen Dassellarven ist Kohlenstoffdisulfid, wenn die Larven fast völlig entwickelt sind. Deshalb sollte eine 2. Behandlung der eben entwöhnten Fohlen und eine 1. Behandlung

des Restes der Pferde einer Farm bis Dezember/Januar aufgeschoben werden. Nach einem trockenen Frühjahr und Sommer sind Ascariden bei Pferden nicht so zahlreich. Der Ascariden-Befall nimmt von Jahr zu Jahr ab, wenn alle Pferde einer Farm regelmäßig behandelt werden. Zur Sicherung des Erfolges muß die Behandlung von Darmparasiten in regelmäßigen Abständen mit verschiedenen Medikamenten wiederholt und mit prophylaktischen Maßnahmen kombiniert werden. G. Diez. 9480.

Semenov, P. V. (Semenow, P. W.); Altai-Forsch.-Inst. für Veterinärhyg. Lečenie ovec, poražennych ličinkami polostnogo ovoda. **(Die Behandlung der Nasendasselkrankheit der Schafe.)** Veterinarija, Moskva **39** (1962) Nr. 4. S. 33–34. – 1 Abb.
Diese Dassellarvenkrankheit der Schafe ist weit verbreitet und stellt an die Behandlung hohe Anforderungen, da die in den verschiedenen Kopfhöhlen lokalisierten Larven des 2. und 3. Entwicklungsstadiums nur schwer erreichbar sind. Zur Vernichtung der Larven, die vorwiegend in den Stirnhöhlen und im Sinus des Hornes vorkommen, verwendete Vf. Aethyl- und Methylchlorophos sowie Rogor (nicht näher beschrieben), das er in die Stirnhöhlen mittels einer starken Kanüle inoculierte. Die Vorversuche mit Larven des 2. und 3. Entwicklungsstadiums sowie die Probeschlachtungen von Schafen nach der Behandlung (je Stirnhöhle 5 ml) bestätigten die Wirksamkeit der Präparate. W. Bathke. 9480·

Bespalov, V. (Bespalow, W.); Anjuisk, Gebiet Magadan. Primenenie chlorofosa pri podkožnom ovode severnych olenej. **(Die Anwendung von Chlorophos bei der Dasselbekämpfung der Rene.)** Veterinarija, Moskva **39** (1962) Nr. 3. S. 34.
Das Versprühen einer DDT- und Hexachloranlösung zur Bekämpfung der Dassellarven der Rene ist nicht hinreichend wirksam, teuer, umständlich und führt zur starken Beunruhigung der Tiere. Vf. stellte in den nordöstlichen Gebieten der Tundra Versuche an. Er applizierte das Chlorophos s.c. und stellte dabei fest, daß nicht nur die Impfdosis entscheidend ist, sondern auch der Ort der Injektion. Die Erfolge waren besser, wenn das Präparat in der Nähe der Kruppe gespritzt wurde statt am Halse. Gelangte das Chlorophos in das Muskelgewebe, so kam es zu schweren Störungen und Vergiftungen mit tödlichem Ausgang. Dagegen wird die subcutane Injektion ohne Schädigung vertragen. Das Chlorophos führt zur vollständigen Vernichtung der Larven. Nach Meinung des Autors sollte die Behandlung nicht im April und Mai erfolgen, weil es durch das massenhafte Absterben der Larven zu tödlichen Resorptionsintoxikationen kommen kann. Besser ist die Behandlung im Oktober. Zu diesem Zeitpunkt liegen die Larven auch im jugendlichen Stadium vor. W. Plaschke. 9480

XXIII. HAUTKRANKHEITEN

Haaranen, Seppo; Helsinki, Veterin. Coll., Dep. of Pharmacol. and Toxicol. The effect of zinc on itching tail root eczema in cattle. **(Die Wirkung von Zink auf das juckende Schwanzwurzelekzem beim Rind.)** Nord. Veterinärmed. **14** (1962) Nr. 4. S. 265–269. – 2 Abb., 3 Lit.
Das betreffende Ekzem tritt am stärksten in Herden auf, in denen die Tiere ein Futter mit hohem Calciumgehalt bekommen. Solche Rinder wiesen höhere Ca-Werte und niedrigeren Mg-Gehalt im Harn auf als normal. Die Serum-alkal. Phosphatase-Aktivität ist bei diesen Kühen sehr niedrig, und Zinkbehandlung erhöht dieselbe schnell wobei, das Jucken verschwindet. Die Behandlung von 36 Rindern mit Ekzem durch tägliche Gaben von 240–800 mg Zink als Oxyd oder Chlorid in Mineralsalzmischung ergab eine heilende Wirkung; Zinkchlorid wirkte besser als Zinkoxyd. Zwei Wochen nach abgebrochener

Behandlung trat von neuem Juckreiz auf. Intravenöse Zufuhr von radioaktivem Zink heilte in einem Fall das Ekzem. Der größte Teil des Zinks verblieb im Organismus, nur ein Teil des Zinks wurde mit dem Harn, dem Kot und der Milch ausgeschieden. E. Lehnert. 9575.

Blocha, A. I.; Kasandhik, Gebiet Krasnowodsk, Turkmen. SSR. Lečenie česotki koz avtolovym linimentom i dustom heksachlorana. **(Die Behandlung der Räude bei Ziegen mit Liniment und Hexachloran.)** Veterinarija, Moskva **39** (1962) Nr. 3. S. 33.
Während des Winters wurde die Räude der Ziegen mit folgendem Liniment behandelt: gebr. Autoöl 85 Teile, Kreolin 5 Teile, 12 %iges Hexachloran, 10 Teile. Das Linimnt wurde in erhitztem Zustand 2mal im Abstand von 6–7 Tagen auf die befallenen Hautstellen aufgetragen. Die übrige Hautoberfläche wurde mit Hexachloranpuder eingestaubt. Die Heilung trat sehr schnell ein. W. Plaschke. 9630.

Bassarab, R. I., Korpan, A. I. und Šnicar, V. I. (Bassarab, R. I., Korpan, A. I. und Schnizar, W. I.); Gebiet Stanislaw, Veterinärmed. und Bakteriol. Lab.; Rayon Galitsch. Primenenie fenotiazinovoj ėmul'sii dlja lečenija striguščego lišaja. **(Die Anwendung einer Phenothiazinemulsion zur Behandlung der Glatzflechte.)** Veterinarija, Moskva **39** (1962) Nr. 3. S. 27.
Vff. behandelten die Glatzflechte der Kälber mit gutem Erfolg durch die Anwendung einer 40%igen Phenothiazinemulsion, die sie auf 37° erwärmten. Die Emulsion wurde unmittelbar auf die befallenen Bezirke verrieben. Eine Vorbehandlung der Haut war nicht erforderlich. Das 2–3malige Einreiben im Abstand von 1–2 Tagen führte zur Heilung der Tiere. Gleichzeitig wurde die Fütterung verbessert und die Tiere je nach Verseuchungsgrad in Gruppen zusammengefaßt. Die Tierunterkünfte und Gebrauchsgegenstände wurden sorgfältig gereinigt und desinfiziert, der Mist durch Packen entseucht. W. Plaschke. 9645.

Golijat, Ju. S. und Chirivskij, V. A. (Golijat, Ju. S. und Chiriwski, W. A.); Peremyschljany, Gebiet Lwow, Veterinärmed. und Bakteriol. Lab.; Rayon Bobrka. Lečenie striguščego lišaja 50%-noj emul'siej fenotiazina. **(Die Heilung der Glatzflechte mit einer 50%igen Phenothiazinemulsion.)** Veterinarija, Moskva **39** (1962) Nr. 3. S. 27–28.
Vff. stellten eine 50%ige Emulsion von Phenothiazin in Lebertran her. Mit dieser Emulsion bestrichen sie die von Glatzflechte befallenen Hautpartien, ohne vorher die Borken und Haare entfernt zu haben. 5–6 Tage nach der Behandlung hatten sich die befallenen Bezirke gereinigt und das Haarwachstum setzte wieder ein. Die Behandlung wurde an 300 Kälbern erfolgreich durchgeführt. W. Plaschke. 9645.

Georgiev, Ju. P. (Georgiew, Ju. P.); Rayon Noworshew, Gebiet Pskow, Sowchos „Wechno“. Iz kliničeskoj praktiki lečenija teljat, bol'nych striguščim lišaem. **(Aus der Praxis der Behandlung von Kälbern mit Glatzflechte.)** Veterinarija, Moskva **39** (1962) Nr. 3. S. 34–35.
Zur Behandlung der Glatzflechte wandte Vf. eine Formalinemulsion an (eine 40%ige Lösung des Präparates SK-9 in Formalin). Die befallenen Hautbezirke wurden gesäubert und anschließend behandelt. Am folgenden Tage wurden sie mit einer 5%igen SK-9-Lösung gewaschen. Die Behandlung wurde nach 3–4 Tagen wiederholt. Eine dreimalige Behandlung war nicht nötig. Auf diese Weise wurden 970 Kälber geheilt. Die Tierunterkünfte wurden mit einer 4–5%igen Formalinlösung oder aber mit einem Formalin-Kerosingemisch desinfiziert. Zur Verhinderung des Neuausbruches der Glatzflechte werden die Tiere während des Sommers und Herbstes monatlich dreimal durchgesehen und gleichzeitig mit einer 5%igen Lösung des Präparates SK-9 behandelt. Neuerkrankungen wurden nicht beobachtet.
W. Plaschke. 9645.

Ganiev, F. (Ganijew, F.); Rayon Sosnowoborsk, Gebiet Pensa. Lečenie dermatomikozov polimernym sredstvom. **(Die Heilung von Dermatomykosen durch ein polymeres Mittel.)** Veterinarija, Moskva **39** (1962) Nr. 3. S. 30.
Zur Heilung von 340 Kälbern, die an Glatzflechte litten, verwandte Vf. ein Liniment folgender Zusammensetzung: Ätznatron, 1 Teil, Wasser 40 Teile, Natriumchlorid 1 Teil, Teer 53 Teile, Formalin 5 Teile. Anfangs wurde das Ätznatrium und das Natriumchlorid in Wasser bei 60–70° gelöst. Danach wurde das Ganze mit Teer zu einer gleichmäßigen Masse vermischt. Zuletzt wurde das Formalin hinzugefügt. Die frischbereitete Lösung wurde mit Tupfern ohne Vorbereitung der infizierten Hautbezirke aufgetragen. In der Mehrzahl der Fälle genügte eine einmalige sorgfältige Behandlung zur Heilung. Seltener mußte sie nach 10–12 Tagen wiederholt werden. Das angegebene Mittel ist sehr billig, es wird vom Regenwasser nicht abgewaschen und verursacht den Tieren keine Schmerzen. Die Behandlung kann unabhängig vom Wetter zu jedem Zeitpunkt erfolgen. W. Plaschke. 9645.

Litovčenko, N. V. (Litowtschenko, N. W.); Basalija, Gebiet Chmelnizki, Ukrain. SSR. Ob immunitete i lečenii striguščego lišaja. **(Zur Immunität und Behandlung der Glatzflechte.)** Veterinarija, Moskva **39** (1962) Nr. 3. S. 32–33.
Vf. ist der Meinung, daß Kälber nach dem Überstehen einer Trichophytie eine relative Immunität entwickeln. Er behandelte die erkrankten Tiere mit einer Salbe, die zu gleichen Teilen aus Ichthiol, Pferdefett und Sirup bestand. Die Behandlung erfolgte 1–2mal im Abstand von 3–4 Tagen. Obwohl eine Desinfektion der Stallungen usw. nicht erfolgte, erkrankten die Tiere nicht ein zweites Mal, während Tiere, die unverseucht in den Bestand kamen, sofort von Glatzflechte befallen wurden. W. Plaschke. 9645.

Kosych, N. N. und D'jakonov, A. T. (Kosych, N. N. und Djakonow, A.T.); Rayon Dobroje, Gebiet Lipezk. O lečenii striguščego lišaja. **(Zur Behandlung der Glatzflechte.)** Veterinarija, Moskva **39** (1962) Nr. 3. S. 32.
Zur Behandlung von 290 Kälbern, die mit Glatzflechte befallen waren, verwandten Vff. mit gutem Erfolg eine 20%ige Phenothiazin-Emulsion in Lebertran, die auf 70–80° erwärmt wurde. In der Regel genügte eine einmalige Behandlung. Die Emulsion wurde ohne Vorbereitung der Haut direkt aufgetragen. W. Plaschke. 9645.

Sencov, G. Ja. (Senzow, G. Ja.); Pensa, Werk für Med. Präparate. Levorin pri lečenii striguščego lišaja teljat. **(Das Leworin bei der Behandlung der Glatzflechte.)** Veterinarija, Moskva **39** (1962) Nr. 3. S. 33.
Das Roh-Leworin gehört zur Gruppe der fungiciden Antibiotica. Es ist ein amorphes Pulver von grau-grünlicher bis grau-gelblicher Farbe, geruchlos, wasserunslöslich und nicht toxisch für Tiere. Dem Antibioticum mit einer Aktivität von 9000 Einheiten pro mg Substanz wurde 3–5%ige Vaseline zugefügt. 60 Kälber im Alter bis zu 1 Jahre wurden mit dieser Salbe behandelt. Nach 6–7 Tagen waren 56 Kälber ausgeheilt. In einer zweiten Gruppe wurden 19 Tiere bei Frost behandelt. Diesmal gelang die Heilung nur bei 5 der Tiere. Die übrigen 14 Tiere wurden bei etwas wärmerem Wetter erneut behandelt. Nach 6–7 Tagen gelang die Heilung in 94,7% der Fälle.
W. Plaschke. 9645.

Gorodeckij, D. M. (Gorodezki, D. M.); Moskau. Sernistnyj gaz pri gipodermatoze krupnogo rogatogo skota. **(Schwefeldämpfe bei der Hypodermatose der Rinder.)** Veterinarija, Moskva **39** (1962) Nr. 3. S. 32.
In Versuchen prüfte Vf. die Wirkung von Schwefeldämpfen auf das zweite und dritte Entwicklungsstadium der Larven von *H. bovis* und *H. lineata.* Die Schwefeldämpfe wurden erzeugt, indem nan zu einer 60%igen wäßrigen Lösung von Hyposulfitnatrium eine 10%ige wäßrige Salzsäurelösung hin-

zufügte. Mit einem Tupfer wurden die beiden Lösungen auf und um die Beulen aufgetragen. Nach 24 Stunden wurde die Lebensfähigkeit der Larven des zweiten und dritten Stadiums geprüft. Zu diesem Zwecke entfernte man die Larven aus den behandelten Beulen und legte sie in die Mitte eines Kreises, den man auf Papier vorgezeichnet hatte. Wenn sich die Larve innherhalb von 24 Stunden nicht fortbewegt hatte, galt sie als abgetötet. Die Larven aus den behandelten Beulen waren unbeweglich. Von 5 Larven, die als Kontrolle dienten, bewegten sich 3 ebenfalls nicht (!). — 3–5 Tage nach der Behandlung der Tiere konnten an den Larven schon erhebliche Veränderungen festgestellt werden. Die Behandlung mit Schwefeldämpfen ist unschädlich für die Tiere. W. Plaschke. 9645.

Dovgič, N. A. (Dowgitsch, N. A.); Kiew. Ėkzema spiny sobak — mikotičeskoe zabolevanie. **(Das Rückenekzem des Hundes — eine Pilzerkrankung.)** Veterinarija, Moskva **39** (1962) Nr. 3. S. 31–32.
Bis heute ist die Ätiologie des Rückenekzems unklar. Vf. entnahm aus den befallenen Bezirken Hautgeschabsel und konnte Räude und Glatzflechte ausschließen. Einen Teil der Geschabsel übertrug er auf Nährböden. Bei der mykologischen Untersuchung stellte er eine Reihe von Pilzen fest. Es handelte sich dabei in der Hauptsache um *Epidermophyton nigricans* und *Epidermophyton Kaufman-Wolf*. Ein Teil der Kulturen des erstgenannten Pilzes zeigte in kultureller Hinsicht große Ähnlichkeit mit dem Pilz *Alternaria tenuis*. Mit diesen Kulturen gelang es, bei 3 von 5 Hunden durch Einreibung in die skarifizierte Haut ein typisches Rückenekzem hervorzurufen. Mit der Einreibung von Kulturen des Pilzes *Epidermophyton Kaufman-Wolf* gelang die Infektion bei allen Versuchstieren. Die Krankheit verlief in der Regel chronisch. W. Plaschke. 9650.

XXIV. GEFLÜGELZUCHT, GEFLÜGELKRANKHEITEN

Karapetjan, S. K.; Inst. für Physiol. der Akad. der Wiss. der Armen.SSR. Opyt issledovanija roli temperaturnogo i svetovogo faktorov v stimuljacii reproduktivnoj funkcii u domašnej pticy. **(Erfahrungen in der Erforschung der Rolle von Temperatur- und Lichtfaktoren in der Stimulation der reproduktiven Funktion beim Hausgeflügel.)** Izvestija Akademii nauk Armjanskoj SSR. Biologičeskie nauki, Erevan **13** (1960) Nr. 11. S. 63–65. — 1 Tab., 11 Lit. 9710.

Chmyrov, V. A. (Chmyrow, W. A.); Konstrukt.-Büro des Zentralinst. für Geflügelbrutanst. „Universal" dolžen stat' otličnym inkubatorum. **(„Universal" muß ein ausgezeichneter Brutapparat werden.)** Pticevodstvo, Moskva **1961** Nr. 9. S. 29–30.
Auf der Basis des „Universal 45" wird ein Universalbrutapparat entwickelt, bei dem älteren Modellen anhaftende Fehler beseitigt werden. So werden anstelle der Holzhorden Metallhorden verwendet und Änderungen bei der Wendevorrichtung, der Ventilation, der Feuchtigkeits- und Temperaturregelung vorgenommen. Die Kapazität beträgt 65 000–68 000 Eier.
H. Pingel. 9710.

Ostrivnyj, I. M. (Ostriwny, I. M.) Charkow, Veterinärmed. und Zootechn. Inst. Vyraščivanie na mjaso cypljat-pomesej i porody russkaja belaja. **(Broilerzucht mit Russichen Weißen Hühnern und ihren Kreuzungen.)** Vestnik sel'skochozjajstvennoj nauki, Kiev **4** (1961) Nr. 11. S. 98–101. — 3 Tab. Orig.: ukrain., Ausz.: russ.
Kreuzungsnachkommen der im Waldsteppengebiet der Ukrainischen SSR gehaltenen Hühnerrassen (1. Mai-Huhn, Poltawaer, New-Hampshire, Russische Weiße, Weiße Wyandotten und Plymouth-Rock) wurden auf ihre Eignung zur Broilerzucht untersucht. Nach 90 Tagen wogen die Nachkommen

aus der Kreuzung 1. Mai-Huhn × Poltawaer durchschnittl. 1426,3 g, New-Hampshire × Russische Weiße 1338,0 g, New-Hampshire × 1. Mai-Huhn 1435,4 g, Poltawaer × Weiße Wyandotten 1308,2 g, Plymouth-Rock × New Hampshire 1340,6 g und Russische Weiße × New-Hampshire 1365,0 g.

S. Willer. 9710.

Ostapenko, M.; Rjasan, Landwirtsch. Kostytschew-Inst. Opredelenie kormovych dostoinstv vodoemov. **(Bestimmung des Wertes von Wasserreservoiren für die Fütterung.)** Pticevodstvo, Moskva **1962** Nr. 5. S. 6–8.
Im Rjasaner Gebiet sind 136 000 ha Wasserreservoirfläche vorhanden. Es wurden teilweise 325–395 dz von Enten verwertbare Grünmasse pro ha geerntet. Bei einem Ertrag von 200–250 dt können pro ha 150 Enten gehalten werden. S. Willer. 9710.

Vorob'ev, A. N. und Najdenova, K. I. (Worobjow, A. N. und Naidenowa, K. I.); Vyraščivanie utok na orositel'nych kanalach. **(Entenhaltung auf Bewässerungskanälen.)** Pticevodstvo, Moskva **1962** Nr. 5. S. 14–15.
An Stelle der Entenhaltung in stehenden Teichen, die immer wieder Intoxikationen durch Anreicherung des Wassers mit Ammoniak und Nitratsalzen und dadurch bedingte massenhafte Abgänge hervorruft, empfehlen Vff. die Haltung in Bewässerungskanälen, die zusammengerechnet riesige Wasserflächen ergeben. S. Willer. 9710.

Ščerbina, P. P. und Popov, A. A. (Stscherbina, P. P. und Popow, A. A.); Ukrain. Forsch.-Inst. für Geflügelzucht. Rol' kobal'ta, marganca i cinka v povyšenii inkubacionnych svojstv utinych jaic. **(Rolle von Kobalt, Mangan und Zink in der Verbesserung der Bruteigenschaften bei Enteneiern.)** Vestnik sel'skochozjajstvennoj nauki, Kiev **4** (1961) Nr. 10. S. 93–97. – 4 Abb., 1 Tab. Orig.: ukrain., Ausz.: russ.
Regelmäßige Gaben von Kobaltchlorid, Zink (je 0,5 mg/kg Kgw.) und Mangansulfat (1 mg/kg Kgw.) verbesserten die Ablagerung dieser Spurenelemente sowie von Vitamin B_{12} im Eidotter, weiterhin auch Legeleistung und Schlupfergebnis. Es wurden 2–3 mal weniger unbefruchtete Eier als bei den Kontrollenten und um 14–42% höhere Schlupfergebnisse ermittelt.

S. Willer. 9710.

Kovińko, D. A. (Kowinko, D. A.) Ul'trafioletovoe oblučenie utinych jaic. **(Ultraviolette Bestrahlung von Enteneiern.)** Pticevodstvo, Moskva **1961** Nr. 9. S. 28. – 1 Tab.
Die besten Schlupfergebnisse wurden erzielt, wenn bei der Einlage, am 8. und am 16. Bruttag, die Bruteier 2 Min. mit einer Quecksilber-Quarzlampe aus 40 cm Entfernung bestrahlt wurden. Die Schlupfergebnisse waren 18% höher als bei der Kontrollgruppe. H. Pingel. 9710.

Ruus, C. Ch. (Ruus, Z. Ch.); Estn. Landwirtsch. Akad. Opredelenie rola gusej. **(Geschlechtsbestimmung bei Gänsen.)** Pticevodstvo, Moskva **1961** Nr. 9. S. 24–29. – 4 Abb.
Das Tier wird auf den Rücken gelegt und mit den Fingern beider Hände die Kloake ausgestülpt. Bei Gantern erscheint der 7–10 cm lange Penis. Günstiger ist die Geschlechtsbestimmung bei Gösseln im Alter von 2–6 Wochen.

H. Pingel. 9710.

Bokij, D. N. (Boki, D. N.) O vitamine E. **(Über Vitamin E.)** Pticevodstvo, Moskva **1962** Nr. 5. S. 9.
In vielen Farmen des Uralgebietes erkrankte das Geflügel in verschiedenem Grad mit folgenden Erscheinungen: Schlechte Schlupfergebnisse, hohe Kükensterblichkeit und großer Abgang beim ausgewachsenen Geflügel, verringerte Resistenz gegen verschiedene Erkrankungen (Weiße Ruhr, Coccidiose, Para-

typhus u. a.). Klinisch wurden die Erscheinungen einer Encephalomalacie mit Bewegungsstörungen und Krämpfen festgestellt. Die Tiere konnten sich nicht auf den Beinen halten, fielen zur Seite, warfen den Kopf nach hinten und starben oft in dieser Lage. Nach der Schlachtung wurde bei Hähnen eine Verringerung des Hodengewichts von 30–60 g auf 5–11 g festgestellt. Die Krankheit wurde als Vitamin E-Mangel erkannt. Da sie besonders im Winter auftrat, wurde zur Abhilfe vitaminreiches Heu und Trockengrünfutter empfohlen. Eine Therapie mit industriell hergestellten Vitamin-E-Präparaten konnte nur unterstützenden Charakter tragen, da die Stärke der Erkrankung von der gleichzeitigen Versorgung mit den übrigen Vitaminen (bes. A und B_6) abhängig war. S. Willer. 9740.

Trnoska, Otto; Aschbach, **Über die mangelhafte Dottersackresorption, Serosen- und Nierengicht bei 1 bis 3 Tage alten Mastküken.** Wiener tierärztl. Mschr. **49** (1962) Nr. 9. S. 745–748. – 5 Lit.
In 3 Mastbetrieben mit je 1200 Küken werden zu Beginn große Verluste beobachtet, die auf eine verzögerte Dottersackresorption, Nieren- und Serosengicht zurückzuführen sind. Während die kulturelle Untersuchung bei den Küken der ersten 2 Bestände negativ verläuft, wird bei den Küken vom 3. Betrieb *Escherichia coli* in Reinkultur nachgewiesen. Höchstwahrscheinlich sind die pathologisch-anatomischen Veränderungen als Folgeerscheinung einer primären A-Avitaminose anzusehen, die auf einen Vitamin A-Mangel bei den Zuchthennen zurückgeht. Deshalb erhalten die letzteren von da ab reichlich vitaminisiertes Legekonzentrat. Die Küken dieser 3 Betriebe und 12 andere Bestände werden dadurch geheilt, daß im lauwarmen Trinkwasser Furazolidon in therapeutischen Dosen 3 Tage gereicht wird. Die Infektion mit *Escherichia coli* ist auf eine mangelhafte Reinigung und Desinfektion des Stalles zurückzuführen. E. Tempel. 9740.

Mende, Gunther; Meißen, Hochschule für LPG. **Untersuchungen über die Ursachen der Deformation des Brustbeinkammes (crista sterni) bei Zucht- und Masthühnern.** Wiss. Z. Karl-Marx-Univ. Leipzig, math.-naturwiss. R. **11** (1962) Nr. 3. S. 421–437. – 8 Abb., 15 Tab., 50 Lit.
Die Frage der Ursache der Verkrümmung des Brustbeinkammes ist seit jeher der Gegenstand von wissenschaftlichen Arbeiten gewesen, da sie sowohl für den Züchter als auch für den Mäster eine besondere Bedeutung hat. Zur Klärung dieser Frage werden umfassende Untersuchungen in 12 verschiedenen Zuchtbetrieben durchgeführt. Die Verkrümmung des Brustbeinkammes wird bedingt durch rachitische Vorgänge. Die allmähliche Verknöcherung des knorpelig angelegten Brustbeinkammes wird negativ beeinflußt durch Mineralstoffwechselstörungen, Vitaminmangel, Sauerstoffmangel im Stall, Überbesetzung der Ställe und Ausläufe und saure Ausläufe. Durch 73 Bodenuntersuchungen mit 1460 Bohrungen in diesen 12 Betrieben wird die große Bedeutung des pH-Wertes und des Phosphorsäuregehaltes der Ausläufe für die Verknöcherung des Brutbeinkammes dargelegt. Am günstigsten erweisen sich ein pH-Wert von 6,5 bis 7,5 und ein Phosphorsäureanteil von 40 mg/100 g Boden. Besonders ungünstig wirken sich sumpfige, saure Ausläufe aus. Rebhuhnfarbige Italiener reagieren mehr als andere Rassen auf extreme Boden- oder Nährstoffverhältnisse. In sauren Böden können auch die Pflanzen die notwendigen Nährstoffe schwerer assimilieren und dadurch bieten sie dem Tier einen geringen, Mineralstoffanteil. In gut gedüngten Ausläufen liegt der Anteil an Rohprotein und Phosphorsäure fast doppelt so hoch wie in Ausläufen mit niedrigem pH-Wert und Phosphorsäuregehalt. Zahlreiche Sauergräser binden durch reichlich vorhandene Oxalsäure den Nahrungskalk und stören so die Kalkresorption. Stark hemmend wirken weiterhin Teiche und Tümpel mit hohem Gehalt an Chloriden und Sulfaten, weil durch die Wasseraufnahme der Ca/P-Quotient im Blut ge-

ändert wird. Der Kalk-Phosphorsäure-Haushalt der Tiere wird reguliert durch die Vitamine A, D und E. Küken mit Auslaufhaltung decken ihren Vitamin D-Gehalt ohne Schwierigkeiten, während die Vitamine A und E zusätzlich mit dem Futter gegeben werden müssen. In einigen Versuchen mit 680 Tieren wird nachgewiesen, daß es ratsam ist, 10 mg Vitamin E je kg Futter zu verabreichen, neben anderen Vitaminen und Wirkstoffen, um eine gute Entwicklung im allgemeinen und des Brustbeinkammes im besonderen zu erzielen. Auf Grund von züchterischen Aufzeichnungen und Nachzuchtversuchen besteht kein Zweifel, daß außerdem eine Vererbung der Disposition zur Brustbeinverkrümmung verliegt; es handelt sich dabei um die Vererbung der verschiedenen Mineralstoffausnutzung im Körper. Aus diesem Grunde ist eine strenge Selektion die beste Waffe gegen die Brustbeinkammdeformation. E. Tempel. 9740.

Mathois, H. und Stöckl, W.; Mödling, Bundesanst. für Tierseuchenbekämpf. **Über die Zuverlässigkeit der Pullorum-Schnellagglutination.** Wiener tierärztl. Mschr. **49** (1962) Nr. 8. S. 646–657. – 68 Lit. Zus. in Engl., Franz., Ital.

Zur Ermittlung von Keimträgern von *Salmonella pullorum* oder latent infizierten Tieren wird jetzt fast überall von der Frischblutschnellagglutination Gebrauch gemacht. Das Ergebnis stimmt allerdings nicht 100%ig mit dem pathologisch-anatomischen und bakteriologischen Befund überein. Dies dürfte in erster Linie auf Schwankungen des Agglutinintiters im Blut pulloruminfizierter Tiere zurückzuführen sein. Die Schwankungen sind weitgehend abhängig von dem Funktionsablauf des Ovars. Deshalb werden in Holland die Ergebnisse der Blutuntersuchung nur dann anerkannt, wenn in dem Bestand zur Zeit der Untersuchung mindestens 50% der Tiere legen. Weiterhin kann die Reaktionslosigkeit auf einer Resistenzminderung beruhen, die bedingt ist durch ungünstige Einwirkungen wie mangelhafte Haltung und Fütterung, schlechte hygienische Maßnahmen, ungünstige Witterung, andere Krankheiten, z. B. Coccidiose. Von grundlegender Bedeutung ist das verwendete Antigen, das streng spezifisch für *Salmonella pullorum-gallinarum* sein muß. Es soll aus Variant- und Standard-Stämmen hergestellt sein, die die Partialantigene 12_2 und 12_3 in gleichen Mengen enthalten. Es ist nicht ratsam, ein Mischantigen zu verwenden, das noch andere *Salmonella*-Arten enthält. Eine mangelhafte Untersuchungstechnik kann gelegentlich zu Pseudoagglutinationen führen (Eintrocknen, Gerinnen und Verunreinigung des Antigens, Einwirkung zu hoher Temperatur, von Staub, fettige, nicht gut gereinigte Objektträger). Weiterhin können unspezifische oder „Non-pullorum-Reaktionen" mit feinkörnigem Agglutinat und verzögertem Reaktionsausfall infolge anderer Faktoren hervorgerufen werden: reichhaltige Fütterung mit Kraftfuttermitteln wie Keimhafer, Kartoffeln, Infektion mit Kokken oder mit *Escherichia coli*, starker Befall mit Coccidien oder anderen Endoparasiten, Verfütterung von antibioticahaltigen Futtermitteln und die besondere Beschaffenheit des Pullorumantigens. Wegen der Schwierigkeit der Abgrenzung der Non-pullorum-Reaktionen von den echten positiven Pullorumreaktionen gehört die Pullorumuntersuchung nach Ansicht der Vff. in die Hand des Tierarztes. E. Tempel. 9768.

Müller, J.; København, Statens Veterin. Serumlab. Om bekaempelsen af salmonellose hos fjerkrae. II. Agglutinationsprøvens vaerdi ved serologisk undersøgelse af ande-, gåse- og kalkunflokke for infektion med S. typhimurium og S. enteritidis. **(Die Bekämpfung der Salmonellose beim Geflügel. 2. Mitt. Der Wert der Agglutinationsprobe bei der serologischen Untersuchung von Enten-, Gänse- und Putenbeständen auf Infektion mit S. typhimurium und S. enteritidis.)** Nord. Veterinärmed. **14** (1962) Nr. 5. S. 313–328. – 7 Lit. 1. Mitt. vgl. LZ. Abt. IV **7** (1962) Nr. 10. S. 2238.

Von 1958/59–1960/61 wurden jährlich über 43000 Blutproben von Enten, Gänsen und Puten in 1679 Beständen mittels Agglutination (Reagenzglasmethode) auf Infektion mit *Salm. typhimurium* und *S. enteritidis* untersucht. Als Antigen dienten 18 Std. alte formalinisierte Bouillonkulturen. In 328 Beständen, also $^1/_5$ der untersuchten Bestände, wurden Reagenten ermittelt. Von 928 Reagenten waren 153 (16,5%) mit Salmonellabakterien infiziert, und zwar 134 (87,6%) mit *S. typhimurium* und 19 (12,4%) mit *S. enteritidis*. Bei 91% der infizierten Tiere fanden sich Samonellakeime in Organen, und von 61,5% dieser Tiere wurden Salmonellabakterien aus dem Darmkanal isoliert. 75,9% der bakteriologisch positiven Tiere wiesen Reaktionen vom H-Typ auf. Dieser hohe Prozentsatz berechtigt jedoch nicht zu einer Vernachlässigung der O-Reaktion, zumal Salmonellakeime bei 13% von 227 solchen Reagenten festgestellt wurden. Vf. weist darauf hin, daß wiederholte Untersuchung mit negativem Ergebnis für Freisein eines Bestandes von Salmonellose spricht. Bestände mit mehr als 3% Reagenten erweisen sich oft als infiziert. Infizierte Tiergruppen sind auszumerzen, eventuell muß der ganze Bestand beseitigt werden. E. Lehnert. 9768.

Sladkoštiev, N. M. und Sokolova, V. I. (Sladkoschtijew, N. M. und Sokolowa, W. I.); Drogobytsch, Veterinärmed. und Bakteriol. Rayonlab. Lečenie pulloroza cypljat chinozolom. **(Behandlung der Pullorumseuche der Küken mit Chinosol.)** Veterinarija, Moskva **39** (1962) Nr. 4. S. 49.
In einem Bestand von 4000 Eintagsküken war Pullorum ermittelt worden. Ab 3. Lebenstag erhielten die Küken Chinosol. Die Gesamtmenge des Präparats betrug 2 mg je Küken und Tag und wurde zu je 1 mg morgens vor dem Füttern und abends mit dem Futter bereitgestellt. Das Chinosol wurde in abgekühltem gekochtem Wasser 1:500–1:1000 gelöst und mit der Futterration vermengt. Hierdurch konnten weitere Verluste verhindert werden.
W. Bathke. 9768.

Ryu, Eihyo, Taipei, Taiwan, China, Nat. Taiwan Univ., Coll. of Agric., Dep. of Veterin. Med. Studies on Pasteurella multocida. V. Further study on the immunizing value of egg agar vaccine against fowl cholera. **(Untersuchungen über Pasteurella multocida. 5. Mitt. Weitere Untersuchungen über den immunisierenden Wert von Eiagarvaccine gegen Geflügelcholera.)** Jap. J. veterin. Sci. **23** (1961) Nr. 5. S. 303–306. — Orig.: engl., Ausz.: jap. 4. Mitt. vgl. LZ. Abt. IV **5** (1960) Nr. 8. S. 1413. E. Wiesner. 9772.

Kelton, William H.; Amherst, Univ. of Massachusetts, Dep. of Veterin. Sci., Animal Disease and Parasite Res. Div.; Dep. of Agric. Synchronized division of avian pleuropneumonialike organisms. **(Gleichzeitige Teilung von „pleuropneumonia-like organisms“ des Geflügels.)** J. Bacteriol. **83** (1962) Nr. 5. S. 948–955. — 6 Abb., 2 Tab., 14 Lit.
Zu den verschiedenen Versuchen werden 8 PPLO -Stämme oder *Mycoplasma*-Stämme benutzt, die aus Vögeln gezüchtet worden sind. Einzelkolonien werden auf bzw. in verschiedene Nährböden verimpft. 0,5%-Peptonlösung und Herzaufgußbrühe eignen sich am besten als Verdünnungsmittel für PPLO, gepufferte Salzlösung dagegen nicht, da sie toxisch wirkt. Die Stämme S-6 und SA sind am meisten empfindlich und wachsen am langsamsten. Die Kolonien werden mit Hilfe eines besonderen Verfahrens gezählt und Wachstumskurven gezeichnet. Die am wenigsten empfindlichen Stämme Tu, C und O wachsen schneller und entwickeln sich gut in der logarithmischen Phase. Als ähnlich empfindlich erweisen sich die Stämme PG-30 und J. Von besonderem Interesse sind die Salzlösungs-Versuche mit dem Stamm PG-16, der die Zahl von 600 in der Verdünnung 10^{-5} aufweist und nichts in der Verdünnung 10^{-6}. Es wird angenommen, daß die höheren Verdünnungen keine Nährbodenreste mehr enthalten und die Salzlösung eine ge-

wisse toxische Wirkung au die PPLO veranlaßt. Bei dem Stamm J werden 3 Wachstumsstufen festgestellt mit Verdoppelung der Mikroorganismen in stündlichem Intervall. Diese Verdoppelung geht durch Zweiteilung vor sich.

E. Tempel. 9774.

Bierer, Bert W.; Columbia, South Carolina Agric. Exp. Stat. Induced Escherichia coli infection in baby chicks. **(Künstliche Infektion frisch geschlüpfter Küken mit Escherichia coli.)** J. Amer. veterin. med. Assoc. **140** (1962) Nr. 11. S. 1191. – 1 Tab., 4 Lit.

In einem Brutapparat mit 300 Eiern werden diese am 20. Bebrütungstag besprengt mit 175 cm³ einer 24stündigen *Escherichia coli*-Bouillon-Kultur. 75 Küken werden bei normaler Bruttemperatur gehalten, weitere 75 bei 18 bis 27 °C. In der letzteren Gruppe sterben 13,3% in den ersten 10 Tagen des Versuchs, während in der ersten Gruppe nur 6,6% verenden. Bei 60,0% dieser Küken treten für *Escherichia coli*-Infektion typische pathologisch-anatomische Veränderungen auf: Pericarditis, Perihepatitis, Peritonitis und Aerosacculitis. Das Auftreten einer Omphalitis mit käsigem, nicht eingezogenem Dottersack läßt eine Nabelinfektion vermuten.

E. Tempel. 9775.

Marek, Kazimierz; Puławy, Inst. Weteryn. Zmodyfikowana szczepionka jajowa wg Cartera przeciwko cholerze drobiu. **(Modifizierte Hühnervaccine nach Carter gegen Geflügelpasteurellose.)** Zeszyty problemowe postępów Nauk rolniczych **1961** Nr. **33**. S. 43–47. – 6 Lit. Zus. in Russ., Engl.

Es wurden Untersuchungen über die Wirksamkeit der nach Carter hergestellten Pasteurellosevaccine durchgeführt. Die Vaccine basiert auf einheimischen, aus Seuchenfällen isolierten Bakterienstämmen. Es wurden ca. 30 *Pasteurella-multocida*-Stämme von verschiedenen Geflügelarten gesammelt. Anfangs wurde die genannte Vaccine genau nach der Vorschrift von Carter bereitet. Die zum Gebrauch bestimmten Stämme wurden dreimal durch Hühnerembryonen passagiert. Parallel zu der Passagenzahl steigerte sich die Virulenz, und die Hühnerembryonen verendeten nach der dritten Inoculation gewöhnlich im Laufe von 12 Std. Die verendeten Embryonen wurden homogenisiert und mittels 0,25%igem Formalin inaktiviert. Die an Hühnern durchgeführte biologische Probe ergab keine genügend stabile Immunität. In der eigenen Modifikation der Vaccinebereitung wurde statt der physiol. NaCl-Lösung eine doppelte Menge einer 48 stündigen Pasteurellabouillonkultur der durch Hühnerembryonen passagierten Stämme eingeführt. Zur Gewinnung eines besseren Bakterienwuchses wurden die Pasteurellakulturen durch häufiges Umrühren durchlüftet. So enthielt die Vaccine virulente, unbeschädigte Bakterienhüllen besitzende Pasteurellen und lösliche, aus Bouillon- sowie Hühnerembryonenkulturen stammende Bakterienstoffe. Auf Grund der Praxisergebnisse konnte der Schluß gezogen werden, daß diese Hühnereivaccine Gänse und Enten gegen Pastenrellose für eine Zeit von ca. 4 Mon. schützt. Bei s. c. Applikation wurde keine lokale Reaktion festgestellt, die allgemeine Reaktion beschränkte sich dagegen auf nur wenige Stunden dauernde Benommenheit und Appetitlosigkeit.

W. Radomiński. 9775.

Borzenkov, D. S. (Borsenkow, D. S.); Sagorsk, Gebiet Moskau, Unions-Forsch.-Inst. für Geflügelzucht. Aėrogennaja vakcinacija ptic protiv čumy. **(Aerogene Vaccination des Geflügels gegen Geflügelpest.)** Veterinarija, Moskva **39** (1962) Nr. 4. S. 44–45. – 1 Tab.

Die aus dem Stamm B_1 hergestellte Vaccine wurde mittels einer Apparatur in der Verdünnung von 1:200 zur aerogenen Schutzimpfung zerstäubt. Insgesamt 5000 Tiere wurden so behandelt. Erreicht man bei der Zerstäubung eine Teilchengröße von 2–3μ, so hält sich das Aërosol längere Zeit in den Stallungen. Ungeachtet der im jeweiligen Stall vorhandenen Anzahl an

Tieren verbrauchte man 2-3 ml der verdünnten Vaccine je m^3 Luft. Die Tiere wurden durch die Manipulationen nicht beunruhigt; direkte Impfschäden traten nicht auf. Nach 6-7 Tagen zeigten jedoch 10-20% der Tiere Abgeschlagenheit und erschwerte Atmung, was aber auch auf die nach der Impfung sofort begonnene Weidehaltung zurückgeführt wird. Immunitätskontrollen 3, 6, 10 und 40 Tage nach der Schutzimpfung ergaben, daß die Immunität am 6.-10. Tag nach der Immunisierung einsetzt und mit dem 40. Tage abzusinken beginnt. W. Bathke. 9785.

Randall, Charles C., Gafford, Lanelle G., Walker, Barbara M. und Todd, W. M.; Jackson, Univ. of Mississippi, School of Med., Dep. of Microbiol. Biochemical changes and incorporation of P^{32} in separated elements of the hyperplastic lesion of fowlpox. **(Biochemische Veränderungen und Incorporation von ^{32}P in abgetrennte Elemente der hyperplastischen Läsion der Geflügelpest.)** Proc. Soc. exp. Biol. Med. **105** (1960) Nr. 3. S. 621-624. – 2 Tab., 7 Lit. Aus: Dok.-Dienst Kernforsch.u. Kerntechn.
1 Tag alte Hähnchen wurden mit Geflügelpestvirus inoculiert und erhielten 15 μc ^{32}P als H_3PO^4 i. m. injiziert. Anschließend wurden bis zu 7 Tage Hautepithel, Follikel und Bindegewebe aufgearbeitet (Einzelheiten sind dem Original zu entnehmen) und folgende Fraktionen in den Geweben quantitativ bestimmt: Gesamtlipoide, Phospholipoide, Gesamtcholesterin sowie freies und verestertes Cholesterin. Außerdem wurde die ^{32}P-Konzentration in den 3 Gewebsschichten $\left(\text{spezifische Aktivität} = \frac{\%\ \text{inj.}\ ^{32}P}{\text{mg Phospholipoid-P}}\right)$ gemessen. Es zeigte sich bei den infizierten Geweben eine 2-3fache Erhöhung des Phospholipoid- und Cholesteringehaltes sowie eine 1,5-1,7fache Steigerung der spezifischen Aktivität der Phospholipoide. E. Spode. 9790.

Hauptman, Bronisław und Larski, Zdzisław; Puławy, Inst. Weteryn. Laboratoryjna i terenowa ocena wartości uodporniającej szczepionki „R" przeciw chorobie Newcastle. **(Laboratoriums- und Praxisbeurteilung des Immunisierungswertes der „R"-Vaccine gegen die Newcastle-Krankheit.)** Med. weteryn. **18** (1962) Nr. 5. S. 287-289. – 1 Abb., 3 Tab., 2 Lit.
Die vorliegenden Ergebnisse betreffen die durch Hühnerembryonen passagierte Newcastle-Vaccine polnischer Herkunft (Roakin-Stamm). Es wurde die immunisierende Vaccinedosis ID_{50min} (kleinste Diosis, die bei 50% der immunisierten Tiere volle Immunität gewährleistet) bestimmt. Nach Ablauf von 14 Tagen post immunisationem wurden bei den Küken serologische Untersuchungen auf die HI-Antikörperanwesenheit sowie ein „challenge" mit der Dosis von ca. 0,5 Mill. LD_{50} des virulenten Virus i. m. durchgeführt. Gleichzeitig wurde die Vaccinewirksamkeit in der Praxis geprüft, sowie ihre Fähigkeit, postvaccinale Reaktionen bei Küken und erwachsenem Geflügel zu bewirken. Die Ergebnisse der Laboratoriums- sowie Praxisuntersuchungen führen zu folgenden Schlüssen: Unter Laboratoriumsbedingungen zeigt die „R"-Vaccine einen hohen Immunitätswert; dafür spricht sowohl die ID_{50min}, wie auch der HI-Titer und sein im Laufe von 4 Mon. nach der Vaccination beobachtetes Niveau. Die Praxiserfahrungen bestätigen den hohen Immunisationswert. Die bei erwachsenem Geflügel angewandte Vaccine ist völlig unschädlich: bei Küken dagegen verursacht sie infolge postvaccinaler Reaktionen einen ziemlich beträchtlichen Prozentsatz an Todesfällen.
W. Radomiński. 9790.

Wachnik, Zenon und Nowacki, Jerzy; Wrocław, Wyższa Skoła Rolnicza. Wirusowe zapalenie wątroby tugęsiąt. **(Virushepatitis bei jungen Gänsen.)** Med. weteryn. **18** (1962) Nr. 6. S. 344-347. – 5 Abb., 5 Lit. Zus. in Russ., Engl., Franz., Dtsch.
In einigen Herden junger Gänse wurden massenhafte Erkrankungen festgestellt. Die schnelle Krankheitsverbreitung, besonders in dicht bebauten

Dörfern und an Hauptstraßen, spricht für eine hohe Infektiosität. Die erste Krankheitserscheinungen beruhen auf Teilnahmslosigkeit, Appetitlosigkeit, Gewichtsabnahme. Danach werden Bewegungs- und Stehschwierigkeiten beim Fehlen irgendwelcher Gelenkveränderungen beobachtet. Der tödliche Ausgang erfolgt gewöhnlich schon nach 2-3 Tagen. Der Zerlegungsbefund ergibt zahlreiche weißliche, stecknadelkopfgroße, oft zusammenfließende, vor allem in der Leber, aber auch im Herzen und in der Milz auftretende Nekroseherde. Leber und Milz zeigen nur unbeträchtliche Vergrößerungen. Histopathologisch werden in der Leber zahlreiche, intralobuläre, karyorhektische Nekroseherde und hydropische Entartung festgestellt. An der Stelle der Leberzellatrophie entwickelten sich Reticuloendothelialzellen. Rings um die Gallengefäße und -kanäle erscheinen mononucleäre Zellinfiltrationen. Ähnliche Infiltrationen konnten auch im Herzen beobachtet werden. Die bakteriologischen und biologischen Untersuchungen ergaben keinen als Krankheitsursache sichtbaren Faktor. Da sich das Filtrat des von verendeten Gänsen stammenden Materials für Versuchsgänse hoch virulenz erweist, wird die festgestellte Krankheit als Virushepatitis klassifiziert.

W. Radomiński. 9794.

Hartwigk, H.; Berlin-Dahlem, Univ., Inst. für Veterin.-Hyg. **Indikation und Anwendung von Geflügelpockenimpfstoffen.** Wiener tierärztl. Mschr. **49** (1962) Nr. 6. S. 489–498. – 1 Abb., 1 Tab., 8 Lit. Zus. in Engl., Franz., Ital.

Die Häufigkeit der Geflügelpocken ist in den letzten Jahren so angestiegen, daß auf eine prophylaktische Impfung nicht mehr verzichtet werden kann. Der Seuchengipfel tritt in Berlin meist in den Monaten Oktober und November auf, im letzten Jahr allerdings gab es bereits im Juli Ausbrüche. Zur Impfung wird der absolut ungefährliche T-Impfstoff, der allerdings nur einen relativen Schutz von etwa einem Jahr gewährt, sowie der H-Impfstoff verwendet. Letzterer kann zu einer ersten Virämie und zur Lokalisation des Virus in der Leber führen, wo sich dasselbe jedoch nicht weiter vermehrt. Eine Beeinträchtigung der Legeleistung durch das H-Virus ist noch umstritten. Bei Ausbruch der Erkrankung ist die Vaccination das Mittel der Wahl, da eine Therapie noch sehr zweifelhaft ist. Eine Doppelimpfung gegen Pest mit Adsorbatvaccine nach Traub und gegen Pocken mit T-Impfstoff ergab keine Störung der Entwicklung und des Gesundheitszustandes. Die Legeleistung bei Junghennen kann eventuell durch den H-Impfstoff beeinträchtigt werden. Sowohl der T- als auch der H-Pockenimpfstoff haben ihre Berechtigung und haben sich in den letzen Jahren sehr gut bewährt.

E. Wojaczek-Steffke. 9795.

Druckfehlerberichtigung: Bei der Arbeit von W. Rommel (LZ. Abt. IV, 7 (1962) Nr. 12. S. 2482) handelt es sich nicht um die Dissertation sondern um die Habilitationsschrift.

Redaktionsschluß: 12. 12. 1962

EIN VOLLSTÄNDIGER ODER GEKÜRZTER ABDRUCK DER REFERATE IST OHNE GENEHMIGUNG DER REDAKTION UND DES VERLAGES VERBOTEN!

Herausgeber: Deutsche Demokratische Republik · Deutsche Akademie der Landwirtschaftswissenschaften zu Berlin, Institut für landwirtschaftliche Information und Dokumentation, Berlin W 8, Krausenstraße 38/39; Fernsprecher: 22 51 61. Chefredakteur: Dr. Ursula Wittbrodt, stellvertretender Chefredakteur: Dr. Werner Kleeberg, Berlin W 8, Krausenstraße 38/39; Fernsprecher: 22 51 61. Prof. Dr. Ekkehard Wiesner, Berlin W 8, Krausenstraße 38/39; Fernsprecher: 22 51 61. Verlag: Akademie-Verlag GmbH, Berlin W 8, Leipziger Straße 3 – 4; Fernsprecher: 22 04 41, Telex-Nr. 011773, Postscheckkonto: Berlin 350 21. Bestellnummer dieses Heftes: 1030 IV – VIII/3. Das Landwirtschaftliche Zentralblatt, Abt. Veterinärmedizin, erscheint monatlich. Einzelheft DM 16, – ; einseitig bedruckte Ausgabe DM 20, –. Jahresbezugspreis DM 192, – ; einseitig bedruckte Ausgabe DM 240, – einschl. Register, zuzüglich Porto- und Versandkosten. Gesamtherstellung: VEB Druckerei „Thomas Müntzer“ Bad Langensalza. Veröffentlicht unter der Lizenznummer 1292 des Presseamtes beim Vorsitzenden des Ministerrates.

BIOMETRISCHE ZEITSCHRIFT

Zugleich Organ der Deutschen Region der Internationalen Biometrischen Gesellschaft

Herausgegeben von O. HEINISCH und M. P. GEPPERT

Erscheinungsweise vierteljährlich mit einem Umfang von 72 Seiten im Format 16,7 × 24 cm, mit Abbildungen. Bezugspreis je Heft DM 10,—

Die Biometrie ist eine junge Wissenschaft. Ständig werden neue Verfahren entwickelt, allgemein angewandte präzisiert oder für neue Anwendungsbereiche nutzbar gemacht. Das erfordert auch in Deutschland die Herausgabe einer biometrischen Zeitschrift. Sie bietet den Vertretern der Biometrie erstmals Gelegenheit, ihre wissenschaftlichen Arbeiten in einer deutschsprachigen Fachzeitschrift zu veröffentlichen.

Die Zeitschrift enthält biometrisch-methodische und biomathematische Beiträge aus den Gebieten: Anthropologie, Bioklimatologie, Biometeorologie, Botanik, Forstwirtschaft, Genetik, Hygiene, Landwirtschaft, Medizin, Mikrobiologie, Pharmakologie, Physiologie, Psychologie, Strahlenbiologie, Veterinärmedizin und Zoologie. Durch Buchbesprechungen, Zeitschriftenreferate und Berichte über biometrische Tagungen informiert sie alle interessierten Wissenschaftler über wichtige biometrische Forschungsergebnisse des In- und Auslandes.

Bestellungen durch eine Buchhandlung erbeten

A K A D E M I E - V E R L A G · B E R L I N

32405

DIETRICH FLADE

Blutaufbau, Inzucht und Verwandtschaft in der brandenburgischen Rinderzucht und deren Beeinflussung durch die künstliche Besamung

(Wissenschaftliche Abhandlungen der Deutschen Akademie der Landwirtschaftswissenschaften zu Berlin, Nr. 43)

1960. VII, 139 Seiten — 4 Abbildungen — 2 Falttafeln — 24 Tabellen — gr. 8°
DM 24,50

Die Einführung der künstlichen Besamung in der deutschen Rinderzucht bietet die Möglichkeit, Leistung, Typ und Konstitution in der Landesrinderzucht durch sachkundige Auswahl der Vatertiere direkt zu lenken.
Die Hauptaufgaben vorliegender Arbeit waren deshalb, im Zuchtgebiet Brandenburg das Gros der Zuchtbullen in der natürlichen Bedeckung der Nachkriegszeit und ihre Nachkommen sowie sämtliche Besamungsbullen zu erfassen, blutlinienmäßig kreisweise bzw. besamungs-bezirksweise einzuordnen und den Inzucht- und Verwandtschaftsgrad in der brandenburgischen Rinderzucht mit modernen populationsgenetischen und massenstatistischen Forschungs- und Untersuchungsmethoden zu ermitteln. Ferner galt es zu untersuchen, ob und inwieweit eine Beeinflussung des Blutaufbaues, der Inzucht und der Verwandtschaft durch die zunehmende künstliche Besamung erfolgt, wie dies festzustellen ist und welche Schlüsse für eine planvolle Lenkung der Vatertierhaltung in der natürlichen Bedeckung und der künstlichen Besamung zu ziehen sind.

Bestellungen durch eine Buchhandlung erbeten

A K A D E M I E - V E R L A G · B E R L I N

FSC
www.fsc.org
MIX
Papier | Fördert gute Waldnutzung
FSC® C083411

Kolibri 360 GmbH
Ferdinand-Jühlke-Straße 7
99095 Erfurt, Deutschland
produktsicherheit@kolibri360.de